临床常见病护理精粹

LINCHUANG CHANGJIANBING HULI JINGCUI

主编 安 景 高 洁 马晓梅 张春霞
杨丽艳 杨冬梅 王 旸 王 敏

上海科学技术文献出版社

Shanghai Scientific and Technological Literature Press

图书在版编目（CIP）数据

临床常见病护理精粹 / 安景等主编. -- 上海：上海科学技术文献出版社，2024. -- ISBN 978-7-5439-9119-4

Ⅰ. R47

中国国家版本馆CIP数据核字第20240N430T号

组稿编辑：张　树
责任编辑：苏密娅
封面设计：宗　宁

临床常见病护理精粹

LINCHUANG CHANGJIANBING HULI JINGCUI

主　　编：安　景　高　洁　马晓梅　张春霞
　　　　　杨丽艳　杨冬梅　王　旸　王　敏
出版发行：上海科学技术文献出版社
地　　址：上海市长乐路746号
邮政编码：200040
经　　销：全国新华书店
印　　刷：山东麦德森文化传媒有限公司
开　　本：787mm×1092mm　1/16
印　　张：23.5
字　　数：598千字
版　　次：2024年6月第1版　2024年6月第1次印刷
书　　号：ISBN 978-7-5439-9119-4
定　　价：200.00元

编委会
EDITORIAL COMMITTEE

主　编

安　景　高　洁　马晓梅　张春霞
杨丽艳　杨冬梅　王　旸　王　敏

副主编

王连连　姜晓伟　姜华丽　曾超情
孟　倩　孙少梅　黄亚平　刘　琴
朱晓霞

编　委（按姓氏笔画排序）

马晓梅（金乡县宏大医院）

王　旸（莱州市妇幼保健院）

王　敏（滨州医学院附属医院）

王连连（烟台市口腔医院）

朱晓霞（四川省宜宾市第二人民医院）

刘　琴（江苏省连云港市东方医院）

安　景（聊城市第三人民医院）

孙少梅（烟台桃村中心医院）

杨冬梅（茂名市茂南区人民医院）

杨丽艳（泰安市第一人民医院）

张　成（胜利油田中心医院）

张春霞（庆云县人民医院）

孟　倩（连云港市第一人民医院）

姜华丽（乳山市人民医院）

姜晓伟（莱州市人民医院）

高　洁（梁山县人民医院）

黄亚平（河南中医药大学人民医院/郑州人民医院）

曾超情（福州市第二医院）

　　随着护理新理念、新技术不断发展,临床护理工作的内涵与外延日新月异,临床护理工作者要为患者提供全方位的服务,从单纯地为患者提供身体和生理的照顾扩展到为患者、家庭和社区人群提供生理护理、心理咨询与疏导、健康指导与教育等内容。临床护理工作者应认清当前形势,不断汲取国内外的先进理念,承担起时代赋予的历史重任,遵照以人为本的原则,不断提高自身素质,为临床护理学的发展做出贡献。因此,我们特邀具有多年临床工作经验的护理专家,在分享自身心得体会的同时,融合国际先进科研成果,共同编写了《临床常见病护理精粹》一书,旨在为工作在临床一线的护士提供科学、实用的新知识。

　　本书重点针对各科室常见病的疾病概况、护理诊断、护理评估、护理措施、健康指导等方面进行了论述。本书在内容编排上,轻重有度、详略得当;在体例编排上,以病因、病理、临床表现与治疗原则为前提,以护理评估、护理诊断、护理措施为主干。本书内容全面、贴近临床,可以为广大护理人员提供更为规范和专业的常见病护理指导知识。本书适合护理管理者、科研教育工作者、医院护士、实习人员及进修人员的培训学习及参考,对于提高护理工作水平有重要的指导意义。

　　本书在编写过程中参阅了大量的权威性文献,旨在提高护理人员临床实践水平。但由于编者水平有限,编写时间仓促,书中难免会有一些错误和缺陷,不完善之处诚望各位读者批评、指教。

《临床常见病护理精粹》编委会

2024 年 2 月

C目录
Contents

第一章

护理学绪论

第一节　护理学的概念

　　护理学是一门以自然科学和社会科学为理论基础的综合性应用科学,它从出现到发展成为一个独立学科走过了一百多年的历程,也就是英国人弗洛伦斯·南丁格尔创建护理教育、开办护理事业以来的历史过程。在这较长的历史进程中,随着医学科学与相关科学的发展和在某个特定时期人们对健康定义的认识和需求的不断提高,护理概念的演变大致经历了以疾病护理为中心、以患者护理为中心、以人的健康护理为中心的三个历史阶段。这些理论认识的进步,是在护理实践的积累和对护理学总体研究的基础上发展形成的。

一、以疾病护理为中心阶段

　　这个阶段的初期护理,仅作为一种劳务为患者提供一些生活、卫生处置方面的服务。随着护理教育的开展,护理人员能将简单的护理知识与技术应用于临床,如为患者进行口腔护理、皮肤护理等。在人们心目中,护理只是一种操作或一种技艺,是医疗工作中的辅助性劳动。随着自然科学的不断发展及各种科学学说的创立,医学科学理论和临床实践逐渐摆脱了宗教和神学的束缚,人们开始用生物医学模式的观点来解释疾病,即疾病是由细菌感染或外来因素袭击导致的损伤和(或)脏器与组织功能障碍,此阶段,人们仅以机体是否有损伤作为健康与不健康的界定标准。在这种健康概念的指导下,医疗行为着眼于对躯体或患病部位疾病的诊断和治疗,从而形成了以疾病为中心的指导思想。在这种思想的影响下,人们认为护理是依附于医疗的,因此,护士扮演着医嘱执行人的角色,把协助医师对疾病进行检查、诊断、治疗看成是护理工作的主要内容;把认真执行医疗计划、协助医师除去患者躯体上的"病灶"和修复脏器、组织功能作为护理工作的根本任务、目标和职责。护理工作处在附属、被动的地位,这在相当程度上影响了护理学的理论发展,护理学没有自己完整的理论体系,护理学教程基本上是套用医疗专业基础医学、临床医学理论外加疾病护理常规和技术操作规程的内容。因此,以疾病护理为中心的护理模式,决定了护理人员是医师助手的附属地位,造成了护理人员被动执行医嘱的局面。

　　事物都是在不断实践中发展,又在发展中加以验证的。以疾病为中心的护理模式是护理学发展过程的第一个历史阶段,这一时期的护理实践及其发挥的作用具有以下特点:①护理工作虽处于从属地位,但与医疗工作分工比较明确,责任界定比较清楚,护理工作在整个生命科学中占有重要的地位;②在一个较长时期的护理实践中,经过前辈们的努力,总结、建立了一整套护理制度、疾病护理常规、技术操作规程等,为护理学的发展提供了理论依据和实践基础;③以基础医学、临床医学、疾病护理为主的课程的开办,为完善现代护理学科的理论体系奠定了良好的基础;④以疾病为中心的护理,因对疾病的发生、发展、转归与患者的心理、情绪、精神,以及社会等因素的关系不了解,使护理过程只局限在患者躯体、局部病灶上,而忽略了对患者心理及其他因素的护理。这个阶段延续到了 20 世纪 60 年代。

二、以患者护理为中心阶段

一般认为,以患者护理为中心的理论来源于美国籍奥地利理论生物学家贝塔朗菲的系统论、玛莎·罗杰斯的护理概念理论、美国心理学家马斯洛的需求层次论、生态学家纽曼的人和环境的相互关系的学说等,这些学说的研究和确立,为人们提供了重新认识健康与心理、情绪、精神、社会环境几者关系的理论依据。马斯洛认为,对人合理的基本需要的满足可以预防疾病,不能满足需要就孕育着疾病,而恢复这些需要可以治疗疾病。也就是根据人体的整体系统性和需要层次性来对患者进行身心护理,就能更好地帮助患者提高健康水平。1948 年世界卫生组织(WHO)对人的健康作出了新的定义,"健康不仅仅是没有躯体上的疾病和缺陷,还要有完整的心理和社会适应状态",这一健康观念的更新,使护理内容、护理范畴得到了充实和延伸,为护理学的研究开辟了新领域。1955 年,美国的莉迪亚·霍尔提出在护理工作中应用护理程序这一概念。程序是事物向一定目标进行的系列活动,护理程序则是以恢复或促进人的健康为目标,进行的一系列前后连贯、相互影响的护理活动。护理程序的提出,是第一次将系统的、科学的方法具体用于护理实践,使护理工作有了转折性的发展。随着高等教育的设立及一些护理理论的相继问世,护理专业跨入了一个新的高度。

20 世纪 60 年代,美国护士玛莎·罗杰斯首次提出:"应重视人是一个整体,除生物因素外,心理、精神、社会、经济等方面的因素都会影响人的健康状态和康复程度。"70 年代,美国罗彻斯特大学医学家恩格尔提出了生物、心理社会这一新的模式,引起了健康科学领域认识观的根本改变,在护理学领域产生了深刻的影响。这一模式强化了身心是一元的,形神是合一的,两者是不可分割的整体,身心疾病和心身疾病是交互的,既可"因病致郁"又可"因郁致病",只不过主次、先后转化不同而已,进一步阐明了人是一个整体的概念。在这种新要领的指导下,护理工作由对疾病护理为中心转向了以患者护理为中心的护理方式。应用护理程序全面收集患者生理、心理、社会等方面的资料,制定相应的护理计划,实施身心整体护理。新的医学模式给护理学注入了新的活力,使护理理论、护理内容、活动领域拓宽到了心理、行为、社会、环境、伦理等范畴。护理概念、护理研究任务和研究内容、学科知识体系等发生了根本性变化,并肩负起了着特定的任务和目标,护理学得到了充实和发展。这一阶段是护理学开始形成独立的、较完整的理论体系和实践内容的重要历史时期,对未来护理事业的发展产生了深远的影响,给现实护理工作带来了诸多变化。

(一)护理内容、护理范畴的转化和延伸

(1)从单纯的医院内床边护理转向医院外为社区、家庭提供多种服务。

(2)从单纯的治疗疾病护理转向对一个完整的人的护理,也就是根据人的整体系统性和需要层次性来满足患者各种合理的需要,并进行健康咨询、保健指导。

(3)护士由单纯执行医嘱、实施医疗措施转向卫生宣教、心理护理、改变环境条件等,独立完成诸多促进、维护患者康复、战胜病痛、减轻痛苦的护理工作。

（二）护患关系由主动和被动向指导合作及共同参与的方向转化

以疾病护理为中心阶段，由于生物医学模式观念的影响，护士主动做的是协助医师解决患者躯体上的病，而不是护理患病的人，在这种情况下，患者也只能被动地接受治疗和护理。其心理、精神、情绪、家庭等方面的问题，得不到护理人员的帮助和照顾，更不可能参与疾病治疗、护理方案的决策。由于护患之间缺乏交流和沟通，导致彼此关系冷漠，患者无法起到在恢复健康、预防疾病方面的主观能动作用。在以患者护理为中心阶段，由于健康概念的更新，医护人员认识到患者是一个系统的整体，故在护理过程中除完成一般诊疗护理计划，更多的是对患者进行心理疏导、康复教育，以及满足患者的需求。在制定医疗护理计划时，重视对患者的意见和要求的采纳，这样可以提高患者的参与意识，取得更好的治疗效果。

（三）护理人员的知识结构发生了根本性变化

随着医学模式的转变、健康定义的更新和护理学的自成体系，护理人员所掌握的知识内容必须发生相应的变化，否则就不能适应新的护理模式的要求。如护理学教育的课程设置由原来单纯以疾病为中心的医学知识，转向以医学知识为基础，增加了一些自然科学、心理学、人际关系学、行为学、伦理学、美学、管理学等知识，开始建立起以人的健康为中心的护理学教育模式，并为护理学的进一步发展奠定了理论基础。

（四）护理管理指导思想的转变

以疾病护理为中心阶段，护理管理尤其病房管理多以方便护理工作为出发点。因此，规章制度限制患者这样、那样活动的内容占有一定的比重，给患者带来诸多不便；而在以患者护理为中心阶段，制定的护理制度、护理措施是以把患者看成一个统一的整体为出发点，处处以患者需要为准则，重视患者的个体差异，因人施护。在病房管理工作中，积极争取患者的参与并尊重他（她）们的意见。对护理人员工作质量的评价中，除了需要具有娴熟的专业知识和技术，还要考查其对患者的服务是否具有系统性和全面性。

（五）护理学的研究方向、研究范围、研究内容发生了很大变化

随着医学模式的转变、健康定义的更新，护理学的功能面临新的挑战，为完成新时期的护理任务，促进护理学科的发展，除需对基础护理、专科护理、新业务、新技术的理论进行研究，还要开展对人整体系统性的研究，如人的心理、精神、情绪、社会状况与健康的关系；医院环境对患者康复的影响及护理过程中人际关系的研究，如医师与护士、护士与患者之间的关系，这是护理过程中基本的人际关系；未来社会人们的健康状况及对护理学的要求，疾病谱的变化给护理学带来的影响等。

三、以整体人的健康保健为中心阶段

随着健康定义的更新，人们的保健意识也发生了相应的变化，健康保健已成为每个公民的迫切需求。在以疾病护理为中心阶段，人们在患病后才感到健康受到损害并寻求治疗，在局部病灶治愈后则认为自己完全恢复了健康。在这种观念的影响下，医疗保健的重点是面向急、危、重症的少数患者。另外，随着医学科学的进步和新药物的问世，传统的疾病谱发生了很大的变化，由细菌所致的疾病得到了很好的控制，但与心理、情绪、行为、环境等因素有关的疾病却大为增加，如心脑血管病、恶性肿瘤、糖尿病等，这再次说明了疾病具有整体性。

1978 年世界卫生组织正式公布了在人类健康保健方面的战略目标，即"2000 年人人享有卫生保健"。这一目标的提出,促使世界各国政府不得不重新考虑本国的卫生工作方向,以及将财政开支、人力资源转移至农村、社区、家庭的问题。1980年,美国护士协会(AMA)根据护理学的发展和人类对健康保健的需求,对护理实践的性质、任务和范畴下了一个科学性的定义,即"护理是诊断和治疗人类对现存的和潜在的健康问题的反应",这一定义再次反映了护理的整体概念。从定义中可以看出护理的着重点是人类对健康问题的"反应",而不是健康问题和疾病本身,这就限定了护理是为人类健康服务的专业,也是与医疗专业相区别之处。

定义指出,护理是诊断和治疗人类对健康问题反应的活动过程。"诊断"是找出问题或确定问题的过程;"治疗"是解决问题的过程;"反应"是多方面的,如生理的、病理的、心理的、行为的反应等,这些反应均发生在整体的人身上。因此,护理的对象是整体的人,而不是单纯某局部的病,定义还提到护理对象是有"现存的和潜存的健康问题"的人,"健康问题"是指与人类健康有关的各种问题,也就是对维持或恢复人类健康状态有损害作用的各种因素;这些因素或问题现存于或潜在于人们的机体、生理、心理、自然环境及社会环境中。这就意味着,护理对象不仅是已经生病的患者,还包括尚未生病但有潜在致病因素或存在健康问题的人。定义中指出的"人类对健康问题的反应",是针对健康问题的,即患者在康复过程中也会存在影响健康的问题,这就不难看出"问题"和"疾病"是两个不同的概念。因此,护士比医师需要解决的问题更多。定义中的"健康问题"及"人类对健康问题的反应",适应了新的健康定义和医学模式的转变,护理学开始涉及人类学、哲学、心理学、自然科学等学科领域。这不仅有助于护理学成为一门专业,延伸了护理学的活动范畴,提高护理实践的深度,还在理论上使护理人员获得了前所未有的自主决策权。护理学在理论和实践的发展中又进入了一个新的历史时期。这一时期的护理任务是促进健康、预防疾病、帮助康复、减轻痛苦,提高全人类的健康水平。为此,要加强护理学教育,调整护理学教育,调整护理人员的知识结构,提高护理队伍的整体素质,使护理人员能更好地完成时代赋予的护理任务。

AMA对护理的定义对护理工作的影响是广泛的、深刻的,它使护理学成了现代科学体系中一门综合自然科学、社会科学知识体系,为人类健康服务的应用科学;使护理工作任务由原来对患者的护理,拓宽了到从人类健康至疾病护理的全过程;使工作范畴从医院延伸到了社区、家庭,从个体延伸到了群体护理的工作方法是通过收集资料、制定护理方案、落实护理计划、评价护理效果。进行护理诊断和治疗是一个自主性、独立性很强的活动过程,与传统的被动执行医嘱形成了明显的反差。这种护理模式解决了以往传统护理中被忽略却又客观存在的大量健康问题,使护理成为人类健康有力的科学保证。

(安 景)

第二节 护理学的性质、任务与范畴

一、护理学的性质

护理学是一种什么性质的科学,不同的护理概念会有不同的解释。随着护理概念的更新,护理学有了新的内涵。我国著名研究者周培源认为,"护理学是社会科学、自然科学理论指导下的一门综合性的应用科学""护理学是医学科学中分出来的一个独立学科,它不仅有自己完整的理论体系,而且在应用新技术方面有许多新的发展。护理学在医学中越来越占有重要地位"。我国护理专家林菊英认为,"护理学是一门新兴的独立学科""护理理论逐渐自成体系,有其独立的学说与理论,有明确的为人民保健服务的职责"。顾英奇曾说过,"护理学是一门独立的学科,它在整个生命科学中占有重要的地位"。著名护理专家安之璧也曾对护理的性质下过定义,"护理学是医学科学领域中的一项专门的学科,是医学科学的重要组成部分,又是临床医学的一个重要方面(因为它属于医学领域中的一门学科,涉及临床医学内容较多,但又不完全属于临床医学的内容)。正因为它与其他科学有一定的横向联系,因此,它又是社会科学、自然科学相互渗透的一门综合性的应用科学"。

国外护理界一些知名人士对护理学的性质也有各种各样的见解。伊莫金·金认为,"护理是行动、反应、相互作用和处理的过程,护士帮助各种年龄和社会经济地位的人在日常生活中满足他们的基本需要,并在生命的某些特殊时期应付健康和疾病的问题"。美国《Journal of Aduanced Nursing》的一篇《关于四种护理理论的提法的比较》,认为护理是一门科学,它可帮助人们达到最完善的健康状态。英国人弗洛伦斯·南丁格尔对护理学虽未予以明确定义,但她认为:"人是各种各样的,由于社会、职业、地位、民族、信仰、生活习惯、文化程度的不同,所得的疾病和病情也不同,要使千差万别的人都能达到治疗和康复所需要的最佳身心状态,本身就是一项最精细的艺术。"

虽然国内外研究者对护理学的性质看法不一,概括词句和角度不尽相同,但均涉及关于护理学性质的三个问题:护理学是不是一门科学？护理学是不是一门独立的学科？护理学是不是一门自然科学、社会科学的综合性应用科学？

(一)护理学是一门科学

在说明护理学是一门科学之前,首先要明确什么是科学。概括地讲,科学是自然、社会和思维的知识体系,它是通过人们的生产、社会实践发展起来的。科学的任务是揭示事物发展的规律,是对实践经验的总结和升华,是实践经验的结晶。每一门科学都只是研究客观世界发展过程中的某一阶段或某种运动方式。这就说明科学有经验科学与理论科学的区别,科学与科学理论有密切的联系,有内涵的重叠。护理学是一个实践性、技术性很强的专业,是以一定的科学原理为依据,又在活动中不断总结经验,促进理论升华的。如以疾病护理为中心、以患者护理为中心、以整体人的健康保健为中心的护理模式的演变,是在新的护理理论指导下完成,又在实践中不断总结经验,不断完善的。这就是说明在护理学的整体活动中,既要有理论科学又要有经验科学,才能完成护理任务。

鉴于以上客观现实和理论,护理学就是一门科学。但由于护理学尚属一门新兴科学,它的兴起与发展只经历了一百余年的历史,前八九十年的发展比较缓慢,后四五十年发展虽较快,但它的理论才刚刚形成,学科建设还在起步中,大量的护理实践还未能被更好地总结,护理模式尚需要进一步验证。尽管如此,护理学是一门科学的信念是不可动摇的。只有树立护理学是一门科学的观念,才能振奋护理人员的精神,推动护理事业的发展。

(二)护理学是一门独立学科

在论证护理学是一门科学的同时,还应讨论护理学是不是一门独立学科,这对确定护理学的性质是至关重要的。护理学是不是一门独立学科,不同的研究者持有不同的理论和观点。有人认为护理学既不完全依赖其他学科,也不是完全独立的学科;有人则认定根据护理学的知识体系、服务对象和任务,可以说护理学是一门独立的学科。我们认为后一种说法是有道理的。论证护理学是不是独立学科,首先要对"独立"有个正确的概念。所谓"独立",其含义只能是相对的,而不是绝对的。在新发明、新发现并应用到实际工作中去的周期日益缩短,科学知识量急剧增加的今天,学科相互渗透是必然的。不与其他学科不发生任何关系、不借用其他学科的成就来充实自己的情况是不存在的。把护理学理解为如此的"独立"是不恰当的,对任何一个独立学科采取如此的看法,也是不符合客观现实的。

那么为什么有的人对护理学是不是一门独立学科会产生疑问呢,原因之一是将"独立"理解得太绝对,没有认真地分析"独立"的含义;其次是因为临床护理和预防保健工作的理论支持多以医学的若干学科为基础。因此,有人认为护理学既然运用的是医学理论,就应该是附属于医学的,而不是独立的。诚然,护理工作中的基础护理、专业护理等,是根据基础医学和有关临床医学的理论延伸、发展而来的,但在运用过程中不是简单的重复,而是在护理学领域中通过实践形成了自身的特定内容、目标和任务,旨在为治疗患者的身心疾病、减轻患者的痛苦、满足患者的需要、促进人类的健康创造优良的环境和条件。由此看来,护理学要完成本学科的既定任务,除了需要医学理论外还要借助自然科学、社会科学、行为科学及心理学等理论的支持,这些理论既丰富了护理学的知识体系,又构成了护理学的特定内容体系。这就说明,护理学有自己的理论与观点,有自己的活动领域与活动范围,有自己的研究任务与研究内容,因此护理学已自成体系,完全有理由认定护理学是一门独立学科。

在论证护理学是一门独立学科的同时,还应明确其属性问题,这对确定护理学的性质是有意义的。要认识护理学的属性,必须对其承担的任务和达到目标所采取的手段进行分析。前面已经讲过"护理是诊断和治疗人类对现存的和潜在的健康问题的反应",是护理与医疗专业相区别之处。但是在完成本学科任务时,除了需要借助社会学、心理学、行为学等理论外,在很大程度上还要以医学理论和方法为基础,来满足患者恢复健康和帮助健康人提高健康水平的各种需求。另外,为做好上述工作,护理人员须为患者创造良好的心理环境和周围环境,也就是说护理任务的完成不仅需要运用医学知识提供的手段,而且需要运用心理学、社会学和行为学方面的知识提供的手段。再有,从"人是一个整体"这一观念出发,护理的对象不仅是生病的人,还包括尚未生病但有潜在致病因素或存在健康问题的人。这就说明健康不仅意味着人体生物学变量的偏离被纠正,而且也包括建立心理和社会状态的平衡。综上所述,护理学是自然科学、社会科学理论指导下的综合性应用科学,它具有自然科学和社会科学的双重性。

二、护理学的任务和范畴

(一)护理学的任务

随着护理事业的发展,护理概念的更新,护理的任务和职能正经历着深刻的变化。如美国研究者卡伦·克瑞桑·索伦森和茹安·拉克曼合著的《基础护理》一书,在"护士作用的变化"一节中提到:"早在1948年,护士埃丝特·露西尔·布朗(Esther Lncille Brown)就告诉护士们要把她们的作用看成是变化的,是朝气蓬勃的,而不是固定不变的。当代护理正处在变化和适应时期,对扩大或护士作用扩大这种词正开展着讨论"。国内外研究者对护理学的任务给予了充分的关注,纷纷阐述了各自的看法和观点。1965年,德国法兰克福会议上讨论修订的《护士伦理学国际法》规定,护理学任务是"护士护理患者,担负着建立有助康复的、物理的、社会的和精神的环境,并着重用教授和示范的方法预防疾病,促进健康。他们为个人、家庭和居民提供保健服务,并与其他行业合作"。1978年,世界卫生组织与德国在斯图加特召开的关于护理服务、提高护理学理论水准的专题讨论会上议定:"护士作为护理学这门学科的专业工作者的唯一任务就是帮助患者恢复健康,并帮助健康人提高健康水平"。1980年,美国护士协会提出了现代护理学定义,"护理是诊断和治疗人类对现存的和潜在的健康问题的反应"。1986年,我国在南京召开的全国首届护理工作会议上,原卫生部副部长顾英奇在讲话中指出,护理工作除配合医疗执行医嘱外,更多更主要的是对患者的全面照顾,促进其身心恢复健康……护理学就是要研究社会条件、环境变化、情绪影响与疾病发生、发展的关系,对每个患者的具体情况进行具体分析,寻求正确的护理方式,消除各种不利的社会、家庭、环境、心理等因素,以促进患者康复……随着科学技术的进步,社会的发展,人民生活水平的提高,护士将逐步由医院走向社会,更多地参与防病保健。因此护理学有其明确的研究目标和领域,在卫生保健事业中与医疗有着同等重要的地位。

以上这些论述表明,随着时代的进步和在某个特定时期人们对健康定义的认识和对保健需求的提高,护理学的任务、功能、作用和服务对象发生了很大的变化。这些变化是传统护理学向现代护理学过渡的重要标志,是护理概念更新的重要依据。主要变化有以下几个方面。①护理不再是一项附属于医疗的、技术性的职业,而是独立、平等地与医师共同为人类健康服务的专业。美国研究者卡伦·克瑞桑·索伦森和茹安·拉克曼载文认为:"护士的独特作用是帮助患者或健康人进行有益于健康的活动或使之恢复健康"。②新的护理的任务,已经不只是对患者的护理,而是扩展到了对人的保健服务。护理人员除了需要完成对疾病的护理,还担负着心理、社会方面的治疗任务。护理的目标除了谋求纠正患者局部或脏器功能变异外,还要致力于保证患者心理的平衡。这就说明护理对象既包括在生理方面有疾病的人,也包括未患疾病但有健康问题的人或既有现存的也有潜在的健康问题的人。这就使得护理任务由对患者的护理扩展到了从健康到疾病的全过程。③由于护理学是为人类健康服务的专业,就要设法消除各种不利健康的社会、家庭、心理等因素,创造一个使人愉快和有利于治疗疾病及恢复健康的环境。这就说明,护理工作的场所不再限定在医院床边,而要拓宽至社会、家庭和所有有人群的地方,开展卫生教育,进行健康咨询和防病治病。

(二)护理学的范畴

随着护理观念的更新,护理任务及作用的改变,护理学的研究方向、研究任务、研究内容也发生了相应的转变。在以疾病护理为中心阶段,护理学的研究主要围绕疾病护理和技术护理开展,因此,在疾病专科护理、常规护理、技术操作方面积累了较丰富的经验,形成了较系统的内容,为现代护理学研究奠定了理论和实践的基础。随着健康定义的更新,为更好地实现人类健康这一总目标,护理任务、活动领域、服务对象都在发生着相应的变化。因此,护理学的研究方向、研究内容必须发生改变,人们需要用科学的理论、实践适应和促进护理学的发展。护理学研究应充实以下主要方面。

(1)更新传统的研究内容。疾病护理、护理技术等方面的研究,过去有较好的基础,现今面临的任务是进一步总结、创新、引进各种先进的经验和方法,使之更加科学、严谨和规范,引导护理技术现代化。不断发现各新病种的护理理论和护理技术并应用于临床,特别是与心理、行为、精神、环境密切相关的疾病,如心脑血管病、恶性肿瘤、糖尿病及老年病等,应加强研究,攻克护理中的难点。

(2)充实关于人的研究。人是生理、心理、精神、文化的统一体,是动态的,又是独特的。随着健康观念的更新,如何开展人的心理(包括患者心理)、精神、社会状况、医院环境(包括护患关系)对疾病发生、发展、转归及对健康影响的研究,是现代护理学研究的核心问题。只有对这些问题进行深入的研究,才能引导护理人员全面地为整体的、动态的健康人、有潜在健康问题的人和患者提供高质量的护理。

(3)新的护理定义决定了护理学是为人的健康服务的专业。因此,以患者护理为中心必须向以整体人健康护理为中心的方向转化。这就要求护理人员在工作中既要重视人类现存的健康问题,还要顾及潜在的影响健康的因素,更要做好预防保健和卫生宣教工作。这就不难看出,护理工作的对象不仅是患者,还有存在致病因素的人和健康的人;护理工作的活动领域从医院延伸至社区、家庭和有人群的地方。这就很自然地改变了传统的工作程序、内容和模式。为使护理工作适应变化的情况,面对新问题提出的挑战,护理人员必须,履行新的职责,进行新的研究和探索。①成立什么样的管理机构,组织协调财政开支、转移人力资源,使护理人员从医院走向社区、家庭和有人群的地方;用什么方法激励护理人员自身的积极性,培养其责任心,使其能主动开展卫生教育,做好健康咨询和防病治病工作;根据人群的文化素养、生活条件、地理条件和周围环境的不同应制订些什么计划和措施,怎样组织实施。②要使护理人员适应变化的工作环境和内容,更好地承担起为人类健康服务的职责,必须进行专业培训或护理学继续教育。对于采取什么方式和进行哪些教育,应进行研究和探索。在这方面不仅需要理论研究,还要在实践中不断探索,尽快总结出一套符合中国国情的护理模式。③对一些特殊领域的人群,如长时间于水下和地层深处作业、宇航人员等,健康保健怎样开展? 由于环境特殊,对护理提出哪些新的要求? 这些都是需要研究的新领域、新课题。

(4)新的护理定义反映了护理的整体观念。在实施中遇到的具体问题,如医疗诊断与护理诊断是一种什么关系、护理诊断与护理问题是一个什么概念、护理程序与护理过程有什么区别、整体护理与心身疾病护理有什么差异,这些均属概念性问题。只有概念明确了,才能做好工作。因此,必须进行理论和实践方面的研究,求得正确的答案。

(5)护理学是医学领域里的一门独立学科,已被社会所承认,其任务和服务范围在不断向纵深延伸,传统的知识体系(学科群)不再适应新形势的要求,因此,必须加以充实、补充和调整。从我国护理教育现状来看,虽然一些护理专家努力进行了的探索和改革的尝试,护理学发生了一些可喜的变化,但仍未完全摆脱传统的知识体系模式。设置一个什么样的学科群才能适应现代护理学的要求,是值得大家思考的问题。著名护理专家林菊英认为:"在各类护士学校的课程内,既有加强护士基本素质的人文科学,如文学、美学、音乐、伦理学科,也有社会科学,如社会学、行为科学等,还有为护理学提供基础的医学基础课。但这些课的安排不是按医学生需要的内容和学时,而是按护理学的要求,从人的生老病死全过程讲起。同时结合社会保健组织中护士的作用、对不同人群所需的护理保健知识,其中包括对患者的护理技术。"正确认识这些问题并解决这些问题,对建设护理学科、开拓护理事业、培养护理人才是十分重要的。

(安　景)

第三节　护理人员的职业道德

一、护理职业道德的概念

道德是一种社会意识形态,属上层建筑的范畴,它是依靠社会舆论、内心信念和传统习惯力量,来调整人们相互之间关系的行为规范的总和,作为一种精神力量,调动着人们生产或工作的积极性,影响着人们之间的关系。

职业道德是从事一定职业的人,在特定的工作或劳动中的行为规范,是一般社会道德在职业生活中的特殊表现。职业道德主要包括对职业价值的认识、职业情感的培养、敬业精神的树立、职业意志的锻炼,以及良好职业行为的形成。职业道德是促进人们自我修养、自我完善的重要保证,它可影响从事这一职业的人的道德理想、道德行为和职业的发展方向,影响和促进整个社会道德的进步。我国广泛开展的精神文明建设,实际上就是对各行各业的工作者或劳动者进行的职业道德教育。职业道德可影响和决定本职业对社会的作用。

　　职业道德是人类社会所特有的道德现象,这种现象包括两方面的内容,即职业道德意识和职业道德行为。职业道德意识是职业道德的主要方面,它包括职业道德的观念、态度、情感、信念、意志、理想及善恶概念等。职业道德行为是在道德意识指导下进行的职业活动。护理人员的职业道德是一种特殊的意识形态,是护理人员在履行自己职责的过程中,调整个人与他人、个人与社会之间关系的行为准则和规范的总和。在护理实践中,这些行为标准和规范又可作为对护理人员及其行为进行评价的一种标准存在,影响着护理人员的心理意识,以至形成护理人员独特的、与职业相关的内心信念,从而构成护理人员的个人品质和职业道德境界。因此,也可以说,护理职业道德是护理人员在实施护理工作中,以好坏进行评价的原则规范、心理意识和行为活动的总和。

　　随着医学模式的转变,护理概念和健康定义的更新及护理学作为独立学科的确立,规定了护理学是为人的健康服务的专业。护理工作任务和目标发生了根本性转变,由单纯以疾病护理、以患者护理为中心,转变为以整体人的健康护理为中心。护理对象既包括有心理又有生理问题的人,还有未患疾病但有潜在健康问题的人。护理工作范畴由单纯的医院内护理,拓宽至社区、家庭和有人群地方的防病治病和卫生保健。为更好地适应这些转变,完成护理任务,护理人员的职业道德也应从调整个体人际关系,扩大到包括调整护理事业与社会关系在内的更广阔的领域。因此,护理人员职业道德的内涵和外延,正在向着更深入更广泛的范畴发展。

　　强调护理人员的职业道德是事业的需要,是促进人类健康的需要。其意义体现在预防和治疗患者的疾病,以及促进人类健康。根据"护理是诊断和治疗人类对现存的和潜在的健康问题的反应"的定义,不难看出现代护理学的根本任务有着新的内涵和外延,由此,也决定了新的护理内容和方法。基于这种情况,护理已不再是一种单纯的应用性操作技术,而是一门科学技术与艺术结合的完整独立的科学体系。护理也绝非生物医学护理与心理医学护理的简单相加,而是要做到心身是一元的、形神是合一的,两者必须有机结合形成系统的整体护理,因此,护理必须具有更高的要求和囊括更丰富的内容。为此,护理人员必须有独特的角色、责任和任务,而这角色、责任的体现和任务的完成,直接取决于护理人员的专业能力和道德水平。也就要求护理人员既要有高深的专业知识和技术,又要有高度的责任心、同情心、事业心和使命感,才能不断提高护理质量,满足患者不同层次的需求。为促进人类健康提供专科护理、健康咨询、膳食营养及安全舒适环境等,这些工作的完成质量都与护理人员的道德水准有关,而道德水准差、对人类健康事业漠不关心、缺乏敬业精神和责任感、工作马虎、作风懒散的护理人员,护理质量自然下降,甚至会因为工作失误给患者造成严重后果。衡量护理人员职业道德水准的标准,就是护理质量和效果,就是在护理全过程中能否尽职尽责地履行职业道德责任,达到保护生命、减轻痛苦、促进人类健康的目的。

二、护理人员的职业道德要求

护理工作的服务对象是人,包括患者、有潜在健康问题的人和健康人。要最大限度地满足这些人的卫生保健需要,主要限制因素是护理人员的专业理论、专业技术和道德水平,这些因素是相互促进、相互转化的。其中护士的道德理想、道德信念和道德品行,影响和决定着护士对待服务对象的根本态度,促进着护士的护理行为。通过护理人员的自觉意识,并借助社会舆论的支持,影响和制约护士业务技能的发挥和对服务对象的同情心和责任感,使护理工作得以正常进行并能保持优良的质量。另外,护理工作的全过程充分体现着科学性和服务性的特点,科学性表现在护理学已形成了理论体系和新概念,每项专业护理、基础护理、技术操作均有理论依据,每项措施均有严格的时间性、连续性、准确性,而且有规范的工作程序和标准要求。服务性表现在对服务对象全面的照顾,包括提供理想的生活、治疗、休养环境、膳食营养、防病治病知识、临终关怀等。在完成上述任务的过程中,往往会发生患者病情危重、昏迷和无人监督的情况,因此,只有靠护理人员高尚的职业良心,牢固树立社会主义的人道主义思想,遵循全心全意为人类健康服务的宗旨,才能做好护理工作。

(一)热爱护理事业

热爱护理事业是要求护士有敬业精神,具有一生献身护理事业的愿望和情感,树立在护理岗位上全心全意为促进人类健康贡献毕生的决心。热爱护理事业来源于对护理工作正确与深刻的认识,来源于对护理工作价值与作用的体验。护理是促进人类健康的专业,保护劳动力重要因素的医学科学的组成部分,是通过保护生命、减轻痛苦、预防疾病、促进健康的间接形式促进社会的发展,护士是不可缺少的社会角色。在国家,在现实生活中,人人都是被服务对象,人人又都为他人服务,而且每个人只有在为他人、为社会服务中才能实现个人的价值,才能取得生存的物质基础。护理工作虽然具体而又繁忙,但正是这种平凡的工作在为社会做贡献,为人类谋幸福。在中外护理史上有不少护理工作者,由于热爱护理事业,在自己的工作岗位上留下了可歌可泣的事迹,受到了人们的颂扬和爱戴。

(二)热爱服务对象

护理服务对象是有生理功能、思维能力和情感的人。不仅有健康人,更有躯体上、精神上、心理上受疾病折磨的人,甚至有在死亡线上挣扎的人。这些人寄希望于医护人员,护士的职业行为直接关系到人们的生老病死,关系到千家万户的悲欢离合。因此,护理人员一定要满腔热忱地关心患者的疾苦,爱护患者,把患者利益放在第一位。要做到这一点,必须树立高度的同情心和责任感。同情心、责任感是护理人员的一种道德感情,是心灵的表露,是护理人员必须具备的道德品行。对患者深切的同情和认真负责的精神是一切高尚行为的基础,同情患者就要设身处地体察患者的痛苦,帮助患者;同情患者就不能对患者的痛苦麻木不仁,司空见惯,习以为常;同情患者就应该以患者为中心,就应该认真负责地做好患者的整体护理。

热爱服务对象,就应该与服务对象心心相印,对他们不能待答不理,不能嫌烦怕乱,更不能不尊重他们,应做到有问必答,有事必帮,尊重他们维护健康的权利,采纳他们的建议,欢迎他们积极参与防病治病和卫生宣教工作,以提高全民族的健康水平,这些都是护理人员应遵守的职业道德规范。

(三)严格遵守护理制度

护理制度是护理人员在长期的护理实践中,根据护理工作的性质、任务、特点、工作程序、技术标准、信息传递,以及与这些内容有关的人力、物力、设备、人际关系等的管理,经过反复实践与验证制定出来的确保患者安全和护理质量的有关规定,经卫生行政部门按照组织程序确定下来的制度。

由此可见,护理制度是护理工作规律的客观反映,是各项护理工作的保证。因为护理工作除了具有分工细、内容多、范围广、人际接触广的特点,全程护理工作还要严格遵循科学性、技术性、服务性的要求。如何使护理工作正常运转,做到护理人员坚守岗位、忠于职守、确保医疗、护理计划准确,患者在接受治疗、检查、护理过程中的安全,以及更好地为患者提供生活、心理、休养环境和膳食营养护理等,必须有一套完整、系统、科学、有效的制度作保证。例如,交接班制度、查对制度、分级护理制度、岗位责任制度、预防院内感染制度、差错事故管理制度、膳食管理制度及物品管理制度等。有了护理制度才能保证护理教学、护理科研和继续护理学教育等的贯彻执行。因此,护理人员必须严格遵守各项护理制度,这不仅是护士的基本职业要求,也是制约护理人员履行职责的重要保证。

1.严密细致地观察患者病情变化

观察患者病情变化是护理人员的一项重要职责,是护理人员必须具备的道德要求。护理人员必须以高度的责任感,耐心细致地观察病情,及时准确地捕捉每一个瞬息变化。观察病情及时准确对患者的康复是至关重要的,可根据病情制定有针对性的医疗、护理计划,可为危重患者赢得抢救时间,挽救生命,还可发现和预防并发症的发生。观察病情时,夜班护理人员更要加强责任心,因为病情变化发生在夜间的机会相对较多,但夜班人员少,工作忙,容易忽略病情变化,再加上夜间缺乏监督,思想容易松懈,护理人员如不保持警惕,可能会忽略患者的病情变化,在这种情况下,道德责任、道德信念、道德良心就会起着主导作用。

2.严格遵守操作规程

护理工作是为人类健康服务的,要求护理人员对每项操作都持审慎的态度。"审",即详细、周密、明察;"慎",即小心、谨慎、精确。"审慎"就是要求护理人员对操作认真负责,一丝不苟,严查细对,并以这种严肃认真的负责态度,给患者以安全感,保证操作质量,取得患者的信任。"审慎"是护士责任的一个重要心理素质,也是高尚道德的一种表现。哲学家伊壁鸠鲁认为"最大的善乃是审慎,一切美德乃由它产生"。这就说明,一个人对待工作持审慎态度是重要的,护理工作更是如此。在医院里,绝大部分的医疗、护理措施都要护理人员执行,如口服给药、肌内给药、静脉给药、灌肠、导尿、气管插管、人工呼吸、心外按压、呼吸机应用、正压给氧、心脏电击复律等,这些操作均有严格的规程要求。护理工作中出现的打错针、服错药、输错血、灌错肠、插错胃管等,无一不是违反操作规程造成的。就查对程序来说,操作中如不按程序查对,或不按要求全部查对,或不认真查对,就可发生差错事故,就可给患者造成痛苦、残疾甚至死亡,这方面的教训是极其深刻的。因此,护理人员在进行工作时必须严格执行操作规程,实行医疗、护理措施时,必须做到严禁工作马虎、草率从事,对患者要有高度的同情心、责任心、细心和耐心,才能做到一丝不苟地遵守操作规程,这也是职业道德的要求。

(四)努力钻研专业理论和技术,提高自身专业水平

一个职业道德良好的护理人员,不仅要有热爱护理事业、忠于患者利益、自觉遵守各项护理制度的优秀品质,还必须具有扎实的护理医学理论基础、精湛的护理技术水平和解决护理疑难问题的能力,才能很好地完成工作任务。现代科学技术发展迅速,不断出现新学科、新理论、新技术、新领域,据有关资料介绍,近年来科学技术的新发明、新发现比过去两千多年的总和还要多,而且科学技术的发明、发现被应用至实际工作中的周期日趋缩短。有人分析医学知识量大约每10年翻一番,这样,知识更新的周期必然缩短。18世纪,科学技术更新的周期约为80年,而现代只有5~10年,自然,知识废旧率相应提高。一个人一生的工龄为30~40年,在这漫长的时间里,仅靠在学校学习的知识,不进行知识更新、不钻研专业知识显然跟不上科学技术发展的步伐,适应不了工作的需要。有人统计,一个人在工作岗位上获得的知识占全部知识的80%~90%,这就说明护理人员在职钻研业务知识对提高自身素质是何等重要。随着护理观念的更新、独立学科的建立、服务领域的拓宽及健康教育的开展等,不提高自身的专业水平,就不可能更好地完成保护生命、减轻痛苦、促进健康的任务。

(五)认真做好心理护理

随着医学模式的转变,人们逐渐认识到疾病和健康不仅与先天因素、理化因素及生物因素有关,与社会环境、地理因素、工作条件、人际关系、心境状态有密切关系。因此,不仅通过药物和医疗手段能治病,而且健康的情绪和良好的心境更有利于健康和疾病的康复。有些疾病需要心理和药物治疗同时进行才能痊愈,甚至在某些情况下心理治疗可起到药物治疗所起不到的作用。因此,护理人员要从"人是一元的""形神是合一的"观念出发,认真、细致地做好心理护理。弗洛伦斯·南丁格尔认为"护理工作的对象不是冷冰冰的石块、木头和纸片,而是有热血和生命的人类"。因此,护理人员在进行心理护理时,必须以高度的同情心、责任感,从心理学的角度了解、分析患者的综合情况,在制订心理护理计划时应掌握以下原则。

1.对患者的心理需求要有预见性

护理人员要全面了解患者所受社会、心理、生理因素的相互影响,以敏锐的观察力发现患者情绪的波动、语言语调的变化、饭量的增减、睡眠的好坏,预测每个患者可能出现的心理问题和心理需求,以便及时、准确地为患者解除痛苦,满足需求。

2.心理护理要体现个体差异

由于服务对象的年龄、性格特征、文化修养、民族习惯、社会地位、经济状况、所患疾病种类等的不同,所产生的心理问题或心理需求亦不一样,故在进行心理护理时一定要有针对性,充分体现个体差异,对患者进行区别对待,才能获得好的效果。

3.心理护理要着眼于消除患者的消极情绪和有碍健康的心境

通过对患者进行心理疏导、安慰、解释、鼓励、启发、劝解,以及努力创造良好的治疗、休养环境(柔和充足的光线、适宜的温湿度、清新的空气、和谐的色彩、悦耳的音响等)和膳食条件,提高患者生活质量、树立其信心,使其主动配合治疗。临床实践证明,情绪能影响机体的免疫功能,恐惧、紧张、抑郁、悲观等情绪可使机体免疫功能低下,而欢快、乐观等情绪可提高机体的免疫功能,起到防病治病的作用。进行心理护理,就是使患者能够保持最佳心理状态,起到保持健康、预防疾病和治疗疾病的目的。

4.心理护理需要良好的语言修养

语言不仅是表达思维、表达感情的工具,也是交流思想、传递意志的工具。语言疏导是护理人员做好心理护理的重要手段,护理人员必须加强语言修养,亲切的语言可给服务对象以安慰、鼓舞和信任;能调动患者战胜自身疾病的勇气和信心;能给同事间以协调、合作、和谐的感受,增强友善、团结和理解。职业语言应有以下原则和要求。

(1)说话要文明礼貌。说话文明礼貌能给服务对象以信任感和安全感。询问病情、解答问题、卫生宣教、指导自我护理及进行某些检查时,说话要耐心、诚恳、准确,且忌粗犷。对患者要有称呼,如同志、大爷、大娘、先生、小姐等,患者配合检查、治疗后应道声谢谢。

(2)说话语调要温和,避免生硬。护理艺术也和其他艺术一样,有情才能感人。护理人员对服务对象要有高度的同情心,说话自然就会有感情,就能做到说话亲切、语调温和,患者愿意与之交流。一个好的护理人员应该通过语言激励患者振奋精神,坚定其与病魔做斗争的信心,切忌生硬的刺激性语言,任何缺乏感情的语言都会使患者感到伤心、不安和丧失战胜疾病的信心。

(3)要注意保守秘密。患者是带着痛苦和期望来医院就诊的,为了解除身心的痛苦,因为信任医护人员,会把不给父母、亲人说的话或隐私都给医护人员倾吐,如生理上的缺陷、心理上的痛苦等。医护人员应怀着高度的同情心和责任感,帮助患者解除身心的痛苦,不应任意传播,对一些预后不良的患者,应根据其心理承受能力,与医师共同协商如何对其作恰如其分的解释,必要时需保守秘密。

(4)说话要看对象,不能千篇一律。患者来自四面八方,他们所受的教育、文化素养、社会地位、民族习惯、经济状况、性格特征、病情轻重,均有一定差异。因此,为使心理护理能有针对性,说话方式和分寸不能千篇一律,用什么词、什么口气说话需要斟酌。对性格豁达、开朗的患者就可以随便一点,甚至幽默一点;对性格内向的人,说话就要谨慎,避免发生误会;对农民或文化水平低的患者,特别是老年人,说话要通俗易懂或用方言;对病情重或预后不好的患者,视具体情况而定。

总之,护理人员在运用语言进行护理时,要坚持保护性、科学性、艺术性、灵活性相统一的原则,根据不同对象和具体情况灵活运用语言,表达意志要清楚贴切,防止恶性、刺激性语言,以获得理想的心理护理效果。

(六)团结友善通力合作

护理工作任务重、内容多、分工细,活动领域宽,独立性小,适应性大。在对服务对象实施医疗、护理计划,进行系统性整体护理时,不是孤立、封闭的,而是要与多方面相互联系、相互制约、相互支持才能完成。特别是在当今社会,医院由传统的管理转入经济核算,所提供的服务和应用的卫生材料,均向着以质论价或以价论质的方向进行转变,这本身就增加了护理工作的复杂性,而且在完成护理任务的全过程中,要与医疗、医技、总务后勤、器械设备、行政、财会等部门发生联系,需要得到他们的帮助和支持。为做好护理工作,最大限度地满足患者身心的需求,应主动与有关部门联系,调节关系,形成团结协作、相互理解、共同促进的工作气氛,使得大家都能心情舒畅地完成各自的任务,这也是职业道德的重要标志。

（安　景）

第四节　护理工作的模式

我们知道护理工作的完成实际上是由一定数量的护理人员组成的工作团队,利用所提供的物质资源按照一定的分配原则和工作程序实现的。其中合理的工作分配和组织原则是影响护理质量的重要因素之一。即使护理人员具有很高的业务水平及足够的人员配备,若工作分配不合理,势必影响工作的协调性,最终影响护理质量,甚至影响护理人员的成就感而失去对工作的兴趣。护理工作模式是一种为了满足护理对象的护理要求,提高护理工作质量和效率,根据护理人员的工作能力和数量,设计出来的不同结构的工作分配方式。在不同的历史时期,不同的社会文化背景,受不同护理理念的影响及工作环境、工作条件等的限制,相继出现了各种不同的护理工作模式。

一、个案护理

个案护理是指患者所需的护理完全由一位护理人员完成。此种工作模式适用于需特殊护理的患者,如大手术后、监护病房的患者等,一般由经验较为丰富的高年资护理人员承担,每个人专门护理1~2个患者,当班时负责患者的全部护理工作。

事实上,个案护理是一种最早出现的护理工作模式。最初,由于医院还无法提供必要的医疗服务,护理人员多以特别护士的身份在家庭中照顾患者,分两班制,一个星期工作6~7天,只照顾一位患者。后来随着患者主要住在医院,护理人员也回到医院。

(一)个案护理的优点

(1)能够对患者实施细致、全面的观察和护理,满足其各种不同的护理需求。

(2)有助于护患之间的沟通和良好护患关系的建立。

(3)护理人员的职责和任务明确,有助于增强护理人员的责任心。

(二)个案护理的缺点

(1)要求护理人员具有一定的临床工作经验和较高的专业知识和专业技能。

(2)所需人力较大,效率又低,因而人事费用较高。

(3)若患者住院期间每天由不同的护理人员进行护理,患者则无法获得连续性和整体性的护理,同时由于每位患者的护理是由病房的所有护理人员轮流完成的,没有人对患者的护理真正负责和进行协调,给患者提供什么样的护理完全在于护理人员本身的教育及理念,因而不同班次及每天所提供的护理差异很大,缺乏连贯性,势必使护理质量受到影响。

二、功能制护理

到了20世纪50年代,由于经济的大力发展,人们对疾病的治疗和护理的要求也发生了很大的改变,造成医院数量的不断增长和护理人员的严重不足。为了弥补这一矛盾,提高工作效率,护理专业将工业管理的研究成果,如流水线生产、动作与时间的关系及人员的综合利用,应用于护理管理,将护理服务划分为不同的工作种类,如打针、发药、大量静脉注射、治疗、换药及推送患者等。根据个人的能力及所受训练的不同,每个人负责不同的工作。这就形成了所谓的功能制护理(图1-1)。

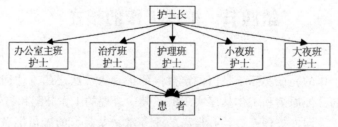

图1-1 功能制护理

功能制护理所引用的是现代工业流水作业法,就是按工作内容分配护理人员,每组1~2个人承担特定的护理工作,如处理医嘱、生活护理、给药、治疗等。由于每个人负责全病房所有患者的少数几项护理工作,重复性高,可以熟能生巧,提高工作效率,节约人力资源,因此,适用于人力严重短缺或为降低人事成本时。

(一)功能制护理的优点

提高工作效率,节约人力,降低人力成本是功能制护理的突出特点。

(二)功能制护理的缺点

(1)由于每个护理人员只负责几项特定的工作,整个患者的护理工作被分成许多片段,护理人员对患者的病情及护理需求缺乏整体的概念。

(2)由于没有人对患者的护理需求进行整体的分析和考虑,每个护理人员忙于各自所负责的工作任务,对患者的护理缺乏主动性,往往表现为机械地完成医嘱,而患者的心理、社会方面的需要往往被忽视。

(3)护理人员每天都是重复的技术性工作,不能发挥其主动性和创造性,容易产生疲劳和厌倦情绪。

总之,功能制护理工作模式是特定历史时期、特定条件下的必然产物。然而,随着护理的发展,护理理念的改变,尤其是整体护理理念的提出,功能制护理所存在的弊端愈加突出。

三、小组制护理

随着护理人员的不断增加,人们开始思考如何克服功能制护理的弊端,充分发挥护理人员的能力,调动护理人员的积极性,提高护理服务的质量,提出了小组制护理的工作模式。理由是小组形式下各成员分工合作,可激发各成员的积极性、主动性和创造性,能更好地完成护理任务,实现护理目标。

小组制护理是将护理人员分成小组,每组由一位有经验的护理人员任组长,领导小组成员为一组患者提供护理。小组成员间分工合作,通过相互沟通,共同分析患者的需要,共同制定和实施护理计划,可充分发挥集体的力量,更好地完成护理任务。

(一)小组制护理的优点

(1)患者能得到连续性的、有计划的护理,有助于整体护理的实施。

(2)小组成员间通过共同合作,可集思广益,有助于护理质量的提高。

(3)小组成员由不同级别的护理人员组成,可充分发挥不同成员的水平和能力,通过共同参与、互相学习,有利于成员的业务水平和共同协作能力的提高。

(4)小组拥有较大的自主权,可激发小组成员的积极性和创造性,可产生较强的成就感。

(二)小组制护理的缺点

(1)对组长的业务水平、组织和领导能力要求较高。由于小组制护理模式下,护理的责任到组,而非责任到人,若小组缺乏凝聚力和共识,则会影响到小组成员的责任感,从而影响护理服务的质量。

(2)若人员配置不足或不合理,使小组成员没有时间和精力进行充分的沟通和有效的协作,则难以发挥小组护理的优势。

四、责任制护理

随着专业护理人员的增加,受教育层次的不断提高,以及"以患者为中心"的整体护理理念的提出等,护理人员希望能更多地接触患者,为患者提供直接的护理。正是在这种背景下,1968年美国明尼苏达大学医院,在Marie Manthey的指导下提出了全责护理的概念。1973年圣路克医学中心等在相关研究的基础上提出了责任制护理工作模式。该模式的主要目的是使护理人员能够有更多的时间和精力直接接触和照顾患者,使患者的护理具有连续性和整体性。

责任制护理是受生物-心理-社会医学模式影响,在整体护理理念的指导下所产生的一种临床护理工作制度。责任制护理是由具有一定临床经验的护理人员作为责任护士,每个患者从入院到出院都有责任护士负责,要求责任护士对其所负责的患者做到8小时在班,24小时负责。责任护士不在班时,其他护士按护理计划和责任护士的护嘱为患者实施护理。根据责任护士的能力和水平的不同,一般负责3~6位患者。这种工作模式与每个患者都有自己的主管医师的形式类似。责任制护理强调以患者为中心,以护理程序为手段,对患者的身心实施全面的、有计划的整体护理。

(一)责任制护理的优点

(1)有助于"以患者为中心"的整体护理理念的贯彻和实施。

(2)保证了患者护理的连续性。

(3)患者的护理责任到人,能激发责任护士的积极性、主动性和创造性,提高对工作的兴趣和满意度。

(4)能够更直接有效地满足患者的各种需要,增加了患者对护理的满意度。

(二)责任制护理的缺点

(1)对责任护士的专业知识和能力要求较高。

(2)对人力的需要量较大,增加了人力资源成本。

责任制护理可以说是一种较为理想的护理工作模式,但由于对护理人员的水平要求较高,加之需要有足够的人员配置等,目前尚难以广泛推广实施。

五、综合性护理

综合性护理是近年来发展的一种护理工作模式,它是将责任制护理和小组制护理结合起来,由一组护理人员为一组患者提供整体护理。护理小组由组长和助理护士组成,其中的组长相当于责任护士,助理护士主要执行患者日常的生活护理等。而护士长则扮演咨询者、协调者和激励者的角色。

综合性护理是在护理人员的水平及人员配置难以满足责任制护理需要的情况下的一种变通形式。

(一)综合性护理的优点

(1)以患者为中心,以整体护理理念为指导,以护理程序为基础,将护理工作的各个环节系统化,既提高了工作效率,又能满足整体护理的需要。

(2)护理人员与患者之间有较多的沟通交流机会,增进了双方的理解,既增强了护理人员的责任感和同情心,又提高了患者的满意度。

(二)综合性护理的缺点

(1)亦需要较多的护理人员。

(2)由于护理人员只固定于一单元中,当患者床位由一个单元转到另一单元时,就必须换由另一小组负责,此时必然影响到患者护理的连续性。

以上对不同的护理工作模式进行了简单的介绍,患者们可以在今后的学习和实践过程中逐渐明晰。从上述的介绍中不难看出,每一种护理工作模式的发展都有其历史背景和意义,各有优缺点。目前,由于不同地区的发展水平不同,不同情景下的具体情况和需要不同等,上述这些工作模式在临床中都有存在。我们应在了解不同模式的具体要求和特点的基础上,结合我国的国情、护理专业发展状况、本单位护理服务的宗旨、护理人员编制和人员素质及患者的需要等基础上,选择适宜的工作模式,只有这样,才能充分发挥护理工作模式的优点,尽量避免其缺点,达到充分发挥护理人员的能力和水平,满足患者的护理需求,提高护理工作质量。

（马晓梅）

第五节　护士与患者的关系

护理工作中的人际关系包括护患关系、医护关系和护护关系等,其中护患关系是护理人员面临的最重要的关系。

一、性质

(一)护患关系是一种治疗性的人际关系(也称专业性人际关系)

护患关系是在护理服务过程中,护理人员与患者自然形成的一种帮助与被帮助的人际关系。与一般人际关系不同,在护患关系中,护士作为专业帮助者处于主导地位,并以患者的需要为中心。护士通过实施护理程序来满足患者的需要,从而建立治疗性的人际关系。护理人员的素质、专业知识和专业技术水平等会影响护患关系的建立。

(二)护患关系是专业性的互动关系

在护患关系中,护士与患者是相互影响的。双方不同的经历、知识、情绪、行为模式、文化背景、价值观、与健康有关的经验等都会影响到彼此间的关系与交往。

二、护患关系的基本模式

美国学者萨斯和苛伦德提出了医患关系的三种模式,这一模式分类也同样适用于护患关系。

(一)主动-被动型模式

这是一种传统的护患关系模式。在护理活动过程中,护理人员处于主动、主导的地位,而患者则处于完全被动的、接受的从属地位。即所有的护理活动,只要护士认为有必要,不需经患者同意就可实施。这一模式主要存在于患者难以表达自己意见的情况下,如昏迷状态、全麻手术过程中或婴幼儿等。这需要护理人员发挥积极能动的作用。

(二)指导-合作型模式

在护理活动过程中,护患双方都具有主动性,由护理人员决定护理方案、护理措施,而患者则尊重护理人员的决定,并主动配合,提供自己与疾病有关的信息,对方案提出意见与建议。这一模式主要适用于患者病情较重,但神志清醒的情况下。此情况下,患者希望得到护理人员的指导,积极发挥自己的主观能动性。

(三)共同参与型模式

这一模式在护理活动过程中,护患双方具有大致同等的主动性和权利,共同参与护理措施的决策和实施。患者不是被动接受护理,而是积极主动配合,参与护理;护士尊重患者权利,与患者协商共同制定护理计划。此模式主要适用于患慢性病和受过良好教育的患者。

三、护患关系的分期

护患关系的建立、维持和结束可分为 3 期。

(一)第一期(初始期)

从患者与护士开始接触时就开始了。此期的主要任务是护患之间建立信任关系,并确定患者的需要。信任关系是建立良好护患关系的决定性因素之一。护士通过观察、询问、评估患者,收集资料,发现患者的健康问题,制定护理计划。患者根据护士的言行逐渐建立对护士的信任。

(二)第二期(工作期)

此期护患之间在信任的基础上开始合作,主要任务是护理人员通过实施护理措施来帮助患者解决健康问题,满足患者需要,达到护理目标。在护理过程中,应鼓励患者参与,充分发挥患者的主观能动性,减少其对护理的依赖。

(三)第三期(结束期)

在达到护理目标后,护患关系就进入结束阶段,此期的主要任务是圆满地结束护患关系。护士应了解患者对目前健康状况的接受程度,制定患者保持和促进健康的教育计划,了解护患双方对护患关系的评价,并征求患者意见,以便今后工作中进一步改进。

(马晓梅)

第六节 护士与患者的沟通

一、沟通的概念

沟通是信息遵循一系列共同的规则相互传递的过程。沟通是形成人际关系的手段。

二、沟通的基本要素

沟通的过程包括沟通的背景或情景、信息发出者、信息、信息传递途径、信息接收者和反馈等 6 个基本要素。

(一)沟通的背景或情景

沟通的背景或情景指沟通发生的场所或环境,既包括物理场所,也包括沟通的时间和沟通参与者的个人特征,如情绪、文化背景等。不同的沟通背景或情景会影响对沟通信息的理解。

(二)信息发出者

信息发出者指发出信息的主体,既可以是个人,也可以是群体、组织。信息发出者的社会文化背景、知识和沟通技巧等都可对信息的表达和理解造成影响。

(三)信息

信息是沟通得以进行的最基本的要素,指能够传递并被接收者所接受的观点、思想、情感等。包括语言和非语言的行为。

(四)信息传递途径

信息传递途径指信息传递的手段或媒介,包括视觉、听觉、触觉等。护士在进行沟通时,应根据实际情况综合运用多种传递途径,以帮助患者更好地理解信息。

(五)信息接收者

信息接收者是接受信息的主体。信息接收者的社会文化背景、知识和沟通技巧等均可影响信息的理解和表达。

(六)反馈

反馈指沟通双方彼此的回应。

三、沟通的基本层次

沟通可分为以下 5 个层次。

(一)一般性沟通

一般性沟通又称陈词滥调式的沟通,是沟通双方参与的程度最差,彼此分享真实感觉最少的沟通。双方往往只是表达一些表面式的社交性话题,如"今天天气不错""您好吗"等。在护患关系建立的初期,可使用一般性沟通帮助建立信任关系,并有助于鼓励患者表达出有意义的信息。但如一直维持在这一层次,将无法建立治疗性人际关系。

(二)陈述事实的沟通

陈述事实的沟通是一种不掺加个人意见、判断,不涉及人与人之间关系的一种客观性沟通。如"我曾做过剖宫产手术""我今年 50 岁"等。这一层次的沟通对护士了解患者的情况非常重要,护士不应阻止患者以此种方式进行沟通,以促使其表达更多的信息。

(三)分享个人的想法

这一层次的沟通比陈述事实的沟通高一层次。患者对护士表达自己的想法,表示护患之间已建立起信任感,如患者向护士表达其对治疗的要求等。此时,护士应注意理解患者,不要随意反对患者。

(四)分享感觉

在沟通双方相互信任的基础上才会发生。沟通时个体愿意和对方分享他的感觉、观点、态度等。

(五)一致性的沟通

这是沟通的最高层次,指沟通双方对语言和非语言性行为的理解一致,达到分享彼此感觉的最高境界。如护士和患者不用说话,就可了解对方的感觉和想表达的意思。

四、沟通的基本类型

按照沟通使用的符号分类,沟通可分为语言性沟通和非语言性沟通。

(一)语言性沟通

语言性沟通是指沟通者通过语言或文字的形式与接受者进行信息的传递与交流。护士在为患者采集病史、进行健康教育和实施护理措施时都必须进行语言性沟通。

(二)非语言性沟通

非语言性沟通是指不使用语言或文字进行的沟通,而是通过躯体姿势和运动、面部表情、空间、声音和触觉等来进行信息的沟通。非语言性沟通可以伴随着语言性沟通而产生,主要目的是表达情绪和情感、调节互动、验证语言信息、维护自我形象和表示人际关系的状态。非语言性沟通具有情景性、整体性和可信性的特点。非语言性沟通形式主要包括以下几种。

1.体语

体语指通过人体运动表达的信息,如仪表、面部表情、眼神、姿态、手势、触摸等。

2.空间效应

空间效应指沟通双方对他们沟通中的空间和距离的理解与运用。个体沟通时的空间与距离会影响个体的自我暴露程度与舒适感。人际交往中的距离主要分为4种。

(1)亲密区:指沟通双方距离小于 50 cm,当护士在进行查体、治疗、安慰、爱抚时,与患者之间的距离。

(2)个人区:指沟通双方距离在 50~100 cm,人们与亲友交谈、护士与患者进行交谈时主要使用此区距离。

(3)社会区:指沟通双方距离在 1.1~4 m,在工作单位和社会活动时常用,如护士同事一起工作时或护士通知患者吃饭等。

(4)公众区:指沟通双方距离在 4 m 以上,一般用于正式公开讲话中,如上课、开会等。

3.反应时间

反应时间的长短可反映对沟通的关注程度,及时的反应可鼓励沟通的进行。

4.类语言

类语言指伴随语言产生的声音,包括音质、音量、音调、语速、节奏等。这些可影响人们对沟通的注意力,同时可表达沟通者的情绪和情感。

五、影响有效沟通的因素

(一)信息发出者和信息接收者的个人因素

信息发出者和信息接收者的个人因素包括生理因素(如年龄、疲劳、疼痛、耳聋等)、情绪状态(如愤怒、焦虑、悲伤等)、知识水平(如文化程度、语言等)、社会背景(如种族、民族、职业等)、个性特征、外观形象等。

(二)信息因素

信息因素包括信息本身是否清楚、完整、符合逻辑、是否相互矛盾等。

(三)环境因素

环境因素包括物理环境(如光线、温度、湿度、整洁度、噪声及是否利于保护患者隐私等)和社会环境(如人际关系、沟通的距离、氛围等)。

(四)不适当的沟通方式

不适当的沟通方式常见的有突然改变话题、急于陈述自己的观点、匆忙下结论或表达个人的判断、虚假或不适当的安慰、针对性不强的解释、引用事实不当等。

六、常用的沟通技巧

良好的沟通技巧是达到有效沟通的重要保障,有效沟通是指信息接收者所接收的信息与发出者所要表达的一致。常用的沟通技巧包括以下几点。

(一)倾听

倾听时,护士要做到注意力集中,全神贯注,避免分心;耐心,不随意打断患者的谈话;不急于做判断;除关注患者的语言信息外还要关注患者的非语言信息,以了解患者真正要表达的意思。此外,护士应注意做到与患者经常保持眼神的交流,进行适当的提问及采用适当的非语言信息时常给患者以响应。

(二)反应

反应即信息接收者(护士)将部分或全部的沟通内容(包括语言性及非语言性的)反述给发出者(患者),使其能对自己的谈话和表现进行评估,如"您看起来好像……"。进行反应时应注意,鼓励患者显露其情绪和情感,并恰当地运用移情,帮助建立信任的护患关系。

(三)提问

提问的方式可分为明确性提问、激励性提问、征求意见性提问、证实性提问等类型。所提的问题有开放式问题和封闭式问题两种。开放式问题没有固定的答案,是让患者自由作答,因此可获得较多的信息,但需要时间较长,如"您现在有哪些不适";封闭式问题答案是限定的,只要做简单的选择即可,省时、效率高,但不利于患者表露自己的感情和提供额外的信息,如"您是否吸烟"。提问时,护士应注意组织好提问的内容,围绕谈话中心,避免跑题;所用语言应能为患者理解,避免应用术语;此外,应注意提问的时机、语气、语调和句式,避免诱导式的提问和不愉快的提问。

(四)重复

重复即指将患者关键的话重复一遍;或保持患者原意不变,将患者的话用自己的语言给予复述。恰当的重复可增强患者对护士的信任。

(五)澄清和阐明

澄清是将患者模棱两可、含糊不清或不够完整的谈话弄清楚,以增强沟通的准确性。阐明是对患者所表达的问题进行解释的过程,目的是为患者提供一个新的观点。

(六)沉默

适当地运用沉默可以给患者思考的时间,让患者感到护士在认真倾听,同时也给了护士观察患者和调试自己的时间。急于打破沉默会阻碍有效的沟通。

(七)触摸

触摸是一种非语言性沟通技巧,适当的触摸可加强沟通。护士可通过适当的触摸表达对患者的关心、理解和支持,也是护士与视觉或听觉有障碍的患者进行有效沟通的重要方法。但应注意针对不同年龄、性别、种族、文化背景等的对象采取适当的、个性化的触摸,以免产生消极后果。

(马晓梅)

第二章

护理程序

第一节 护理评估

护理评估是有目的、有计划、有步骤地收集有关护理对象生理、心理、社会文化和经济等方面的资料,对此进行整理与分析,以判断服务对象的健康问题,为护理活动提供可靠的依据。具体包括收集资料、整理资料和分析资料三部分。

一、收集资料

(一)资料的来源

1.直接来源

护理对象本人,是第一资料来源也是主要来源。

2.间接来源

(1)护理对象的重要关系人,也就是社会支持性群体,包括亲属、关系亲密的朋友、同事等。

(2)医疗活动资料,如既往实验室报告、出院小结等健康记录。

(3)其他医护人员,放射医师、化验师、药剂师、营养师、康复师等。

(4)护理学及其他相关学科的文献等。

(二)资料的内容

在收集资料的过程中,各个医院均有自己设计的收集资料表,无论依据何种框架,基本内容主要包括一般资料、生活状况及自理程度、健康检查及心理社会状况等。

1.一般资料

包括患者姓名、性别、出生日期、出生地、职业、民族、婚姻、文化程度、住址等。

2.现在的健康状况

包括主诉、现病史、入院方式、医疗诊断及目前用药情况。目前的饮食、睡眠、排泄、活动、健康管理等日常生活形态。

3.既往健康状况

包括既往史、创伤史、手术史、家族史、有无过敏史、有无传染病。既往的日常生活形态、烟酒嗜好、女性还包括月经史和婚育史。

4.护理体检

包括体温、脉搏、呼吸、血压、身高、体重、生命体征、各系统的生理功能及有无疼痛、眩晕、麻木、瘙痒等,有无感觉(视觉、听觉、嗅觉、味觉、触觉)异常,有无思维活动、记忆能力等障碍等认知感受形态。

5.实验室及其他辅助检查结果

包括最近进行的辅助检查的客观资料,如实验室检查、X线、病理检查等。

6.心理方面的资料

包括对疾病的认知和态度、康复的信心,病后情绪、心理感受、应对能力等变化。

7.社会方面的资料

包括就业状态、角色问题和社交状况;有无重大生活事件,支持系统状况等;有无宗教信仰;享受的医疗保健待遇等。

(三)资料的分类

1.按照资料的来源划分

包括主观资料和客观资料:主观资料指患者对自己健康问题的体验和认识。包括患者的知觉、情感、价值、信念、态度、对个人健康状态和生活状况的感知。主观资料的来源可以是患者本人,也可以是患者家属或对患者健康有重要影响的人。客观资料指检查者通过观察、会谈、体格检查和实验等方法得到或被检测出的有关患者健康状态的资料。客观资料获取是否全面和准确主要取决于检查者是否具有敏锐的观察能力及丰富的临床经验。

当护士收集到主观资料和客观资料后,应将两方面的资料加以比较和分析,可互相证实资料的准确性。

2.按照资料的时间划分

包括既往资料和现时资料:既往资料是指与服务对象过去健康状况有关的资料,包括既往病史、治疗史、过敏史等。现时资料是指与服务对象现在发生疾病有关的状况,如现在的体温、脉搏、呼吸、血压、睡眠状况等。

护士在收集资料时,需要将既往资料和现时资料结合起来分析。

(四)收集资料的方法

1.观察

观察是指护理人员运用视、触、叩、听、嗅等感官获得患者、家属及患者所处环境的信息并进行分析判断,是收集有关服务对象护理资料的重要方法之一。观察贯穿在整个评估过程中,可以与交谈同时进行。护士应及时、敏锐、连续的对服务对象进行观察,如患者出现面容痛苦、呈强迫体位,就提示患者是否有疼痛,由此进一步询问持续时间、部位、性质等。观察作为一种技能,护理人员在实践中需要不断培养和锻炼,以期得到发展和提高。

2.交谈

护患之间的交谈是一种有目的的医疗活动,使护理人员获得有关患者的资料和信息。一般可分为两种。①正式交谈:是指事先通知患者,有目的、有计划的交谈,如入院后的采集病史。②非正式交谈:是指护士在日常护理工作中与患者随意自然的交谈,不明确目的,不规定主题、时间,是一种"开放式交流",以便及时了解到服务对象的真实想法和心理反应。交谈时护士应注意沟通技巧的运用,对一些敏感性话题应注意保护患者的隐私。

3.护理体检

护理人员运用体检技能,为护理对象进行系统的身体评估,获取与护理有关的生命体征、身高、体重等,以便收集与护理诊断、护理计划有关的患者方面的资料,以及时了解病情变化和发现护理对象的健康问题。

4.阅读

包括查阅护理对象的医疗病历(门诊和住院)、各种护理记录及实验室和辅助检查结果,以及有关文献等。也可以用心理测量及评定量表对服务对象进行心理社会评估。

二、整理资料

为了避免遗漏和疏忽相关和有价值的资料,得到完整全面的资料,常依据某个护理理论模式设计评估表格,护理人员依据表格全面评估,整理资料。

(一)按戈登的功能性健康形态整理分类

1.健康感知-健康管理形态

健康感知-健康管理形态指服务对象对自己健康状态的认识和维持健康的方法。

2.营养代谢形态

营养代谢形态包括食物的利用和摄入情况。如营养、液体、组织完整性、体温调节及生长发育等的需求。

3.排泄形态

排泄形态主要指肠道、膀胱的排泄状况。

4.活动-运动形态

活动-运动形态包括运动、活动、休闲与娱乐状况。

5.睡眠-休息形态

睡眠-休息形态指睡眠、休息及精神放松的状况。

6.认知-感受形态

认知-感受形态包括与认知有关的记忆、思维、解决问题和决策,以及与感知有关的视、听、触、嗅等功能。

7.角色-关系形态

家庭关系、社会中角色任务及人际关系的互动情况。

8.自我感受-自我概念形态

自我感受-自我概念形态指服务对象对于自我价值与情绪状态的信念与评价。

9.性-生殖形态

性-生殖形态主要指性发育、生殖器官功能及对性的认识。

10.应对-压力耐受形态

应对-压力耐受形态指服务对象压力程度、应对与调节压力的状况。

11.价值-信念形态

价值-信念形态指服务对象的思考与行为的价值取向和信念。

(二)按马斯洛需要层次进行整理分类

1.生理需要

体温 39 ℃,心率 120 次/分,呼吸 32 次/分,腹痛等。

2.安全的需要

对医院环境不熟悉,夜间睡眠需开灯,手术前精神紧张,走路易摔倒等。

3.爱与归属的需要

患者害怕孤独,希望有亲友来探望等。

4.尊重与被尊重的需要

如患者说:"我现在什么事都不能干了""你们应该征求我的意见"等。

5.自我实现的需要

担心住院会影响工作、学习,有病不能实现自己的理想等。

(三)按北美护理诊断协会的人类反应形态分类

1.交换

交换包括营养、排泄、呼吸、循环、体温、组织的完整性等。

2.沟通

沟通主要指与人沟通交往的能力。

3.关系

关系指社交活动、角色作用和性生活形态。

4.价值

价值包括个人的价值观、信念、宗教信仰、人生观及精神状况。

5.选择

选择包括应对能力、判断能力及寻求健康所表现的行为。

6.移动

移动包括活动能力、休息、睡眠、娱乐及休闲状况,日常生活自理能力等。

7.知识

知识包括自我概念,感知和意念;包括对健康的认知能力、学习状况及思考过程。

8.感觉

感觉包括个人的舒适、情感和情绪状况。

三、分析资料

(一)检查有无遗漏

将资料进行整理分类之后,应仔细检查有无遗漏,并及时补充,以保证资料的完整性及准确性。

(二)与正常值比较

收集资料的目的在于发现护理对象的健康问题。因此护士应掌握常用的正常值,将所收集到的资料与正常值进行比较,并在此基础上进行综合分析,以发现异常情况。

(三)评估危险因素

有些资料虽然目前还在正常范围,但是由于存在危险因素,若不及时采取预防措施,以后很可能会出现异常,损害服务对象的健康。因此,护士应及时收集资料评估这些危险因素。

护理评估通过收集服务对象的健康资料,对资料进行组织、核实和分析,确认服务对象对现存或潜在的健康问题或生命过程的反应,为作出护理诊断和进一步制订护理计划奠定了基础。

四、资料的记录

(一)原则

书写全面、整洁、简练、流畅,客观资料运用医学术语,避免使用笼统、模糊的词,主观资料尽量引用护理对象的原话。

(二)记录格式

根据资料的分类方法,根据各医院,甚至各病区的特点自行设计,多采用表格式记录。与患者第一次见面收集到的资料记录称入院评估,要求详细、全面,是制订护理计划的依据,一般要求入院后 24 小时内完成。住院期间根据患者病情天数,每天或每班记录,反映了患者的动态变化,用以指导护理计划的制订、实施、评价和修订。

（王连连）

第二节 护 理 诊 断

护理诊断是护理程序的第二个步骤,是在评估的基础上对所收集的健康资料进行分析,从而确定服务对象的健康问题及引起健康问题的原因。护理诊断是一个人生命过程中的生理、心理、社会文化发展及精神方面健康状况或问题的一个简洁、明确的说明,这些问题都是属于护理职责范围之内,能够用护理的方法解决的问题。

一、护理诊断的概念

1990 年,北美护理诊断协会(NANDA)提出并通过了护理诊断的定义:护理诊断是关于个人、家庭、社区对现存或潜在的健康问题及生命过程反应的一种临床判断,是护士为达到预期的结果选择护理措施的基础,这些预期结果应能通过护理职能达到。

二、护理诊断的组成部分

护理诊断有四个组成部分:名称、定义、诊断依据和相关因素。

(一)名称

名称是对服务对象健康状况的概括性的描述。应尽量使用 NANDA 认可的护理诊断名称,以有利于护士之间的交流和护理教学的规范。常用改变、受损、缺陷、无效或低效等特定描述语。例如,排便异常:便秘;有皮肤完整性受损的危险。

(二)定义

定义是对名称的一种清晰的、正确的表达,并以此与其他诊断相鉴别。一个诊断的成立必须符合其定义特征。有些护理诊断的名称虽然十分相似,但仍可从定义中发现彼此的差异。例如,"压力性尿失禁"的定义是"个人在腹内压增加时立即无意识地排尿的一种状态""反射性尿失禁"的定义是"个体在没有要排泄或膀胱满胀的感觉下可以预见的不自觉地排尿的一种状态"。虽然两者都是尿失禁,但前者的原因是腹内压增高,后者的原因是无法抑制的膀胱收缩。因此,确定诊断时必须认真区别。

(三)诊断依据

诊断依据是作出护理诊断的临床判断标准。诊断依据常常是患者所具有的一组症状和体征，以及有关病史，也可以是危险因素。对于潜在的护理诊断，其诊断依据则是原因本身（危险因素）。

诊断依据依其在特定诊断中的重要程度分为主要依据和次要依据。

1.主要依据

主要依据是指形成某一特定诊断所应具有的一组症状和体征及有关病史，是诊断成立的必要条件。

2.次要依据

次要依据是指在形成诊断时，多数情况下会出现的症状、体征及病史，对诊断的形成起支持作用，是诊断成立的辅助条件。

例如，便秘的主要依据是"粪便干硬，每周排大便不到三次"，次要依据是"肠鸣音减少，自述肛门部有压力和胀满感，排大便时极度费力并感到疼痛，可触到肠内嵌塞粪块，并感觉不能排空"。

(四)相关因素

相关因素是指造成服务对象健康状况改变或引起问题产生的情况。常见的相关因素包括以下几个方面。

1.病理生理方面的因素

病理生理方面的因素指与病理生理改变有关的因素。例如，"体液过多"的相关因素可能是右心衰竭。

2.心理方面的因素

心理方面的因素指与服务对象的心理状况有关的因素。例如，"活动无耐力"可能是由疾病后服务对象处于较严重的抑郁状态引起。

3.治疗方面的因素

治疗方面的因素指与治疗措施有关的因素（用药、手术创伤等）。例如，"语言沟通障碍"的相关因素可能是使用呼吸机时行气管插管。

4.情景方面的因素

情景方面的因素指环境、情景等方面的因素（陌生环境、压力刺激等）。例如，"睡眠形态紊乱"可能与住院后环境改变有关。

5.年龄因素

年龄因素指在生长发育或成熟过程中与年龄有关的因素。如婴儿、青少年、中年、老年各有不同的生理、心理特征。

三、护理诊断与合作性问题及医疗诊断的区别

(一)合作性问题—潜在并发症

在临床护理实践中，护士常遇到一些无法完全包含在 NANDA 制订的护理诊断中的问题，而这些问题也确实需要护士提供护理措施，因此，1983 年有学者提出了合作性问题的概念。她把护士需要解决的问题分为两类：一类经护士直接采取措施可以解决，属于护理诊断；另一类需要护士与其他健康保健人员尤其是医师共同合作解决，属于合作性问题。

合作性问题需要护士承担监测职责,以及时发现服务对象身体并发症的发生和情况的变化,但并非所有并发症都是合作性问题。有些可通过护理措施预防和处理,属于护理诊断;只有护士不能预防和独立处理的并发症才是合作性问题。合作性问题的陈述方式是"潜在并发症:×××
×"。如"潜在并发症:脑出血"。

(二)护理诊断与合作性问题及医疗诊断的区别

1.护理诊断与合作性问题的区别

护理诊断是护士独立采取措施能够解决的问题;合作性问题需要医师、护士共同干预处理,处理决定来自医护双方。对合作性问题,护理措施的重点是监测。

2.护理诊断与医疗诊断的区别

明确护理诊断和医疗诊断的区别对区分护理和医疗两个专业、确定各自的工作范畴和应负的法律责任非常重要。两者主要区别见表2-1。

表 2-1 护理诊断与医疗诊断的区别

项目	护理诊断	医疗诊断
临床判断的对象	对个体、家庭、社会的健康问题/生命过程反应的一种临床判断	对个体病理生理变化的一种临床判断
描述的内容	描述的是个体对健康问题的反应	描述的是一种疾病
决策者	护士	医疗人员
职责范围	在护理职责范围内进行	在医疗职责范围内进行
适应范围	适用于个体、家庭、社会的健康问题	适用于个体的疾病
数量	往往有多个	一般情况下只有一个
是否变化	随病情的变化	一旦确诊不会改变

(王连连)

第三节 护理计划

制订护理计划是如何解决护理问题的一个决策过程,计划是对患者进行护理活动的指南,是针对护理诊断制订具体护理措施来预防、减轻或解决有关问题。其目的是为了确认护理对象的护理目标及护士将要实施的护理措施,使患者得到合适的护理,保持护理工作的连续性,促进医护人员的交流和利于评价。制订计划包括四个步骤。

一、排列护理诊断的优先顺序

一般情况下,患者可以存在多个护理诊断,为了确定解决问题的优先顺序,根据问题的轻重缓急合理安排护理工作,需要对这些护理诊断包括合作性问题进行排序。

(一)排列护理诊断

一个患者可同时有多个护理问题,制订计划时应按其重要性和紧迫性排出主次,一般把威胁最大的问题放在首位,其他的依次排列,这样护士就可根据轻、重、缓、急有计划地进行工作,通常可按如下顺序排列。

1.首优问题

首优问题是指会威胁患者生命,需立即行动去解决的问题。如清理呼吸道无效、气体交换受阻等。

2.中优问题

中优问题是指虽不会威胁患者生命,但能导致身体上的不健康或情绪上变化的问题,如活动无耐力、皮肤完整性受损、便秘等。

3.次优问题

次优问题指人们在应对发展和生活中变化时所产生的问题。这些问题往往不是很紧急,如营养失调、知识缺乏等。

(二)排序时应该遵循的原则

(1)按马斯洛的人类基本需要层次论进行排列,优先解决生理需要。这是最常用的一种方法。生理需要是最低层次的需要,也是人类最重要的需要,一般来说,影响了生理需要满足的护理问题,对生理功能的平衡状态威胁最大的护理问题是需要优先解决的护理诊断。如与空气有关的"气体交换障碍""清理呼吸道无效"、与水有关的"体液不足"、与排泄有关的"尿失禁""潴留",等等。

具体的实施步骤可以按以下方法进行:首先列出患者的所有护理诊断,将每一诊断归入五个需要层次,然后由低到高排列出护理诊断的先后顺序。

(2)考虑患者的需求。马斯洛的理论为护理诊断的排列提供了一个普遍的原则,但由于护理对象的复杂性、个体性,相同的需求对不同的人,其重要性可能不同。因此,在无原则冲突的情况下,可与患者协商,尊重患者的意愿,考虑患者认为最重要的问题予以优先解决。

(3)现存的问题优先处理,但不要忽视潜在的和有危险的问题。有时它们常常也被列为首要问题而需立即采取措施或严密监测。

二、制订预期目标

预期目标是指通过护理干预,护士期望患者达到的健康状态或在行为上的改变。其目的是指导护理措施的制订。预期目标不是护理行为,但能指导护理行为,并作为对护理效果进行评价的标准。每一个护理诊断都要有相应的目标。

(一)预期目标的制订

1.目标的陈述公式

时间状语+主语+(条件状语)+谓语+行为标准。

(1)主语:是指患者或患者身体的任何一部分,如体温、体重、皮肤等,有时在句子中省略了主语,但句子的逻辑主语一定是患者。

(2)谓语:指患者将要完成的行动,必须用行为动词来说明。

(3)行为标准:主语进行该行动所达到的程度。

(4)条件状语:指患者完成该行为时所处的特定条件。如"拄着拐杖"行走50 m。

(5)时间状语:是指主语应在何时达到目标中陈述的结果,即何时对目标进行评价,这一部分的重要性在于限定了评价时间,可以督促护士尽心尽力地帮助患者尽快达到目标,评价时间的确定,往往需要根据临床经验和患者的情况来确定。

2.预期目标的种类

根据实现目标所需时间的长短可将护理目标分为短期目标和长期目标两大类。

(1)短期目标:指在相对较短的时间内要达到的目标(一般指一周内),适合于病情变化快、住院时间短的患者。

(2)长期目标:是指需要相对较长时间才能实现的目标(一般指一周以上甚至数月)。

长期目标是需要较长时间才能实现的,范围广泛;短期目标则是具体达到长期目标的台阶或需要解决的主要矛盾。如下肢骨折患者,其长期目标是"三个月内恢复行走功能",短期目标分别为:"第一个月借助双拐行走""第二个月借助手杖行走""第三个月逐渐独立行走"。短期目标与长期目标互相配合、呼应。

(二)制订预期目标的注意事项

(1)目标的主语一定是患者或患者的一部分,而不能是护士。目标是期望患者接受护理后发生的改变,达到的结果,而不是护理行动本身或护理措施。

(2)一个目标中只能有一个行为动词。否则在评价时,如果患者只完成了一个行为动词的行为标准就无法判断目标是否实现。另外行为动词应可观察和测量,避免使用含糊的不明确的词语;可运用下列动词:描述、解释、执行、能、会、增加、减少等,不可使用含糊不清、不明确的词,如了解、掌握、好、坏、尚可等。

(3)目标陈述的行为标准应具体,以便于评价。有具体的检测标准;有时间限度;由护患双方共同制订。

(4)目标必须具有现实性和可行性,要在患者的能力范围之内,要考虑其身体心理状况、智力水平、既往经历及经济条件。目标完成期限的可行性,目标结果设定的可行性。患者认可,乐意接受。

(5)目标应在护理工作所能解决范围之内,并要注意医护协作,即与医嘱一致。

(6)目标陈述要针对护理诊断,一个护理诊断可有多个目标,但一个目标不能针对多个护理诊断。

(7)应让患者参与目标的制订,这样可使患者认识到对自己的健康负责不仅是医护人员的责任,也是患者的责任,护患双方应共同努力以保证目标的实现。

(8)关于潜在并发症的目标,潜在并发症是合作性问题,护理措施往往无法阻止其发生,护士的主要任务在于监测并发症的发生或发展。潜在并发症的目标陈述为:护士能及时发现并发症的发生并积极配合处理。如"潜在并发症:心律失常"的目标是"护士能及时发现心律失常的发生并积极配合抢救"。

三、制订护理措施

护理措施是护士为帮助患者达到预定目标而制订的具体方法和内容。规定了解决健康问题的护理活动方式与步骤。是一份书面形式的护理计划,也可称为"护嘱"。

(一)护理措施的类型

护理措施可分为依赖性护理措施、协作性护理措施和独立性护理措施三类。

1.依赖性的护理措施

即来自医嘱的护理措施,它描述了贯彻医疗措施的行为。如医嘱"每晨测血压1次"每"小时巡视患者1次"。

2.协作性护理措施

协作性护理措施是护士与他健康保健人员相互合作采取的行动。如患者出现"营养失调：高于机体的需要量"的问题时,为帮助患者达到理想体重的目标,需要和营养师一起协商、讨论,制订护理措施。

3.独立性护理措施

独立性护理措施是护士根据所收集的资料,凭借自己的知识、经验、能力,独立思考、判断后作出的决策,是在护理职责范围内。这类护理措施完全由护士设计并实施,不需要医嘱。如长期卧床患者存在的"有皮肤破损的危险",护士每天定时给患者翻身、按摩受压部位皮肤,温水擦拭等措施都是独立性护理措施。

(二)护理措施的构成

完整的护理措施计划应包括护理观察措施、行动措施、教育措施三部分。

例如,护理诊断胸痛:与心肌缺血、缺氧致心肌坏死有关。

护理目标:24 小时内患者主诉胸痛程度减轻。

制订护理措施如下。

1.观察措施

(1)观察疼痛的程度和缓解情况。

(2)观察患者心律、心率、血压的变化。

2.行动措施

(1)给予持续吸氧,2～4 L/min。(依赖性护理措施)

(2)遵医嘱持续静脉滴注硝酸甘油 15 滴/分。(依赖性护理措施)

(3)协助床上进食、洗漱、大小便。(独立性护理措施)

3.教育措施

(1)教育患者绝对卧床休息。

(2)保持情绪稳定。

(三)制订护理措施应注意的注意事项

1.针对性

护理措施针对护理目标制订,一般一个护理目标可通过几项措施来实现,措施应针对目标制订,否则即使护理措施没有错误,也无法促使目标实现。

2.可行性

护理措施要切实可行,措施制订时要考虑以下几方面。①患者的身心问题:这也是整体护理中所强调的要为患者制订个体化的方案。措施要符合患者的年龄、体力、病情、认知情况及患者自己对改变目前状况的愿望等。如对老年患者进行知识缺乏的健康教育时,让患者短时间内记忆很多教育内容是困难的。护理措施必须是患者乐于接受的。②护理人员的情况:护理人员的配备及专业技术、理论知识水平和应用能力等是否能胜任所制订的护理措施。③适当的医院设施、设备。

3.科学性

护理措施应基于科学的基础上,每项护理措施都应有措施依据,措施依据来自护理科学及相关学科的理论知识。禁止将没有科学依据的措施用于患者。护理措施的前提是一定要保证患者的安全。

4.一致性

护理措施不应与其他医务人员的措施相矛盾,否则容易使患者不知所措,并造成不信任感,甚至可能威胁患者安全。制订护理措施时应参阅其他医务人员的病历记录、医嘱,意见不一致时应共同协商,达成一致。

5.指导性

护理措施应具体,有指导性,不仅使护理同一患者的其他护士很容易地执行措施,也有利于患者。如对于体液过多需进食低盐饮食的患者,正确的护理措施是:①观察患者的饮食是否符合低盐要求。②告诉患者和家属每天摄盐<5 g。含钠多的食物除咸味食品外,还包括发面食品、碳酸饮料、罐头食品等。③教育患者及家属理解低盐饮食的重要性,等等。

不具有指导性护理措施如:①嘱患者每天摄盐量<5 g。②嘱患者不要进食含钠多的食物。

四、护理计划成文

护理计划成文是将护理诊断、目标、护理措施以一定的格式记录下来而形成的护理文件。不仅为护理程序的下一步实施提供了指导,也有利于护士之间及护士与其他医务人员之间的交流。护理计划的书写格式,因不同的医院有各自具体的条件和要求,所以书写格式也是多种多样的。大致包括日期、护理诊断、目标、措施、效果评价几项内容,见表2-2。

表2-2　护理计划

日期	护理诊断	护理目标	护理措施	评价	停止日期	签名
2006－02－19	气体交换受阻	1、 2、	1、 2、 3、			
2006－02－22	焦虑	1、 2、	1、 2、 3、			

护理计划应体现个体差异性,一份护理计划只对一个患者的护理活动起作用。护理计划还应具有动态发展性,随着患者病情的变化,护理的效果而调整。

（王连连）

第四节　护 理 实 施

实施是为达到护理目标而将计划中各项措施付诸行动的过程。实施的质量如何与护士的专业知识、操作技能和人际沟通能力三方面的水平有关。实施过程中的情况应随时用文字记录下来。

实施过程包括实施前准备、实施和实施后记录三个部分,一般来讲,实施应发生于护理计划完成之后,但在某些特殊情况下,如遇到急诊患者或病情突变的住院患者,护士只能先在头脑中迅速形成一个初步的护理计划并立即采取紧急救护措施,事后再补上完整的护理计划。

一、实施前的准备

护士在执行护理计划之前,为了保证护理效果,应思考安排以下几个问题,即"五个 W"。

(一)"谁去做"

对需要执行的护理措施进行分类和分工,确定护理措施是由护士做,还是辅助护士做;哪一级别或水平的护士做;是一个护士做,还是多个护士做。

(二)"做什么"

进一步熟悉和理解计划,执行者对计划中每一项措施的目的、要求、方法和时间安排应了如指掌,以确保措施的落实,并使护理行为与计划一致。此外,护士还应理解各项措施的理论基础,保证科学施护。

(三)"怎样做"

(1)三分析所需要的护理知识和技术:护士必须分析实施这些措施所需要的护理知识和技术,如操作程序或仪器设备使用的方法,若有不足,则应复习有关书籍或资料,或向其他有关人员求教。

(2)明确可能会发生的并发症及其预防:某些护理措施的实施有可能对患者产生一定程度的损伤。护士必须充分预想可能发生的并发症,避免或减少对患者的损伤,保证患者的安全。

(3)如患者情绪不佳,合作性差,那么需要考虑如何使措施得以顺利进行。

(四)"何时做"

实施护理措施的时间选择和安排要恰当,护士应该根据患者的具体情况、要求等多方面因素来选择执行护理措施的时机,例如,健康教育的时间,应该选择在患者身体状况良好、情绪稳定的情况下进行以达到预期的效果。

(五)"何地做"

确定实施护理措施的场所,以保证措施的顺利实施。在健康教育时应选择相对安静的场所;对涉及患者隐私的操作,更应该注意选择环境。

二、实施

实施是护士运用操作技术、沟通技巧、观察能力、合作能力和应变能力去执行护理措施的过程。在实施阶段,护理的重点是落实已制订的措施,执行医嘱、护嘱,帮助患者达到护理目标,解决问题。在实施中必须注意既要按护理操作常规规范化地实施每一项措施,又要注意根据每个患者的生理、心理特征个性化地实施护理。

实施是评估、诊断和计划阶段的延续,需随时注意评估患者的病情及患者对护理措施的反应及效果,努力使护理措施满足患者的生理、心理需要、促进疾病的康复。

三、实施后的记录

实施后,护士要对其所执行的各种护理措施及患者的反应进行完整、准确的文字记录,即护理病历中的护理病程记录,以反映护理效果,为评价做好准备。

记录可采用文字描述或填表,在相应项目上打"√"的方式。常见的记录格式有 PIO 记录方式,PIO 即由问题(problem,P)、措施(intervention,I)、结果(outcome,O)组成。"P"的序号要与护理诊断的序号一致并写明相关因素,可分别采用 PES、PE、SE 三种记录方式。"I"是指与 P 相对应的已实施的护理措施。即做了什么,但记录并非护理计划中所提出的全部护理措施的罗列。"O"是指实施护理措施后的结果。可出现两种情况:一种结果是当班问题已解决;另一种结果是当班问题部分解决或未解决,若措施适当,由下一班负责护士继续观察并记录;若措施不适宜,则由下一班负责护士重新修订并制订新的护理措施。

记录是一项很重要的工作,其意义在于:①可以记录患者住院期间接受护理照顾的全部经过;②有利于其他医护人员了解情况;③可作为护理质量评价的一个内容;④可为以后的护理工作提供资料;⑤是护士辛勤工作的最好证明。

(王连连)

第五节　护理评价

评价是有计划的、系统的将患者的健康现状与确定的预期目标进行比较的过程。评价是护理程序的第五步,但实际上它贯穿于整个护理程序的各个步骤,如评估阶段,需评估资料收集是否完全,收集方法是否正确;诊断阶段,需评价诊断是否正确,有无遗漏,是否是以收集到的资料为依据;计划阶段,需评价护理诊断的顺序是否合适,目标是否可行,措施是否得当;实施阶段,需评价措施是否得到准确执行,执行效果如何,等等。评价虽然位于程序的最后一步,但并不意味着护理程序的结束,相反,通过评价发现新问题,重新修订计划,而使护理程序循环往复地进行下去。

评价包括以下几个步骤。

一、收集资料

收集有关患者目前健康状态的资料,资料涉及的内容与方法同第二节评估部分的相应内容。

二、评价目标是否实现

评价的方法是将患者目前健康状态的资料与计划阶段的预期目标相比较,以判断目标是否实现。经分析可得出三种结果:①目标已达到;②部分达到目标;③未能达到目标。

例:预定的目标为"一个月后患者拄着拐杖行走 50 m",一个月后评价结果如下。

患者能行走 50 m——目标达到。

患者能行走 30 m——目标部分达到。

患者不能行走——目标未达到。

三、重审护理计划

对护理计划的调整包括以下几种方式。

(一)停止

重审护理计划时,对目标已经达到,问题已经解决的,停止采取措施,但应进一步评估患者可能存在的其他问题。

（二）继续

问题依然存在，计划的措施适宜，则继续执行原计划。

（三）修订

对目标部分实现或目标未实现的原因要进行探讨和分析，并重审护理计划，对诊断、目标和措施中不适当的内容加以修改，应考虑下述问题：收集的资料是否准确和全面；护理问题是否确切；所定目标是否现实；护理措施设计是否得当及执行是否有效，患者是否配合等。

护理程序作为一个开放系统，患者的健康状况是一个输入信息，通过评估、计划和实施，输出患者健康状况的信息，经过护理评价结果来证实计划是否正确。如果患者尚未达到健康目标，则需要重新收集资料、修改计划，直到患者达到预期的目标，护理程序才告停止。因此，护理程序是一个周而复始，无限循环的系统工程（图 2-1）。

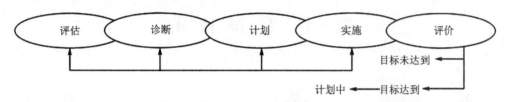

图 2-1　护理程序的循环过程

护理程序是一种系统地解决问题的程序，是护士为患者提供护理照顾的方法，应用护理程序可以保证护士给患者提供有计划、有目的、高质量、以患者为中心的整体护理。因此它不仅适用于医院临床护理、护理管理，同时它还适用于其他护理实践，如社区护理、家庭护理、大众健康教育等，是护理专业化的标志之一。

（王连连）

第三章

护理操作技术

第一节 鼻饲技术

一、目的

对病情危重、昏迷、不能经口或不愿正常摄食的患者,通过胃管供给患者所需的营养、水分和药物,维持机体代谢平衡,保证蛋白质和热量的供给需求,维持和改善患者的营养状况。

二、准备

(一)物品准备

治疗盘内:一次性无菌鼻饲包1套(硅胶胃管1根、弯盘1个、压舌板1个、50 mL注射器1具、润滑剂、镊子2把、治疗巾1条、纱布5块),治疗碗2个,弯血管钳1把,棉签适量,听诊器1副,鼻饲流质液(38～40 ℃)200 mL,温开水适量,手电筒1个,调节夹1个(夹管用),松节油,漱口液,毛巾。慢性支气管炎患者视情况备镇静药、氧气。

治疗盘外:安全别针1个,夹子或橡皮圈1个,卫生纸适量。

(二)患者、护理人员及环境准备

患者了解鼻饲目的、方法、注意事项及配合要点。调整情绪,指导或协助患者摆好体位。护理人员应衣帽整齐,修剪指甲,洗手,戴口罩。环境安静、整洁、光线、温湿度适宜。

三、评估

(1)评估患者病情、治疗情况、意识、心理状态及合作度。

(2)评估患者鼻腔状况,有无鼻中隔偏曲、息肉,鼻黏膜有无水肿、炎症等。

(3)向患者解释鼻饲的目的、方法、注意事项及配合要点。

四、操作步骤

(1)确认患者并了解病情,向患者解释鼻饲目的,过程及方法。

(2)备齐用物,携至床旁核对床头卡、医嘱、饮食卡,核对流质饮食:种类、量、性质、温度、质量。

（3）患者如有义齿、眼镜应协助取下,妥善存放。防止义齿脱落误吞吐食管或落入气管引起窒息。插管时由于刺激可致流泪,取下眼镜便于擦除。

（4）取半坐位或坐位,可减轻胃管通过咽喉部时引起的咽反射,利于胃管插入。无法坐起者取右侧卧位,昏迷患者取去枕平卧位,头向后仰可避免胃管误入气管。

（5）将治疗巾围于患者颌下,保护患者衣服和床单,弯盘、毛巾放置于方便易取处。

（6）观察鼻孔是否通畅,黏膜有无破损,清洁鼻腔,选择通畅一侧便于插管。

（7）准备胃管测量胃管插入的长度,成人插入长度为45～55 cm,一般取发际至胸骨剑突处或鼻尖经耳垂至胸骨剑突处,并做标记,倒润滑剂于纱布上少许,润滑胃管前段10～20 cm,减少插管时的摩擦阻力。

（8）左手持纱布托住胃管,右手持镊子夹住胃管前端,沿选定侧鼻孔缓缓插入,插管时动作轻柔,镊子前端勿触及鼻黏膜,以防损伤,当胃管插入10～15 cm通过咽喉部时,如为清醒患者指导其做吞咽动作及深呼吸,随患者做吞咽动作及深呼吸时顺势将胃管向前推进胃管,直至标记处。如为昏迷患者,将患者头部托起,使下颌靠近胸骨柄,可增大咽喉部通道的弧度,便于胃管顺利通过,再缓缓插入胃管至标记处。若插管时患者恶心、呕吐感持续,用手电筒、压舌板检查口腔咽喉部有无胃管盘曲卡住。如患者有呛咳、发绀、喘息、呼吸困难等误入气管现象,应立即拔管。休息后再次插管。

（9）确认胃管在胃内,用胶布交叉胃管固定于鼻翼和面颊部。验证胃管在胃内的三种方法:①打开胃管末端胶塞连接注射器于胃管末端抽吸,抽出胃液即可证实胃管在胃内。②置听诊器于患者胃区,快速经胃管向胃内注入10 mL空气,同时在胃部听到气过水声,即表示已插入胃内。③将胃管末端置于盛水的治疗碗内,无气泡溢出。

（10）灌食:连接注射器于胃管末端,先回抽见有胃液,再注入少量温开水,可润滑管壁,防止喂食溶液黏附于管壁,然后缓慢灌注鼻饲液或药液等。鼻饲液温度为38～40 ℃,每次鼻饲量不应超过200 mL,间隔时间不少于2小时,新鲜果汁应与奶液分别灌入,防止凝块产生。鼻饲结束后,再次注入温开水20～30 mL冲洗胃管,避免鼻饲液积存于管腔中而变质,造成胃肠炎或堵塞管腔。鼻饲过程中,避免注入空气,以防造成腹胀。

（11）胃管末端胶塞:塞上如无胶塞可反折胃管末端,用纱布包好,橡皮圈系紧,用别针将胃管固定于大单,枕旁或患者衣领处防止灌入的食物反流和胃管脱落。

（12）协助患者清洁口腔,鼻孔,整理床单位,嘱患者维持原卧位20～30分钟,防止发生呕吐,促进食物消化、吸收。长期鼻饲者应每天进行口腔护理。

（13）整理用物,并清洁,消毒,备用。鼻饲用物应每天更换消毒,协助患者擦净面部,取舒适卧位。

（14）洗手,记录。记录插管时间、鼻饲液种类、量及患者反应等。

五、拔管

停止鼻饲或长期鼻饲需要更换胃管时进行拔管。

（1）携用物至床前,说明拔管的原因,并选择末次鼻饲结束时拔管。

（2）置弯盘于患者颌下,夹紧胃管末端放于弯盘内,防止拔管时液体反流,胃管内残留液体滴入气管。揭去固定胶布用松节油擦去胶布痕迹,再用清水擦洗。

（3）嘱患者深呼吸,在患者缓缓呼气时稍快拔管,到咽喉处快速拔出。

(4)将胃管放入弯盘中,移出患者视线,避免患者产生不舒服的感觉。

(5)清洁患者面部、口腔及鼻腔,帮助患者漱口,取舒适卧位。

(6)整理床单位,清理用物。

(7)洗手,记录拔管时间和患者反应。

六、注意事项

(1)注入药片时应充分研碎,全部溶解方可灌注。多种药物灌注时,应将药物分开灌注,每种药物之间用少量温开水冲洗一次,注意药物配伍禁忌。

(2)插胃管时护士与患者进行有效沟通,缓解紧张度。

(3)插管动作要轻稳,尤其是通过食管三个狭窄部位时(环状软骨水平处,平气管分叉处,食管通过膈肌处)以免损伤食管黏膜。

(4)每次鼻饲前应检查胃管是否在胃内及是否通畅,并用少量温开水冲管后方可进行喂食,鼻饲完毕后再次注入少量温开水,防止鼻饲液凝结。注入鼻饲液的速度要缓慢,以免引起患者不适。

(5)鼻饲液应现配现用,已配制好的暂不用时,应放在 4 ℃以下的冰箱内保存,保证 24 小时内用完,防止长时间放置变质。

(6)长期鼻饲者应每天进行两次口腔护理,并定期更换胃管,普通胃管每周更换一次,硅胶胃管每个月更换一次,聚氨酯胃管 2 个月更换一次。更换胃管时应于当晚最后一次喂食后拔出,翌日晨从另一侧鼻孔插入胃管。

(7)每次灌注前或间隔 4～8 小时应抽胃内容物,检查胃内残留物的量。如残留物的量大于灌注量的 50％,说明胃排空延长,应告知医师采取措施。

(黄亚平)

第二节　营养支持技术

一、肠内营养

(一)目的

(1)全面、均衡、符合生理的营养供给,以降低高分解代谢,提高机体免疫力。

(2)维持胃肠道功能,保护肝脏功能。

(3)提供经济、安全的营养治疗。

(二)操作前准备

1.告知患者和家属

操作目的、方法、注意事项、配合方法。

2.评估患者

病情、意识状态、合作程度、营养状态、管饲通路情况、输注方式。

3.操作护士

着装整洁、修剪指甲、洗手、戴口罩。

4.物品准备

肠内营养液、营养泵、肠内营养袋、加温器、20 mL 注射器、温水。必要时备插线板。

5.环境

整洁、安静。

(三)操作过程

(1)携用物至患者床旁,核对腕带及床头卡。

(2)协助患者取半卧位。

(3)固定营养泵,安装管路,检查并确认喂养管位置,抽吸并评估胃内残留量。

(4)温水冲洗胃肠营养管并与管路连接。

(5)根据医嘱调节输注速度。

(6)加温器连于喂养管上(一般温度调节在 37～40 ℃)。

(7)核对。

(8)输注完毕,温水冲洗喂养管。

(9)包裹、固定胃肠营养管。

(10)协助患者取适宜卧位,整理床单位。

(11)整理用物,按医疗垃圾分类处理用物。

(12)擦拭治疗车。

(13)洗手、记录、确认医嘱。

(四)注意事项

(1)营养液现用现配,24 小时内用完。

(2)长期留置胃肠营养管者,每天用油膏涂擦鼻腔黏膜,每天进行口腔护理。

(3)输注前后或经胃肠营养管注入药物后均用温水冲洗胃肠营养管。

(4)定期(或按照说明书)更换胃肠营养管,对胃造口、空肠造口者,保持造口周围皮肤干燥、清洁。

(5)避免空气入胃,引起胀气。

(6)加温器放到合适的位置,以免烫伤患者。

(7)抬高床头,避免患者平卧引起误吸。

(8)观察并记录输注量以及输注中、输注后的反应。

(9)特殊用药前后用约 30 mL 温水冲洗胃肠营养管,药片或药丸经研碎、溶解后注入胃肠营养管。

(10)注意放置恰当的管路标识。

(五)评价标准

(1)患者和家属能够知晓护士告知的事项,对服务满意。

(2)操作规范、安全,动作娴熟。

二、肠外营养

(一)目的

通过静脉途径输注各种营养素,补充和维持患者的营养。

(二)操作前准备

1.告知患者和家属

操作目的、方法、注意事项、配合方法。

2.评估患者

(1)病情、意识状态、合作程度、营养状态。

(2)输液通路情况、穿刺点及其周围皮肤状况。

3.操作护士

着装整洁、修剪指甲、洗手、戴口罩。

4.物品准备

治疗车、穿刺盘、营养液、20 mL 注射器、输液泵、营养袋、加温器、温水。必要时备插线板。

5.环境

整洁、安静。

(三)操作过程

(1)携用物至患者床旁,核对腕带及床头卡。

(2)协助患者取舒适卧位。

(3)固定输液泵,连接电源。

(4)营养袋挂于仪器架上,排气。

(5)打开输液泵门,固定输液管,关闭输液泵门。

(6)开机,设置输液速度及预混液量。

(7)将感应器固定在墨菲氏滴管上端。

(8)消毒皮肤,二次排气。

(9)穿刺,启动输液泵,妥善固定管路。

(10)整理床单位,协助患者取舒适卧位。

(11)整理用物,按医疗垃圾分类处理用物。

(12)擦拭治疗车。

(13)洗手、记录、确认医嘱。

(四)注意事项

(1)营养液宜现配现用,若营养液配制后暂时不输注,冰箱冷藏,输注前室温下复温后再输,保存时间不超过 24 小时。

(2)等渗或稍高渗溶液可经周围静脉输入,高渗溶液应从中心静脉输入,明确标识。

(3)如果选择中心静脉导管输注,注意管路维护。

(4)不宜从营养液输入的管路输血、采血。

(五)评价标准

(1)患者和家属能够知晓护士告知的事项,对服务满意。

(2)遵循查对制度,符合无菌技术、安全给药原则。

(3)操作过程规范,动作娴熟。

(杨冬梅)

第三节　氧疗技术

一、鼻导管或面罩吸氧

(一)目的

纠正各种原因造成的缺氧状态,提高患者血氧含量及动脉血氧饱和度。

(二)操作前准备

1.告知患者

操作目的、方法、注意事项、配合方法。

2.评估患者

(1)病情、意识、呼吸状态、缺氧程度、心理反应、合作程度。

(2)鼻腔状况:有无鼻息肉、鼻中隔偏曲或分泌物阻塞等情况。

3.操作护士

着装整洁、修剪指甲、洗手、戴口罩。

4.物品准备

治疗车、一次性吸氧管或吸氧面罩、湿化瓶、蒸馏水、氧流量表、水杯、棉签、吸氧卡、笔、快速手消毒剂、污物桶、消毒桶。

5.环境

安全、安静、整洁。

(三)操作过程

(1)携用物至患者床旁,核对腕带及床头卡。

(2)协助患者取适宜体位。

(3)清洁双侧鼻腔。

(4)正确安装氧气装置,管路或面罩连接紧密,确定氧气流出通畅。

(5)根据病情调节氧流量。

(6)固定吸氧管或面罩。

(7)填写吸氧卡。

(8)用氧过程中密切观察患者呼吸、神志、氧饱和度及缺氧程度改善情况等。

(9)整理床单位,协助患者取舒适卧位。

(10)整理用物,按医疗垃圾分类处理用物。

(11)擦拭治疗车。

(12)洗手、记录、确认医嘱。

(四)注意事项

(1)保持呼吸道通畅,注意气道湿化。

(2)保持吸氧管路通畅,无打折、分泌物堵塞或扭曲。

(3)面罩吸氧时,检查面部、耳郭皮肤受压情况。

（4）吸氧时先调节好氧流量再与患者连接，停氧时先取下鼻导管或面罩，再关闭氧流量表。

（5）注意用氧安全，尤其是使用氧气筒给氧时注意防火、防油、防热、防震。

（6）长期吸氧患者，湿化瓶内蒸馏水每天更换一次，湿化瓶每周浸泡消毒一次，每次30分钟，然后洗净、待干、备用。

（7）新生儿吸氧应严格控制用氧浓度和用氧时间。

（五）评价标准

（1）患者能够知晓护士告知的事项，对服务满意。

（2）操作过程规范、安全，动作娴熟。

二、一次性使用吸氧管（OT-MI 人工肺）

（一）目的

纠正各种原因造成的缺氧状态，提高患者血氧含量及动脉血氧饱和度。

（二）操作前准备

1.告知患者和家属

操作目的、方法、注意事项、配合方法。

2.评估患者

（1）病情、意识、缺氧程度、呼吸、自理能力、合作程度。

（2）鼻腔状况。

3.操作护士

着装整洁、修剪指甲、洗手、戴口罩。

4.物品准备

治疗车、氧流量表、人工肺、水杯、棉签、快速手消毒剂、吸氧卡、笔，必要时备吸氧面罩。

5.环境

安静、整洁。

（三）操作过程

（1）携用物至患者床旁，核对腕带及床头卡。

（2）协助患者取舒适卧位。

（3）正确安装氧气装置。

（4）清洁鼻腔。

（5）根据病情调节氧流量。

（6）吸氧并固定吸氧管或面罩。

（7）观察患者缺氧改善情况。

（8）整理床单位，协助患者取舒适、安全卧位。

（9）整理用物，按医疗垃圾分类处理用物。

（10）擦拭治疗车。

（11）洗手、签字、确认医嘱。

（四）注意事项

（1）保持呼吸道通畅，注意气道湿化。

（2）保持吸氧管路通畅，无打折、分泌物堵塞或扭曲。

（3）面罩吸氧时，检查面部、耳郭皮肤受压情况。

（4）吸氧时先调节好氧流量再与患者连接，停氧时先取下鼻导管或面罩，再关闭氧流量表。

（5）注意用氧安全，尤其是使用氧气筒给氧时注意防火、防油、防热、防震。

（6）新生儿吸氧应严格控制用氧浓度和用氧时间。

（五）评价标准

（1）患者和家属能够知晓护士告知的事项，并能配合，对服务满意。

（2）操作过程规范、安全，动作娴熟。

（王　旸）

第四节　导尿技术

一、女患者导尿法

（一）目的

为昏迷、尿潴留、尿失禁或会阴部有损伤者，留置尿管以保持局部干燥清洁，协助临床诊断、治疗、手术。

（二）操作前准备

（1）告知患者和家属：操作目的、方法、注意事项、配合方法及可能出现的并发症。

（2）签知情同意书。

（3）评估患者：①病情、意识状态、自理能力、合作程度及耐受力；②膀胱充盈度；③会阴部清洁程度及皮肤黏膜状况。

（4）操作护士：着装整洁、修剪指甲、洗手、戴口罩。

（5）物品准备：治疗车、一次性导尿包、一次性多用巾、快速手消毒剂、隔离衣、污物桶、消毒桶；必要时备会阴冲洗包、冲洗液、便盆。

（6）环境：整洁、安静、温度适宜、私密。

（三）操作过程

（1）穿隔离衣，携用物至患者床边，核对患者腕带及床头卡。

（2）关闭门窗。

（3）协助患者摆好体位，脱去对侧裤腿盖在近侧腿部，取仰卧屈膝位。

（4）两腿外展，暴露会阴部。

（5）多用巾铺于患者臀下，打开导尿包外包装，初步消毒物品置于两腿之间。

（6）一手戴手套，将碘伏棉球放入消毒弯盘内，另一手持镊子依次消毒阴阜、双侧大阴唇、双侧小阴唇外侧、内侧和尿道口（每个棉球限用1次），顺序为由外向内、自上而下。

（7）脱手套，处理用物，快速手消毒剂洗手。

（8）将导尿包置于患者双腿之间，打开形成无菌区。

（9）戴无菌手套，铺孔巾。

（10）检查气囊，将导尿管与引流袋连接备用。将碘伏棉球放于无菌盘内，用液状石蜡纱布润滑尿管前端至气囊后 4～6 cm。

（11）用纱布分开并固定小阴唇,再次按照无菌原则消毒尿道口、左、右小阴唇内侧,最后 1 个棉球在尿道口停留 10 秒。

（12）更换镊子,夹住导尿管插入尿道内 4～6 cm,见尿后再插入 5～7 cm,夹闭尿管开口。

（13）按照导尿管标明的气囊容积向气囊内缓慢注入无菌生理盐水,轻拉尿管有阻力后,连接引流袋。

（14）摘手套妥善固定引流管及尿袋,位置低于膀胱,尿管标识处注明置管日期。

（15）整理床单位,协助患者取舒适卧位。

（16）整理用物,按医疗垃圾分类处理用物。

（17）脱隔离衣,擦拭治疗车。

（18）洗手、记录置管日期,尿液的量、性质、颜色等,确认医嘱。

(四)注意事项

（1）严格执行查对制度和无菌操作技术原则。

（2）保护患者隐私。

（3）对膀胱高度膨胀且极度虚弱的患者,第一次放尿不得超过 1 000 mL,以免膀胱骤然减压引起血尿和血压下降导致虚脱。

（4）为女患者插尿管时,如导尿管误入阴道,应另换无菌导尿管重新插管。

（5）插入尿管动作要轻柔,以免损伤尿道黏膜。

（6）维持密闭的尿路排泄系统在患者的膀胱水平以下,避免挤压尿袋。

(五)评价标准

（1）患者和家属知晓护士告知的事项,对操作满意。

（2）遵循查对制度,符合无菌技术、标准预防原则。

（3）操作规范、安全,动作娴熟。

（4）尿管与尿袋连接紧密,引流通畅,固定稳妥。

二、男患者导尿法

(一)目的

同女性患者。

(二)操作前准备

评估男性患者有无前列腺疾病等引起尿路梗阻的情况,余同女性患者。

(三)操作过程

（1）穿隔离衣,携用物至患者床边,核对患者腕带及床头卡。

（2）关闭门窗。

（3）协助患者摆好体位,脱去对侧裤腿盖在近侧腿部,取仰卧屈膝位。

（4）两腿外展,暴露会阴部。

（5）多用巾铺于患者臀下,打开导尿包外包装,初步消毒物品置于两腿之间。

（6）一手戴手套,将碘伏棉球放入消毒弯盘内,另一手持镊子依次消毒阴阜、阴茎、阴囊。用纱布裹住患者阴茎,使阴茎与腹壁呈 60°,将包皮向后推,暴露尿道口,用碘伏棉球由内向外螺旋式消毒尿道口、龟头及冠状沟 3 次,每个棉球限用 1 次。

(7)脱手套,处理用物,快速手消毒剂洗手。

(8)将导尿包置于患者双腿之间,打开形成无菌区。

(9)戴无菌手套,铺孔巾。

(10)检查气囊,将导尿管与引流袋连接备用。将碘伏棉球放于无菌盘内,用液状石蜡纱布润滑尿管前端至气囊后 20~22 cm。

(11)一手持纱布包裹阴茎后稍提起和腹壁呈 60°,将包皮后推,暴露尿道口。以螺旋方式消毒尿道口、龟头、冠状沟 3 次,每个棉球限用 1 次,最后一个棉球在尿道口停留 10 秒。

(12)提起阴茎与腹壁呈 60°,更换镊子持导尿管,对准尿道口轻轻插入 20~22 cm,见尿后再插入 5~7 cm。

(13)按照导尿管标明的气囊容积向气囊内缓慢注入无菌生理盐水,轻拉尿管有阻力后,撤孔巾。

(14)摘手套妥善固定引流管及尿袋,尿袋的位置低于膀胱,尿管应有标识并注明置管日期。

(15)整理床单位,协助患者取舒适卧位。

(16)整理用物、按医疗垃圾分类处理用物。

(17)脱隔离衣,擦拭治疗车。

(18)洗手、记录置管日期,尿液的量、性质、颜色等,确认医嘱。

(四)注意事项

(1)严格执行查对制度和无菌操作技术原则。

(2)保护患者隐私。

(3)对膀胱高度膨胀且极度虚弱的患者,第一次放尿不得超过 1 000 mL,以免膀胱骤然减压引起血尿和血压下降导致虚脱。

(4)插入尿管动作要轻柔,以免损伤尿道黏膜。

(5)男性患者包皮和冠状沟易藏污垢,导尿前要彻底清洁,导尿管插入前建议使用润滑止痛胶,插管遇阻力时切忌强行插入,必要时请专科医师插管。

(五)评价标准

(1)患者和家属知晓护士告知的事项,对操作满意。

(2)遵循查对制度,符合无菌技术、标准预防原则。

(3)操作规范、安全,动作娴熟。

(4)尿管与尿袋连接紧密,引流通畅,固定稳妥。

(王 旸)

第四章

神经内科护理

第一节　短暂性脑缺血发作

一、概念和特点

短暂性脑缺血发作(transient ischemic attack,TIA)是指因脑血管病变引起的短暂性、局限性脑功能缺失或视网膜功能障碍,临床症状一般持续 10～20 分钟,多在 1 小时内缓解,最长不超过 24 小时,不遗留神经功能缺损症状。凡临床症状持续超过 1 小时且神经影像学检查有明确病灶者不宜称为 TIA。

我国 TIA 的人群患病率为每年 180/10 万,男∶女约为 3∶1。TIA 的发病率随年龄的增加而增加。

二、病理生理

发生缺血部位的脑组织常无病理改变。主动脉弓发出的大动脉、颈动脉可见动脉粥样硬化改变、狭窄或闭塞。颅内动脉亦可有动脉硬化改变,或可见动脉炎性浸润。还可有颈动脉或椎动脉过长或扭曲。

三、病因与诱因

(一)血流动力学改变

各种原因如动脉炎和动脉硬化等所致的颈内动脉系统或椎-基底动脉系统的动脉严重狭窄,在此基础上血压的急剧波动导致原来靠侧支循环维持的脑区发生一过性缺血。

(二)微栓子形成

微栓子主要来源于动脉粥样硬化的不稳定斑块或附壁血栓的破碎脱落、瓣膜性或非瓣膜性心源性栓子及胆固醇结晶等。

(三)其他因素

如锁骨下动脉盗血综合征,某些血液系统疾病,如真性红细胞增多症、血小板增多、各种原因所致的严重贫血和高凝状态等,也可参与 TIA 的发病。

四、临床表现

(一)一般特点

TIA 好发于 50～70 岁中老年人,男性多于女性,患者多伴有高血压、动脉粥样硬化、糖尿病、高血脂和心脏病等脑血管疾病危险因素。突发局灶性脑或视网膜功能障碍,持续时间短暂,多在 1 小时内恢复,最长不超过 24 小时,恢复完全,不留后遗症状,可反复发作,且每次发作症状基本相似。

(二)颈内动脉系统 TIA

大脑中动脉供血区的 TIA,病灶对侧肢体单瘫、偏瘫、面瘫和舌瘫,可伴有偏身感觉障碍和对侧同向偏盲,优势半球受累可有失语;大脑前动脉供血区的 TIA,病灶对侧下肢无力,可伴有人格和情感障碍;颈内动脉主干 TIA,病灶侧 Horner 征、单眼一过性黑矇或失明、对侧偏瘫及感觉障碍。

(三)椎-基底动脉系统 TIA

最常见的症状是眩晕、恶心、呕吐、平衡失调、眼球运动异常和复视。可能出现的症状是吞咽功能障碍、构音障碍、共济失调(小脑缺血)、交叉性瘫痪(脑干缺血)。

五、辅助检查

(一)影像学

CT 或 MRI 检查大多正常,部分病例(发作时间＞60 分钟者)于弥散加权 MRI 和正电子发射体层成像(PET)可见片状缺血灶。CT 血管成像(CTA)、磁共振血管造影(MRA)检查可见血管狭窄、动脉粥样硬化斑,数字减影血管造影(DSA)可明确颅内外动脉的狭窄程度。

(二)彩色经颅多普勒(TCD)

可见颅内动脉狭窄、粥样硬化斑等,并可进行血流状况评估和微栓子监测。

(三)其他

血常规、血流变、血脂、血糖和同型半胱氨酸等。

六、治疗

消除病因、减少及预防复发、保护脑功能。

(一)病因治疗

高血压患者应控制高血压,使血压＜18.7/12.0 kPa(140/90 mmHg),有效地治疗糖尿病、高脂血症、血液系统疾病、心律失常等。

(二)预防性药物治疗

1.抗血小板聚集药物

常用的药物有阿司匹林、双嘧达莫、噻氯匹定、氯吡格雷和奥扎格雷等。

2.抗凝药物

临床伴有心房颤动、频发 TIA 且无出血倾向、严重高血压、肝肾疾病和消化性溃疡患者,可行抗凝治疗。常用药物有肝素、低分子肝素和华法林。

3.钙通道阻滞剂

防止血管痉挛,增加血流量,改善循环。常用的药物有尼莫地平和盐酸氟桂利嗪等。

4.中药

对老年 TIA 并有抗血小板聚集剂禁忌证或抵抗性者可选用活血化瘀的中药制剂治疗,常用的中药有川芎嗪、丹参、红花、三七等。

(三)手术和介入治疗

对有颈动脉或椎-基底动脉严重狭窄(>70%)的 TIA 患者,经药物治疗效果不佳或病情有恶化趋势者,可酌情选择动脉血管成形术(PTA)和颈动脉内膜切除术(CEA)。

七、护理评估

(一)一般评估

1.生命体征

体温升高常见于继发感染、下丘脑或脑干受损引起的中枢性高热。合并有心脏疾病时常有脉搏的改变。患者多伴有高血压,在脑动脉粥样硬化或管腔狭窄的基础上,当测得患者血压偏低或波动较大时,脑部一过性缺血极易诱发 TIA。

2.患者主诉

(1)诱因:发病前有无剧烈运动或情绪激动。

(2)发作症状:发作时有无意识障碍、时间和地点的定向障碍、记忆丧失,有无眩晕、恶心、呕吐、平衡失调,有无吞咽、语言、视觉、运动功能障碍。

(3)发病形式:是否急性发病,持续时间及复发的时间,症状的部位、范围、性质、严重程度等。

(4)既往检查、治疗经过及效果,是否有遵医嘱治疗。目前情况包括使用药物的名称、剂量、用法和有无不良反应。

3.相关记录

患者年龄、性别、体重、体位、饮食、睡眠、皮肤、出入量、NIHSS 评分、GCS 评分、Norton 评分、吞咽功能障碍评定等记录结果。

(二)身体评估

1.头颈部

患者意识是否清楚,睁眼运动是否正常。两侧瞳孔是否等大、等圆、瞳孔对光反射是否灵敏;角膜反射是否正常。头颅大小、形状,注意有无头颅畸形。面部表情是否淡漠、颜色是否正常,有无畸形、面肌抽动、眼睑水肿、眼球突出、眼球震颤、巩膜黄染、结膜充血,额纹及鼻唇沟是否对称或变浅,鼓腮、示齿动作能否完成,伸舌是否居中,舌肌有无萎缩。有无吞咽困难、饮水呛咳,有无声音嘶哑或其他语言障碍。注意头颅有无局部肿块或压痛。咽反射是否存在或消失。有无头部活动受限、不自主活动及抬头无力;颈动脉搏动是否对称。脑膜刺激征是否阳性,颈椎、脊柱、肌肉有无压痛。颈动脉听诊是否闻及血管杂音。

2.胸部

脊柱有无畸形,心脏及肺部听诊是否异常。

3.腹部

腹壁反射、提睾反射是否存在,病理反射是否阳性。

4.四肢

四肢有无震颤、抽搐、肌阵挛等不自主运动或瘫痪,患者站立和行走时步态是否正常。肱二头肌、肱三头肌反射,桡反射、膝腱反射、跟腱反射是否阳性。

(三)心理-社会评估

1.疾病知识

患者对疾病的性质、过程、防治及预后知识的了解程度。

2.心理状况

了解疾病对其日常生活、学习和工作的影响,患者能否面对现实、适应角色转变,有无焦虑、恐惧、抑郁、孤僻、自卑等心理反应及其程度;性格特点如何,人际关系和环境的适应能力如何。

3.社会支持系统

了解家庭的组成、经济状况、文化教育背景;家属对患者的关心、支持以及对患者所患疾病的认识程度;了解患者的工作单位或医疗保险机构所能承担的帮助和支持情况;患者出院后的继续就医条件,居住地的社区保健资源或继续康复治疗的可能性。

(四)辅助检查结果评估

部分病例(发作时间>60分钟者)于弥散加权MRI可见片状缺血灶。CTA、MRA及DSA检查可见血管狭窄、动脉粥样硬化斑。DSA检查可明确颅内外动脉的狭窄程度,TCD检查可发现颅内动脉狭窄,并可进行血流状况评估和微栓子监测。血常规和血生化等也是必要的,神经心理学检查可能发现轻微的脑功能损害。

(五)常用药物治疗效果的评估

1.应用抗血小板聚集剂评估

(1)用药剂量、时间、方法的评估与记录。

(2)胃肠道反应评估:观察并询问患者有无恶心、呕吐、上腹部不适或疼痛。

(3)出血评估:抗血小板药物可致胃肠溃疡和出血。患者服药期间,应定期检测血常规和异常出血的情况,对肾功能明显障碍者应定期检查肾功能。

2.应用抗凝药物评估

(1)详细询问患者的过敏史和疾病史,有无严重肝肾功能不全、急性胃十二指肠溃疡、脑出血、严重凝血系统疾病等。

(2)凝血功能监测:用药过程中,抽血检查患者血小板计数,凝血功能,观察局部皮肤有无出血及全身各系统有无出血倾向及其他不良反应,观察患者牙龈及大小便有无出血。皮下注射抗凝药物,应观察注射部位皮肤有无瘀斑、硬结及其大小,询问患者有无疼痛。

3.应用钙通道阻滞剂评估

观察患者有无低血压表现,严密监测患者血压变化。注意观察患者有无一过性头晕、头痛、面色潮红、呕吐等。

4.应用中药评估

(1)注意用药制剂、剂量、用药方法、疗程的评估和记录。

(2)观察中药对患者的不良反应。

八、主要护理诊断/问题

(1)跌倒的危险 与突发眩晕、平衡失调和一过性失明有关。

(2)知识缺乏:缺乏疾病的防治知识。

(3)潜在并发症:脑卒中。

九、护理措施

(一)休息与运动

指导患者卧床休息，枕头不宜太高（以 15°～20°为宜），以免影响头部供血。仰头或摇头幅度不要过大，注意观察有无频繁发作，记录每次发作的持续时间、间隔时间和伴随症状。避免重体力劳动，进行散步、慢跑等适当的体育锻炼，以改善心脏功能，增加脑部血流量，改善脑循环。

(二)合理饮食

指导患者进低盐、低脂、低糖、充足蛋白质和丰富维生素的饮食，多吃蔬菜水果，戒烟酒，忌辛辣油炸食物和暴饮暴食，避免过分饥饿。

(三)用药护理

指导患者正确服药，不可自行调整、更换或停用药物。注意观察药物不良反应，例如抗凝治疗时密切观察有无出血倾向，使用抗血小板聚集剂治疗时，可出现可逆性白细胞和血小板减少，应定期查血常规。

(四)心理护理

详细告诉患者本病的病因、常见症状、预防、治疗知识及自我护理方法。帮助患者了解本病的危害性，帮助患者寻找和去除自身的危险因素，积极治疗相关疾病，改变不良生活方式，建立良好的生活习惯。

(五)皮肤护理

观察患者肢体无力或麻木等症状有无减轻或加重，有无头痛、头晕等表现，给予肢体按摩、被动运动，长时间卧床时，给予功能卧位，加强翻身拍背，避免压疮的发生。

(六)健康教育

1.疾病预防指导

向患者和家属说明肥胖、吸烟、酗酒及不合理饮食与疾病发生的关系。指导患者选择低盐、低脂、足量蛋白质和丰富维生素的饮食。多食入谷类和鱼类、新鲜蔬菜、水果、豆类、坚果等，限制钠盐摄入量每天不超过 6 g。少摄入糖类和甜食，忌辛辣、油炸食物和暴饮暴食；戒烟、限酒。告知患者心理因素与疾病的关系，使患者保持愉快心情，注意劳逸结合，培养自己的兴趣爱好，多参加有益于身心的社交活动。

2.疾病知识指导

告知患者和家属本病是脑卒中的一种先兆和警示，未经正确和及时治疗，约 1/3 患者数年内可发展为脑卒中。应评估患者和家属对疾病的认知程度。

3.就诊指标

出现肢体麻木、无力、眩晕、复视等症状及时就诊；定期门诊复查，积极治疗高血压、高血脂、糖尿病等疾病。

十、护理效果评估

(1)患者眩晕、恶心、呕吐、肢体单瘫、偏瘫和面瘫、单肢或偏身麻木等症状好转。

(2)患者一过性黑矇或失明症状消失，视力恢复。

(3)患者记忆力恢复，对时间、地点定向力均无任何障碍。

（4）患者症状无反复发作。

（5）患者对疾病知识、自身病情有一定了解,无焦虑、抑郁等心理情绪。

（姜华丽）

第二节 脑 梗 死

一、疾病概述

脑梗死又称缺血性脑卒中,是由于脑组织局部供血动脉血流的突然减少或停止,造成该血管供血区的脑组织缺血、缺氧导致脑组织坏死、软化,并伴有相应部位的临床症状和体征,如偏瘫、失语等神经功能缺失的症候。

脑梗死发病率、患病率和病死率随年龄增加,45 岁后均呈明显增加,65 岁以上人群增加最明显,75 岁以上者发病率是 45~54 岁组的 5~8 倍。男性发病率高于女性,男女比为(1.3~1.7)∶1。

(一)相关病理生理

动脉内膜损伤、破裂,随后胆固醇沉积于内膜下,形成粥样斑块,管壁变性增厚,使管腔狭窄,动脉变硬弯曲,最终动脉完全闭塞,导致供血区形成缺血性梗死。梗死区伴有脑水肿及毛细血管周围点状出血,后期病变组织萎缩,坏死组织被格子细胞清除,留下瘢痕组织及空腔,通常称为缺血性坏死。脑栓塞引起的梗死发生快,可产生红色充血性梗死或白色缺血性或混合性梗死。红色充血性梗死,常由较大栓子阻塞血管所引起,在梗死基础上导致梗死区血管破裂和脑内出血。大脑的神经细胞对缺血的耐受性最低,3~4 分钟的缺血即引起梗死。

(二)病因与诱因

脑血管病是神经科最常见的疾病,病因复杂,受多种因素的影响,一般根据常规把脑血管病按病因分类分为血管壁病变,血液成分改变和血流动力学改变。

流行病学研究证实,高血脂和高血压是动脉粥样硬化的两个主要危险因素,吸烟、饮酒、糖尿病、肥胖、高密度脂蛋白胆固醇降低、甘油三酯增高、血清脂蛋白增高均为脑血管病的危险因素,尤其是缺血性脑血管病的危险因素。

(三)临床表现

临床表现因梗死的部位和梗死面积而有所不同,常见的临床表现如下。

（1）起病突然,常于安静休息或睡眠时发病。起病在数小时或 1~2 天达到高峰。

（2）头痛、眩晕、耳鸣、半身不遂,可以是单个肢体或一侧肢体,也可以是上肢比下肢重或下肢比上肢重,并出现吞咽困难,说话不清,伴有恶心、呕吐等多种情况,严重者很快昏迷不醒。

（3）腔隙性脑梗死患者可以无症状或症状轻微,因其他病而行脑 CT 检查发现此病,有的已属于陈旧性病灶。这种情况以老年人多见,患者常伴有高血压病、动脉硬化、高脂血症、冠心病、糖尿病等慢性病。腔隙性脑梗死可以反复发作,有的患者最终发展为有症状的脑梗死,有的患者病情稳定,多年不变。故对老年人"无症状性脑卒中"应引起重视,在预防上持积极态度。

(四)治疗原则

1.急性期治疗

(1)溶栓治疗:发病后 6 小时之内,常用药物有尿激酶、链激酶、重组组织型纤溶酶原激活剂等。

(2)脱水剂:对较大面积的梗死应及时应用脱水治疗。

(3)抗血小板聚集药:右旋糖酐-40,有心、肾疾病者慎用。此外,可口服小剂量阿司匹林,有出血倾向或溃疡病患者禁用。

(4)钙通道阻滞剂:可选用桂利嗪、盐酸氟桂利嗪(西比灵)。

(5)血管扩张剂。

2.恢复期治疗

继续口服抗血小板聚集药、钙通道阻滞剂等,但主要应加强功能锻炼,进行康复治疗,经过3～6 个月即可生活自理。

3.手术治疗

大面积梗死引起急性颅内压增高,除用脱水药以外,必要时可进行外科手术减压,以缓解症状。

二、护理评估

(一)一般评估

1.生命体征

监测患者的血压、脉搏、呼吸、体温有无异常。脑梗死的患者一般会出现血压升高。

2.患者主诉

询问患者发病时间及发病前有无头晕、头痛、恶心、呕吐等症状出现。

3.相关记录

体重、身高、上臂围、皮肤、饮食、NIHSS 评分、GCS 评分、BI(Barthel Index)等记录结果。

(二)身体评估

1.头颈部

脑梗死的患者一般都会出现不同程度的意识障碍,要注意观察患者意识障碍的类型;注意有无眼球运动受限、结膜有无水肿及眼睑闭合不全;观察瞳孔的大小及对光反射情况;观察有无口角㖞斜及鼻唇沟有无变浅,评估患者吞咽功能(洼田饮水试验结果)。

2.胸部

评估患者肺部呼吸音情况(肺部感染是脑梗死患者一个重要并发症)。

3.腹部

上腹部有无疼痛、饱胀,肠鸣音是否正常。有无大、小便失禁,并观察大小便的颜色、量和性质。

4.四肢

评估患者四肢肌力,腱反射情况,以及有无出现病例反射(如巴宾斯基征)、脑膜刺激征(如颈强直、凯尔尼格征和布鲁津斯基征)。

(三)心理-社会评估

评估患者及其照顾者对疾病的认知程度,心理反应与需求,家庭及社会支持情况,正确引导患者及家属配合治疗与护理。

(四)辅助检查评估

(1)血液检查:血脂、血糖、血流动力学和凝血功能有无异常。

(2)头部 CT 及 MRI 有无异常。

(3)DSA、MRA 及 TCD 检查结果有无异常。

三、护理诊断

(一)脑血流灌注不足

脑血流灌注不足与脑血流不足、颅内压增高、组织缺血缺氧有关。

(二)躯体移动障碍

躯体移动障碍与意识障碍、肌力异常有关。

(三)言语沟通障碍

言语沟通障碍与意识障碍或相应言语功能区受损有关。

(四)焦虑

焦虑与担心疾病预后差有关。

(五)有发生压疮的可能

有发生压疮的可能与长期卧床有关。

(六)有误吸的危险

有误吸的危险与吞咽功能差有关。

(七)潜在并发症

肺部感染、泌尿系统感染。

四、护理措施

(一)一般护理

(1)严密观察病情,监测生命体征。备齐各种急救药品、仪器。

(2)保持呼吸道通畅,及时吸痰,防止窒息。

(3)多功能监护,氧气吸入。

(4)躁动的患者给予安全措施,必要时用约束带。

(5)保证呼吸机正常工作,观察血氧、血气结果,遵医嘱对症处理。

(6)保持各种管道通畅,并妥善固定,观察引流液的色、量、性状,做好记录。

(7)做好鼻饲喂养的护理。口腔护理2次/天。

(8)尿管护理2次/天。

(9)保持肢体功能位,按时翻身,叩背,预防压疮发生。

(10)准确测量24小时出入量并记录。

(11)护理记录客观、及时、准确、真实、完整。严格按计划实施护理措施。

(12)患者病情变化时,及时报告医师。

(13)脑血管造影术后,穿刺侧肢体制动,观察足背动脉、血压,有病情变化及时报告医师。

(14)做好晨晚间护理,做到"两短六洁"。

（二）健康教育

1.疾病知识指导

脑梗死患者康复时间比较长,患者出院后要教会患者及家属必要的护理方法。教会患者药物的名称、用法、疗效及不良反应。介绍脑梗死的症状及体征,并与患者及其家属共同制定包括饮食、锻炼在内的康复计划,告知其危险因素。

2.就诊指标

出现肢体麻木、无力、头痛、头晕、视物模糊等症状及时就诊,定期门诊复查,积极治疗高血压、高血脂、糖尿病等疾病。

五、护理效果评价

（1）患者脑血流得到改善。

（2）患者呼吸顺畅,无误吸发生。

（3）患者躯体活动得到显著提高。

（4）患者言语功能恢复或部分恢复。

（5）患者无压疮发生。

（6）患者生活基本能够自理。

（7）患者无肺部及尿路感染或发生感染后得到及时处理。

（姜华丽）

第三节 脑 出 血

一、疾病概述

脑出血(intracerebral hemorrhage,ICH)又称出血性脑卒中,是指原发性非外伤性脑实质内出血,是发病率和病死率都很高的疾病。脑出血分为继发性和原发性脑出血。继发性脑出血是由于某种原发性血管病变如血液病、结缔组织病、脑肿瘤、脑血管畸形等引发的脑出血。原发性脑出血是指在动脉硬化的基础上,脑动脉破裂出血。

（一）相关病理生理

绝大多数高血压性脑出血发生在基底节区的壳核和内囊区,约占ICH的70%。脑叶、脑干及小脑齿状核出血各占约10%。壳核出血常侵入内囊,如出血量大也可破入侧脑室,使血液充满脑室系统和蛛网膜下腔;丘脑出血常破入第三脑室或侧脑室,向外也可损伤内囊;脑桥或小脑出血则可直接破入蛛网膜下腔或第四脑室。脑出血血肿较大时,可使脑组织和脑室变形移位,形成脑疝;幕上的半球出血,可出现小脑幕疝;小脑大量出血可发生枕大孔疝。

（二）病因与诱因

最常见的病因为高血压合并细小动脉硬化,其他病因包括脑动脉粥样硬化、颅内动脉瘤和动静脉畸形、脑动脉炎、血液病(再生障碍性贫血、白血病、特发性血小板减少性紫癜、血友病等)、梗死后出血、脑淀粉样血管病、脑底异常血管网病、抗凝及溶栓治疗等。

（三）临床表现

1.一般表现

脑出血好发年龄为 50～70 岁，男性稍多于女性，冬春季发病率较高，多有高血压病史。情绪激动或活动时突然发病，症状常于数分钟至数小时达到高峰。

2.不同部位出血的表现

（1）壳核出血：最常见，占脑出血的 50％～60％，由豆纹动脉破裂所致，分为局限型（血肿局限于壳核内）和扩延型（血肿向内扩展波及内囊外侧）。患者常有病灶对侧偏瘫、偏身感觉缺失和同向性偏盲，还可出现眼球向病灶对侧同向凝视不能，优势半球受累可有失语。

（2）丘脑出血：约占脑出血的 20％，由丘脑穿通动脉或丘脑膝状体动脉破裂所致，分为局限型（血肿局限于丘脑）和扩延型（出血侵及内囊内侧）。患者常有"三偏征"，通常感觉障碍重于运动障碍，深浅感觉均受累，但深感觉障碍更明显。可有特征性眼征，如上视不能或凝视鼻尖、眼球偏斜或分离性斜视等。优势侧出血可出现丘脑性失语（言语缓慢不清、重复语言、发音困难等）；也可出现丘脑性痴呆（记忆力减退、计算力下降、情感障碍和人格改变等）。

（3）脑干出血：约占脑出血的 10％，绝大多数为脑桥出血，由基底动脉的脑桥分支破裂所致。偶见中脑出血，延髓出血罕见。脑桥出血患者常表现为突发头痛、呕吐、眩晕、复视、交叉性瘫痪或偏瘫、四肢瘫等。大量出血（血肿＞5 mL）者，患者立即昏迷、双侧瞳孔缩小如针尖样、呕吐咖啡色胃内容物、中枢性高热、呼吸衰竭和四肢瘫痪，多于 48 小时内死亡。出血量小可无意识障碍。中枢性高热由于下丘脑散热中枢受损所致，表现为体温迅速升高，达 40 ℃ 以上，解热镇痛剂无效，物理降温有效。

（4）小脑出血：约占脑出血的 10％，多由小脑上动脉破裂所致。小量出血主要表现为小脑症状，如眼球震颤、病变侧共济失调、站立和步态不稳等，无肢体瘫痪。出血量较大者，发病 12～24 小时颅内压迅速升高、昏迷、双侧瞳孔缩小如针尖样、呼吸节律不规则、枕骨大孔疝形成而死亡。

（5）脑室出血：占脑出血的 3％～5％，分为原发性和继发性。原发性脑室出血由脉络丛血管或室管膜下动脉破裂所致，继发性脑室出血为脑实质内出血破入脑室。出血量较少时，仅表现为头痛、呕吐、脑膜刺激征阳性。出血量较大时，很快昏迷、双侧针尖样瞳孔、四肢肌张力增高。

（6）脑叶出血：占脑出血的 5％～10％，常由淀粉样脑血管疾病、脑动脉畸形、高血压、血液病等所致。出血以顶叶最为常见，其次为颞叶、枕叶及额叶。临床表现为头痛、呕吐等，肢体瘫痪较轻，昏迷少见。额叶出血可有前额痛、呕吐、对侧偏瘫和精神障碍，优势半球出血可出现运动性失语。顶叶出血偏瘫较轻，而偏侧感觉障碍显著，优势半球出血可出现混合型失语。颞叶出血表现为对侧中枢性面舌瘫及以上肢为主的瘫痪，优势半球出血可出现感觉性或混合性失语。枕叶出血表现为对侧同向性偏盲，可有一过性黑矇和视物变形，多无肢体瘫痪。

（四）辅助检查

1.头颅 CT

头颅 CT 是确诊脑出血的首选检查方法，可清晰、准确的显示出血的部位、出血量、血肿形态、脑水肿情况及是否破入脑室等。发病后立即出现边界清楚的高密度影像。

2.头颅 MRI

对检出脑干、小脑的出血灶和监测脑出血的演进过程优于 CT。

3.脑脊液

脑出血患者需谨慎进行腰椎穿刺检查,以免诱发脑疝。

4.DSA

脑出血患者一般不需要进行 DSA 检查,除非疑有血管畸形、血管炎或烟雾病有需要外科手术或介入手术时才考虑进行。

5.其他检查

包括血常规、血液生化、凝血功能、心电图检查。

(五)治疗原则

治疗原则为脱水降颅内压、调整血压、防止继续出血、减轻血肿所致继发性损害、促进神经功能恢复、加强护理防治并发症。

1.一般治疗

卧床休息,密切观察生命体征,保持呼吸道通畅,吸氧,保持肢体功能位,鼻饲,预防感染,维持水、电解质平衡等。

2.脱水降颅内压

积极控制脑水肿、降低颅内压是脑出血急性期治疗的重要环节。可选用:20%甘露醇125~250 mL,快速静脉滴注,1 次用时 6~8 小时;呋塞米(速尿)20~40 mg 静脉推注,2~4 次/天;甘油果糖 500 mL 静脉滴注,3~6 小时滴完,1~2 次/天。

3.调控血压

脑出血患者血压过高时,可增加再出血的风险,应及时控制血压,常用的药物有苯磺酸氨氯地平、硝普钠等。血压过低时,应进行升压治疗以维持足够的脑灌注,常用的药物有多巴胺、去甲肾上腺素等。

4.止血和凝血治疗

仅用于并发消化道出血或有凝血障碍时,对高血压性脑出血无效。常用的药物有 6-氨基己酸、对羧基苄酸、氨甲环酸等。应激性溃疡导致消化道出血时,可应用西咪替丁、奥美拉唑等药物。

5.外科治疗

有开颅血肿清除、脑室穿刺引流、经皮钻孔血肿穿刺抽吸等手术治疗。

6.亚低温治疗

脑出血的新型辅助治疗方法,越早应用越好。

7.康复治疗

早期将患肢置于功能位,病情稳定时,尽早行肢体、语言、心理康复治疗。

二、护理评估

(一)一般评估

1.生命体征

脑出血患者可有发热,评估是否为中枢性高热;脉率可加快、减慢或有心律不齐;注意观察呼吸频率、深度和节律(潮式、间停、抽泣样呼吸等)的异常;血压过高易致再出血,诱发脑疝,血压过低常提示病情危重,也可能是失血性休克表现。

2.患者主诉

询问患者既往有无高血压、动脉粥样硬化、血液病和家族性脑卒中史;是否遵医嘱进行降压、抗凝等治疗和治疗效果及目前用药情况;了解患者的性格特点、生活习惯与饮食结构。了解患者是在活动还是安静状态下起病,起病前有无情绪激动、活动过度、疲劳、用力排便等诱因和头晕、头痛、肢体麻木等前驱症状;发病时间及病情进展速度。

3.相关记录

生命体征、体重、体位、饮食、皮肤、出入量、GCS 评分、NIHSS 评分等记录结果。

(二)身体评估

1.头颈部

患者意识是否清楚,睁眼运动是否正常。两侧瞳孔是否等大等圆、瞳孔对光反射是否灵敏,角膜反射是否正常。是否存在剧烈头痛、喷射性呕吐、视盘水肿等颅内压增高的表现。有无面色苍白、口唇发绀、皮肤湿冷、烦躁不安,是否存在吞咽困难和饮水呛咳,有无声音嘶哑或其他语言障碍。注意头颅有无局部肿块或压痛,咽反射是否存在或消失。有无头部活动受限、不自主活动及抬头无力。颈动脉听诊是否闻及血管杂音。

2.胸部

脊柱有无畸形,心脏及肺部听诊是否异常。

3.腹部

上腹部有无疼痛、饱胀、肠鸣音是否正常。有无大、小便失禁,并观察大小便的颜色、量和性质。

4.四肢

四肢肌肉有无萎缩,皮肤是否干燥。脑膜刺激征是否阳性,颈椎、脊柱、肌肉有无压痛。肢体有无瘫痪及其类型、性质和程度。肱二、肱三头肌反射,桡反射、膝腱反射、跟腱反射是否阳性。

(三)心理-社会评估

了解患者是否存在因突发肢体残疾或瘫痪卧床,生活需要依赖他人而产生的焦虑、恐惧、绝望等心理反应;患者及家属对疾病的病因和诱因、治疗护理经过、防治知识及预后的了解程度;家庭成员组成、家庭环境及经济状况和家属对患者的关心和支持程度等。

(四)辅助检查结果评估

1.头颅 CT

有无高密度影响及其出现时间。

2.头颅 MRI 及 DSA

有无血管畸形、肿瘤及血管瘤等病变的相应表现。

3.脑脊液

颜色和压力变化。

4.血液检查

有无白细胞、血糖和血尿素氮增高及其程度等。

(五)常用药物治疗效果的评估

1.应用脱水药的评估

(1)用药剂量、方法、时间、疗程的评估与记录。

(2)观察患者瞳孔的变化,询问患者头痛、恶心等症状的变化。

(3)准确记录 24 小时出入量,用药期间监测水、电解质、酸碱平衡,注意补充氯化钠和氯化钾,以免造成低钠、低氯、低钾血症。

(4)观察局部皮肤情况,药物不能外渗入皮下,以免引起皮下组织坏死。

2.应用血管活性药物的评估

(1)脑出血患者密切监测血压变化,血压≥26.7/14.7 kPa(200/110 mmHg)时,应采取降压治疗,使血压维持在24.0/14.0 kPa(180/105 mmHg)左右。收缩压在24.0~26.7 kPa(180~200 mmHg)或舒张压在13.3~14.7 kPa(100~110 mmHg)时暂不应用降压药物。

(2)脑出血患者血压降低速度和幅度不宜过快、过大,以免造成脑低灌注;血压过低时,应进行升压治疗以维持脑足够的脑灌注。急性期血压骤降提示病情危重,脑出血恢复期应将血压维持在正常范围。

3.应用止血和凝血药物的评估

(1)高血压性脑出血应用止血药物无效。

(2)并发上消化道出血时和凝血功能有障碍时,应用止血和抗凝药物。

三、护理诊断

(一)有受伤的危险

有受伤的危险与脑出血导致脑功能损害、意识障碍有关。

(二)自理缺陷

自理缺陷与脑出血所致偏瘫、共济失调或医源性限制(绝对卧床)有关。

(三)有失用综合征的危险

有失用综合征的危险与脑出血所致意识障碍、运动障碍或长期卧床有关。

(四)潜在并发症

脑疝、上消化道出血。

四、护理措施

(一)休息与运动

绝对卧床休息2~4周,抬高床头15°~30°,减轻脑水肿。病室安静,减少探视,操作集中进行,减少刺激。躁动患者适当约束,必要时应用镇静剂,便秘患者应用缓泻剂。

(二)饮食护理

给予高蛋白、高维生素、清淡、易消化、营养丰富的流质或半流质饮食,补充足够的水分和热量。昏迷或有吞咽功能障碍的患者发病第2~3天遵医嘱予鼻饲饮食。食物应无刺激性,温度适宜,少量多餐,并加强口腔护理,保持口腔清洁。

(三)用药护理

脑出血患者抢救时,遵医嘱快速静脉滴注甘露醇或静脉注射呋塞米,甘露醇应在15~30分钟滴完,避免药物外渗。观察尿液的颜色、量和性质,定期复查电解质。上消化道出血患者用药,应观察药物疗效和不良反应,如奥美拉唑可致转氨酶升高、枸橼酸铋钾引起大便发黑等。

(四)心理护理

详细告诉患者本病的原因、常见症状、预防、治疗知识及自我护理方法。帮助患者了解本病的危害性,帮助患者寻找和去除自身的危险因素,积极治疗相关疾病。安慰患者,消除其紧张情绪,创造安静舒适的环境,保证患者休息。

（五）皮肤护理

加强皮肤护理和大小便护理，每天床上擦浴 1～2 次，每 2～3 小时应协助患者变换体位 1 次，变换体位时，尽量减少头部摆动幅度，以免加重脑出血。注意保持床单整洁和干燥，应用气垫床或自动减压床，预防压疮。将患者瘫痪侧肢体置于功能位，指导和协助患者进行肢体的被动运动，预防关节僵硬和肢体挛缩畸形。

（六）健康教育

1.疾病预防指导

指导高血压患者避免情绪激动，保持心态平和；建立健康的生活方式，保证充足的睡眠，适当的运动，避免体力或脑力过度劳累和突然用力；低盐、低脂、高蛋白、高维生素饮食；戒烟限酒，养成定时排便的习惯，保持大便通畅。

2.用药指导与病情监测

告知患者和家属疾病的基本病因、主要危险因素和防治原则，遵医嘱服用降压药等。教会患者测量血压、血糖，并会鉴别早期疾病表现，发现剧烈头痛、头晕、恶心、肢体麻木、乏力、语言障碍等症状时，应及时就医。

3.康复指导

教会患者和家属自我护理方法和康复训练技巧，并使其认识到坚持主动或被动康复训练的意义。

4.就诊指标

出现肢体麻木、无力、头痛、头晕、视物模糊等症状及时就诊，定期门诊复查，积极治疗高血压、高血脂、糖尿病等疾病。

五、护理效果评价

（1）患者意识障碍无加重或意识清楚。

（2）患者没有发生因意识障碍而并发的误吸、窒息、压疮和感染。

（3）患者未发生脑疝、上消化道出血或脑疝抢救成功、上消化道出血得到有效控制。

（4）患者能适应长期卧床的状态，生活需要得到满足。

（姜华丽）

第四节　偏　头　痛

偏头痛是一类发作性且常为单侧的搏动性头痛。发病率各家报道不一，有学者描述约 6% 的男性，18% 的女性患有偏头痛，男女之比为 1∶3；有报道在美国约有 2 300 万人患有偏头痛，其中男性占 6%，女性占 17%。偏头痛多开始于青春期或成年早期，约 25% 的患者于 10 岁以前发病，55% 的患者发生在 20 岁以前，90% 以上的患者发生于 40 岁以前。在美国，偏头痛造成的社会经济负担为 10 亿～17 亿美元。在我国也有大量患者因偏头痛而影响工作、学习和生活。多数患者有家庭史。

一、病因与发病机制

偏头痛的确切病因及发病机制仍处于讨论之中。很多因素可诱发、加重或缓解偏头痛的发作。通过物理或化学的方法,学者们也提出了一些学说。

(一)激发或加重因素

对于某些个体而言,很多外部或内部环境的变化可激发或加重偏头痛发作。

(1)激素变化:口服避孕药可增加偏头痛发作的频度;月经是偏头痛常见的触发或加重因素("周期性头痛");妊娠、性交可触发偏头痛发作("性交性头痛")。

(2)某些药物:某些易感个体服用硝苯地平、硝酸异山梨酯或硝酸甘油后可出现典型的偏头痛发作。

(3)天气变化:特别是天气转热、多云或天气潮湿。

(4)某些食物添加剂和饮料:最常见者是酒精性饮料,如某些红葡萄酒;奶制品,奶酪,特别是硬奶酪;咖啡;含亚硝酸盐的食物,如汤、热狗;某些水果,如柑橘类水果;巧克力("巧克力性头痛");某些蔬菜;酵母;人工甜食;发酵的腌制品如泡菜;味精。

(5)运动:头部的微小运动可诱发偏头痛发作或使之加重,有些患者因惧怕乘车引起偏头痛发作而不敢乘车;踢足球的人以头顶球可诱发头痛("足球运动员偏头痛");爬楼梯上楼可出现偏头痛。

(6)睡眠过多或过少。

(7)一顿饭漏吃或延后。

(8)抽烟或置身于烟中。

(9)闪光、灯光过强。

(10)紧张、生气、情绪低落、哭泣("哭泣性头痛"):很多女性逛商场或到人多的场合可致偏头痛发作;国外有人骑马时尽管拥挤不到一分钟,也可使偏头痛加重。

在激发因素中,剂量、联合作用及个体差异尚应考虑。如对于敏感个体,吃一片橘子可能不致引起头痛,而吃数枚橘子则可引起头痛。有些情况下,吃数枚橘子也不引起头痛发作,但如同时有月经的影响,这种联合作用就可引起偏头痛发作。有的个体在商场中待一会儿即出现发作,而有的个体仅于商场中久待才出现偏头痛发作。

偏头痛尚有很多改善因素。有人于偏头痛发作时静躺片刻,即可使头痛缓解。有人于光线较暗淡的房间闭目而使头痛缓解。有人于头痛发作时喜以双手压迫双颞侧,以期使头痛缓解,有人通过冷水洗头使头痛得以缓解。妇女绝经后及妊娠3个月后偏头痛趋于缓解。

(二)有关发病机制的几个学说

1.血管活性物质

在所有血管活性物质中,5-羟色胺(5-HT)学说是学者们提及最多的一个。人们发现偏头痛发作期血小板中5-HT浓度下降,而尿中5-HT代谢物5-HT羟吲哚乙酸增加。脑干中5-HT能神经元及去甲肾上腺素能神经元可调节颅内血管舒缩。很多5-HT受体拮抗剂治疗偏头痛有效。以利血压耗竭5-HT可加速偏头痛发生。

2.三叉神经血管脑膜反应

曾通过刺激啮齿动物的三叉神经,可使其脑膜产生炎性反应,而治疗偏头痛药物麦角胺,双氢麦角胺、舒马普坦(舒马普坦)等可阻止这种神经源性炎症。在偏头痛患者体内可检测到由三叉神经所释放的降钙素基因相关肽（CGRP），而降钙素基因相关肽为强烈的血管扩张剂。双氢麦角胺、舒马普坦既能缓解头痛，又能降低降钙素基因相关肽含量。因此，偏头痛的疼痛是由神经血管性炎症产生的无菌性脑膜炎。Wilkinson认为三叉神经分布于涉痛区域，偏头痛可能就是一种神经源性炎症。Solomon在复习儿童偏头痛的研究文献后指出，儿童眼肌瘫痪型偏头痛的复视源于海绵窦内颈内动脉的肿胀伴第Ⅲ对脑神经的损害。另一种解释是小脑上动脉和大脑后动脉肿胀造成的第Ⅲ对脑神经的损害，也可能为神经的炎症。

3.内源性疼痛控制系统障碍

中脑水管周围及第四脑室室底灰质含有大量与镇痛有关的内源性阿片肽类物质，如脑啡肽、β-内啡肽等。正常情况下，这些物质通过对疼痛传入的调节而起镇痛作用。虽然报告的结果不一，但多数报告显示偏头痛患者脑脊液或血浆中β-内啡肽或其类似物降低，提示偏头痛患者存在内源性疼痛控制系统障碍。这种障碍导致患者疼痛阈值降低，对疼痛感受性增强，易于发生疼痛。鲑钙紧张素治疗偏头痛的同时可引起患者血浆β-内啡肽水平升高。

4.自主功能障碍

自主功能障碍很早即引起了学者们的重视。瞬时心率变异及心血管反射研究显示，偏头痛患者存在交感功能低下。24小时动态心率变异研究提示，偏头痛患者存在交感、副交感功能平衡障碍。也有学者报道偏头痛患者存在瞳孔直径不均，提示这部分患者存在自主功能异常。有人认为在偏头痛患者中的猝死现象可能与自主功能障碍有关。

5.偏头痛的家族聚集性及基因研究

偏头痛患者具有肯定的家族聚集性倾向。遗传因素最明显，研究较多的是家族性偏瘫型偏头痛及基底型偏头痛。有先兆偏头痛比无先兆偏头痛具有更高的家族聚集性。有先兆偏头痛和偏瘫发作可在同一个体交替出现，并可同时出现于家族中，基于此，学者们认为家族性偏瘫型偏头痛和非复杂性偏头痛可能具有相同的病理生理和病因。有学者报告了数个家族，其家族中多个成员出现偏头痛性质的头痛，并有眩晕发作或原发性眼震，有的晚年继发进行性周围性前庭功能丧失，有的家族成员发病年龄趋于一致，如均于25岁前出现症状发作。

有报告，偏瘫型偏头痛家族基因缺陷与19号染色体标志点有关，但也有发现提示有的偏瘫型偏头痛家族与19号染色体无关，提示家族性偏瘫型偏头痛存在基因的变异。与19号染色体有关的家族性偏瘫型偏头痛患者出现发作性意识障碍的频度较高，这提示在各种与19号染色体有关的偏头痛发作的外部诱发阈值较低是由遗传决定的。也有报告34例与19号染色体有关的家族性偏瘫型偏头痛家族，在电压闸门性钙通道α₁亚单位基因代码功能区域存在4种不同的错义突变。

有一种伴有发作间期眼震的家族性发作性共济失调，其特征是共济失调。眩晕伴以发作间期眼震，为显性遗传性神经功能障碍，这类患者约有50%出现无先兆偏头痛，临床症状与家族性偏瘫型偏头痛有重叠，二者亦均与基底型偏头痛的典型状态有关，且均可有原发性眼震及进行性共济失调。Ophoff报告了2例伴有发作间期眼震的家族性共济失调家族，存在19号染色体电压依赖性钙通道基因的突变，这与在家族性偏瘫型偏头痛所探测到的一样。所不同的是其阅读框架被打断，并产生一种截断的α₁亚单位，这导致正常情况下可在小脑内大量表达的钙通道密度的减少，由此可能解释其发作性及进行性加重的共济失调。同样的错义突变如何导致家族性偏瘫型偏头痛中的偏瘫发作尚不明。

有学者报告了3个伴有双侧前庭病变的家族性偏头痛家族。家族中多个成员经历偏头痛性头痛、眩晕发作(数分钟),晚年继发前庭功能丧失,晚期,当眩晕发作停止,由于双侧前庭功能丧失导致平衡障碍及走路摆动。

6.血管痉挛学说

颅外血管扩张可伴有典型的偏头痛性头痛发作。偏头痛患者是否存在颅内血管的痉挛尚有争议。以往认为偏头痛的视觉先兆是由血管痉挛引起的,现在有确切的证据表明,这种先兆是由于皮层神经元活动由枕叶向额叶的扩布抑制(3 mm/min)造成的。血管痉挛更像是视网膜性偏头痛的始动原因,一些患者经历短暂的单眼失明,于发作期检查,可发现视网膜动脉的痉挛。另外,这些患者对抗血管痉挛剂有反应。与偏头痛相关的听力丧失和(或)眩晕可基于内听动脉耳蜗和(或)前庭分支的血管痉挛来解释。血管痉挛可导致内淋巴管或囊的缺血性损害,引起淋巴液循环损害,并最终发展成为水肿。经颅多普勒(TCD)脑血流速度测定发现,不论是在偏头痛发作期还是发作间期,均存在血流速度的加快,提示这部分患者颅内血管紧张度升高。

7.离子通道障碍

很多偏头痛综合征所共有的临床特征与遗传性离子通道障碍有关。偏头痛患者内耳存在局部细胞外钾的积聚。当钙进入神经元时钾退出。因为内耳的离子通道在维持富含钾的内淋巴和神经元兴奋功能方面是至关重要的,脑和内耳离子通道的缺陷可导致可逆性毛细胞除极及听觉和前庭症状。偏头痛中的头痛则是继发现象,这是细胞外钾浓度增加的结果。偏头痛综合征的很多诱发因素,包括紧张、月经,可能是激素对有缺陷的钙通道影响的结果。

8.其他学说

有人发现偏头痛于发作期存在血小板自发聚集和黏度增加。另有人发现偏头痛患者存在TXA_2、PGI_2平衡障碍、P物质及神经激肽的改变。

二、临床表现

(一)偏头痛发作

有学者在描述偏头痛发作时将其分为5期来叙述。需要指出的是,这5期并非每次发作所必备的,有的患者可能只表现其中的数期,大多数患者的发作表现为两期或两期以上,有的仅表现其中的一期。另外,每期特征可以存在很大不同,同一个体的发作也可不同。

1.前驱期

60%的偏头痛患者在头痛开始前数小时至数天出现前驱症状。前驱症状并非先兆,不论是有先兆偏头痛还是无先兆偏头痛均可出现前驱症状。可表现为精神、心理改变,如精神抑郁、疲乏无力、懒散、昏昏欲睡,也可情绪激动、易激惹、焦虑、心烦或欣快感等。尚可表现为自主神经症状,如面色苍白、发冷、厌食或明显的饥饿感、口渴、尿少、尿频、排尿费力、打哈欠、颈项发硬、恶心、肠蠕动增加、腹痛、腹泻、心慌、气短、心率加快,对气味过度敏感等,不同患者前驱症状具有很大的差异,但每例患者每次发作的前驱症状具有相对稳定性。这些前驱症状可在前驱期出现,也可于头痛发作中、甚至持续到头痛发作后成为后续症状。

2.先兆

约有20%的偏头痛患者出现先兆症状。先兆多为局灶性神经症状,偶为全面性神经功能障碍。典型的先兆应符合下列4条特征中的3条,即:重复出现,逐渐发展、持续时间不多于1小时,并跟随出现头痛。大多数病例先兆持续5~20分钟。极少数情况下先兆可突然发作,也有的患者于头痛期间出现先兆性症状,尚有伴迁延性先兆的偏头痛,其先兆不仅始于头痛之前,尚可持续到头痛后数小时至7天。

先兆可为视觉性的、运动性的、感觉性的,也可表现为脑干或小脑性功能障碍。最常见的先兆为视觉性先兆,约占先兆的90%。如闪电、暗点、单眼黑矇、双眼黑矇、视物变形、视野外空白等。闪光可为锯齿样或闪电样闪光、城垛样闪光。视网膜动脉型偏头痛患者眼底可见视网膜水肿,偶可见樱红色黄斑。仅次于视觉现象的常见先兆为麻痹。典型的是影响一侧手和面部,也可出现偏瘫。如果优势半球受累,可出现失语。数十分钟后出现对侧或同侧头痛,多在儿童期发病。这称为偏瘫型偏头痛。偏瘫型偏头痛患者的局灶性体征可持续7天以上,甚至在影像学上发现脑梗死。偏头痛伴迁延性先兆和偏头痛性偏瘫以前曾被划入"复杂性偏头痛"。偏头痛反复发作后出现眼球运动障碍称为眼肌瘫痪型偏头痛。多为动眼神经麻痹所致,其次为滑车神经和展神经麻痹。多有无先兆偏头痛病史,反复发作者麻痹可经久不愈。如果先兆涉及脑干或小脑,则这种状况被称为基底型偏头痛,又称基底动脉型偏头痛。可出现头昏、眩晕、耳鸣、听力障碍、共济失调、复视,视觉症状包括闪光、暗点、黑矇、视野缺损、视物变形。双侧损害可出现意识抑制,后者尤见于儿童。尚可出现感觉迟钝,偏侧感觉障碍等。

偏头痛先兆可不伴头痛出现,称为偏头痛等位症。多见于儿童偏头痛。有时见于中年以后,先兆可为偏头痛发作的主要临床表现而头痛很轻或无头痛。也可与头痛发作交替出现,可表现为闪光、暗点、腹痛、腹泻、恶心、呕吐、复发性眩晕、偏瘫、偏身麻木及精神心理改变。如儿童良性发作性眩晕、前庭性美尼尔氏病、成人良性复发性眩晕。有跟踪研究显示,为数不少的以往诊断为美尼尔氏病的患者,其症状大多数与偏头痛有关。有报告描述了一组成人良性复发性眩晕患者,年龄在7~55岁,晨起发病症状表现为反复发作的头晕、恶心、呕吐及大汗,持续数分钟至4天不等。发作开始及末期表现为位置性眩晕,发作期间无听觉症状。发作间期几乎所有患者均无症状,这些患者眩晕发作与偏头痛有着几个共同的特征,包括可因乙醇、睡眠不足、情绪紧张造成及加重,女性多发,常见于经期。

3.头痛

头痛可出现于围绕头或颈部的任何部位,可位颞侧、额部、眶部。多为单侧痛,也可为双侧痛,甚至发展为全头痛,其中单侧痛者约占2/3。头痛性质往往为搏动性痛,但也有的患者描述为钻痛。疼痛程度往往为中、重度痛,甚至难以忍受。往往是晨起后发病,逐渐发展,达高峰后逐渐缓解。也有的患者于下午或晚上起病,成人头痛大多历时4小时至3天,而儿童头痛多历时2小时至2天。尚有持续时间更长者,可持续数周。有人将发作持续3天以上的偏头痛称为偏头痛持续状态。

头痛期间不少患者伴随出现恶心、呕吐、视物不清、畏光、畏声等,喜独居。恶心为最常见伴随症状,达一半以上,且常为中、重度恶心。恶心可先于头痛发作,也可于头痛发作中或发作后出现。近一半的患者出现呕吐,有些患者的经验是呕吐后发作即明显缓解。其他自主功能障碍也可出现,如尿频、排尿障碍、鼻塞、心慌、高血压、低血压、甚至可出现心律失常。发作累及脑干或小脑者可出现眩晕、共济失调、复视、听力下降、耳鸣、意识障碍。

4.头痛终末期

此期为头痛开始减轻至最终停止这一阶段。

5.后续症状期

为数不少的患者于头痛缓解后出现一系列后续症状。表现怠倦、困钝、昏昏欲睡。有的感到精疲力竭、饥饿感或厌食、多尿、头皮压痛、肌肉酸痛。也可出现精神心理改变,如烦躁、易怒、心境高涨或情绪低落、少语、少动等。

(二)儿童偏头痛

儿童偏头痛是儿童期头痛的常见类型。儿童偏头痛与成人偏头痛在一些方面有所不同。性别方面,发生于青春期以前的偏头痛,男女患者比例大致相等,而成人期偏头痛,女性比例大大增加,约为男性的3倍。

儿童偏头痛的诱发及加重因素有很多与成人偏头痛一致,如劳累和情绪紧张可诱发或加重头痛,为数不少的儿童可因运动而诱发头痛,儿童偏头痛患者可有睡眠障碍,而上呼吸道感染及其他发热性疾病在儿童比成人更易使头痛加重。

在症状方面,儿童偏头痛与成人偏头痛亦有区别。儿童偏头痛持续时间常较成人短。偏瘫型偏头痛多在儿童期发病,成年期停止,偏瘫发作可从一侧到另一侧,这种类型的偏头痛常较难控制。反复的偏瘫发作可造成永久性神经功能缺损,并可出现病理征,也可造成认知障碍。基底动脉型偏头痛,在儿童也比成人常见,表现闪光、暗点、视物模糊、视野缺损,也可出现脑干、小脑及耳症状,如眩晕、耳鸣、耳聋、眼球震颤。在儿童出现意识恍惚者比成人多,尚可出现跌倒发作。有些偏头痛儿童尚可仅出现反复发作性眩晕,而无头痛发作。一个平时表现完全正常的儿童可突然恐惧、大叫、面色苍白、大汗、步态蹒跚、眩晕、旋转感,并出现眼球震颤,数分钟后可完全缓解,恢复如常,称为儿童良性发作性眩晕,属于一种偏头痛等位症。这种眩晕发作典型地始于4岁以前,可每天数次发作,其后发作次数逐渐减少,多数于7~8岁以后不再发作。与成人不同,儿童偏头痛的前驱症状常为腹痛,有时可无偏头痛发作而代之以腹痛、恶心、呕吐、腹泻,称为腹型偏头痛等位症。在偏头痛的伴随症状中,儿童偏头痛出现呕吐较成人更加常见。

儿童偏头痛的预后较成人偏头痛好。6年后约有一半儿童不再经历偏头痛,约1/3的偏头痛得到改善。而始于青春期以后的成人偏头痛常持续几十年。

三、诊断与鉴别诊断

(一)诊断

偏头痛的诊断应根据详细的病史做出,特别是头痛的性质及相关的症状非常重要。如头痛的部位、性质、持续时间、疼痛严重程度、伴随症状及体征、既往发作的病史、诱发或加重因素等。

对于偏头痛患者应进行细致的一般内科查体及神经科检查,以除外症状与偏头痛有重叠、类似或同时存在的情况。诊断偏头痛虽然没有特异性的实验室指标,但有时给予患者必要的实验室检查非常重要,如血、尿、脑脊液及影像学检查,以排除器质性病变。特别是中年或老年期出现的头痛,更应排除器质性病变。当出现严重的先兆或先兆时间延长时,有学者建议行颅脑CT或MRI检查。也有学者提议当偏头痛发作每月超过2次时,应警惕偏头痛的原因。

国际头痛协会(IHS)头痛分类委员会于1962年制定了一套头痛分类和诊断标准,这个旧的分类与诊断标准在世界范围内应用了20余年,至今我国尚有部分学术专著仍在沿用或参考这个分类。1988年国际头痛协会头痛分类委员会制定了新的关于头痛、脑神经痛及面部痛的分类和诊断标准。目前临床及科研多采用这个标准。本标准将头痛分为13个主要类型,包括了总数129个头痛亚型。其中常见的头痛类型为偏头痛、紧张型头痛、丛集性头痛和慢性发作性偏头痛,而偏头痛又被分为7个亚型(表4-1~表4-4)。这7个亚型中,最主要的两个亚型是无先兆偏头痛和有先兆偏头痛,其中最常见的是无先兆偏头痛。

表 4-1　偏头痛分类

无先兆偏头痛

有先兆偏头痛

    偏头痛伴典型先兆

    偏头痛伴迁延性先兆

    家族性偏瘫型偏头痛

    基底动脉型偏头痛

    偏头痛伴急性先兆发作

眼肌瘫痪型偏头痛

视网膜型偏头痛

可能为偏头痛前驱或与偏头痛相关联的儿童期综合征

    儿童良性发作性眩晕

    儿童交替性偏瘫

偏头痛并发症

    偏头痛持续状态

    偏头痛性偏瘫

不符合上述标准的偏头痛性障碍

表 4-2　国际头痛协会关于无先兆偏头痛的定义

无先兆偏头痛

诊断标准：

1.至少 5 次发作符合第 2～4 项标准

2.头痛持续 4～72 小时(未治疗或没有成功治疗)

3.头痛至少具备下列特征中的 2 条

    (1)位于单侧。

    (2)搏动性质。

    (3)中度或重度(妨碍或不敢从事每天活动)。

    (4)因上楼梯或类似的日常体力活动而加重。

4.头痛期间至少具备下列 1 条

    (1)恶心和(或)呕吐。

    (2)畏光和畏声。

5.至少具备下列 1 条

    (1)病史、体格检查和神经科检查不提示器质性障碍。

    (2)病史和(或)体格检查和(或)神经检查确实提示这种障碍(器质性障碍),但被适当的观察所排除。

    (3)这种障碍存在,但偏头痛发作并非在与这种障碍有密切的时间关系上首次出现。

表 4-3　国际头痛协会关于有先兆偏头痛的定义

有先兆偏头痛

先前用过的术语:经典型偏头痛,典型偏头痛;眼肌瘫痪型、偏身麻木型、偏瘫型、失语型偏头痛

诊断标准:

1.至少 2 次发作符合第 2 项标准

2.至少符合下列 4 条特征中的 3 条

　　(1)一个或一个以上提示局灶大脑皮质或脑干功能障碍的完全可逆性先兆症状

　　(2)至少一个先兆症状逐渐发展超过 4 分钟,或 2 个或 2 个以上的症状接着发生

　　(3)先兆症状持续时间不超过 60 分钟,如果出现 1 个以上先兆症状,持续时间可相应增加

　　(4)继先兆出现的头痛间隔期在 60 分钟之内(头痛尚可在先兆前或与先兆同时开始)

3.至少具备下列 1 条

　　(1)病史:体格检查及神经科检查不提示器质性障碍

　　(2)病史和(或)体格检查和(或)神经科检查确实提示这障碍,但通过适当的观察被排除

　　(3)这种障碍存在,但偏头痛发作并非在与这种障碍有密切的时间关系上首次出现

有典型先兆的偏头痛

诊断标准:

1.符合有先兆偏头痛诊断标准,包括第 2 项全部 4 条标准

2.有一条或一条以上下列类型的先兆症状

　　(1)视觉障碍

　　(2)单侧偏身感觉障碍和(或)麻木

　　(3)单侧力弱

　　(4)失语或非典型言语困难

表 4-4　国际头痛协会关于儿童偏头痛的定义

1.至少 5 次发作符合第(1)、(2)项标准

　　(1)每次头痛发作持续 2～48 小时

　　(2)头痛至少具备下列特征中的 2 条

　　　　①位于单侧

　　　　②搏动性质

　　　　③中度或重度

　　　　④可因常规的体育活动而加重

2.头痛期间内至少具备下列 1 条

　　(1)恶心和(或)呕吐

　　(2)畏光和畏声

　　国际头痛协会的诊断标准为偏头痛的诊断提供了一个可靠的、可量化的诊断标准,对于临床和科研的意义是显而易见的,有学者特别提到其对于临床试验及流行病学调查有重要意义。但临床上有时遇到患者并不能完全符合这个标准,对这种情况学者们建议随访及复查,以确定

诊断。

由于国际头痛协会的诊断标准掌握起来比较复杂,为了便于临床应用,国际上一些知名的学者一直在探讨一种简单化的诊断标准。其中 Solomon 介绍了一套简单标准,符合这个标准的患者99％符合国际头痛协会关于无先兆偏头痛的诊断标准。这套标准较易掌握,供参考。

(1)具备下列 4 条特征中的任何 2 条,即可诊断无先兆偏头痛:①疼痛位于单侧;②搏动性痛;③恶心;④畏光或畏声。

(2)另有 2 条符加说明:①首次发作者不应诊断;②应无器质性疾病的证据。

在临床工作中尚能遇到患者有时表现为紧张型头痛,有时表现为偏头痛性质的头痛,为此有学者查阅了国际上一些临床研究文献后得到的答案是,紧张型头痛和偏头痛并非是截然分开的,其临床上确实存在着重叠,故有学者提出二者可能是一个连续的统一体。有时遇到有先兆偏头痛患者可表现为无先兆偏头痛,同样,学者们认为二型之间既可能有不同的病理生理,又可能是一个连续的统一体。

(二)鉴别诊断

偏头痛应与下列疼痛相鉴别。

1.紧张型头痛

紧张型头痛又称肌收缩型头痛。其临床特点是:头痛部位较弥散,可位于前额、双颞、顶、枕及颈部。头痛性质常呈钝痛,头部压迫感、紧箍感,患者常述犹如戴着一个帽子。头痛常呈持续性,可时轻时重。多有头皮、颈部压痛点,按摩头颈部可使头痛缓解,多有额、颈部肌肉紧张。多少伴有恶心、呕吐。

2.丛集性头痛

丛集性头痛又称组胺性头痛、Horton 综合征,表现为一系列密集的、短暂的、严重的单侧钻痛。与偏头痛不同,头痛部位多局限并固定于一侧眶部、球后和额颞部。发病时间常在夜间,并使患者痛醒。发病时间固定,起病突然而无先兆,开始可为一侧鼻部烧灼感或球后压迫感,继之出现特定部位的疼痛,常疼痛难忍,并出现面部潮红,结膜充血、流泪、流涕、鼻塞。为数不少的患者出现 Horner 征,可出现畏光,不伴恶心、呕吐。诱因可为发作群集期饮酒、兴奋或服用扩血管药引起。发病年龄常较偏头痛晚,平均 25 岁,男女之比约 4:1。罕见家族史。治疗包括:非甾体抗炎止痛剂;激素治疗;睾丸素治疗;吸氧疗法(国外介绍为 100％氧,8～10 L/min,共 10～15 分钟,仅供参考);麦角胺咖啡因或双氢麦角碱睡前应用,对夜间头痛特别有效;碳酸锂疗效尚有争议,但多数介绍其有效,但中毒剂量有时与治疗剂量很接近,曾有老年患者(精神患者)服一片致昏迷者,建议有条件者监测血锂水平,不良反应有胃肠道症状、肾功能改变、内分泌改变、震颤、眼球震颤、抽搐等;其他药物尚有钙通道阻滞剂、舒马普坦等。

3.痛性眼肌麻痹

痛性眼肌麻痹又称 Tolosa-Hunt 综合征,是一种以头痛和眼肌麻痹为特征,涉及特发性眼眶和海绵窦的炎性疾病。病因可为颅内颈内动脉的非特异性炎症,也可能涉及海绵窦。常表现为球后及眶周的顽固性胀痛、刺痛,数天或数周后出现复视,并可有第Ⅲ、Ⅳ、Ⅵ对脑神经受累表现,间隔数月数年后复发,需行血管造影以排除颈内动脉瘤。皮质类固醇治疗有效。

4.颅内占位所致头痛

占位早期,头痛可为间断性或晨起为重,但随着病情的发展,多成为持续性头痛,进行性加重,可出现颅内高压的症状与体征,如头痛、恶心、呕吐、视盘水肿,并可出现局灶症状与体征,如精神改变。偏瘫、失语、偏身感觉障碍、抽搐、偏盲、共济失调、眼球震颤等,典型者鉴别不难。但需注意,也有表现为十几年的偏头痛,最后被确诊为巨大血管瘤者。

四、防治

(一)一般原则

偏头痛的治疗策略包括两个方面:对症治疗及预防性治疗。对症治疗的目的在于消除、抑制或减轻疼痛及伴随症状。预防性治疗用来减少头痛发作的频度及减轻头痛严重性。对偏头痛患者是单用对症治疗还是同时采取对症治疗及预防性治疗,要具体分析。一般说来,如果头痛发作频度较小,疼痛程度较轻,持续时间较短,可考虑单纯选用对症治疗。如果头痛发作频度较大,疼痛程度较重,持续时间较长,对工作、学习、生活影响较明显,则在给予对症治疗的同时,给予适当的预防性治疗。总之,既要考虑到疼痛对患者的影响,又要考虑到药物不良反应对患者的影响,有时还要参考患者个人的意见。Saper 的建议是每周发作 2 次以下者单独给予药物性对症治疗,而发作频繁者应给予预防性治疗。

不论是对症治疗还是预防性治疗均包括两个方面,即药物干预及非药物干预。

非药物干预方面,强调患者自助。嘱患者详细记录前驱症状、头痛发作与持续时间及伴随症状,找出头痛诱发及缓解的因素,并尽可能避免。如避免某些食物,保持规律的作息时间、规律饮食。不论是在工作日,还是周末抑或假期,坚持这些方案对于减轻头痛发作非常重要,接受这些建议对 30% 患者有帮助。另有人倡导有规律的锻炼,如长跑等,可能有效地减少头痛发作。认知和行为治疗,如生物反馈治疗等,已被证明有效,另有患者于头痛时进行痛点压迫,于凉爽、安静、暗淡的环境中独处,或以冰块冷敷均有一定效果。

(二)药物对症治疗

偏头痛对症治疗可选用非特异性药物治疗,包括简单的止痛药,非甾体抗炎药及麻醉剂。对于轻、中度头痛,简单的镇痛药及非甾体抗炎药常可缓解头痛的发作。常用的药物有脑清片、对乙酰氨基酚、阿司匹林、萘普生、吲哚美辛、布洛芬、罗通定等。麻醉药的应用是严格限制的,Saper 提议主要用于严重发作,其他治疗不能缓解,或对偏头痛特异性治疗有禁忌或不能忍受的情况下应用。偏头痛特异性 5-HT 受体拮抗剂主要用于中、重度偏头痛。偏头痛特异性 5-HT 受体拮抗剂结合简单的止痛剂,大多数头痛可得到有效的治疗。

5-HT 受体拮抗剂治疗偏头痛的疗效是肯定的。麦角胺咖啡因既能抑制去甲肾上腺素的再摄取,又能拮抗其与 β-肾上腺素受体的结合,于先兆期或头痛开始后服用 1 片,常可使头痛发作终止或减轻。如效不显,于数小时后加服 1 片,每天不超过 4 片,每周用量不超过 10 片。该药缺点是不良反应较多,并且有成瘾性,有时剂量会越来越大。常见不良反应为消化道症状、心血管症状,如恶心、呕吐、胸闷、气短等。孕妇、心肌缺血、高血压、肝肾疾病等忌用。

麦角碱衍生物酒石酸麦角胺,舒马普坦和双氢麦角胺为偏头痛特异性药物,均为 5-HT 受体拮抗剂。这些药物作用于中枢神经系统和三叉神经中受体介导的神经通路,通过阻断神经源性炎症而起到抗偏头痛作用。

酒石酸麦角胺主要用于中、重度偏头痛,特别是当简单的镇痛治疗效果不足或不能耐受时。其有多项作用:既是 $5\text{-}HT_{1A}$、$5\text{-}HT_{1B}$、$5\text{-}HT_{1D}$ 和 $5\text{-}HT_{1F}$ 受体拮抗剂,又是 α-肾上腺素受体拮抗剂,通过刺激动脉平滑肌细胞 5-HT 受体而产生血管收缩作用;它可收缩静脉容量性血管、抑制交感神经末端去甲肾上腺素再摄取。作为 $5\text{-}HT_1$ 受体拮抗剂,它可抑制三叉神经血管系统神经源性炎症,其抗偏头痛活性中最基础的机制可能在此,而非其血管收缩作用。其对中枢神经递质的作用对缓解偏头痛发作亦是重要的。给药途径有口服、舌下及直肠给药。生物利用度与给药途径关系密切。口服及舌下含化吸收不稳定,直肠给药起效快,吸收可靠。为了减少过多应用导致麦角胺依赖性或反跳性头痛,一般每周应用不超过 2 次,应避免大剂量连续用药。

有学者总结酒石酸麦角胺在下列情况下慎用或禁用:年龄 55～60 岁(相对禁忌);妊娠或哺乳;心动过缓(中至重度);心室疾病(中至重度);胶原-肌肉病;心肌炎;冠心病,包括血管痉挛性心绞痛;高血压(中至重度);肝、肾损害(中至重度);感染或高热/败血症;消化性溃疡性疾病;周围血管病;严重瘙痒。另外,该药可加重偏头痛造成的恶心、呕吐。

舒马普坦亦适用于中、重度偏头痛发作。作用于神经血管系统和中枢神经系统,通过抑制或减轻神经源性炎症而发挥作用。曾有人称舒马普坦为偏头痛治疗的里程碑。皮下用药 2 小时,约 80% 的急性偏头痛有效。尽管 24～48 小时 40% 的患者重新出现头痛,这时给予第 2 剂仍可达到同样的有效率。口服制剂的疗效稍低于皮下给药,起效亦稍慢,通常在 4 小时内起效。皮下用药后 4 小时给予口吸制剂不能预防再出现头痛,但对皮下用药后 24 小时内出现的头痛有效。

舒马普坦具有良好的耐受性,其不良反应通常较轻和短暂,持续时间常在 45 分钟以内。包括注射部位的疼痛、耳鸣、面红、烧灼感、热感、头昏、体重增加、颈痛及发音困难。少数患者于首剂时出现非心源性胸部压迫感,仅有很少患者于后续用药时再出现这些症状。罕见引起与其相关的心肌缺血。

应用舒马普坦注意事项及禁忌证为:年龄超过 55～60 岁(相对禁忌证);妊娠或哺乳;缺血性心肌病(心绞痛、心肌梗死病史、记录到的无症状性缺血);不稳定型心绞痛;高血压(未控制);基底型或偏瘫型偏头痛;未识别的冠心病(绝经期妇女,男性＞40 岁,心脏病危险因素如高血压、高脂血症、肥胖、糖尿病、严重吸烟及强阳性家族史);肝、肾功能损害(重度);同时应用单胺氧化酶抑制剂或单胺氧化酶抑制剂治疗终止后 2 周内;同时应用含麦角胺或麦角类制剂(24 小时内),首次剂量可能需要在医师监护下应用。

酒石酸双氢麦角胺的效果超过酒石酸麦角胺。大多数患者起效迅速,在中、重度发作特别有用,也可用于难治性偏头痛。与酒石酸麦角胺有共同的机制,但其动脉血管收缩作用较弱,有选择性收缩静脉血管的特性,可静脉注射、肌内注射及鼻腔吸入。静脉注射途径给药起效迅速。肌内注射生物利用度达 100%。鼻腔吸入的绝对生物利用度 40%,应用酒石酸双氢麦角胺后再出现头痛的频率较其他现有的抗偏头痛剂小,这可能与其半衰期长有关。

酒石酸双氢麦角胺较酒石酸麦角胺具有较好的耐受性、恶心和呕吐的发生率及程度非常低,静脉注射最高,肌内注射及鼻吸入给药低。极少成瘾和引起反跳性头痛。通常的不良反应包括胸痛、轻度肌痛、短暂的血压上升。不应给予有血管痉挛反应倾向的患者,包括已知的周围性动脉疾病,冠状动脉疾病(特别是不稳定性心绞痛或血管痉挛性心绞痛)或未控制的高血压。注意事项和禁忌证同酒石酸麦角胺。

(三)药物预防性治疗

偏头痛的预防性治疗应个体化,特别是剂量的个体化。可根据患者体重,一般身体情况、既往用药体验等选择初始剂量,逐渐加量,如无明显不良反应,可连续用药 2～3 天,无效时再接用其他药物。

1.抗组织胺药物

苯噻啶为一有效的偏头痛预防性药物。可每天 2 次,每次 0.5 mg 起,逐渐加量,一般可增加至每天3次,每次1.0 mg,最大量不超过6 mg/d。不良反应为嗜睡、头昏、体重增加等。

2.钙通道拮抗剂

氟桂利嗪,每晚1次,每次5~10 mg,不良反应有嗜睡、锥体外系反应、体重增加、抑郁等。

3.β受体阻滞剂

普萘洛尔,开始剂量3次/天,每次10 mg,逐渐增加至60 mg/d,也有介绍120 mg/d,心率<60次/分者停用。哮喘、严重房室传导阻滞者禁用。

4.抗抑郁剂

阿米替林每天3次,每次25 mg,逐渐加量。可有嗜睡等不良反应,加量后不良反应明显。氟西汀(我国商品名百优解)每片20 mg,每晨1片,饭后服,该药初始剂量及有效剂量相同,服用方便,不良反应有睡眠障碍、胃肠道症状等,常较轻。

5.其他

非甾体抗炎药,如萘普生;抗惊厥药,如卡马西平、丙戊酸钠等;舒必剂、硫必利;中医中药(辨证施治、辨经施治、成方加减、中成药)等皆可试用。

(四)关于特殊类型偏头痛

与偏头痛相关的先兆是否需要治疗及如何治疗,目前尚无定论。通常先兆为自限性的、短暂的,大多数患者于治疗尚未发挥作用时可自行缓解。如果患者经历反复发性、严重的、明显的先兆,考虑舌下含化尼非地平,但头痛有可能加重,且疗效亦不肯定。给予舒马普坦及酒石酸麦角胺的疗效亦尚处观察之中。

(五)关于难治性、严重偏头痛性头痛

这类头痛主要涉及偏头痛持续状态,头痛常不能为一般的门诊治疗所缓解。患者除持续的进展性头痛外尚有一系列生理及情感症状,如恶心、呕吐、腹泻、脱水、抑郁、绝望,甚至自杀倾向。用药过度及反跳性依赖、戒断症状常促发这些障碍。这类患者常需收入急症室观察或住院,以纠正患者存在的生理障碍,如脱水等;排除伴随偏头痛出现的严重的神经内科或内科疾病;治疗纠正药物依赖;预防患者于家中自杀等。应注意患者的生命体征,可做心电图检查。药物可选用酒石酸双氢麦角胺、舒马普坦、鸦片类及止吐药,必要时亦可谨慎给予氯丙嗪等。可选用非肠道途径给药,如静脉或肌内注射给药。一旦发作控制,可逐渐加入预防性药物治疗。

(六)关于妊娠妇女的治疗

给予地美罗注射剂或片剂,并应限制剂量。还可应用泼尼松,其不易穿过胎盘,在妊娠早期不损害胎儿,但不宜应用太频。如欲怀孕,最好尽最大可能不用预防性药物并避免应用麦角类制剂。

(七)关于儿童偏头痛

儿童偏头痛用药的选择与成人有很多重叠,如止痛药物、钙离子通道拮抗剂、抗组织胺药物等,但也有人质疑酒石酸麦角胺药物的疗效。如能确诊,重要的是对儿童及其家长进行安慰,使其对本病有一个全面的认识,以缓解由此带来的焦虑,对治疗当属有益。

五、护理

(一)护理评估

1.健康史

(1)了解头痛的部位、性质和程度;询问是全头疼还是局部头疼;是搏动性头疼还是胀痛、钻痛;是轻微痛、剧烈痛还是无法忍受的疼痛。偏头疼常描述为双侧颞部的搏动性疼痛。

（2）头疼的规律:询问头疼发病的急缓,是持续性还是发作性,起始与持续时间,发作频率,激发或缓解的因素,与季节、气候、体位、饮食、情绪、睡眠、疲劳等的关系。

（3）有无先兆及伴发症状:如头晕、恶心、呕吐、面色苍白、潮红、视物不清、闪光、畏光、复视、耳鸣、失语、偏瘫、嗜睡、发热、晕厥等。典型偏头疼发作常有视觉先兆和伴有恶心、呕吐、畏光。

（4）既往史与心理社会状况:询问患者的情绪、睡眠、职业情况以及服药史,了解头疼对日常生活、工作和社交的影响,患者是否因长期反复头疼而出现恐惧、忧郁或焦虑心理。大部分偏头疼患者有家族史。

2.身体状况

检查意识是否清楚,瞳孔是否等大等圆、对光反射是否灵敏;体温、脉搏、呼吸、血压是否正常;面部表情是否痛苦,精神状态怎样;眼睑是否下垂、有无脑膜刺激征。

3.主要护理问题及相关因素

（1）偏头疼:与发作性神经血管功能障碍有关。

（2）焦虑:与偏头疼长期、反复发作有关。

（3）睡眠形态紊乱:与头疼长期反复发作和(或)焦虑等情绪改变有关。

(二)护理措施

1.避免诱因

告知患者可能诱发或加重头疼的因素,如情绪紧张、进食某些食物、饮酒、月经来潮、用力性动作等;保持环境安静、舒适、光线柔和。

2.指导减轻头疼的方法

如指导患者缓慢深呼吸,听音乐、练气功、生物反馈治疗,引导式想象,冷、热敷以及理疗、按摩、指压止痛法等。

3.用药护理

告知止痛药物的作用与不良反应,让患者了解药物依赖性或成瘾性的特点,如大量使用止痛剂,滥用麦角胺咖啡因可致药物依赖。指导患者遵医嘱正确服药。

（马晓梅）

第五节　三叉神经痛

一、疾病概述

(一)概念和特点

三叉神经痛是一种原因未明的三叉神经分布区内闪电样反复发作的剧痛,不伴三叉神经功能破坏的症状,又称为原发性三叉神经痛。

(二)相关病理生理

三叉神经感觉根切断术活检可见神经节细胞消失、炎症细胞浸润,神经鞘膜不规则增厚、髓鞘瓦解,轴索节段性蜕变、裸露、扭曲、变形等。

（三）病因与诱因

原发性三叉神经痛病因尚未完全明了,周围学说认为病变位于半月神经节到脑桥间部分,是由于多种原因引起的压迫所致;中枢学说认为三叉神经痛为一种感觉性癫痫样发作,异常放电部位可能在三叉神经脊束核或脑干。

发病机制迄今仍在探讨之中。较多学者认为是各种原因引起三叉神经局部脱髓鞘产生异位冲动,相邻轴索纤维假突触形成或产生短路,轻微痛觉刺激通过短路传入中枢,中枢传出冲动亦通过短路传入,如此叠加造成三叉神经痛发作。

（四）临床表现

(1)70%～80%的患者发生在40岁以上,女性稍多于男性,多为一侧发病。

(2)以面部三叉神经分布区内突发的剧痛为特点,似触电、刀割、火烫样疼痛,以面颊部、上下颌或舌疼痛最明显;口角、鼻翼、颊部和舌等处最敏感,轻触、轻叩即可诱发,故有"触发点"或"扳机点"之称。严重者洗牙、刷牙、谈话、咀嚼都可以诱发,以致不敢做这些动作。发作时患者常常双手紧握拳或握物或用力按压痛部,或用手擦痛部,以减轻疼痛。因此,患者多出现面部皮肤粗糙,色素沉着、眉毛脱落等现象。

(3)每次发作从数秒至2分钟。其发作来去突然,间歇期完全正常。

(4)疼痛可固定累及三叉神经的某一分支,尤以第二、三支多见,也可以同时累及两支,同时三支受累者少见。

(5)病程可呈周期性,开始发作次数较少,间歇期长,随着病程进展使发作逐渐频繁,间歇期缩短,甚至整日疼痛不止。本病可以缓解,但极少自愈。

(6)原发性三叉神经痛者神经系统检查无阳性体征。继发性三叉神经疼痛,多伴有其他脑神经及脑干受损的症状及体征。

（五）辅助检查

1.螺旋CT检查

螺旋CT检查能更好地显示颅底三孔区正常和病理的颅脑组织结构和骨质结构。对于发现和鉴别继发性三叉神经痛的原因及病变范围尤为有效。

2.MRI综合成像

快速梯度回波加时间飞跃法即TOF法技术。它可以同时兼得三叉神经和其周围血管的影像,已作为MRI对于三叉神经痛诊断和鉴别诊断的首选检查。

（六）治疗原则

1.药物治疗

卡马西平首选,开始为0.1g,2次/天,以后每天增加0.1g,最大剂量不超过1.0g/d。直到疼痛消失,然后再逐渐减量,最小有效维持剂量常为0.6～0.8g/d。如卡马西平无效可考虑苯妥英钠0.1g口服3次/天。如两药无效时可试用氯硝西泮6～8mg/d口服。40%～50%患者可有效控制发作,25%疼痛明显缓解。可同时服用大剂量维生素B_{12},1 000～2 000 μg,肌内注射,2～3次/周,4～8周为1个疗程,部分患者可缓解疼痛。

2.经皮半月神经节射频电凝治疗法

采用射频电凝治疗对大多数患者有效,可缓解疼痛数月至数年。但可致面部感觉异常、角膜炎、复视、咀嚼无力等并发症。

3.封闭治疗

药物治疗无效者可行三叉神经纯乙醇或甘油封闭治疗。

4.手术治疗

以上治疗长达数年无效且又能耐受开颅手术者可考虑三叉神经终末支或半月神经节内感觉支切断术,或行微血管减压术。手术治疗虽然止痛疗效良好,但也有可能失败,或产生严重的并发症,术后复发,甚至有生命危险等。因此,只有经过上述几种治疗后仍无效且剧痛难忍者才考虑手术治疗。

二、护理评估

(一)一般评估

1.生命体征

一般无特殊。

2.患者的主诉

有无三叉神经痛的临床表现。

3.相关记录

患者神志、年龄、性别、体重、体位、饮食、睡眠、皮肤等记录结果。尤其疼痛的评估:包括对疼痛程度、疼痛控制及疼痛不良作用的评估。主要包括以下 3 个方面。

(1)疼痛强度的单维测量。

(2)疼痛分成感觉强度和不愉快两个维度来测量。

(3)对疼痛经历的感觉、情感及认知评估方面的多维评估。

(二)身体评估

1.头颈部

(1)角膜反射:患者向一侧注视,用捻成细束的棉絮由外向内轻触角膜,反射动作为双侧直接和间接的闭眼活动。角膜反射可以受多种病变的影响。如一侧三叉神经受损造成角膜麻木时,刺激患侧角膜则双侧均无反应,而在做健侧角膜反射时,仍可引起双侧反应。

(2)腭反射:用探针或棉签轻刺软腭弓、咽腭弓边缘,正常时可引起腭帆上提,伴恶心或呕吐反应。当一侧反射消失,表明检查侧三叉神经、舌咽神经和迷走神经损害。

(3)眉间反射:用叩诊锤轻轻叩击两眉之间的部位,可出现两眼轮匝肌收缩和两眼睑闭合。一侧三叉神经及面神经损害,均可使该侧眉间反射减弱或消失。

(4)运动功能的评估:检查时,首先应注意观察患者两侧颞部及颌部是否对称,有无肌萎缩,然后让患者用力反复咬住磨牙,检查时双手掌按压两侧咬肌和颞肌,如肌肉无收缩,或一侧有明显肌收缩减弱,即有判断价值。另外可嘱患者张大口,观察下颌骨是否有偏斜,如有偏斜证明三叉神经运动支受损。

(5)感觉功能的评估:检查时,可用探针轻划(测触感)与轻刺(测痛感)患侧的三叉神经各分布区的皮肤与黏膜,并与健侧相比较。如果痛觉丧失时,需再做温度觉检查,以试管盛冷热水试之。可用两支玻璃管分盛 0～10 ℃的冷水和 40～50 ℃温水交替地接触患者的皮肤,请其报出"冷"和"热"。

2.胸部

无特殊。

3.腹部

无特殊。

4.四肢

无特殊。

(三)心理-社会评估

1.疾病知识

患者对疾病的性质、过程、防治及预后知识的了解程度。

2.心理状况

了解疾病对其日常生活、学习和工作的影响,患者能否面对现实、适应角色转变,有无人格改变、反应迟钝、记忆力及计算力下降或丧失等精神症状。

3.社会支持系统

了解家庭的组成、经济状况、文化教育背景;家属对患者的关心、支持,以及对患者所患疾病的认识程度;了解患者的工作单位或医疗保险机构所能承担的帮助和支持情况;患者出院后的继续就医条件,居住地的社区保健资源或继续康复治疗的可能性。

(四)辅助检查结果的评估

1.常规检查

一般无特殊,注意监测肝、肾功能有无异常。

2.头颅 CT

颅底三孔区的颅脑组织结构和骨质结构有无异常。

3.MRI 综合成像

三叉神经和其周围血管的影像有无异常。

(五)常用药物治疗效果的评估

1.卡马西平

(1)用药剂量、时间、方法的评估与记录。

(2)变态反应的评估:头晕、嗜睡、口干、恶心、消化不良等,多可消失。出现皮疹、共济失调、昏迷、肝功能受损、心绞痛、精神症状时需立即停药。

(3)血液系统毒性反应的评估:本药最严重的变态反应,但较少见,可产生持续性白细胞计数减少、单纯血小板计数减少及再生障碍性贫血。

2.苯妥英钠

(1)服用药物的具体情况:是否餐后服用,主要剂型、剂量与持续用药时间。

(2)变态反应的评估:本品变态反应小,长期服药后常见眩晕、嗜睡、头晕、恶心、呕吐、厌食、失眠、便秘、皮疹等反应,亦可有变态反应。有时有牙龈增生(儿童多见,并用钙盐可减轻),偶有共济失调、白细胞计数减少、巨细胞贫血、神经性震颤;严重时有视力障碍及精神错乱、紫癜等。长期服用可引起骨质疏松,孕妇服用有可能致胎儿畸形。

3.氯硝西泮

(1)服用药物的具体情况:是否按时服用,主要剂型、剂量与持续用药时间。

(2)变态反应的评估:最常见的变态反应为嗜睡和步态不稳及行为紊乱,老年患者偶见短暂性精神错乱,停药后消失。偶有一过性头晕、全身瘙痒、复视等变态反应。对孕妇及闭角性青光眼患者禁用。对肝肾功能有一定的损害,故对肝肾功能不全者应慎用或禁用。

三、主要的护理诊断/问题

(一)疼痛

面颊、上下颌及舌疼痛与三叉神经受损(发作性放电)有关。

(二)焦虑

焦虑与疼痛反复、频繁发作有关。

四、护理措施

(一)避免发作诱因

由于本病为突然、反复发作的阵发性剧痛,患者非常痛苦,加之咀嚼、打哈欠和讲话均可能诱发,患者常不敢洗脸、刷牙、进食和大声说话等,故表现为面色憔悴、精神抑郁和情绪低落,应指导患者保持心情愉快,生活有规律、合理休息、适度娱乐;选择清淡、无刺激的饮食,严重者可进食流质;帮助患者尽可能减少刺激因素,如保持周围环境安静、室内光线柔和,避免因周围环境刺激而产生焦虑情绪,以致诱发或加重疼痛。

(二)疼痛护理

观察患者疼痛的部位、性质,了解疼痛的原因与诱因;与患者讨论减轻疼痛的方法与技巧,鼓励患者运用指导式想象、听轻音乐、阅读报纸杂志等分散注意力,以达到精神放松、减轻疼痛。

(三)用药护理

指导患者遵医嘱正确服用止痛药,并告知药物可能出现的变态反应,如服用卡马西平应先行血常规检查以了解患者的基本情况,用药 2 个月内应 2 周检查血常规 1 次。如无异常情况,以后每 3 个月检查血常规 1 次。

(四)就诊指标

出现头晕、嗜睡、口干、恶心、步态不稳、肝功能损害、皮疹和白细胞计数减少及时就医;患者不要随意更换药物或自行停药。

五、护理效果评价

(1)患者疼痛程度得到有效控制,达到预定疼痛控制目标。

(2)患者能正确认识疼痛并主动参与疼痛治疗护理。

(3)患者不舒适被及时发现,并予以相应处理。

(4)患者掌握相关疾病知识,遵医行为好。

(5)患者对治疗效果满意。

(马晓梅)

第六节　病毒性脑膜炎

病毒性脑膜炎是一组由各种病毒感染引起的脑膜急性炎症性疾病,临床以发热、头痛和脑膜刺激征为主要表现。本病大多呈良性过程。

一、病因及发病机制

多数的病毒性脑膜炎由肠道病毒引起。该病毒属于微小核糖核酸病毒科,有60多个不同亚型,包括脊髓灰质炎病毒、柯萨奇病毒A和B、埃可病毒等,其次为流行性腮腺炎、单纯疱疹病毒和腺病毒。

肠道病毒主要经粪-口途径传播,少数通过呼吸道分泌物传播;大部分病毒在下消化道发生最初的感染,肠道细胞上有与肠道病毒结合的特殊受体,病毒经肠道入血,产生病毒血症,再经脉络丛侵犯脑膜,引发脑膜炎症改变。

二、临床表现

(1)本病以夏秋季为高发季节,在热带和亚热带地区可终年发病。儿童多见,成人也可罹患。多为急性起病,出现病毒感染的全身中毒症状如发热、头痛、畏光、肌痛、恶心、呕吐、食欲减退、腹泻和全身乏力等,并可有脑膜刺激征。病程在儿童常超过1周,成人病程可持续2周或更长时间。

(2)临床表现可因患者的年龄、免疫状态和病毒种类不同而异,如幼儿可出现发热、呕吐、皮疹等症状,而脑膜刺激征轻微甚至缺如;手足口综合征常发生于肠道病毒71型脑膜炎,非特异性皮疹常见于埃可病毒9型脑膜炎。

三、辅助检查

脑脊液压力正常或增高,白细胞数正常或增高,可达$(10\sim100)\times10^6$/L,早期可以多形核细胞为主,8小时后以淋巴细胞为主。蛋白质可轻度增高,糖和氯化物含量正常。

四、治疗

本病是一种自限性疾病,主要是对症治疗、支持治疗和防治并发症。对症治疗:如头痛严重者可用止痛药,癫痫发作可选用卡马西平或苯妥英钠等,脑水肿在病毒性脑膜炎不常见,可适当应用甘露醇。对于疱疹病毒引起的脑膜炎,应用阿昔洛韦抗病毒治疗可明显缩短病程和缓解症状,目前针对肠道病毒感染临床上使用或试验性使用的药物有人免疫球蛋白和抗微小核糖核酸病毒药物普来可那立。

五、护理评估

(一)健康史
发病前有无发热及感染史(呼吸道、消化道)。

(二)症状
发热、头痛、呕吐、食欲减退、腹泻、乏力、皮疹等。

(三)身体状况
(1)生命体征及意识,尤其是体温及意识状态。

(2)头痛:头痛部位、性质、有无逐渐加重及突然加重,脑膜刺激征是否阳性。

(3)呕吐:呕吐物性质、量、频率,是否为喷射样呕吐。

(4)其他症状:有无人格改变、共济失调、偏瘫、偏盲、皮疹。

(四)心理状况

(1)有无焦虑、恐惧等情绪。

(2)疾病对生活、工作有无影响。

六、护理诊断/问题

(一)体温过高

体温过高与感染的病原有关。

(二)意识障碍

意识障碍与高热、颅内压升高引起的脑膜刺激征及脑疝形成有关。

(三)有误吸的危险

有误吸的危险与脑部病变引起的脑膜刺激征及吞咽困难有关。

(四)有受伤的危险

有受伤的危险与脑部皮质损伤引起的癫痫发作有关。

(五)营养失调

低于机体需要量与高热、吞咽困难、脑膜刺激征所致的入量不足有关。

(六)生活自理能力缺陷

生活自理能力缺陷与昏迷有关。

(七)有皮肤完整性受损的危险

有皮肤完整性受损的危险与昏迷抽搐有关。

(八)语言沟通障碍

语言沟通障碍与脑部病变引起的失语、精神障碍有关。

(九)思维过程改变

思维过程改变与脑部损伤所致的智能改变、精神障碍有关。

七、护理措施

(一)高热的护理

(1)注意观察患者发热的热型及相伴的全身中毒症状的程度,根据体温高低定时监测其变化,并给予相应的护理。

(2)患者在寒战期及时给予增加衣被保暖;在高热期则给予减少衣被,增加其散热。患者的内衣以棉制品为宜,且不宜过紧,应勤洗勤换。

(3)在患者头、颈、腋窝、腹股沟等大血管走行处放置冰袋,及时给予物理降温,30分钟后测量降温后的效果。

(4)当物理降温无效、患者持续高热时,遵医嘱给予降温药物。给予药物降温后特别是有昏迷的患者,要观察其神志、瞳孔、呼吸、血压的变化。

(5)做好基础护理,使患者身体舒适;做好皮肤护理,防止降温后大量出汗带来的不适;给予患者口腔护理,以减少高热导致口腔分泌物减少引起的口唇干裂、口干、舌苔,以及呕吐、口腔残留食物引起的口臭带来的不适感及舌尖、牙龈炎等感染;给予会阴部护理,保持其清洁,防止卧床所致的泌尿系统感染;床单位清洁、干燥、无异味。

(6)患者的饮食应以清淡为宜,给予细软、易消化、高热量、高维生素、高蛋白、低脂肪饮食。

鼓励患者多饮水、多吃水果和蔬菜。意识障碍不能经口进食者及时给予鼻饲,并计算患者每公斤体重所需的热量,配置合适的鼻饲饮食。

(7)保持病室安静舒适,空气清新,室温 18~22 ℃,相对湿度 50％~60％适宜。避免噪声,以免加重患者因发热引起的躁动不安、头痛及精神方面的不适感。降低室内光线亮度或给患者戴眼罩,减轻因光线刺激引起的燥热感。

(二)病情观察

(1)严密观察患者的意识状态,维持患者的最佳意识水平。严密观察病情变化,包括意识、瞳孔、血压、呼吸、体温等生命体征的变化,结合其伴随症状,正确判断、准确识别因智能障碍引起的表情呆滞、反应迟钝,或因失语造成的不能应答,或因高热引起的精神萎靡,或因颅压高所致脑疝引起的嗜睡、昏睡、昏迷,应及时并准确地反馈给医师,以利于患者得到恰当的救治。

(2)按时给予脱水降颅压的药物,以减轻脑水肿引起的头痛、恶心、呕吐等脑膜刺激征,防止脑疝的发生。

(3)注意补充液体,准确记录 24 小时出入量,防止低血容量性休克而加重脑缺氧。

(4)定时翻身、叩背、吸痰,及时清理口鼻呼吸道分泌物,保持呼吸道通畅,防止肺部感染。

(5)给予鼻导管吸氧或储氧面罩吸氧,保证脑组织氧的供给,降低脑组织氧代谢。

(6)避免噪声、强光刺激,减少癫痫发作,减少脑组织损伤,维护患者意识的最佳状态。

(7)癫痫发作及癫痫持续状态的护理详见癫痫患者的护理。

(三)精神症状的护理

(1)密切观察患者的行为,每天主动与患者交谈,关心其情绪,及时发现有无暴力行为和自杀倾向。

(2)减少环境刺激,避免引起患者恐惧。

(3)注意与患者沟通交流和护理操作技巧,减少不良语言和护理行为的刺激,避免患者意外事件的发生。①在与患者接触时保持安全距离,以防有暴力行为患者的伤害。②在与患者交流时注意表情,声音要低,语速要慢,避免使患者感到恐惧,从而增加患者对护士的信任。③运用顺应性语言劝解患者接受治疗护理,当患者焦虑或拒绝时,除特殊情况外,可等其情绪稳定后再处理。④每天集中进行护理操作,避免反复的操作引起患者的反感或激惹患者的情绪。⑤当遇到患者有暴力行为的倾向时,要保持沉着、冷静的态度,切勿大叫,以免使患者受到惊吓后产生恐惧,引发攻击行为而伤害他人。

(4)当患者烦躁不安或暴力行为不可控时,及时给予适当约束,以协助患者缓和情绪,减轻或避免意外事件的发生。约束患者时应注意以下几点:①约束患者前一定要向患者家属讲明约束的必要性,医师病程和护理记录要详细记录,必要时签知情同意书,在患者情绪稳定的情况下也应向家属讲明约束原因。②约束带应固定在患者手不可触及的地方。约束时注意患者肢体的姿势,维持肢体功能性位置,约束带松紧度适宜,注意观察被约束肢体的肤色和活动度。③长时间约束至少每 2 小时松解约束 5 分钟。必要时改变患者体位,协助肢体被动运动。若患者情况不允许,则每隔一段时间轮流松绑肢体。④患者在约束期间家属或专人陪伴,定时巡视病房,并保证患者在护理人员的视线之内。

(四)用药护理

(1)遵医嘱使用抗病毒药物,静脉给药注意保持静脉通路通畅,做好药物不良反应宣教,注意观察患者有无谵妄、震颤、皮疹、血尿,定期抽血监测肝、肾功能。

(2)使用甘露醇等脱水降颅压的药物,应保证输液快速滴注,并观察皮肤情况,药液有无外渗,准确记录出入量。

(3)使用镇静、抗癫痫药物,要观察药效及药物不良反应,定期抽血,监测血药浓度。

(4)使用退热药物,注意及时补充水分,观察血压情况,预防休克。

(五)心理护理

(1)要做好患者心理护理,介绍有关疾病知识,鼓励患者配合医护人员的治疗,树立战胜疾病的信心,减轻恐惧、焦虑、抑郁等不良情绪,以促进疾病康复。

(2)对有精神症状的患者,给予家属帮助,做好患者生活护理,减少家属的焦虑。

(六)健康教育

(1)指导患者和家属养成良好的卫生习惯。

(2)加强体质锻炼,增强抵抗疾病的能力。

(3)注意休息,避免感冒,定期复查。

(4)指导患者服药。

(马晓梅)

第七节 急性脊髓炎

一、概述

急性脊髓炎是指由于感染或毒素侵及脊髓所致的疾病,更因其在脊髓的病变常为横贯性,故亦称横贯性脊髓炎。

二、病因

脊髓炎不是一个独立的疾病,它可由许多不同的病因所引起,主要包括感染与毒素两类。

(一)感染

感染是引致脊髓炎的主要原因之一,可以是原发的,亦可以为继发的。原发性者最为多见,即指由于病毒所引致的急性脊髓炎而言。继发性者为起病于急性传染病,如麻疹、猩红热、白喉、流行性感冒、丹毒、水痘、肺炎、心内膜炎、淋病与百日咳等病的病程中,疫苗接种后或泌尿系统慢性感染性疾病时。

(二)毒素

无论外源毒素或内源毒素,当作用于脊髓时均可引致脊髓炎。较为常见可能引起脊髓炎的外源毒素有下列几种:即一氧化碳中毒、二氧化碳中毒、脊髓麻醉与蛛网膜下腔注射药物等。脊髓炎亦偶可发生妊娠或产后期。

三、病理

脊髓炎的病理改变,主要在脊髓本身。

（一）急性期

脊髓肿胀、充血、发软、灰质与白质界限不清。镜检则可见细胞浸润，小量出血，神经胶质增生，血管壁增厚，神经细胞和纤维变性改变。

（二）慢性期

脊髓萎缩、苍白、发硬，镜检则可见神经细胞和纤维消失，神经胶质纤维增生。

四、临床表现

病毒所致的急性脊髓炎多见于青壮年，散在发病。起病较急，一般多有轻度前驱症状，如低热、全身不适或上呼吸道感染的症状，脊髓症状急骤发生。可有下肢的麻木与麻刺感，背痛并放射至下肢或围绕躯体的束带状感觉等，一般持续一或二天（罕有持续数小时者），长者可至1周，即显现脊髓横贯性损害症状，因脊髓横贯性损害可为完全性者，亦可为不完全性者，同时因脊髓罹患部位的不同，故其症状与体征亦各异，胸节脊髓最易罹患，此盖因胸髓最长与循环功能不全之故，兹依脊髓罹患节段，分别论述其症状与体征如下。

（一）胸髓

胸髓脊髓炎患者的最初症状为下肢肌力弱，可迅速进展而成完全性瘫痪。疾病早期，瘫痪为弛缓性者，此时肌张力低下，浅层反射与深层反射消失，病理反射不能引出，是谓脊髓休克，为痉挛性截瘫。与此同时出现膀胱与直肠的麻痹，故初为尿与大便潴留，其后为失禁。因病变的横贯性，故所有感觉束皆受损，因此病变水平下的各种感觉皆减退或消失。感觉障碍的程度，决定于病变的严重度。瘫痪的下肢可出现血管运动障碍，如水肿与少汗或无汗。阴茎异常搏起偶可见到。

由于感觉消失，营养障碍与污染，故压疮常发生于骶部，股骨粗隆，足跟等骨骼隆起处。

（二）颈髓

颈髓脊髓炎患者，弛缓性瘫痪见于上肢，而痉挛性瘫痪见于下肢。感觉障碍在相应的颈髓病变水平下，病变若在高颈髓（$C_{3\sim4}$）则为完全性痉挛性四肢瘫痪且并有膈肌瘫痪，可出现呼吸麻痹，并有高热，可导致死亡。

（三）腰骶髓

严重的腰骶髓脊髓炎呈现下肢的完全性弛缓性瘫痪，明显的膀胱与直肠功能障碍，下肢腱反射消失，其后肌肉萎缩。

五、实验室检查

血液中白细胞数增多，尤以中性多形核者为甚。脑脊髓液压力可正常，除个别急性期脊髓水肿严重者外，一般无椎管阻塞现象。脑脊髓液外观无色透明，白细胞数可增高，主要为淋巴细胞，蛋白质含量增高、糖与氯化物含量正常。

六、诊断与鉴别诊断

确定脊髓炎的部位与病理诊断并不困难，其特点包括起病急骤，有前驱症状，迅即发生的脊髓横贯性损害症状与体征以及脑脊髓液的异常等。但欲确定病因则有时不易，详细的病史非常重要，例如起病前不久曾疫苗接种，则其脊髓炎极可能与之有关。

本病需与急性硬脊膜外脓肿，急性多发性神经根神经炎，视神经脊髓炎和脊髓瘤相鉴别。

七、治疗

一切脊髓炎患者在急性期皆应绝对卧床休息。急性期可应用糖皮质激素,如氢化可的松100~200 mg或地塞米松5~10 mg静脉滴注,1天1次,连续10天,以后改为口服泼尼松,已有并发感染或为预防感染,可选用适当的抗生素,并应加用维生素 B_1 、维生素 B_{12} 等。

有呼吸困难者应注意呼吸道通畅,勤翻身,定时拍背,务使痰液尽量排出,如痰不能咳出或有分泌物储积,可行气管切开。

必须采取一切措施预防压疮的发生,患者睡衣与被褥必须保持清洁、干燥、柔软、且无任何皱褶。骶部应置于裹有白布的橡皮圈上,体位应定时变换,受压部分的皮肤亦应涂擦滑石粉。若压疮已发生,可局部应用氧化锌粉、代马妥或鞣酸软膏。

尿潴留时应使用留置导尿管,每3~4小时放尿一次,每天应以3%硼酸或1%呋喃西林或者1%高锰酸钾液,每次250 mL冲洗灌注,应停留0.5小时再放出,每天冲洗1~2次,一有功能恢复迹象时则应取去导尿管,训练患者自动排尿。

便秘时应在食物中增加蔬菜,给予缓泻剂,必要时灌肠。

急性期时应注意避免屈曲性截瘫的发生以及注意足下垂的预防,急性期后应对瘫痪肢进行按摩、全关节的被动运动与温浴,可改善局部血液循环与防止挛缩。急性期后仍为弛缓性瘫痪时,可应用平流电治疗。

八、护理

(一)评估要点

1.一般情况

了解患者起病的方式、缓急;有无接种疫苗、病毒感染史;有无受凉、过劳、外伤等明显的诱因和前驱症状。评估患者的生命体征有无改变,了解对疾病的认识。

2.专科情况

(1)评估患者是否存在呼吸费力、吞咽困难和构音障碍。

(2)评估患者感觉障碍的部位、类型、范围及性质。观察双下肢麻木、无力的范围、持续时间;了解运动障碍的性质、分布、程度及伴发症状。评估运动和感觉障碍的平面是否上升。

(3)评估排尿情况:观察排尿的方式、次数与量,了解膀胱是否膨隆。区分是尿潴留还是充溢性尿失禁。

(4)评估皮肤的情况:有无皮肤破损、发红等。

3.实验室及其他检查

(1)肌电图是否呈失神经改变;下肢体感诱发电位及运动诱发电位是否异常。

(2)脊髓 MRI 是否有典型的改变,即病变部位脊髓增粗。

(二)护理诊断

1.躯体移动障碍

躯体移动障碍与脊髓病变所致截瘫有关。

2.排尿异常

排尿异常与自主神经功能障碍有关。

3.低效性呼吸形态

低效性呼吸形态与高位脊髓病变所致呼吸肌麻痹有关。

4.感知改变

感知改变与脊髓病变、感觉传导通路受损有关。

5.潜在并发症

压疮、肺炎、泌尿系统感染。

(三)护理措施

1.心理护理

双下肢麻木、无力易引起患者情绪紧张,护理人员应给予安慰,向患者及家属讲解疼痛过程。教会患者分散注意力的方法,如听音乐、看书。多与患者进行沟通,树立战胜疾病的信心,提高疗效。

2.病情观察

(1)监测生命体征:如血压偏低、心率慢、呼吸慢、血氧饱和度低、肌张力低,立即报告医师,同时建立静脉通道,每 15 分钟监测生命体征 1 次,直至正常。

(2)观察双下肢麻木、无力的范围、持续时间。

(3)监测血常规、脑脊液中淋巴细胞及蛋白、肝功能、肾功能情况,并准确记录。

3.皮肤护理

每 1～2 小时翻身 1 次,并观察受压部位皮肤情况。保持皮肤清洁、干燥,床单柔软、平坦、舒适,受压部位皮肤用软枕、海绵垫悬空,防止压疮形成。保持肢体的功能位置,定时活动,防止关节挛缩和畸形,避免屈曲性痉挛的发生。

4.饮食护理

饮食上给予清淡、易消化、营养丰富的食物,新鲜的瓜果和蔬菜,如苹果、梨、香蕉、冬瓜、木耳等,避免辛辣刺激性强和油炸食物。

5.预防并发症

(1)预防压疮,做到"七勤"。如已发生压疮,应积极换药治疗。

(2)做好便秘、尿失禁、尿潴留的护理,防治尿路感染。

(3)注意保暖,避免受凉。经常拍背,帮助排痰,防止坠积性肺炎。

(四)应急措施

如患者出现呼吸费力、呼吸动度减小、呼吸浅慢、发绀、吞咽困难时,即刻给予清理呼吸道,吸氧,建立人工气道,应用简易呼吸器进行人工捏球辅助呼吸,有条件者给予呼吸机辅助呼吸;建立静脉液路,按医嘱给予抢救用药,必要时行气管插管或气管切开。

(五)健康教育

1.入院教育

(1)鼓励患者保持良好的心态,关心、体贴、尊重患者,树立战胜疾病的信心。

(2)告知本病的治疗、护理及预后等相关知识。

(3)病情稳定后及早开始瘫痪肢体的功能锻炼。

2.住院教育

(1)指导患者按医嘱正确服药,告知药物的不良反应与服药注意事项。

(2)给予高热量、高蛋白、高维生素饮食,多吃酸性及纤维素丰富的食物,少食胀气食物。

(3)告知患者及家属膀胱充盈的表现及尿路感染的表现,鼓励多饮水,2 500～3 000 mL/d,保持会阴部清洁。保持床单位及衣物整洁、干燥。

(4)指导患者早期进行肢体的被动与主动运动。

3.出院指导

(1)坚持肢体的功能锻炼和日常生活动作的训练,忌烟酒,做力所能及的家务和工作,促进功能恢复。

(2)患者出院后,继续遵医嘱服药。

(3)定期门诊复查,一旦发现肢体麻木、乏力、四肢瘫痪等情况,立即就医。

(马晓梅)

第八节　视神经脊髓炎

视神经脊髓炎(neuro myelitis optica,NMO)是免疫介导的主要累及视神经和脊髓的原发性中枢神经系统炎性脱髓鞘病。Devic首次描述了单相病程的NMO,称为Devic病。视神经脊髓炎在中国、日本等亚洲人群的中枢神经系统脱髓鞘病中较多见,而在欧美西方人群中较少见。

一、病因及发病机制

NMO的病因及发病机制尚不清楚。长期以来关于NMO是独立的疾病实体,还是MS的亚型一直存在争议。近年研究发现CNS水通道蛋白4(aquaporin-4,AQP4)抗体,是NMO较为特异的免疫标志物,被称为NMO-IgG。与MS不同,NMO是以体液免疫为主、细胞免疫为辅的CNS炎性脱髓鞘病。由于NMO在免疫机制、病理改变、临床和影像改变、治疗和预后等方面均与MS有差异,故大部分学者认为NMO是不同于MS的疾病实体。

二、临床表现

(1)任何年龄均可发病,平均年龄39岁,女∶男比例为(5～10)∶1。

(2)单侧或双侧视神经炎(optic neuritis,ON)以及急性脊髓炎是本病主要表现,其初期可为单纯的视神经炎或脊髓炎,亦可两者同时出现,但多数先后出现,间隔时间不定。

(3)视神经炎可单眼、双眼间隔或同时发病。多起病急,进展快,视力下降可至失明,伴眶内疼痛,眼球运动或按压时明显。眼底可见视盘水肿,晚期可见视神经萎缩,多遗留显著视力障碍。

(4)脊髓炎可为横贯性或播散性,症状常在几天内加重或达到高峰,表现为双下肢瘫痪、双侧感觉障碍和尿潴留,且程度较重。累及脑干时可出现眩晕、眼震、复视、顽固性呃逆和呕吐、饮水呛咳和吞咽困难。根性神经痛、痛性肌痉挛和Lhermitte征也较为常见。

(5)部分NMO患者可伴有其他自身免疫性疾病,如系统性红斑狼疮、干燥综合征、混合结缔组织病、重症肌无力、甲状腺功能亢进、桥本甲状腺炎、结节性多动脉炎等,血清亦可检出抗核抗体、抗SSA/SSB抗体、抗心磷脂抗体等。

(6)经典Devic病为单时相病程,在西方多见。80%～90%的NMO患者呈现反复发作病程,称为复发型NMO,常见于亚洲人群。

三、辅助检查

(一)脑脊液

细胞数增多显著,约 1/3 的单相病程及复发型患者 MNC＞$50×10^6$/L;复发型患者 CSF 蛋白增高明显,脑脊液蛋白电泳可检出寡克隆区带,但检出率较 MS 低。

(二)血清 NMO-IgG(AQP4 抗体)

NMO 血清 AQP4 抗体多为阳性,而 MS 多为阴性,为鉴别 NMO 与 MS 的依据之一。

(三)MRI 检查

NMO 患者脊髓 MRI 的特征性表现为脊髓长节段炎性脱髓鞘病灶,连续长度一般≥3 个椎体节段,轴位像上病灶多位于脊髓中央,累及大部分灰质和部分白质。病灶主要见于颈段、胸段,急性期病灶处脊髓肿胀,严重者可见空洞样改变,增强扫描后病灶可强化。

(四)视觉诱发电位

P100 潜伏期显著延长,有的波幅降低或引不出波形。在少数无视力障碍患者中也可见 P100 延长。

(五)血清其他自身免疫抗体

NMO 患者可出现血清 ANAs 阳性,包括 ANA、抗 dsDNA、抗着丝粒抗体(ACA)、抗 SSB 抗体等。

四、治疗原则

视神经脊髓炎的治疗包括急性发作期治疗、缓解期治疗和对症治疗。

(一)急性发作期治疗

首选大剂量甲泼尼龙琥珀酸钠(甲强龙)冲击疗法,能加速 NMO 病情缓解。从 1 g/d 开始,静脉滴注 3～4 小时,共 3 天,剂量阶梯依次减半,甲强龙停用后改为口服泼尼松 1 mg/(kg·d),逐渐减量。对激素有依赖性患者,激素减量过程要慢,每周减 5 mg,至维持量 15～20 mg/d,小剂量激素维持时间应较 MS 长一些。对甲强龙冲击疗法反应差的患者,应用血浆置换疗法可能有一定效果。一般建议置换 3～5 次,每次用血浆 2～3 L,多数置换 1～2 次后见效。无血浆置换条件者,使用静脉滴注免疫球蛋白(IVIG)可能有效,用量为 0.4 g/(kg·d),一般连续用5 天为 1 个疗程。对合并其他自身免疫疾病的患者,可选择激素联合其他免疫抑制剂如环磷酰胺治疗。

(二)缓解期治疗

主要通过抑制免疫达到降低复发率、延缓残疾的目的,需长期治疗。一线药物方案包括硫唑嘌呤联用泼尼松或者利妥昔单抗。二线药物可选用环磷酰胺、米托蒽醌、吗替麦考酚酯等,定期使用 IVIG 或间断血浆交换也可用于 NMO 治疗。

(三)对症治疗

1.疲劳

药物治疗常用金刚烷胺或莫达非尼,用量均为 100～200 mg/d,早晨服用。职业治疗、物理治疗、心理干预及睡眠调节可能有一定作用。

2.行走困难

中枢性钾通道拮抗剂达方吡啶,是一种能阻断神经纤维表面的钾离子通道的缓释制剂,被美国 FDA 批准用来改善各种类型 MS 患者的行走能力。推荐剂量为 10 mg(一片)口服,2 次/天,间隔12小时服用,24小时剂量不应超过2片。常见不良反应包括泌尿道感染、失眠、头痛、恶心、灼热感、消化不良、鼻部及喉部刺痛等。

3.膀胱功能障碍

可使用抗胆碱药物解除尿道痉挛、改善储尿功能,如索利那新、托特罗定、非索罗定、奥昔布宁,此外,行为干预亦有一定效果。尿液排空功能障碍患者,可间断导尿,3~4次/天。混合型膀胱功能障碍患者,除间断导尿外,可联合抗胆碱药物或抗痉挛药物治疗,如巴氯芬、多沙唑嗪、坦索罗辛等。

4.疼痛

对急性疼痛如内侧纵束综合征,卡马西平或苯妥英钠可能有效。度洛西汀和普瑞巴林治疗。加巴喷丁和阿米替林对感觉异常如烧灼感、紧束感、瘙痒感可能有效。配穿加压长袜或手套对缓解感觉异常可能也有一定效果。

5.认知障碍

目前仍缺乏疗效肯定的治疗方法。可应用胆碱酯酶抑制剂如多奈哌齐。

6.抑郁

可应用选择性5-羟色胺再摄取抑制剂(SSRI)类药物。心理治疗也有一定效果。

7.其他症状

如男性患者勃起功能障碍可选用西地那非治疗。眩晕症状可选择美克洛嗪、昂丹司琼或东莨菪碱治疗。

五、护理评估

(一)健康史

有无感染史(消化道、呼吸道),有无其他自身免疫性疾病如系统性红斑狼疮、干燥综合征、混合结缔组织病、重症肌无力、甲状腺功能亢进、桥本甲状腺炎、结节性多动脉炎等。

(二)症状

1.视神经损害

视力下降伴眼球胀痛,在眼部活动时明显。急性起病患者受累眼几小时或几天内部分或完全视力丧失。视野改变主要表现为中心暗点及视野向心性缩小,也可出现偏盲或象限盲;以视神经炎形式发病者,眼底早期有视盘水肿,晚期出现视神经萎缩。以球后视神经炎发病者早期眼底正常,晚期出现原发性视神经萎缩。

2.脊髓损害

为脊髓完全横贯性损害,症状常在几天内加重或达到高峰,表现为双下肢瘫痪、双侧感觉障碍和尿潴留,且程度较重。累及脑干时可出现眩晕、眼震、复视、顽固性呃逆和呕吐,饮水呛咳和吞咽困难。根性神经痛、痛性肌痉挛也较为常见。

(三)身体状况

1.生命体征

生命体征有无异常。

2.肢体活动障碍

受累部位肢体肌力、肌张力,有无感觉障碍。

3.吞咽困难

有无饮水呛咳、吞咽困难,洼田饮水试验分级。

4.二便障碍

有无尿失禁、尿潴留,便秘。

5.视力障碍

有无视力丧失、下降,视野缺损,偏盲,复视等。

(四)心理状况

(1)有无焦虑、恐惧、抑郁等情绪。

(2)疾病对生活、工作有无影响。

六、护理诊断/问题

(一)生活自理能力缺陷

生活自理能力缺陷与肢体无力有关。

(二)躯体移动障碍

躯体移动障碍与脊髓受损有关。

(三)有受伤的危险

有受伤的危险与视神经受损有关。

(四)有皮肤完整性受损的危险

有皮肤完整性受损的危险与瘫痪及大小便失禁有关。

(五)便秘

便秘与脊髓受累有关。

(六)潜在的并发症

感染与长期应用激素导致机体抵抗力下降有关。

(七)有泌尿系统感染的危险

有泌尿系统感染的危险与长期留置尿管及卧床有关。

(八)知识缺乏

知识缺乏与疾病相关知识缺乏有关。

(九)焦虑

焦虑与担心疾病预后及复发有关。

七、护理措施

(一)环境与休息

保持病室安静舒适,病房内空气清新,温湿度适宜。病情危重的患者应卧床休息。病情平稳时鼓励患者下床活动,注意预防跌倒、坠床等不良事件的发生。

(二)饮食护理

指导患者进高热量、高蛋白质、高维生素食物,少食多餐,多吃新鲜蔬菜和水果。出现吞咽困难等症状时,进食应抬高床头,速度宜慢,并观察进食情况,避免呛咳。必要时遵医嘱留置胃管,并进行吞咽康复锻炼。

(三)安全护理

(1)密切观察病情变化,视力、肌力如有下降,及时通知医师。视力下降、视野缺损的患者要注意用眼卫生,不用手揉眼,保持室内光线良好,环境简洁整齐。将呼叫器、水杯等必需品放在患者视力范围内,暖瓶等危险物品远离患者。复视患者活动时建议戴眼罩遮挡一侧眼部,以减轻头晕症状。

（2）感觉异常的患者,指导其选择宽松、棉质衣裤,以减轻束带感。洗漱时,以温水为宜,可以缓解疲劳。禁止给予患者使用热水袋,避免泡热水澡。避免因过热而导致症状波动。

（四）肠道护理

排泄异常的患者嘱其养成良好的排便习惯,定时排便。每天做腹部按摩,促进肠蠕动,排便困难时可使用开塞露等缓泻药物。平时多食含粗纤维食物,以保证大便通畅。留置尿管的患者,保持会阴部清洁、干燥。定时夹闭尿管,协助患者每天做膀胱、盆底肌肉训练,增强患者控制膀胱功能的能力。

（五）基础护理

保持床单位清洁、干燥,保证患者"六洁四无"。定时翻身、拍背、吸痰,保持呼吸道通畅,保持皮肤完好。肢体处于功能位,每天进行肢体的被动活动及伸展运动训练。能行走的患者,鼓励其进行主动锻炼。锻炼要适度。并保证患者安全,避免外伤。

（六）用药护理

使用糖皮质激素应注意观察药物的不良反应及并发症,及时有效遵医嘱给予处理。注意观察生命体征、血糖变化。保护胃黏膜,避免进食坚硬、有刺激的食物。长期应用者,要注意避免感染。并向患者及家属进行药物宣教,以取得其配合。使用免疫抑制剂应向患者及家属做好药物知识宣教,使其了解药物的使用注意事项及不良反应,注意观察药物不良反应,预防感染,定期抽血,监测血常规及肝功能、肾功能。

（七）心理护理

要做好患者心理护理,介绍有关疾病知识,鼓励患者配合医护人员的治疗,做好长期治疗的准备,树立战胜疾病的信心,减轻恐惧、焦虑、抑郁等不良情绪,以促进疾病康复。

八、健康指导

（1）合理安排工作、学习,生活有规律。

（2）保证充足睡眠,保持积极乐观的精神状态,增加自我照顾能力和应对疾病的信心。

（3）避免紧张和焦虑的情绪。

（4）进行康复锻炼,以保持活动能力,强度要适度。

（5）正确用药,合理饮食。

（姜华丽）

第九节　脊髓压迫症

一、疾病概述

（一）概念和特点

脊髓压迫症是一组椎管内占位性病变引起的脊髓受压综合征,随着病变进展出现脊髓半切和横贯性损害及椎管梗阻,脊神经根和血管可不同程度受累。

(二)病因

脊髓是含水分丰富的柔软组织,对外来机械压力及缺血缺氧的耐受能力差,脊髓压迫症与机械压迫、血供障碍及占位病变直接浸润破坏有关。

1.急性压迫型

多由急性硬膜外血肿、外伤后椎管内血肿、椎管内出血等引起,病变发展快,在较短时间内(1～3天)迅速压迫脊髓,使脊髓动脉血供减少,静脉回流受阻,受损区神经细胞、胶质细胞及神经轴突水肿、变性,若不能及时解除病因,可出现脊髓坏死。

2.慢性压迫型

常由先天性脊柱畸形和椎管内良性肿瘤引起,病变发展速度较慢,可在一定的时间内不表现出相应的临床症状。发病后期出现失代偿症状,机械压迫表现为神经根脊髓半切或横贯性损害。

(三)临床表现

1.急性脊髓压迫症

发病及进展迅速,常于数小时至数天内脊髓功能完全丧失,多表现为脊髓横贯性损害,出现脊髓休克,病变以下呈弛缓性瘫,各种反射消失。

2.慢性脊髓压迫症

病情缓慢进展,早期症状体征可不明显。可分为三期。

(1)根痛期(神经根刺激期):出现神经根痛及脊膜刺激症状。晚间症状加重,白天减轻;咳嗽、排便和用力等加腹压动作可使疼痛加剧,改变体位也使症状减轻或加重。

(2)脊髓部分受压期:表现脊髓半切综合征,同侧损害节段以下上运动神经元性瘫痪、腱反射亢进、病理征阳性,同侧深感觉障碍及病变对侧损害节段以下痛温觉减退或丧失,而触觉良好,病变侧损害节段以下血管舒缩功能障碍。

(3)脊髓完全受压期:出现脊髓完全横贯性损害,表现的运动、感觉与自主神经功能障碍和急性脊髓炎一致。

(四)辅助检查

1.脑脊液检查

常规、生化检查及动力学变化对确定脊髓压迫症和程度很有价值。

2.影像学检查

脊柱 X 线平片、CT 及 MRI、脊髓造影等也可以确定病变的节段、性质及压迫程度。

(五)治疗原则

(1)早期诊断,及早手术,尽快去除病因。恶性肿瘤或转移瘤可酌情手术、放射治疗(简称放疗)或化疗。

(2)急性脊髓压迫症需在 6 小时内减压,如硬脊膜外脓肿应紧急手术并给予足量抗生素,脊柱结核在根治术同时抗结核治疗。

(3)瘫痪肢体应积极进行康复治疗及功能训练,预防并发症。

二、护理评估

(一)一般评估

1.生命体征

患者因感染引起的体温升高和心率加快。疾病波及高段颈髓和延髓时,易致呼吸肌瘫痪,观察呼吸的频率和节律。延髓心血管中枢受影响时,患者心率和血压波动较大。

2.患者主诉

了解发病前数天或1～2周有无发热、全身不适或上呼吸道感染症状、促发脊髓炎的主要原因及诱因等。询问其首发症状和典型表现,肌无力的部位,感觉障碍的部位和性质,大小便失禁/潴留,有无长期卧床并发症。

(二)身体评估

1.头颈部

评估患者的意识状态和面容,患者的营养状态。面部表情是否淡漠、颜色是否正常,有无畸形、面肌抽动、眼睑水肿、眼球突出、眼球震颤、巩膜黄染、结膜充血。有无张口呼吸或鼻翼翕动,有无咳嗽无力。头颅大小、形状,注意有无头颅畸形。注意头颈部有无局部肿块或压痛;颈动脉搏动是否对称。有无头部活动受限、不自主活动及抬头无力。角膜反射、咽反射是否存在或消失,有无构音障碍或吞咽困难。脑膜刺激征是否阳性。

2.胸部

患者胸廓、脊柱有无畸形,有无呼吸困难。肺部感染者,可触及语音震颤。心脏及肺部叩诊和听诊是否异常,注意两侧对比。皮肤干燥和多汗的部位。感觉检查宜在环境安静、患者清醒配合的情况下进行,注意感觉障碍的部位、性质、范围、感觉变化的平面及双侧对称性等。

(1)浅感觉。①痛觉:用针尖轻刺皮肤,确定痛觉减退、消失或过敏区域。检查时应掌握刺激强度,可从无痛觉区向正常区检查,自上而下,两侧对比。②温度觉:以盛有冷水(5～10 ℃)和热水(40～45 ℃)的两试管,分别接触患者皮肤,询问其感觉。③触觉:以棉花、棉签轻触患者皮肤,询问其感觉。

(2)深感觉。①位置觉:嘱患者闭目,医者用手指从两侧轻轻夹住患者的手指或足趾,作伸屈动作,询问其被夹指、趾的名称和被扳动的方向。②震动觉:将音叉震动后,放在患者的骨突起部的皮肤上,询问其有无震动及震动持续时间。③实体感觉:嘱患者闭目,用手触摸分辨物体的大小、方圆、硬度。④两点分辨觉:以圆规的两个尖端,触及身体不同部位,测定患者分辨两点距离的能力。

3.腹部

患者腹部和膀胱区外形和膀胱区是否正常,触诊有无局部压痛、反跳痛,双侧感觉是否存在,是否对称,记录感觉变化的部位。腹壁反射、提睾反射是否存在和对称。两便失禁是否引起压疮。留置尿道者,观察尿道口有无脓性分泌物,尿液的性质。叩诊膀胱区,判断有无尿潴留。肠鸣音是否减弱或消失。

4.四肢

患者四肢外形,有无畸形,四肢肌力和肌张力。触诊患者的肌力和肌张力,肌张力增高或降低,肌张力异常的形式。感觉障碍的部位和性质,病理反射阳性。评估患者四肢腱反射的强弱。病理反射是否阳性。

根据肌力的情况,一般均将肌力分为以下0～5级,共6个级别。

0级:完全瘫痪,测不到肌肉收缩。

1级:仅测到肌肉收缩,但不能产生动作。

2级:肢体能在床上平行移动,但不能抵抗自身重力,即不能抬离床面。

3级:肢体可以克服地心吸收力,能抬离床面,但不能抵抗阻力。

4级:肢体能做对抗外界阻力的运动,但不完全。

5级:肌力正常。

(三)心理-社会评估

主要了解患者患病后的情绪反应,及其学习、工作与家庭生活等情况,家庭成员的支持程度,家庭经济能力和社会支持资源。

(四)辅助检查结果评估

(1)实验室检查急性期血常规可见白细胞升高,脑脊液白细胞增多,蛋白含量明显增高。

(2)磁共振检查(MRI):MRI检查可在早期明确脊髓病变的性质、范围、程度。早期,脊髓病变段呈弥漫肿胀、增粗。后期,脊髓不再肿胀,少部分患者出现脊髓萎缩。

(五)常用药物治疗效果的评估

严格按医嘱用药,严禁骤然停药,否则会引发病情加重。急性期大剂量应用糖皮质激素,注意观察患者症状是否改善及其不良反应。长期大量应用糖皮质激素可引起物质代谢和水盐代谢紊乱,出现类肾上腺皮质功能亢进综合征,如浮肿、低血钾、高血压、糖尿病、皮肤变薄、满月脸、水牛背、向心性肥胖、多毛、痤疮、肌无力和肌萎缩等症状,一般不需格外治疗,停药后可自行消退。骨质疏松及椎骨压迫性骨折是各种年龄患者应用糖皮质激素治疗中严重的并发症。

三、主要护理诊断/问题

(一)躯体移动障碍

躯体移动障碍与脊髓病变有关。

(二)低效性呼吸形态

低效性呼吸形态与呼吸肌麻痹有关。

(三)尿潴留

尿潴留与膀胱自主神经功能障碍有关。

(四)生活自理缺陷

生活自理缺陷与肢体瘫痪有关。

(五)潜在并发症

压疮、坠积性肺炎、尿路感染。

四、护理措施

(一)病情观察

监测生命体征,应严密观察有无呼吸困难、心率加快、血压升高、体温升高,有无发绀、吞咽及言语障碍等。定期监测血生化指标。判断瘫痪和感觉平面有无上升,疾病有无进展或加重。

(二)一般护理

1.休息与活动

急性期特别是并发有心肌炎时应卧床休息。如有呼吸肌麻痹应取平卧位,头偏向一侧。恢复期可适当活动与休息相结合,但避免过度劳累。

2.吸氧

给予低流量吸氧。如出现呼吸无力、呼吸困难应及时通知医师,必要时给予气管插管或气管切开、呼吸机辅助呼吸。

(三)合理饮食

保证机体足够的营养,进食高蛋白、高热量、高维生素、易消化、含钾丰富(如橘子、香蕉等)的食物。吞咽困难进食呛咳者,应给予鼻饲,切勿勉强进食,以免引起吸入性肺炎及窒息。口腔护理一天两次,根据患者的情况选择合适的漱口液,可以自理的患者尽量鼓励患者自己洗漱。

(四)皮肤护理

大小便失禁、腹泻、发热、出汗、自主神经功能紊乱等都会使皮肤处于潮湿环境中,发生压疮的危险会增加,必须加强皮肤护理。对骨突或受压部位,如脚踝、足跟、骶尾部等部位常检查,加强营养;使用一些护理用品和用具,如给予气垫床、赛肤润、美皮康和海绵垫等;每2小时翻身、拍背1次。输液以健侧、上肢为原则,输液前认真观察准备输液肢体一侧的皮肤情况,输液后随时观察输液肢体局部及皮肤情况,以免液体外渗造成皮肤红肿;给予洗漱、浸泡时水温勿过热以免造成烫伤,冰袋降温时间勿过长引起冻伤。

(五)康复训练

在脊髓受损初期,就应与康复师根据患者情况制订康复计划,保持各关节的正常功能位,每次翻身后将肢体位置摆放正确,做关节的被动或主动运动。给予日常生活活动训练,使患者能自行穿脱衣服、进食、盥洗、大小便、淋浴及开关门窗、电灯、水龙头等,增进患者的自我照顾能力。

(六)排泄异常的护理

1.尿失禁患者

护理人员要根据给患者输液或饮水的时间,给予排便用品,协助其排便,同时在患者小腹部加压,增加膀胱内压,锻炼恢复自主排尿功能。

2.尿潴留患者

应给予留置导尿,根据入量(输液、饮水)时间,适时、规律地夹闭、开放尿管,以维持膀胱充盈、收缩功能;同时在排放尿液时可采用一些方法刺激诱导膀胱收缩,如轻敲患者下腹部、听流水声和热敷膀胱区。对留置导尿管的患者:应每天消毒尿道口,观察尿液的色、量是否正常,是否有沉淀,尿道口有无分泌物;当尿常规化验有感染时,可根据医嘱给予膀胱冲洗,再留取化验至正常,注意操作时保持无菌规范;患者病情允许的情况下,尽早拔除尿管。

3.大便秘结的患者

应保持适当的高纤维饮食与水分的摄取。餐后胃肠蠕动增强,当患者有便意感时,指导并协助患者增加腹压来引发排便。每天固定时间进行排便训练,养成排便规律。必要时肛门塞入开塞露,无效时可给予不保留灌肠。

4.大便失禁的患者

选择易消化、吸收的高营养、低排泄的要素饮食,同时指导患者练习腹肌加压与肛门括约肌收缩,掌握进食后的排便时间规律,协助放置排便用品(便盆、尿垫);随时清洁排便后肛门周围皮肤。

(七)心理护理

患者均为突然发病且伴有肢体瘫痪、排泄异常等,严重影响其正常生活,加之对疾病知识、治疗效果不了解容易产生恐惧感。而且本病病程较长,患者可出现不同程度的情绪低落,对治疗和康复缺乏信心,护理人员应及时向患者介绍疾病相关知识,动员和指导家人和朋友在各个方面关心、支持、帮助患者,减轻其思想负担,去除紧张情绪,鼓励患者表达自己的感受,倾听患者的诉说。帮助患者做肢体活动,给予精神上的鼓励及生活支持,树立战胜疾病的信心。

(八)健康教育

(1)瘫痪肢体应早期作被动运动、按摩,以改善血液循环,促进瘫痪肢体的恢复。保持肢体的功能位置,预防足下垂及畸形。同时可配合物理治疗、针灸治疗。

(2)训练患者正确的咳嗽、咳痰方法,变换体位方法。

(3)提出治疗与护理的配合及要求,包括休息与活动、饮食、类固醇皮质激素的应用及其注意事项。

(4)增加营养,增强体质,预防感冒。

(5)带尿管出院者,应指导留置尿管的护理及膀胱功能的训练。

(6)长期卧床者,应每2小时翻身、拍背1次,预防压疮及坠积性肺炎。

(7)出现生命体征改变、肢体感觉障碍、潜在并发症及时就诊。

五、护理效果评估

(1)患者自觉症状(肌力增强、感觉障碍减退)逐渐好转,生活基本自理。

(2)患者大小便失禁,逐渐控制。

(3)患者无尿路感染。

(4)患者皮肤完好,无压疮。

(5)患者大小便潴留逐渐解除,大小便通畅。

(姜华丽)

第十节　吉兰-巴雷综合征

一、概述

吉兰-巴雷综合征(GBS)又称急性感染性脱髓鞘性多发性神经病,是可能与感染有关和免疫机制参与的急性特发性多发性神经病。临床上表现为四肢弛缓性瘫痪,末梢型感觉障碍和脑脊液蛋白细胞分离等。本病确切病因不清,可能与空肠弯曲菌感染有关;或是机体免疫发生紊乱,产生针对周围神经的免疫应答,引起周围神经脱髓鞘。本病年发病率为(0.6~1.9)/10万,我国尚无系统的流行病学资料。

二、诊断步骤

(一)病史采集要点

1.起病情况

以儿童或青少年多见,急性或亚急性起病,数天或2周内达高峰。需要耐心分析,争取掌握比较确切的起病时间,了解病情进展情况。

2.主要临床表现

主要临床表现为运动、感觉和自主神经损害。肢体弛缓性瘫痪,从下肢远端向上发展,至上肢并累及脑神经(也可以首发症状为双侧周围性面瘫)。感觉异常如烧灼感、麻木、疼痛等,以远端为主。自主神经紊乱症状明显,如心律失常、皮肤营养障碍等,但尿便障碍绝大多数患者不出现,严重患者可有。

3.既往史

若发现可能致病的原因有较大意义。如起病前1～4周有无胃肠或呼吸道感染症状,有无疫苗接种史,或者外科手术史,有无明显诱因。

(二)体格检查要点

1.一般情况

精神疲乏,若感染严重者,可有不同程度的发热。窦性心动过速,血压不稳定,出汗多,皮肤红肿及营养障碍。

2.神经系统检查

神志清,高级神经活动正常。脑神经以双侧周围性面瘫、延髓性麻痹为主,四肢呈弛缓性瘫痪,末梢型感觉障碍,大、小便功能障碍多不明显。

(三)门诊资料分析

1.血常规

白细胞数量轻度升高或正常。

2.生化

血钾含量正常。

3.病史和检查

可见患者有运动、感觉和自主神经障碍,因此,定位在周围神经病变。起病前有感染等病史,考虑为感染性或自身免疫性疾病,应进一步检查感染和免疫相关指标以确诊。

(四)进一步检查项目

1.腰穿

脑脊液蛋白细胞分离是本病特征性表现,蛋白含量增高而细胞数正常,出现在起病后2～3周,但在第1周正常。

2.肌电图

发现运动和感觉神经传导速度明显减慢,有失神经或轴索变性的肌电改变。脱髓鞘病变呈节段性和斑点状特点,可能某一神经感觉传导速度正常,另一神经异常,因此,早期要检查多根神经。发病早期可能只有F波或H反射延迟或消失。

三、诊断对策

(一)诊断要点

根据起病前有感染史,急性或亚急性起病,四肢对称性下运动神经元瘫痪,末梢型感觉减退及脑神经损害,脑脊液蛋白细胞分离,结合肌电图可以确诊。Asbury 等的诊断标准:①多有病前感染或自身免疫反应。②急性或亚急性起病,进展不超过4周。③四肢瘫痪常自下肢开始,近端较明显。④可有呼吸肌麻痹。⑤可有脑神经受损。⑥可有末梢型感觉障碍或疼痛。⑦脑脊液蛋白细胞分离。⑧肌电图早期F波或H反射延迟,运动神经传导速度明显减慢。

(二)鉴别诊断要点

1.低血钾型周期性瘫痪

本病一般有甲状腺功能亢进症、低血钾病史。起病快(数小时～1天),恢复也快(2～3天)。

四肢弛缓性瘫痪,无呼吸肌麻痹和脑神经受损,无感觉障碍。脑脊液没有蛋白细胞分离。血钾低,补钾有效。既往有发作史。

2.脊髓灰质炎

本病为脊髓前角病变,没有感觉障碍和脑神经受损。多在发热数天后,体温未恢复正常时出现瘫痪,通常只累及一个肢体。但本病起病后3周也可见脑脊液蛋白细胞分离。

3.重症肌无力

本病为神经肌肉接头病变,主要累及骨骼肌,因此,没有感觉障碍和自主神经症状。症状呈波动性,晨轻暮重。疲劳试验和肌电图有助于诊断。

(三)吉兰-巴雷综合征

变异型根据临床、病理及电生理表现可分为以下类型。

1.急性运动轴索型神经病

其为纯运动型,特点是病情中多有呼吸肌受累,24～48小时迅速出现四肢瘫痪,肌萎缩出现早,病残率高,预后差。

2.急性运动感觉轴索型神经病发病

此型与前者相似,但病情更重,预后差。

3.弗希尔综合征

其表现为眼外肌麻痹、共济失调和腱反射消失三联征。

4.不能分类的吉兰-巴雷综合征

这包括"全自主神经功能不全"和极少数复发型吉兰-巴雷综合征。

四、治疗对策

(一)治疗原则

(1)尽早明确诊断,及时治疗。

(2)根据病情的严重情况进行分型,制订合理的治疗方案。

(3)治疗过程中应密切观察病情,注重药物毒副作用。

(4)积极预防和控制感染及消化道出血等。

(5)早期康复训练对功能恢复有重要意义,同时可提高患者自信心,观察效果。

(二)治疗计划

1.基础治疗(对症支持治疗)

(1)辅助呼吸:患者气促,血氧饱和度降低,动脉血氧分压下降至9.3 kPa(70 mmHg)以下,可进行气管插管,呼吸机辅助呼吸,必要时气管切开。加强护理,保持呼吸道通畅,定时翻身、拍背,雾化吸入,吸痰等。

(2)重症患者持续心电监护,窦性心动过速通常无须处理。血压高时可予小剂量降压药,血压低时可予扩容等。

(3)穿长弹力袜预防深静脉血栓。

(4)保持床单平整,勤翻身,预防压疮。

(5)吞咽困难者可予鼻饲,以免食物误入气管窒息。

(6)尿潴留可加压按压腹部,无效时可留置尿管。便秘可用大黄苏打片、番泻叶等。出现肠梗阻时应禁食并请外科协助治疗。

(7)出现疼痛,可予非阿片类镇痛药或试用卡马西平。

(8)早期开始康复治疗,包括肢体被动和主动运动,防止挛缩,用夹板防止足下垂畸形,以及针灸、按压、理疗和步态训练等。

2.特异治疗(病因治疗)

(1)血浆置换:按每千克体重 40 mL 或 1～1.5 倍血浆容量计算每次交换血浆量,可用 5% 清蛋白复原血容量,减少使用血浆的并发症。轻、中、重患者每周应分别做 2 次、4 次和 6 次。主要禁忌证是严重感染、心律失常、心功能不全及凝血系统疾病等。

(2)免疫球蛋白静脉滴注(IVIG):成人按 0.4 g/(kg·d)剂量,连用 5 天,尽早使用或在呼吸肌麻痹之前使用。禁忌证是先天性 IgA 缺乏,因为免疫球蛋白制品含少量 IgA,此类患者使用后可导致 IgA 致敏,再次应用可发生变态反应。常见不良反应有发热、面红等,减慢输液速度即可减轻。引起肝功能损害者,停药 1 个月即可恢复。

(3)以上两种方法是治疗吉兰-巴雷综合征的首选方法,可消除外周血免疫活性细胞、细胞因子和抗体等,减轻神经损害。尽管两种治疗费用昂贵,但是严重病例或是进展快速病例,均应早期使用,可能减少辅助通气的费用和改变病程。

(4)激素通常认为对吉兰-巴雷综合征无效,并有不良反应。但是,在无经济能力或无血浆置换和 IVIG 医疗条件时,可试用甲泼尼龙 500 mg/d,静脉滴注,连用 5～7 天;或地塞米松 10 mg/d,静脉滴注,连用 7～10 天为 1 个疗程。

五、病程观察及处理

可以按照以下分型评估患者的临床状况。

(1)轻型:四肢肌力Ⅲ级以上,可独立行走。

(2)中型:四肢肌力Ⅲ级以下,不能独立行走。

(3)重型:四肢无力或瘫痪,伴Ⅸ、Ⅹ对颅神经和其他神经麻痹,不能吞咽,活动时有轻微呼吸困难,但不需要气管切开人工辅助呼吸。

(4)极重型:数小时或数天内发展为四肢瘫痪,吞咽不能,呼吸肌麻痹,需要气管切开人工辅助呼吸。

六、预后评估

本病为自限性,呈单相病程,多于发病后 4 周时症状和体征停止进展,经数周或数月恢复,恢复中可有短暂波动,极少复发。70%～75% 的患者完全恢复,25% 的患者遗留轻微神经功能缺损,5% 的患者死亡,通常死于呼吸衰竭。前期有空肠弯曲菌感染证据者预后较差,病理以轴索变性为主者病程较迁延且恢复不完全。高龄、起病急骤或辅助通气者预后不良。早期有效治疗及支持疗法可降低重症病例的病死率。

七、护理

(一)主要护理问题

1.呼吸困难

呼吸困难与病变侵犯呼吸肌,引起呼吸肌麻痹有关。

2.有误吸的危险

有误吸的危险与病变侵犯脑神经,使得吞咽肌群无力有关。

3.生活自理能力缺陷

生活自理能力缺陷与运动神经脱髓鞘改变引起的四肢瘫痪有关。

4.有失用综合征的危险

有失用综合征的危险与运动神经脱髓鞘改变引起的四肢瘫痪有关。

5.皮肤完整性受损

皮肤完整性受损与运动神经脱髓鞘改变引起的四肢瘫痪有关。

6.便秘

便秘与自主神经功能障碍及长期卧床有关。

7.恐惧

恐惧与运动障碍引起的快速进展性四肢瘫,或呼吸肌麻痹引起呼吸困难带来的濒死感有关。

(二)护理措施

1.严密观察病情变化

患者因四肢瘫痪,躯干、肋间肌和膈肌麻痹而致呼吸困难,甚至呼吸肌麻痹。因此,应重点观察患者呼吸情况。如果出现呼吸肌群无力,表现为呼吸困难、咳痰无力、烦躁不安及口唇发绀等缺氧症状,应及时给予吸氧。必要时进行气管切开,使用人工呼吸机辅助呼吸。

2.保持呼吸道通畅和防止并发症的发生

(1)能否保持患者呼吸道通畅是关系患者生命安危的关键问题。对已气管切开使用人工呼吸机的患者应采取保护性隔离。病室温度保持在22～24 ℃,避免空气干燥,定时通风,保持室内空气新鲜。

(2)吸痰时要严格执行无菌操作,使用一次性吸痰管,操作前后洗手,防止交叉感染。

(3)每2～3小时翻身、叩背1次,气管内滴药,如2%碳酸氢钠,促进痰液排出。预防发生肺不张。

(4)气管切开伤口每天换药,并观察伤口情况。

(5)减少探视。

3.防止压疮的发生

本病发病急骤,瘫痪肢体恢复缓慢,因此,久卧患者要每天擦洗1～2次,保持皮肤清洁干净。患者床褥整齐、干净、平整。每2～3小时翻身更换体位,以免局部受压过久。按压骨突处,促进局部血液循环。

4.加强对瘫痪肢体的护理

GBS患者瘫痪特点为四肢对称性瘫痪,患病早期应保持侧卧、仰卧时的良肢位,恢复期做好患者主动、被动训练,步态训练,以利于肢体功能恢复。

5.生活护理

患者四肢瘫痪,气管切开不能讲话。因此,护理人员必须深入细致地了解患者的各项要求,做好患者口腔、皮肤、会阴部的护理。

6.鼻饲护理

患者应进食营养丰富和易消化的食物。吞咽困难者可行鼻饲,以保证营养。鼻饲时应注意以下几点。

（1）鼻饲前将床头抬高 30°。

（2）每次鼻饲前应回抽胃液，观察有无胃潴留、胃液颜色，并观察胃管有无脱出。

（3）每次鼻饲量不宜过多，在 200～300 mL。

（4）鼻饲物的温度不宜过热，在 38～40 ℃。

（5）速度不宜过快，15～20 分钟，以防止呃逆。

（6）鼻饲之后，注入 20 mL 清水，清洗胃管。

7.肠道护理

患者长期卧床肠蠕动减慢，常有便秘，应多饮水、多吃粗纤维的食物。可做腹部按压，按顺时针方向，必要时服用缓泻药，使患者保持排便通畅。

8.心理护理

要做好患者心理护理，介绍有关疾病的知识，鼓励患者配合医护人员的治疗，树立战胜疾病的信心，早日康复。

9.健康指导

（1）指导患者养成良好的生活习惯，注意休息，保证充足的睡眠。

（2）指导患者坚持每天定时服药，不可随意更改药物剂量，定期复查。

（3）指导患者坚持活动和肢体功能锻炼，克服依赖心理，逐步做一些力所能及的事情。

（姜华丽）

第十一节 帕金森病

一、疾病概述

（一）概念和特点

帕金森病（Parkinson's disease，PD）又称震颤麻痹，是中老年常见的神经系统变性疾病，以静止性震颤、运动减少、肌强直和体位不稳为临床特征，主要病理改变是黑质多巴胺能神经元变性和路易小体形成。

（二）相关病理生理

黑质多巴胺能神经元通过黑质-纹状体通路将多巴胺输送到纹状体，参与基底节的运动调节。由于 PD 患者的黑质多巴胺能神经元显著变性丢失，黑质-纹状体多巴胺能通路变性，纹状体多巴胺递质浓度显著降低，出现临床症状时纹状体多巴胺浓度一般降低 80％以上。多巴胺递质降低的程度与患者的症状严重程度相一致。

（三）病因与发病机制

本病的病因未明，发病机制复杂。目前认为 PD 非单因素引起，可能为多因素共同参与所致，可能与以下因素有关。

1.年龄老化

本病多见于中老年人，60 岁以上人口的患病率高达 1％，应用氟多巴显影的正电子发射断层扫描（PET）也显示多巴胺能神经元功能随年龄增长而降低，并与黑质细胞的死亡数成正比。

2.环境因素

流行病学调查显示,长期接触杀虫剂、除草剂或某些工业化学品等可能是 PD 发病的危险因素。

3.遗传因素

本病在一些家族中呈聚集现象,包括常染色体显性遗传或常染色体隐性遗传,细胞色素 $P450_2D_6$ 型基因可能是 PD 的易感基因之一。

高血压脑动脉硬化、脑炎、外伤、中毒、基底核附近肿瘤,以及吩噻嗪类药物等所产生的震颤、强直等症状,称为帕金森综合征。

(四)临床表现

常为 60 岁以后发病,男性稍多,起病缓慢,进行性发展。首发症状多为震颤,其次为步行障碍、肌强直和运动迟缓。

1.静止性震颤

静止性震颤多从一侧上肢开始,呈现有规律的拇指对掌和手指屈曲的不自主震颤。类似"搓丸"样动作。具有静止时明显震颤,动作时减轻,入睡后消失等特征,故称为静止性震颤;随病程进展,震颤可逐步涉及下颌、唇、面和四肢。少数患者无震颤,尤其是发病年龄在 70 岁以上者。

2.肌强直

肌强直多从一侧的上肢或下肢近端开始,逐渐蔓延至远端、对侧和全身的肌肉。肌强直与锥体束受损时的肌张力增高不同,后者被动运动关节时,阻力在开始时较明显,随后迅速减弱,呈所谓"折刀"现象,故称折刀样肌强直,多伴有腱反射亢进和病理反射。

3.运动迟缓

患者随意动作减少,减慢。多表现为开始的动作困难和缓慢,如行走时起动和终止均有困难。面肌强直使面部表情呆板,双眼凝视和瞬目动作减少,笑容出现和消失减慢,造成"面具脸"。手指精细动作很难完成,系裤带、鞋带等很难进行;有书写时字越写越小的倾向,称为写字过小症"。

4.姿势步态异常

早期走路拖步,迈步时身体前倾,行走时步距缩短,颈肌、躯干肌强直而使患者站立时呈特殊屈曲体姿,行走时上肢协同摆动的联合动作减少或消失;晚期由坐位、卧位起立困难。迈步后碎步、往前冲,越走越快,不能立刻停步,称为慌张步态。

(五)辅助检查

(1)一般检查无异常。

(2)头颅 CT:头颅 CT 可显示脑部不同程度的脑萎缩表现。

(3)功能性脑影像:采用 PET 或 SPECT 检查有辅助诊断价值。

(4)基因检测:DNA 印记技术、PCR、DNA 序列分析等,在少数家族性 PD 患者中可能发现基因突变。

(5)生化检测:采用高效液相色谱可检测到脑脊液和尿中 HVA 含量降低。

(六)治疗原则

1.综合治疗

应采取综合治疗,包括药物治疗、手术治疗、康复治疗、心理治疗等,药物治疗是首选且主要的治疗手段。

2.用药原则

药物治疗应从小剂量开始,缓慢递增,以较小剂量达到较满意疗效。达到延缓疾病进展、控制症状,尽可能延长症状控制的年限,同时尽量减少药物的变态反应和并发症。

3.药物治疗

早期无须药物治疗,当疾病影响患者日常生活和工作能力时,适当的药物治疗可不同程度的减轻症状,并可因减少并发症而延长生命。以替代药物如复方左旋多巴、多巴受体激动剂等效果较好。

4.外科治疗

采用立体定向手术破坏丘脑腹外侧核后部可以控制对侧肢体震颤;破坏其前部则可制止对侧肌强直。采用 γ-刀治疗本病近期疗效较满意,远期疗效待观察。

5.康复治疗

进行肢体运动、语言、进食等训练和指导,可改善患者的生活质量,减少并发症。

6.干细胞治疗

干细胞治疗是正在探索中的一种较有前景的新疗法。

二、护理评估

(一)一般评估

1.生命体征

一般无特殊。

2.患者主诉

(1)症状:有无静止性震颤,类似"搓丸"样动作;折刀样肌强直及铅管样肌强直;面具脸;写字过小症及慌张步态。

(2)发病形式:何时发病,持续时间,症状的部位、范围、性质、严重程度等。

(3)既往检查、治疗经过及效果,是否有遵医嘱治疗。目前情况包括使用药物的名称、剂量、用法和有无变态反应。

3.相关记录

患者认知功能、日常生活能力、精神行为症状、年龄、性别、体重、体位、饮食、睡眠、皮肤、出入量、跌倒风险评估、吞咽功能障碍评定等记录结果。

(二)身体评估

1.头颈部

患者意识是否清楚,睁眼运动是否正常。两侧瞳孔是否等大、等圆、瞳孔对光反射是否灵敏;角膜反射是否正常。头颅大小、形状,注意有无头颅畸形。面部表情是否淡漠、颜色是否正常,有无畸形、面肌抽动、眼睑水肿、眼球突出、眼球震颤、巩膜黄染、结膜充血、额纹及鼻唇沟是否对称或变浅、鼓腮、示齿动作能否完成,伸舌是否居中,舌肌有无萎缩。有无吞咽困难、饮水呛咳,有无声音嘶哑或其他语言障碍。咽反射是否存在或消失。有无头部活动受限、不自主活动及抬头无力;颈动脉搏动是否对称。颈椎、脊柱、肌肉有无压痛。颈动脉听诊是否闻及血管杂音。

2.胸部

无特殊。

3.腹部

无特殊。

4.四肢

四肢有无震颤、肌阵挛等不自主运动,患者站立和行走时步态是否正常。肱二头肌反射、肱三头肌反射、桡反射、膝腱反射、跟腱反射是否阳性。

(三)心理-社会评估

1.疾病知识

患者对疾病的性质、过程、防治及预后知识的了解程度。

2.心理状况

了解疾病对其日常生活、学习和工作的影响,患者能否面对现实、适应角色转变,有无人格改变、反应迟钝、记忆力及计算力下降或丧失等精神症状。

3.社会支持系统

了解家庭的组成、经济状况、文化教育背景;家属对患者的关心、支持,以及对患者所患疾病的认识程度;了解患者的工作单位或医疗保险机构所能承担的帮助和支持情况;患者出院后的继续就医条件,居住地的社区保健资源或继续康复治疗的可能性。评估患者居住的环境舒适程度及其安全性;评估患者的决策能力,决定患者是否需要代理人;评估服药情况和护理评测需求,是否需要制定临终护理计划;确认患者的主要照料者,并对照料者的心理和生理健康也予以评价。

(四)辅助检查结果的评估

(1)常规检查:一般无特殊。

(2)头颅 CT:脑部有无脑萎缩表现。

(3)功能性脑影像、基因检测、生化检测有无异常。

(五)常用药物治疗效果的评估

1.应用抗胆碱能药物评估

(1)用药剂量、时间、方法的评估与记录。

(2)变态反应的评估:观察并询问患者有无头晕、视力模糊、口干、便秘、尿潴留、情绪不安、抽搐症状。

(3)精神症状的评估:有无出现幻觉等。

2.应用金刚烷胺药物评估

(1)用药剂量、时间、方法的评估与记录。

(2)变态反应的评估:有无神志模糊、下肢网状青斑、踝部水肿。

(3)精神症状的评估:有无出现幻觉等。

3.应用左旋多巴制剂评估

(1)用药剂量、时间、方法的评估与记录。

(2)有无"开、关"现象、异动症及剂末现象。

(3)有无胃肠道症状:初期可出现胃肠不适,表现为恶心、呕吐等。

三、主要护理诊断/问题

(一)躯体活动障碍

躯体活动障碍与黑质病变、锥体外系功能障碍所致震颤、肌强直、体位不稳、随意运动异常有关。

(二)长期自尊低下

长期自尊低下与震颤、流涎、面肌强直等身体形象改变和言语障碍、生活依赖他人有关。

(三)知识缺乏

缺乏本病相关知识与药物治疗知识。

(四)营养失调

低于机体需要量与吞咽困难、饮食减少和肌强直、震颤所致机体消耗量增加等有关。

(五)便秘

便秘与消化功能障碍或活动量减少等有关。

(六)语言沟通障碍

语言沟通障碍与咽喉部、面部肌肉强直,运动减少、减慢有关。

(七)无能性家庭应对

无能性家庭应对与疾病进行性加重,患者长期需要照顾、经济或人力困难有关。

(八)潜在并发症

外伤、压疮、感染。

四、护理措施

(一)生活护理

加强巡视,主动了解患者的需要,既要指导和鼓励患者自我护理,做自己力所能及的事情,又要协助患者洗漱、进食、淋浴、大小便料理和做好安全防护,增进患者的舒适,预防并发症。主要是个人卫生、皮肤护理、提供生活方便、采取有效沟通方式、保持大小便通畅。

(二)运动护理

告知患者运动锻炼的目的在于防止和推迟关节强直与肢体挛缩;与患者和家属共同制定切实可行的具体锻炼计划。

1.疾病早期

应指导患者维持和增加业余爱好,鼓励患者尽量参加有益的社交活动,坚持适当运动锻炼,注意保持身体和各关节的活动强度与最大活动范围。

2.疾病中期

告诉患者知难而退或简单的家人包办只会加速其功能衰退。平时注意做力所能及的家务,尽量做到自己的事情自己做。起步困难和步行时突然僵住不能动时,应思想放松,尽量跨大步伐;向前走时脚要抬高,双臂要摆动,目视前方,不要目视地面;转弯时,不要碎步移动,否则易失去平衡;护士或家人在协助患者行走时,不要强行拉着走;当患者感到脚粘在地上时,可告诉患者先向后退一步,再往前走,这样会比直接向前容易得多。

3.疾病晚期

应帮助患者采取舒适体位、被动活动关节、按摩四肢肌肉,注意动作轻柔,勿造成患者疼痛和骨折。

(三)安全护理

(1)对于上肢震颤未能控制、日常生活动作笨拙的患者,应谨防烧伤、烫伤等。为端碗持筷困难者准备带有大把手的餐具,选用不易打碎的不锈钢饭碗、水杯和汤勺,避免玻璃和陶瓷制品等。

(2)对有幻觉、错觉、欣快、抑郁、精神错乱、意识模糊或智能障碍的患者应特别强调专人陪护。护士应该认真查对患者是否按时服药,有无错服或误服,药物代为保管,每次送服到口;严格交接班制度,禁止患者自行使用锐利器械和危险品;智能障碍患者应安置在有严密监控区域,避免自伤、坠床、坠楼、走失、伤人等意外发生。

(四)心理护理

护士应细心观察患者的心理反应,鼓励患者表达并注意倾听他们的心理感受,与患者讨论身体健康状况改变所造成的影响、不利于应对的因素,及时给予正确的信息和引导,使其能够接受和适应自己目前的状态并能设法改善。鼓励患者尽量维持过去的兴趣与爱好,多与他人交往;指导家属关心体贴患者,为患者创造好的亲情氛围,减轻他们心理压力。告诉患者本病病程长、进展缓慢、治疗周期长,而疗效的好坏常与患者精神情绪有关,鼓励他们保持良好心态。

(五)用药指导

告知患者本病需要长期或终身服药治疗,让患者了解常用的药物种类、用法、服药注意事项、疗效及变态反应的观察和处理。告诉患者长期服药过程中可能会突然出现某些症状加重或疗效减退,让患者了解用药过程可能出现的"开-关现象""剂末现象"及应对方法。

(六)饮食指导

告知患者及家属导致营养低下的原因、饮食治疗的原则与目的,指导合理选择饮食和正确进食。给予高热量、高维生素、高纤维素、低盐、低脂适量优质蛋白的易消化饮食,并根据病情变化及时调整和补充各种营养素,戒烟、酒。

(七)健康教育

(1)对于被迫退休或失去工作的患者,应指导或协助其培养新的爱好。

(2)教会家属协助患者计划每天的益智活动及参与社会交往。

(3)就诊指标:症状加重或者出现精神症状及时就诊。

五、护理效果评价

(1)患者能够接受和适应目前的状态并能设法改善。

(2)患者积极参与康复锻炼,尽量能够坚持自我护理。

(3)患者坚持按时服药,无错服、误服及漏服。

(4)患者未发生跌倒或跌倒次数减少。

(5)患者及家属合理选择饮食和正确进食;进食水时不发生呛咳。

(6)患者大便能维持正常。

(7)患者及家属的焦虑症状减轻。

(马晓梅)

第十二节　阿尔茨海默病

一、疾病概述

阿尔茨海默病是发生于老年和老年前期,以进行性认知功能障碍和行为损害为特征的中枢神经系统退行性病变,是老年期痴呆的最常见类型,临床上表现为记忆障碍、失语、失用、认知障碍、视空间能力损害、抽象思维和计算力损害、人格和行为的改变等。

(一)病因

阿尔茨海默病可分为家族性和散发性,家族性阿尔茨海默病呈常染色体显性遗传,多于65岁前起病。

(二)临床表现

阿尔茨海默病通常是隐匿起病,病程为持续进行性,无缓解,停止进展的平稳期即使有,也极罕见。阿尔茨海默病的临床症状可分为两方面,即认知功能减退及其伴随的生活能力减退症状和非认知性神经精神症状。其病程演变大致可以分为轻、中、重3个阶段。

1.轻度

主要表现是记忆障碍。

2.中度

除记忆障碍继续加重外,可出现思维和判断力障碍、性格改变和情感障碍。患者的工作、学习及社会接触能力减退,特别是原已掌握的知识和技巧出现明显的衰退。

3.重度

除上述各项症状逐渐加重外,还有情感淡漠、哭笑无常、言语能力丧失,以致不能完成日常简单的生活事项,如穿衣、进食。终日无语而卧床,与外界(包括亲友)逐渐丧失接触能力。晚期并发全身系统疾病衰竭而死亡。

(三)治疗原则

查清原因、及时治疗、越早越好。做好生活护理可有效延长患者的生命,改善其生活质量。药物治疗以改善认知功能、控制精神症状为主,重度晚期患者应加强支持和对症治疗,可采取非药物治疗包括职业训练、音乐治疗和群体治疗等。

(四)护理要点

1.病情观察

评估患者认知能力、生活能力;观察有无并发症发生。

2.药物护理

按医嘱正确应用改善智能、营养脑神经药物,告知患者应用药物注意事项,观察药物变态反应。

3.安全护理

采取有效安全防措施,防止走失、跌倒、坠床、烫伤等意外。

二、健康教育

(一)住院期间健康教育

1.休息与运动

根据病情适当参加体力劳动或户外活动。生活不能自理者要专人看护,切勿让老人单独活动;对思维活跃的老年人,应改变话题,转移思维,使情绪平静。

2.饮食护理

多食鸡蛋、鱼、肉,可以增加血液中有助于记忆的神经递质;多食豆类、麦芽、牛奶、绿色蔬菜、坚果等有助于核糖核酸注入脑内提高记忆,保证足够热量。

3.用药指导

多奈哌齐不良反应为恶心、呕吐、腹泻、头晕、失眠、肌肉痉挛、疲乏等,要睡前服用。美金刚多数不良反应为短暂、轻微和一过性的幻觉瘙痒、皮疹、恶心、胃痛等,停药后可自行消退。氟西汀不良反应为恶心、意识混沌、头晕、头痛和疲倦。奥拉西坦不良反应较少,可有焦虑不安、皮肤。奥氮平变态反应为嗜睡和体重增加。

4.生活护理

生活护理:①不能自理的患者协助做好生活护理,包括饮食、穿衣、大小便、个人卫生等;②定时定量协助患者进食,保证营养供给;③餐后协助刷牙、漱口;④每周洗澡、洗头,及时更换衣服;⑤大小便失禁者,护理人员要掌握患者的排便规律,及时清理排泄物,并拭净肛周皮肤,保持局部干燥。

(二)出院健康教育

1.并发症的预防及护理

(1)压疮:每2小时翻身1次,保持床铺平整干燥;如已发生压疮,应根据分期及时清创、换药,避免感染,加强全身营养,促进愈合。

(2)泌尿系统感染:尿潴留者需留置导尿管,间断夹管,每2~3小时放尿1次,以训练膀胱功能;鼓励多饮水每天不少于2 000 mL,经常坐起活动锻炼,利于膀胱功能恢复,预防膀胱结石;注意尿色、尿量及性质。大便失禁者,要保持会阴部及肛周清洁。

(3)呼吸系统感染:经常叩背,鼓励并帮助患者咳痰;进食时注意观察患者的吞咽功能,防止误吸。

(4)失用性萎缩:每天至少2次,每次至少30分钟肢体被动主动活动,延缓肢体功能衰退。

2.遵医嘱服药

根据医嘱按时按量正确服药;要专人给予服用药物,以防误服。

3.做好安全管理

有专人看护,避免走失。可随身携带有姓名、年龄、诊断、家庭住址、家属联系方式的卡片或手腕带,以便于协助。

4.康复指导

(1)要预防老年人卧床不起。对老年性痴呆患者,家人易产生过度保护倾向,这是造成患者卧床不起的最大原因。患者一旦卧床不起,可出现许多并发症,这将会加重痴呆症状,加快缩短其寿命。因此,对早期痴呆患者,应该在家人看护和指导下,做一些力所能及的事情。

(2)对安排的活动做好提示,例如,在抽屉上标记好里面应装的东西,这样患者更有可能放对地方。

(3)要保持日常卫生习惯。对早期痴呆症患者要尽可能帮助其保持日常生活习惯和卫生习惯,如起居、穿衣、刷牙、洗脸等,即使做得不规范,也要尽可能让他自己去做,这也是防止疾病进一步发展所不可忽视的环节。

(4)提示患者远离危险,保持周围环境安全。

5.心理护理

调节老人情绪,寻求老人感兴趣的话题交谈,多给信息和语言刺激;对老人要关爱体贴,帮助患者树立战胜疾病信心,取得家属配合与支持。

6.复诊须知

出院3周后门诊复诊,不适随诊。

（马晓梅）

第五章

心内科护理

第一节　原发性高血压

　　原发性高血压的病因复杂,不是单个因素引起,与遗传有密切关系,是环境因素与遗传相互作用的结果。要诊断高血压,必须根据患者与血压对照规定的高血压标准,在未服降压药的情况下,测两次或两次以上非同日多次重复的血压所得的平均值为依据,偶然测得一次血压增高不能诊断为高血压,必须重复和进一步观察。测得高血压时。要做相应的检查以排除继发性高血压,若患者是继发性高血压,未明确病因即当成原发性高血压而长期给予降压治疗,不但疗效差,而且原发性疾病严重发作常可危及生命。

一、一般表现

　　原发性高血压通常起病缓慢,早期常无症状,可以多年自觉良好而偶于体格检查时发现血压升高,少数患者则在发生心、脑、肾等并发症后才被发现。高血压患者可有头痛、眩晕、气急、疲劳、心悸、耳鸣等症状,但并不一定与血压水平成正比。往往是在患者得知患有高血压后才注意到。

　　高血压病初期只是在精神紧张、情绪波动后血压暂时升高,随后可恢复正常,以后血压升高逐渐趋于明显而持久,但一天之内白昼与夜间血压水平仍可有明显的差异。

　　高血压病后期的临床表现常与心、脑、肾功能不全或器官并发症有关。

二、实验室检查

　　(1)为了原发性高血压的诊断、了解靶器官(主要指心、脑、肾、血管)的功能状态并指导正确选择药物治疗,必须进行下列实验室检查:血、尿常规、肾功能、血尿酸、脂质、糖、电解质、心电图、胸部 X 线和眼底检查。早期患者上述检查可无特殊异常,后期高血压患者可出现尿蛋白增多及尿常规异常,肾功能减退,胸部 X 线可见主动脉弓迂曲延长、左心室增大,心电图可见左心室肥大劳损。部分患者可伴有血清总胆固醇、甘油三酯、低密度脂蛋白胆固醇的增高和高密度脂蛋白胆固醇的降低,亦常有血糖或尿酸水平增高。目前认为,上述生化异常可能与原发性高血压的发病机制有一定的内在联系。

　　(2)眼底检查有助于对高血压严重程度的了解,眼底分级法;标准如下:Ⅰ级,视网膜动脉变细、反光增强;Ⅱ级,视网膜动脉狭窄、动静脉交叉压迫;Ⅲ级,上述血管病变基础上有眼底出血、棉絮状渗出;Ⅳ级,上述基础上出现视盘水肿。大多数患者仅为Ⅰ、Ⅱ级变化。

(3)动态血压监测(ABPM)与通常血压测量不同,动态血压监测是由仪器自动定时测量血压,可每隔15～30分钟自动测压(时间间隔可调节),连续24小时或更长。可测定白昼与夜间各时间段血压的平均值和离散度,能较敏感、客观地反映实际血压水平。

正常人血压呈明显的昼夜波动,动态血压曲线呈双峰一谷,即夜间血压最低,清晨起床活动后血压迅速升高,在上午6～10时及下午4～8时各有一高峰,继之缓慢下降。中、轻度高血压患者血压昼夜波动曲线与正常类似,但血压水平较高。早晨血压升高可伴有血儿茶酚胺浓度升高,血小板聚集增加及纤溶活性增高会变化,可能与早晨较多发生心脑血管急性事件有关。

血压变异性和血压昼夜节律与靶器官损害及预后有较密切的关系,即伴明显靶器官损害或严重高血压患者其血压的昼夜节律可消失。

目前尚无统一的动态血压正常值,但可参照采用以下正常上限标准:24小时平均血压值<17.33/10.66 kPa,白昼均值<18/11.33 kPa,夜间<16.66/10 kPa。夜间血压均值比白昼降低>10%,如降低不及10%,可认为血压昼夜节律消失。

动态血压监测可用于:诊断"白大衣性高血压",即在诊所内血压升高,而诊所外血压正常;判断高血压的严重程度,了解其血压变异性和血压昼夜节律;指导降压治疗和评价降压药物疗效;诊断发作性高血压或低血压。

三、原发性高血压危险度的分层

原发性高血压的严重程度并不单纯与血压升高的水平有关,必须结合患者总的心血管疾病危险因素及合并的靶器官损害进行全面的评价,治疗目标及预后判断也必须以此为基础。心血管疾病危险因素包括吸烟、高脂血症、糖尿病、年龄>60岁、男性或绝经后女性、心血管疾病家族史(发病年龄女性<65岁,男性<55岁)。靶器官损害及合并的临床疾病包括心脏疾病(左心室肥大、心绞痛、心肌梗死、既往曾接受冠状动脉旁路手术、心力衰竭),脑血管疾病(脑卒中或短暂性脑缺血发作),肾脏疾病(蛋白尿或血肌酐升高),周围动脉疾病,高血压视网膜病变(大于等于Ⅲ级)。危险度的分层是把血压水平及危险因素及合并的器官受损情况相结合分为低、中、高和极高危险组。治疗时不仅要考虑降压,还要考虑危险因素及靶器官损害的预防及逆转。

低度危险组:高血压1级,不伴有上列危险因素,治疗以改善生活方式为主,如6个月后无效,再给药物治疗。

中度危险组:高血压1级伴12个危险因素或高血压2级不伴有或伴有不超过2个危险因素者。治疗除改善生活方式外,给予药物治疗。

高度危险组:高血压1～2级伴至少3个危险因素者,必须药物治疗。

极高危险组:高血压3级或高血压1～2级伴靶器官损害及相关的临床疾病者(包括糖尿病),必须尽快给予强化治疗。

四、临床类型

原发性高血压大多起病及进展均缓慢,病程可长达十余年至数十年,症状轻微,逐渐导致靶器官损害。但少数患者可表现为急进重危,或具特殊表现而构成不同的临床类型。

（一）高血压急症

高血压急症是指高血压患者血压显著的或急剧的升高[收缩压＞26.7 kPa(200 mmHg)，舒张压＞17.3 kPa(130 mmHg)]，常同时伴有心、脑、肾及视网膜等靶器官功能损害的一种严重危及生命的临床综合征，其舒张压＞20 kPa 和(或)收缩压＞29.3 kPa，无论有无症状，也应视为高血压急症。高血压急症包括高血压脑病、高血压危象、急进型高血压、恶性高血压，高血压合并颅内出血、急性冠状动脉功能不全、急性左心衰竭、主动脉夹层血肿、子痫、嗜铬细胞瘤危象等。

（二）恶性高血压

1％～5％的中、重度高血压患者可发展为恶性高血压，其发病机制尚不清楚，可能与不及时治疗或治疗不当有关。病理上以肾小动脉纤维样坏死为突出特征。临床特点：①发病较急骤，多见于中、青年。②血压显著升高，舒张压持续＞17.33 kPa。③头痛、视物模糊、眼底出血、渗出和乳头水肿。④肾脏损害突出，表现为持续蛋白尿、血尿及管型尿，并可伴肾功能不全。⑤进展迅速，如不给予及时治疗，预后不佳，可死于肾衰竭、脑卒中或心力衰竭。

（三）高血压危重症

1.高血压危象

在高血压病程中，由于周围血管阻力的突然上升，血压明显升高，出现头痛、烦躁、眩晕、恶心、呕吐、心悸、气急及视力模糊等症状。伴靶器官病变者可出现心绞痛、肺水肿或高血压脑病。血压以收缩压显著升高为主，也可伴舒张压升高。发作一般历时短暂、控制血压后病情可迅速好转；但易复发。危象发作时交感神经活动亢进，血中儿茶酚胺升高。

2.高血压脑病

高血压脑病是指在高血压病程中发生急性脑血液循环障碍，引起脑水肿和颅内压增高而产生的临床征象。发生机制可能为过高的血压突破了脑血管的自身调节机制，导致脑灌注过多，液体渗入脑血管周围组织，引起脑水肿。临床表现有严重头痛、呕吐、神志改变，较轻者可仅有烦躁、意识模糊，严重者可发生抽搐、昏迷。

（四）急进型高血压

急进型高血压占高血压的1％～8％，多见于年轻人，男性居多。临床特点：①收缩压，舒张压均持续升高，舒张压常持续≥17.3 kPa(130 mmHg)，很少有波动。②症状多而明显进行性加重，有一些患者高血压是缓慢病程，但后突然迅速发展，血压显著升高。③出现严重的内脏器官的损害，常在1～2年内发生心、脑、肾损害和视网膜病变，出现脑卒中、心梗、心力衰竭、尿毒症及视网膜病变(眼底Ⅲ级以上改变)。

（五）缓进型高血压

这种类型占95％以上，临床上又称为良性高血压。因其起病隐匿，病情发展缓慢，病程较长，可达数十年，多见于中老年人。临床表现：①早期可无任何明显症状，仅有轻度头痛或不适，休息之后可自行缓解。偶测血压时才发现高血压。②逐渐发展，患者表现为头痛、头晕、失眠、乏力、记忆力减退症状，血压也随着病情发展是逐步升高并趋向持续性，波动幅度也随之减小并伴随着心、脑、肾等器官的器质性损害。

此型高血压病由于病程长，早期症状不明显所以患者容易忽视其治疗，思想上不重视，不能坚持服药，最终造成不可逆的器官损害，危及生命。

（六）老年人高血压

年龄超过60岁达高血压诊断标准者即为老年人高血压。临床特点：①半数以上以收缩压为主;即单纯收缩期高血压(收缩压＞18.66 kPa;舒张压＜12 kPa),此与老年人大动脉弹性减退、顺应性下降有关,使脉压增大。流行病资料显示,单纯收缩压的升高也是心血管病致死的重要危险因素。②部分老年人高血压是由中年原发性高血压延续而来,属收缩压和舒张压均增高的混合型。③老年人高血压患者心、脑、肾器官常有不同程度损害,靶器官并发症如脑卒中、心力衰竭、心肌梗死和肾功能不全较为常见。④老年人压力感受器敏感性减退;对血压的调节功能降低、易造成血压波动及直立性低血压,尤其在使用降压药物治疗时要密切观察。老年人选用高血压药物时宜选用平和、缓慢的制剂,如利尿剂和长效钙通道阻滞剂及 ACEI 等;常规给予抗凝剂治疗;定期测量血压以予调整剂量。

(七)难治性高血压

难治性高血压又称顽固性或有抵抗性的高血压。临床特点:①治疗前血压≥24/15.32 kPa,经过充分的、合理的、联合应用三种药物(包括利尿剂),血压仍不能降至 21.33/7.5 kPa 以下。②治疗前血压＜24/15.33 kPa,而适当的三联药物治疗仍不能达到:＜18.66/12 kPa,则被认为是难治性高血压。③对于老年单纯收缩期高血压,如治疗前收缩压＞26.66 kPa,经三联治疗,收缩压不能降至 22.66 kPa 以下,或治疗前收缩压 21.33～26.66 kPa,而治疗后不能降至21.33 kPa以下及至少低 1.33 kPa,亦称为难治性高血压。充分的合理的治疗应包括至少三种不同药理作用的药物,包括利尿剂并加之以下两种:β受体阻滞剂,直接的血管扩张药,钙通道阻滞剂或血管紧张素转化酶抑制剂。应当说明的是,并不是所有严重的高血压都是难治性高血压,也不是难治性高血压都是严重高血压。

诊断难治性高血压应排除假性高血压及白大衣高血压,并排除继发性高血压,如嗜铬细胞瘤、原发性醛固酮增生症、肾血管性高血压等;中年或老年患者过去有效的治疗以后变得无效,则强烈提示肾动脉硬化及狭窄,肾动脉造影可确定诊断肾血管再建术可能是降低血压的唯一有效方法。

难治性高血压的主要原因可能有以下几种:①患者的依从性不好即患者没有按医师的医嘱服药,这可能是最主要的原因。依从性不好的原因可能药物方案复杂或服药次数频繁,患者未认识到控制好血压的重要性,药物费用及不良反应等。②患者食盐量过高(＞5 g/d),或继续饮酒,体重控制不理想。应特别注意来自加工食品中的盐,如咸菜、罐头、腊肉、香肠、酱油、酱制品、咸鱼、成豆制品等,应劝说患者戒烟、减肥,肥胖者减少热量摄入量。③医师不愿使用利尿药或使用多种作用机制相同的药物。④药物相互作用,如阿司匹林或非甾体抗炎药因抑制前列腺素合成而干扰高血压的控制,拟交感胺类可使血压升高,麻黄素、口服避孕药、雄性激素、过多的甲状腺素、糖皮质激素等可使血压升高或加剧原先的高血压;考来烯胺可妨碍抗高血压药物的经肠道吸收。三环类抗忧郁药,苯异丙胺、抗组织胺、单胺氧化酶抑制剂及可卡因干扰胍乙啶的药理作用。

(八)儿童高血压

关于儿童高血压的诊断标准尚未统一。如 WHO 规定:13 岁以上正常上限为 18.66/12 kPa,13 岁以下则为 18/11.33 kPa。《实用儿科学》中规定:8 岁以下舒张压＞10.66 kPa,8 岁以上＞12 kPa;或收缩压＞16 kPa 与舒张压＞10.66 kPa 为高血压。儿童血压测量方法与成年人有所不同:①舒张压以 Korotloff 第四音为难。②根据美国心脏病协会规定,使用袖带的宽度:1 岁以下为 2.5 cm,1～4 岁 5～6 cm,5～8 岁8～9 cm,成人 12.5 cm,否则将会低估或高估血压的高度。诊断儿童高血压应十分慎重,特别是轻度高血压者应加强随访。一经确诊为儿童高血压后,首先除外继发性高血压。继发性高血压中最常见的病因是肾脏疾病,其次是肾动脉血栓、肾动脉狭窄、先天性肾动脉异常、主动脉缩窄、嗜铬细胞瘤等。

临床特点：①5%的患者有高血压的家族史。②早期一般无明显症状，部分患者可有头痛，尤在剧烈运动时易发生。③超体重肥胖者达50%。④平素心动过速，心前区搏动明显，呈现高动力循环状态。⑤尿儿茶酚胺水平升高，尿缓激肽水平降低，血浆肾素活性轻度升高，交感神经活性增高。⑥对高血压的耐受力强，一般不引起心、肾、脑及眼底的损害。

（九）青少年高血压

青少年时期高血压的研究已越来越被人们重视。大量调查发现，青少年原发性高血压起源于儿童期，并认为青少年高血压与成人高血压及并发症有密切关系，同儿童期高血压病因相似，常见于继发性高血压，在青春期继发性高血压病例中，肾脏疾病仍然是主要的病因。大量的调查发现青少年血压与年龄有直接相关，青少年高血压诊断标准在不同时间（每次间隔三个月以上）三次测量坐位血压，收缩压和（或）舒张压高于95百分位以上可诊断为高血压。见表5-1。

表 5-1　我国青少年年龄血压百分位值表

年龄	男性/P95	女性/P95
1～12	128/81	119/82
13～15	133/84	124/81
16～18	136/89	127/82

（十）精神紧张性高血压

交感神经系统在发病中起着重要作用。交感神经系统活性增强可导致：①血浆容量减少，血小板聚集，因而易诱发血栓形成。②激活肾素-血管紧张素系统，再加上儿茶酚胺的作用，引起左室肥厚的血管肥厚，肥厚的血管更易引起血管痉挛。③副交感神经系统活性较低和交感神经系统活性增强，是易引起心律失常，心动过速的因素。④降低骨骼肌对胰岛素的敏感性，其主要机制为：在紧急情况下；交感神经系统活性增高引起血管收缩，导致运输至肌肉的葡萄糖减少；去甲肾上腺素刺激β受体也可引起胰岛素耐受，持续的交感神经系统还可以造成肌肉纤维类型由胰岛素耐受性慢收缩纤维转变成胰岛素耐受性快收缩纤维，这些变化可致血浆胰岛素浓度水平升高，并促进动脉粥样硬化。

（十一）白大衣性高血压

白大衣性高血压（WCH）是指在诊疗单位内血压升高，但在诊疗单位外血压正常。有人估计，在高血压患者中，有 20%～30% 为白大衣高血压，故近年来提出患者自我血压监测（HBPM）。HBPM有下列好处：①能更全面更准确地反应患者的血压。②没有"白大衣效应"。③提高患者服药治疗和改变生活方式的顺从性。④无观察者的偏倚现象。自测血压可使用水银柱血压计，亦可使用动态血压监测（ABPM）的方法进行判断。有人认为"白大衣高血压"也应予以重视，它可能是早期高血压的表现之一。我国目前的参考诊断标准为 WCH 患者诊室收缩压>21.33 kPa 和（或）舒张压>12 kPa 并且白昼动态血压收缩压<18 kPa，舒张压<10.66 kPa，这还需要经过临床的验证和评价。

"白大衣性高血压"多见于女性、年轻人、体型瘦以及诊所血压升高、病程较短者。在这类患者中，规律性的反复出现的应激方式，例如上班工作，不会引起血压升高。ABPM有助于诊断"白大衣性高血压"。其确切的自然史与预后还不很清楚。

(十二)应激状态

偏快的心率是处于应激状态的一个标志,心动过速是交感神经活性增高的一个可靠指标,同时也是心血管病死亡率的一个独立危险因素。心率增快与血压升高、胆固醇升高、甘油三酯升高、血球压积升高、体重指数升高、胰岛素抵抗、血糖升高、高密度脂蛋白-胆固醇降低等密切相关。

(十三)夜间高血压

24 小时动态血压监测发现部分患者的血压正常节律消失,夜间收缩压或舒张压的降低小于日间血压平均值的 10%,甚至夜间血压反高于日间血压。夜间高血压常见于某些继发性高血压(如嗜铬细胞瘤、原发性醛固酮增多症、肾性高血压)、恶性高血压和合并心肌梗死、脑卒中的原发性高血压。夜间高血压的产生机制与神经内分泌正常节律障碍、夜间上呼吸道阻塞、换气过低和睡眠觉醒有关,其主要症状是响而不规则的大鼾、夜间呼吸暂停及日间疲乏和嗜睡。这种患者常伴有超重、易发生脑卒中、心肌梗死、心律失常和猝死。

(十四)肥胖型高血压

肥胖者易患高血压,其发病因素是多方面的,伴随的危险因素越多,则预后越差。本型高血压患者心、肾、脑、肺功能均较无肥胖者更易受损害,且合并糖尿病、高脂血症、高尿酸血症者多,患冠心病、心力衰竭、肾功能障碍者明显增加。

(十五)夜间低血压性高血压

夜间低血压性高血压是指日间为高血压(特别是老年收缩期性高血压),夜间血压过度降低,即夜间较日间血压低超过 20%。其发病机制与血压调节异常、血压节律改变有关。该型高血压易发生腔隙性脑梗死,可能与夜间脑供血不足、高凝状态有关。治疗应注意避免睡前使用降压药(尤其是能使夜间血压明显降低的药物)。

(十六)顽固性高血压

顽固性高血压是指高血压患者服用三种以上的不同作用机制的全剂量降压药物,测量血压仍不能控制在 18.66/12.66 kPa 以下或舒张压(DBP)≥13.33 kPa,老年患者血压仍>21.33/12 kPa,或收缩压(SBP)不能降至 18.66 kPa 以下。顽固性高血压的原因:①治疗不当。应采用不同机制的降压药物联合应用。②对药物的不能耐受。由于降压药物引起不良反应;而中断用药,常不服药或间断服药,造成顺应性差。③继发性高血压。当患者血压明显升高并对多种治疗药物呈抵抗状态的,应考虑排除继发因素。常见肾动脉狭窄、肾动脉粥样斑块形成、肾上腺疾病等。④精神因素。工作繁忙造成白天血压升高,夜间睡眠时血压正常。⑤过度摄钠。尤其对高血压人群中,约占 50% 的盐敏感性高血压,例如老年患者和肾功能减退者,盐摄入量过高更易发生顽固性高血压,而低钠饮食可改善其对药物的抵抗性。

五、护理评估

(一)病史

应注意询问患者有无高血压家族史,个性特征,职业、人际关系、环境中有无引发本病的应激因素,生活与饮食习惯、烟酒嗜好,有无肥胖、心脏病、肾脏病、糖尿病、高脂血症、痛风、支气管哮喘等病史及用药情况。

(二)身体状况

高血压病根据起病和病情进展缓急分为缓进型和急进型两类,前者多见,后者占高血压病的1%～5%。

1.一般表现

缓进型原发性高血压起病隐匿,病程进展缓慢,早期多无症状,偶在体格检查时发现血压升高,少数患者在发生心、脑、肾等并发症后才被发现。高血压患者可在精神紧张、情绪激动或劳累后有头晕、头痛、眼花、耳鸣、失眠、乏力、注意力不集中等症状,但症状与血压增高程度并不一定一致。

患者血压随季节、昼夜、情绪等因素有较大波动,表现为冬季较夏季高、清晨较夜间高、激动时较平静时高等特点。体检时可听到主动脉瓣区第二心音亢进、主动脉瓣区收缩期杂音,少数患者在颈部或腹部可听到血管杂音。长期持续高血压可有左心室肥厚。

高血压病早期血压仅暂时升高,去除原因和休息后可恢复,称为波动性高血压阶段。随病情进展,血压呈持久增高,并有脏器受损表现。

2.并发症

主要表现心、脑、肾等重要器官发生器质性损害和功能性障碍。

(1)心脏:血压长期升高,增加了左心室的负担。左室因代偿而心肌肥厚,继而扩张,形成高血压性心脏病。在心功能代偿期,除有劳累性心悸外,其他症状不明显。心功能失代偿时,则表现为心力衰竭。由于高血压后期可并发动脉粥样硬化,故部分患者可并发冠心病,发生心绞痛、心肌梗死。

(2)脑:重要的脑血管病变表现有,一时性(间歇性)脑血管痉挛:可使脑组织缺血,产生头痛、一时性失语、失明、肢体活动不灵或偏瘫。可持续数分钟至数天,一般在 24 小时内恢复。脑出血:一般在紧张的体力或脑力劳动时容易发生,如情绪激动、搬重物等时突然发生。其临床表现因出血部位不同而异,最常见的部位在脑基底节豆状核,故常损及内囊,又称内囊出血。其主要表现为突然摔倒,迅速昏迷,头、眼转向出血病灶的同侧,出血病灶对侧的"三偏"症状,即偏瘫、偏身感觉障碍和同侧偏盲。呼吸深沉而有鼾声,大小便失禁。瘫痪肢体开始完全弛缓,腱反射常引不出。数天后瘫痪肢体肌张力增高,反射亢进,出现病理反射。脑动脉血栓形成:多在休息睡眠时发生,常先有头晕、失语、肢体麻木等症状,然后逐渐发生偏瘫,一般无昏迷。随病情进展,可发生昏迷甚至死亡。上述脑血管病变的表现,祖国医学统称为"中风"或"卒中",现代医学统称为"脑血管意外"。高血压脑病:是指脑小动脉发生持久而严重的痉挛、脑循环发生急性障碍,导致脑水肿和颅内压增高,可发生于急进型或严重的缓进型高血压病患者。表现血压持续升高,常超过 26.7/16.0 kPa(200/120 mmHg),剧烈头痛、恶心、呕吐、眩晕、抽搐、视物模糊、意识障碍直至昏迷。发作可短至数分钟,长者可达数小时或数天。

(3)肾的表现:长期高血压可致肾小动脉硬化,当肾功能代偿时,临床上无明显肾功能不全表现。当肾功能转入失代偿期时,可出现多尿、夜尿增多、口渴、多饮,提示肾浓缩功能减低,尿比重固定在 1.010 左右,称为等渗尿。当肾功能衰退时,可发展为尿毒症,血中肌酐、尿素氮增高。

(4)眼底视网膜血管改变:目前我国采用 Keith-Wegener4 级眼底分级法。Ⅰ级,视网膜动脉变细;Ⅱ级,视网膜动脉狭窄,动脉交叉压迫;Ⅲ级,眼底出血或棉絮状渗出;Ⅳ级,视神经盘水肿。眼底的改变可反映高血压的严重程度。

3.急进型高血压病

急进型高血压占高血压病的1%左右,可由缓进型突然转变而来,也可起病即为急进型。多见于青年和中年。基本的临床表现与缓进型高血压病相似,但各种症状更为突出,具有病情严重、发展迅速、肾功能急剧恶化和视网膜病变(眼底出血、渗出、乳头水肿)等特点。血压显著增高,舒张压持续在 17.3～18.6 kPa(130～140 mmHg)或更高,常于数月或 1～2 年出现严重的心、脑、肾损害,最后常为尿毒症死亡,也可死于急性脑血管疾病或心力衰竭。经治疗后,少数病情亦可转稳定。

高血压危象:是指短期内血压急剧升高的严重临床表现。它是在高血压的基础上,交感神经亢进致周围小动脉强烈痉挛,这是血压进一步升高的结果,常表现为剧烈头痛、神志改变、恶心、呕吐、心悸、呼吸困难等。收缩压可高达 34.7 kPa(260 mmHg),舒张压 16.0 kPa(120 mmHg)以上。

(三)实验室及其他检查

1.尿常规检查

可阴性或有少量蛋白和红细胞,急进型高血压患者尿中常有大量蛋白、红细胞和管型,肾功能减退时尿比重降低,尿浓缩和稀释功能减退,血中肌酐和尿素氮增高。

2.X 线检查

轻者主动脉迂曲延长或扩张,并发高血压性心脏病时,左心室增大,心脏至靴形样改变。

3.超声波检查

心脏受累时,二维超声显示:早期左室壁搏动增强,第Ⅱ期多见室间隔肥厚,继则左心室后型肥厚;左心房轻度扩大;超声多普勒于二尖瓣上可测出舒张期血流速度减慢,舒张末期速度增快。

4.心电图和心向量图检查

心脏受累的患者又可见左心室增厚或兼有劳损,P 波可增宽或有切凹,P 环振幅增大,特别终末向后电力更为明显。偶有心房颤动或其他心律失常。

5.血浆肾素活性和血管紧张素Ⅱ浓度测定

二者可增高,正常或降低。

6.血浆心钠素浓度测定

心钠素浓度降低。

六、护理目标

(1)头痛减轻或消失。

(2)焦虑减轻或消失。

(3)血压维持在正常水平,未发生意外伤害。

(4)能建立良好的生活方式,合理膳食。

七、护理措施

(一)一般护理

(1)头痛、眩晕、视力模糊的患者应卧床休息,抬高床头,保证充足的睡眠。指导患者使用放松技术,如缓慢呼吸、心理训练、音乐治疗等,避免精神紧张、情绪激动和焦虑,保持情绪平稳。保持病室安静,减少声光刺激和探视,护理操作动作要轻巧并集中进行,少打扰患者。对因焦虑而影响睡眠的患者遵医嘱应用镇静剂。

(2)有氧运动可降压减肥、改善脏器功能、提高活动耐力、减轻胰岛素抵抗,指导轻症患者选择适当的运动,如慢跑、健身操、骑自行车、游泳等(避免竞技性、力量型的运动),一般每周 3～

5 次,每次 30～40 分钟,出现头晕、心慌、气短、极度疲乏等症状时应立即停止运动。

(3)合理膳食,每天摄钠量不超过 6 g,减少热量、胆固醇、脂肪摄入,适当增加蛋白质,多吃蔬菜、水果,摄入足量的钾、镁、钙,避免过饱,戒烟酒及刺激性的饮料,可以降低血压,减轻体重,防止高血脂和动脉硬化,防止便秘,减轻心脏负荷。

(二)病情观察与护理

(1)注意神志、血压、心率、尿量、呼吸频率等生命体征的变化,每天定时测量并记录血压。血压有持续升高时,密切注意有无剧烈头痛、呕吐、心动过速、抽搐等高血压脑病和高血压危象的征象。出现上述现象时应给予氧气吸入,建立静脉通路,通知病危,准备各种抢救物品及急救药物,详细书写特别护理记录单;配合医师采取紧急抢救措施,加快速降压、制止抽搐,以防脑血管疾病的发生。

(2)注意用药及观察:高血压患者服药后应注意观察服药反应,并根据病情轻重、血压的变化决定用药剂量与次数,详细做好记录。若有心、脑、肾严重并发症,则药物降压不宜过快,否则供血不足易发生危险。血压变化大时,要立即报告医师予以及时处理。要告诉患者按时服药及观察,忌乱用药或随意增减剂量与擅自停药。用降压药期间要经常测量血压并做好记录,以提供治疗参考,注意起床动作要缓慢,防止直立性低血压引起摔倒。用利尿剂降压时注意记出入量,排尿多的患者应注意补充含钾高的食物和饮料,如玉米面、海带、蘑菇、枣、桃、香蕉、橘子汁等。用普萘洛尔要逐渐减量、停药,避免突然停用引起心绞痛发作。

(3)患者如出现肢体麻木,活动欠灵,或言语含糊不清时,应警惕高血压并发脑血管疾病。对已有高血压心脏病者,要注意有无呼吸困难、水肿等心力衰竭表现;同时检查心率、心律有无心律失常的发生。观察尿量及尿的化验变化,以发现肾脏是否受累。发现上述并发症时,要协助医师相应的治疗及做好护理工作。

(4)高血压急症时,应迅速准确按医嘱给予降压药、脱水剂及镇痉药物,注意观察药物疗效及不良反应,严格按药物剂量调节滴速,以免血压骤降引起意外。

(5)出现脑血管意外、心力衰竭、肾衰竭者,给予相应抢救配合。

八、健康教育

(1)向患者提供有关本病的治疗知识,注意休息和睡眠,避免劳累。

(2)同患者共同讨论改变生活方式的重要性,低盐、低脂、低胆固醇、低热量饮食,禁烟、酒及刺激性饮料。肥胖者节制饮食。

(3)教会患者进行自我心理平衡调整,自我控制活动量,保持良好的情绪,掌握劳逸适度,懂得愤怒会使舒张压升高,恐惧焦虑会使收缩压升高的道理,并竭力避免之。

(4)定期、准确、及时服药,定期复查。

(5)保持排便通畅,规律的性生活,避免婚外性行为。

(6)教会患者怎样测量血压及记录。让患者掌握药物的作用及不良反应,告诉患者不能突然停药。

(7)指导患者适当地进行运动,可增加患者的健康感觉和松弛紧张的情绪,增高 HDL-C。推荐作渐进式的有氧运动,如散步、慢跑;也可打太极拳、练气功;避免举高重物及做等长运动(如举重、哑铃)。

(安 景)

第二节 心 律 失 常

一、疾病概述

(一)概念和特点

心律失常是指心脏冲动频率、节律、起源部位、传导速度或激动次序的异常。按其发生原理可分为冲动形成异常和冲动传导异常两大类。按照心律失常发生时心率的快慢,可分为快速性与缓慢性心律失常两大类。

心律失常可发生在没有明确心脏病或其他原因的患者。心律失常的后果取决于其对血流动力学的影响,可从心律失常对心、脑、肾灌注的影响来判断。轻者患者可无症状,一般表现为心悸,但也可出现心绞痛、气短、晕厥等症状。心律失常持续时间不一,有时仅持续数秒、数分,有时可持续数天以上,如慢性心房颤动。

(二)相关病理生理

正常生理状态下,促成心搏的冲动起源于窦房结,并以一定的顺序传导于心房与心室,使心脏在一定频率范围内发生有规律的搏动。如果心脏内冲动的形成异常和(或)传导异常,使整个心脏或其一部分的活动变为过快、过慢或不规则,或者各部分活动的程序发生紊乱,即形成心律失常。心律失常有多种不同的发生机制,如折返、自律性改变、触发活动和平行收缩等。然而,由于条件限制,目前能直接对人在体内心脏研究的仅限于折返机制,临床检查尚不能判断大多数心律失常的电生理机制。产生心律失常的电生理机制主要包括冲动发生异常、冲动传导异常以及触发活动。

(三)主要病因与诱因

1.器质性心脏病

心律失常可见于各种器质性心脏病,其中以冠心病、心肌病、心肌炎和风湿性心脏瓣膜病为多见,尤其在发生心力衰竭或急性心肌梗死时。

2.非心源性疾病

几乎其他系统疾病均可引发心律失常,常见的有内分泌失调、麻醉、低温、胸腔或心脏手术、中枢神经系统疾病及自主神经功能失调等。

3.酸碱失衡和电解质紊乱

各种酸碱代谢紊乱、钾代谢紊乱可使传导系统或心肌细胞的兴奋性、传导性异常而引起心律失常。

4.理化因素和中毒

电击可直接引起心律失常甚至死亡,中暑、低温也可导致心律失常。某些药物可引起心律失常,其机制各不相同,洋地黄、奎尼丁、氨茶碱等直接作用于心肌,洋地黄、夹竹桃、蟾蜍等通过兴奋迷走神经,拟肾上腺素药、三环类抗抑郁药等通过兴奋交感神经,可溶性钡盐、棉酚、排钾性利尿剂等引起低钾血症,窒息性毒物则引起缺氧诱发心律失常。

5.其他

发生在健康者的心律失常也不少见,部分病因不明。

(四)临床表现

心律失常的诊断大多数要靠心电图,但相当一部分患者可根据病史和体征作出初步诊断。详细询问发作时的心率快慢,节律是否规整,发作起止与持续时间,发作时是否伴有低血压、昏厥、心绞痛或心力衰竭等表现,及既往发作的诱因、频率和治疗经过,有助于心律失常的诊断,同时要对患者全身情况、既往治疗情况等进行全面的了解。

(五)辅助检查

1.心电图检查

心电图检查是诊断心律失常最重要的一项无创性检查技术。应记录 12 导联心电图,并记录清楚显示 P 波导联的心电图长条以备分析,通常选择 V_1 导联或 Ⅱ 导联。必要时采用动态心电图,连续记录患者 24 小时的心电图。

2.运动试验

患者在运动时出现心悸,可做运动试验协助诊断。运动试验诊断心律失常的敏感性不如动态心电图。

3.食管心电图

解剖上左心房后壁毗邻食管,因此,插入食管电极导管并置于心房水平时,能记录到清晰的心房电位,并能进行心房快速起搏或程序电刺激。

4.心腔内电生理检查

心腔内电生理检查是将几根多电极导管经静脉和(或)动脉插入,放置在心腔内的不同部位辅以 8~12 通道以上多导生理仪,同步记录各部位电活动,包括右心房、右心室、希氏束、冠状静脉窦(反映左心房、左心室电活动)。其适应证包括:①窦房结功能测定。②房室与室内传导阻滞。③心动过速。④不明原因晕厥。

5.三维心脏电生理标测及导航系统

三维心脏电生理标测及导航系统(三维标测系统)是近年来出现的新的标测技术,能够减少 X 线曝光时间,提高消融成功率,加深对心律失常机制的理解。

(六)治疗原则

1.窦性心律失常

(1)若患者无心动过缓有关的症状,不必治疗,仅定期随诊观察。对于有症状的病窦综合征患者,应接受起搏器治疗。

(2)心动过缓-心动过速综合征患者发作心动过速,单独应用抗心律失常药物治疗可能加重心动过缓。应用起搏治疗后,患者仍有心动过速发作,可同时应用抗心律失常药物。

2.房性心律失常

(1)房性期前收缩:无须治疗。当有明显症状或因房性期前收缩触发室上行心动过速时,应给予治疗。治疗药物包括普罗帕酮、莫雷西嗪或 β 受体阻滞剂。

(2)房性心动过速:①积极寻找病因,针对病因治疗。②抗凝治疗。③控制心室率。④转复窦性心律。

(3)心房扑动治疗如下。①药物治疗:减慢心室率的药物包括 β 受体阻滞剂、钙通道阻滞剂或洋地黄制剂(地高辛、毛花苷 C)。②非药物治疗:直流电复律是终止心房扑动最有效的方法。其次食管调搏也是转复心房扑动的有效方法。射频消融可根治心房扑动。③抗凝治疗:持续性心房扑动的患者,发生血栓栓塞的风险明显增高,应给予抗凝治疗。④心房颤动:应积极寻找心房颤动的原发疾病和诱发因素,进行相应处理。

3.房室交界区性心律失常

(1)房室交界区性期前收缩:通常无须治疗。

(2)房室交界区性逸搏与心律:一般无须治疗,必要时可起搏治疗。

(3)非阵发性房室交界区性心动过速:主要针对病因治疗。洋地黄中毒引起者可停用洋地黄,可给予钾盐、利多卡因或β受体阻滞剂治疗。

(4)与房室交界区相关的折返性心动过速:急性发作期应根据患者的基础心脏状况,既往发作的情况以及对心动过速的耐受程度作出适当处理。

(5)预激综合征:对于无心动过速发作或偶有发作但症状轻微的预激综合征患者的治疗,目前仍存有争议。如心动过速发作频繁伴有明显症状,应给予治疗。治疗方法包括药物和导管消融。

房室交界区性心律失常的主要药物治疗如下。①腺苷与钙通道阻滞剂:为首选。起效迅速,不良反应为胸部压迫感、呼吸困难、面部潮红、窦性心动过缓、房室传导阻滞等。②洋地黄与β受体阻滞剂:静脉注射洋地黄可终止发作。对伴有心功能不全患者仍作首选。β受体阻滞剂也能有效终止心动过速,选用短效β受体阻滞剂较合适如艾司洛尔。③普罗帕酮1～2 mg/kg 静脉注射。④其他:食管心房调搏术、直流电复率等。

预防复发:是否需要给予患者长期药物预防,取决于发作的频繁程度以及发作的严重性。药物的选择可依据临床经验或心内电生理试验结果。

4.室性心律失常

(1)室性期前收缩:首先应对患者室性期前收缩的类型、症状及其原有心脏病变做全面的了解;然后,根据不同的临床状况决定是否给予治疗,采取何种方法治疗以及确定治疗的终点。

(2)室性心动过速:一般遵循的原则是有器质性心脏病或有明确诱因应首先给以针对性治疗;无器质性心脏病患者发生非持续性短暂室速,如无症状或无血流动力学影响,处理的原则与室性期前收缩相同;持续性室性发作,无论有无器质性心脏病,应给予治疗。

(3)心室扑动与颤动:快速识别心搏骤停、高声呼救、进行心肺复苏,包括胸外按压、开放气道、人工呼吸、除颤、气管插管、吸氧、药物治疗等。

5.心脏传导阻滞

(1)房室传导阻滞:应针对不同病因进行治疗。一度与二度Ⅰ型房室阻止心室率不太慢者,无须特殊治疗。二度Ⅱ型与三度房室阻滞如心室率显著缓慢,伴有明显症状或血流动力学障碍,甚至阿-斯综合症发作者,应给予起搏治疗。

(2)室内传导阻滞:慢性单侧束支阻滞的患者如无症状,无须接受治疗。双分支与不完全性三分支阻滞有可能进展为完全性房室传导阻滞,但是否一定发生及何时发生均难以预料,不必常规预防性起搏器治疗。急性前壁心肌梗死发生双分支、三分支阻滞、或慢性双分支、三分支阻滞,伴有晕厥或阿斯综合征发作者,则应及早考虑心脏起搏器治疗。

二、护理评估

(一)一般评估

心律失常患者的生命体征,发作间歇期无异常表现。发作期则出现心悸、气短、不敢活动,心电图显示心率过快、过慢、不规则或暂时消失而形成窦性停搏。

(二)身体评估

发作时体格检查应着重于判断心律失常的性质及心律失常对血流动力学状态的影响。听诊心音了解心室搏动率的快、慢和规则与否,结合颈静脉搏动所反映的心房活动情况,有助于作出心律失常的初步鉴别诊断。缓慢(<60 次/分)而规则的心率为窦性心动过缓,快速(>100 次/分)而规则的心率常为窦性心动过速。窦性心动过速较少超过 160 次/分,心房扑动伴 2∶1 房室传导时心室率常固定在 150 次/分左右。不规则的心律中以期前收缩为最常见,快而不规则者以心房颤动或心房扑动、房速伴不规则房室传导阻滞为多。心律规则而第一心音强弱不等(大炮音),尤其是伴颈静脉搏动间断不规则增强(大炮波),提示房室分离,多见于完全性或室速。

(三)心理-社会评估

心律失常患者常有焦虑、恐惧等负性情绪,护理人员应做好以下几点:①帮助患者认识到自己的情绪反应,承认自己的感觉,指导患者使用放松术。②安慰患者,告诉患者较轻的心律失常通常不会威胁生命。有条件时安排单人病间,避免与其他焦虑患者接触。③经常巡视病房,了解患者的需要,帮助其解决问题,如主动给患者介绍环境,耐心解答有关疾病的问题等。

(四)辅助检查结果的评估

1.心电图检查

心律失常发作时的心电图记录是确诊心律失常的重要依据。应记录 12 导联心电图,包括较长的 II 或 V_1 导联记录。注意 P 和 QRS 波形态、P-QRS 关系、P-P、P-R 与 R-R 间期,判断基本心律是窦性还是异位。通过逐个分析提早或延迟心搏的性质和来源,最后判断心律失常的性质。

2.动态心电图

动态心电图对心律失常的检出率明显高于常规心电图,尤其是对易引起猝死的恶性心律失常的检出尤为有意义。对心律失常的诊断优于普通心电图。

3.运动试验

运动试验可增加心律失常的诊断率和敏感性,是对动态心电图很好的补充,但运动试验有一定的危险性,需严格掌握禁忌证。

4.食管心电图

食管心电图是食管心房调搏最佳起搏点判定的可靠依据,更能在心律失常的诊断与鉴别诊断方面起到特殊而独到的作用。食管心电图与心内电生理检查具有高度的一致性,为导管射频消融术根治阵发性室上性心动过速提供可靠的分型及定位诊断。亦有助于不典型的预激综合征患者确立诊断。

5.心腔内电生理检查

心腔内电生理检查为有创性电生理检查,除能确诊缓慢性和快速性心律失常的性质外,还能在心律失常发作间隙应用程序电刺激方法判断窦房结和房室传导系统功能,诱发室上性和室性快速性心律失常,确定心律失常起源部位,评价药物与非药物治疗效果,以及为手术、起搏或消融治疗提供必要的信息。

(五)常用药物治疗效果的评估

(1)治疗缓慢性心律失常一般选用增强心肌自律性和(或)加速传导的药物,如拟交感神经药、迷走神经抑制药或碱化剂(克分子乳酸钠或碳酸氢钠)。护理评估:①服药后心悸、乏力、头晕、胸闷等临床症状有无改善。②有无不良反应发生。

(2)治疗快速性心律失常选用减慢传导和延长不应期的药物,如迷走神经兴奋剂,拟交感神经药间接兴奋迷走神经或抗心律失常药物。①用药后的疗效,有无严重不良反应发生。②药物疗效不佳时,考虑电转复或射频消融术治疗,并做好术前准备。

(3)临床上抗心律失常药物繁多,药物的分类主要基于其对心肌的电生理学作用。治疗缓慢性心律失常的药物,主要提高心脏起搏和传导功能,如肾上腺素类药物(肾上腺素、异丙肾上腺素),拟交感神经药如阿托品、山莨菪碱,β受体兴奋剂如多巴胺类、沙丁胺醇等。

(4)及时就诊的指标:①心动过速发作频繁伴有明显症状如低血压、休克、心绞痛、心力衰竭或晕厥等。②出现洋地黄中毒症状。

三、主要护理诊断/问题

(一)活动无耐力
活动无耐力与心律失常导致心悸或心排血量减少有关。

(二)焦虑
焦虑与心律失常反复发作,对治疗缺乏信心有关。

(三)有受伤的危险
受伤与心律失常引起的头晕、晕厥有关。

(四)潜在并发症
心力衰竭、脑栓塞、猝死。

四、护理措施

(一)体位与休息
当心律失常发作导致胸闷、心悸、头晕等不适时采取高枕卧位、半卧位或其他舒适体位,尽量避免左侧卧位,以防左侧卧位时感觉到心脏搏动而加重不适。有头晕、晕厥发作或曾有跌倒病史者应卧床休息。保证患者充分的休息与睡眠,必要时遵医嘱给予镇静剂。

(二)给氧
伴呼吸困难、发绀等缺氧表现时,给予2~4 L/min氧气吸入。

(三)饮食
控制膳食总热量,以维持正常体重为度,40岁以上者尤应预防发胖。一般以体重指数20~24为正常体重。或以腰围为标准,一般以女性≥80 cm,男性≥85 cm为超标。超重或肥胖者应减少每天进食的总热量,以低脂、低胆固醇膳食,并限制酒及糖类食物的摄入。严禁暴饮暴食。以免诱发心绞痛或心肌梗死。合并高血压或心力衰竭者,应同时限制钠盐。避免摄入刺激性食物如咖啡、浓茶等,保持大便通畅。

(四)病情观察
严密进行心电监测,出现异常心律变化,如3~5次/分的室性期前收缩或阵发性室性心动过速、窦性停搏、二度Ⅱ型或三度房室传导阻滞等,立即通知医师。应将急救药物备好,需争分夺秒地迅速给药。有无心悸、胸闷、胸痛、头晕、晕厥等。检测电解质变化,尤其是血钾。

(五)用药指导
接受各种抗心律失常药物治疗的患者,应在心电监测下用药,以便掌握心律的变化情况和观察药物疗效。密切观察用药反应,严密观察穿刺局部情况,谨防药物外渗。皮下注射给予抗凝溶栓及抗血小板药时,注意更换注射部位,避免按摩,应持续按压2~3分钟。严格按医嘱给药,避免食用影响药物疗效的食物。用药前、中、后注意心率、心律、P-R间期、Q-T间期等的变化,以判断疗效和有无不良反应。

（六）除颤的护理

持续性室性心动过速患者,应用药物效果不明显时,护士应密切配合医师将除颤器电源接好,检查仪器性能是否完好,备好电极板,以便及时顺利除颤。对于缓慢型心律失常患者,应用药物治疗后仍不能增加心率,且病情有所发展或反复发作阿斯综合征时,应随时做好安装人工心脏起搏器的准备。

（七）心理护理

向患者说明心律失常的治疗原则,介绍介入治疗如心导管射频消融术或心脏起搏器安置术的目的及方法,以消除患者的紧张心理,使患者主动配合治疗。

（八）健康教育

1.疾病知识指导

向患者及家属讲解心律失常的病因、诱因及防治知识。

2.生活指导

指导患者劳逸结合,生活规律,保证充足的休息与睡眠。无器质性心脏病者应积极参加体育锻炼。保持情绪稳定,避免精神紧张、激动。改变不良饮食习惯,戒烟、酒、避免浓茶、咖啡、可乐等刺激性食物。保持大便通畅,避免排便用力而加重心律失常。

3.用药指导

嘱患者严格按医嘱按时按量服药,说明所用药物的名称、剂量、用法、作用及不良反应,不可随意增减药物的剂量或种类。

4.制订活动计划

评估患者心律失常的类型及临床表现,与患者及家属共同制订活动计划。对无器质性心脏病的良性心律失常患者,鼓励其正常工作和生活,保持心情舒畅,避免过度劳累。窦性停搏、第二度Ⅱ型或第三度房室传导阻滞、持续性室速等严重心律失常患者或快速心室率引起血压下降者,应卧床休息,以减少心肌耗氧量。卧床期间加强生活护理。

5.自我监测指导

教会患者及家属测量脉搏的方法,心律失常发作时的应对措施及心肺复苏术,以便于自我检测病情和自救。对安置心脏起搏器的患者,讲解自我监测与家庭护理方法。

6.及时就诊的指标

（1）当出现头晕、气促、胸闷、胸痛等不适症状。

（2）复查心电图发现异常时。

（安　景）

第三节　感染性心内膜炎

感染性心内膜炎是指病原微生物经血液直接侵犯心内膜、瓣膜或大动脉内膜而引起的感染性炎症,常伴有赘生物形成。根据病情和病程,分为急性感染性心内膜炎和亚急性感染性心内膜炎,其中亚急性心内膜炎较多见。根据瓣膜类型可分为自体瓣膜心内膜炎、人工瓣膜心内膜炎和静脉药瘾者的心内膜炎。

一、护理评估

(一)致病因素

急性感染性心内膜炎发病机制尚不清楚,主要累及正常瓣膜,病原菌来自皮肤、肌肉、骨骼或肺等部位的活动感染灶;而亚急性病例至少占 2/3,主要发生于器质性心脏病基础上,其中以风湿性心脏瓣膜病的二尖瓣关闭不全和主动脉瓣关闭不全最常见,其次是先天性心脏病的室间隔缺损、法洛四联症等。

1.病原体

亚急性感染性心内膜炎致病菌以草绿色链球菌最常见,而急性感染性心内膜炎则以金黄色葡萄球菌最常见;其他病原微生物有肠球菌、表皮葡萄球菌、溶血性链球菌、大肠埃希菌、真菌及立克次体等。

2.感染途径

可因上呼吸道感染、咽峡炎、扁桃体炎及扁桃体切除术、拔牙、流产、导尿、泌尿系统器械检查及心脏手术等途径侵入血流。静脉药瘾者,通过静脉将皮肤致病微生物带入血流而感染心内膜。

3.发病机制

由于心脏瓣膜原有病变或先天性血管畸形的存在,异常的高速血流冲击心脏或大血管内膜,导致内膜损伤,有利于血小板、纤维蛋白及病原微生物在该部位聚集和沉积,形成赘生物和心内膜炎症。

(二)身体状况

1.症状和体征

(1)发热:是最常见的症状。亚急性者多低于 39 ℃,呈弛张热,可有乏力、食欲缺乏、体重减轻等非特异性症状,头痛、背痛和肌肉关节痛常见。急性者有高热寒战,突发心力衰竭者较为常见。

(2)心脏杂音:绝大多数患者可闻及心脏杂音,可由基础心脏病和(或)心内膜炎导致瓣膜损害所致。急性者比亚急性更易出现杂音强度和性质的变化,或出现新的杂音。

(3)周围血管体征:系细菌性微栓塞和免疫介导系统激活引起的微血管炎所致,多为非特异性。①瘀点,以锁骨以上皮肤、口腔黏膜和睑结膜最常见。②指(趾)甲下线状出血。③Osier 结节,为指和趾垫出现的豌豆大的红或紫色痛性结节。④Janeway 损害,是位于手掌或足底直径 1～4 cm 无压痛出血红斑。⑤Roth 斑,为视网膜的卵圆形出血斑,其中心呈白色。

(4)动脉栓塞:赘生物引起动脉栓塞占 20%～30%,栓塞可发生在机体的任何部位,如脑栓塞、脾栓塞、肾栓塞、肠系膜动脉栓塞、四肢动脉栓塞和肺栓塞等,并出现相应的临床表现。

(5)其他:出现轻、中度贫血,病程超过 6 周者有脾大。

2.并发症

可出现心力衰竭、细菌性动脉瘤、迁移性脓肿、神经系统受累及肾脏受累的表现。

3.急性与亚急性感染性心内膜炎的比较

急性与亚急性感染性心内膜炎的比较见表 5-2。

表 5-2 急性与亚急性感染性心内膜炎的比较

表现	急性	亚急性
病原体	金黄色葡萄球菌	草绿色链球菌
中毒症状	明显	轻

续表

表现	急性	亚急性
病程	进展迅速,数周或数月引起瓣膜破坏	进展缓慢,病程较长
感染迁移	多见	少见

(三)心理社会状况

由于症状逐渐加重,患者烦躁、焦虑;当病情进展且疗效不佳时,往往出现精神紧张、悲观、绝望等心理反应。

(四)实验室及其他检查

1.血液检查

亚急性心内膜炎多呈进行性贫血;白细胞计数正常或升高、血沉增快;50%以上的患者血清类风湿因子阳性。

2.尿液检查

常有镜下血尿和轻度蛋白尿,肉眼血尿提示肾梗死。

3.血培养

血培养是诊断感染性心内膜炎的最重要方法,血培养阳性是诊断本病最直接的证据,药敏试验可为治疗提供依据。

4.超声心动图

可探测赘生物,观察瓣叶、瓣环、室间隔及心肌脓肿等。

二、护理诊断及医护合作性问题

(1)体温过高:与感染有关。

(2)营养失调:低于机体需要量与食欲下降、长期发热导致机体消耗过多有关。

(3)焦虑:与发热、疗程长或病情反复有关。

(4)潜在并发症:栓塞、心力衰竭。

三、治疗及护理措施

(一)治疗要点

1.抗生素治疗

(1)治疗原则:①早期用药。②选用敏感的杀菌药。③剂量充足,疗程长。④联合用药。⑤以静脉给药为主。

(2)常用药物:首选青霉素。本病大多数致病菌对其敏感,且青霉素毒性小,常用剂量为 $(2\,000 \sim 4\,000) \times 10^4$ U/d,青霉素过敏者可用万古霉素;青霉素与氨基糖苷类抗生素如链霉素、庆大霉素、阿米卡星等联合应用可以增加杀菌能力。也可根据细菌培养结果和药敏试验针对性选择抗生素。

(3)治愈标准:①自觉症状消失,体温恢复正常。②脾脏缩小。③未再发生出血点和栓塞。④抗生素治疗结束后的第1、2、6周分别做血培养阴性。

2.对症治疗

加强营养,纠正贫血,积极治疗各种并发症等。

3.手术治疗

如对抗生素治疗无效,有严重心内并发症者应考虑手术治疗。

(二)护理措施

1.病情观察

密切观察患者的体温变化情况,每4~6小时测量体温1次并记录;注意观察皮肤瘀点、甲床下出血、Osler结节、Janeway结节等皮肤黏膜病损及消退情况;观察有无脑、肾、脾、肺、冠状动脉、肠系膜动脉及肢体动脉栓塞,一旦发现立即报告医师并协助处理。

2.生活护理

根据患者病情适当调节活动,严重者避免剧烈运动和情绪激动;饮食宜高热量、高蛋白、高维生素、低胆固醇、清淡、易消化的半流食或软食,以补充发热引起的机体消耗;有心力衰竭者按心力衰竭患者饮食进行指导。

3.药物治疗护理

长期、大剂量静脉应用抗生素时,应严格遵医嘱用药,以确保维持有效的血液浓度。注意保护静脉,避免多次穿刺增加患者的痛苦,同时用药过程中,注意观察药物疗效及毒性反应。

4.发热的护理

高热患者给予物理降温如冰袋、温水擦浴等,及时记录体温变化。患者出汗多要及时更换衣服,以增加舒适感,鼓励患者多饮水,同时做好口腔护理。

5.正确采集血培养标本

告知患者暂时停用抗生素和反复多次采集血培养的必要性,以取得患者的理解与配合。

(1)对未经治疗的亚急性患者,应在第1天间隔1小时采血1次,共3次;如次日未见细菌生长,重复采血3次后,开始抗生素治疗。

(2)已用抗生素者,停药2~7天采血。

(3)急性患者应在入院后立即安排采血,在3小时内每隔1小时采血1次,共取3次血标本后,按医嘱开始治疗。

(4)本病的菌血症为持续性,无须在体温升高时采血。

(5)每次采血10~20 mL,同时做需氧和厌氧菌培养。

6.心理护理

关心患者,耐心解释治疗目的与意义,避免精神紧张,积极配合治疗与护理。

7.健康指导

嘱患者平时注意保暖、避免感冒、增强机体抵抗力;避免挤压痤疮等感染病灶,减少病原体入侵的机会;教会患者自我监测病情变化,如有异常及时就医。

(安 景)

第四节 心 肌 炎

心肌炎常是全身性疾病在心肌上的炎症性表现,由于心肌病变范围大小及病变程度的不同,轻者可无临床症状,严重可致猝死,诊断及时并经适当治疗者,可完全治愈,迁延不愈者,可形成慢性心肌炎或导致心肌病。

一、病因病机

(一)病因

细菌性白喉杆菌、溶血性链球菌、肺炎双球菌、伤寒杆菌等。病毒如柯萨奇病毒、艾柯病毒、肝炎病毒、流行性出血热病毒、流感病毒、腺病毒等,其他如真菌、原虫等均可致心肌炎。但目前以病毒性心肌炎较常见。

致病条件因素如下。①过度运动:运动可致病毒在心肌内繁殖复制加剧,加重心肌炎症和坏死。②细菌感染:细菌和病毒混合感染时,可能起协同致病作用。③妊娠:妊娠可以增强病毒在心肌内的繁殖,所谓围生期心肌病可能是病毒感染所致。④其他:营养不良、高热寒冷、缺氧、过度饮酒等,均可诱发病毒性心肌炎。

(二)发病机制

从动物试验、临床与病毒学、病理观察,发现有以下2种机制。

1.病毒直接作用

实验中将病毒注入血液循环后可致心肌炎。以在急性期,主要在起病9天以内,患者或动物的心肌中可分离出病毒,病毒荧光抗体检查结果阳性,或在电镜检查时发现病毒颗粒。病毒感染心肌细胞后产生溶细胞物质,使细胞溶解。

2.免疫反应

病毒性心肌炎起病9天后心肌内已不能再找到病毒,但心肌炎病变仍继续;有些患者病毒感染的其他症状轻微而心肌炎表现颇为严重;还有些患者心肌炎的症状在病毒感染其他症状开始一段时间以后方出现;有些患者的心肌中可能发现抗原抗体复合体。以上都提示免疫机制的存在。

(三)病理改变

病变范围大小不一,可为弥漫性或局限性。随病程发展可为急性或慢性。病变较重者肉眼见心肌非常松弛,呈灰色或黄色,心腔扩大。病变较轻者在大体检查时无发现,仅在显微镜下有所发现而赖以诊断,而病理学检查必须在多个部位切片,方使病变免于遗漏。在显微镜下,心肌纤维之间与血管四周的结缔组织中可发现细胞浸润,以单核细胞为主。心肌细胞可有变性、溶解或坏死。病变如在心包下区则可合并心包炎,成为病毒性心包心肌炎。病变可涉及心肌与间质,也可涉及心脏的起搏与传导系统如窦房结、房室结、房室束和束支,成为心律失常的发病基础。病毒的毒力越强,病变范围越广。在实验性心肌炎中,可见到心肌坏死之后由纤维组织替代。

二、临床表现

取决于病变的广泛程度与部位。重者可致猝死,轻者几无症状。老幼均可发病,但以年轻人较易发病。男多于女。

(一)症状

心肌炎的症状可能出现于原发的症状期或恢复期。如在原发病的症状期出现,其表现可被原发病掩盖。多数患者在发病前有发热、全身酸痛、咽痛、腹泻等症状,反映全身性病毒感染,但也有部分患者原发病症状轻而不显著,须仔细追问才被注意到,而心肌炎症状则比较显著。心肌炎患者常诉胸闷、心前区隐痛、心悸、乏力、恶心、头晕。临床上诊断的心肌炎中,90%左右以心律失常为主诉或首见症状,其中少数患者可由此而发生昏厥或阿-斯综合征。极少数患者起病后发展迅速,出现心力衰竭或心源性休克。

(二)体征

1.心脏扩大

轻者心脏不扩大,一般有暂时性扩大,不久即恢复。心脏扩大显著反映心肌炎广泛而严重。

2.心率改变

心率增速与体温不相称,或心率异常缓慢,均为心肌炎的可疑征象。

3.心音改变

心尖区第一音可减低或分裂。心音可呈胎心样。心包摩擦音的出现反映有心包炎存在。

4.杂音

心尖区可能有收缩期吹风样杂音或舒张期杂音,前者为发热、贫血、心腔扩大所致,后者因左室扩大造成的相对性左房室瓣狭窄。杂音响度都不超过三级。心肌炎好转后即消失。

5.心律失常

极常见,各种心律失常都可出现,以房性与室性期前收缩最常见,其次为房室传导阻滞,此外,心房颤动、病态窦房结综合征均可出现。心律失常是造成猝死的原因之一。

6.心力衰竭

重症弥漫性心肌炎患者可出现急性心力衰竭,属于心肌泵血功能衰竭,左右心同时发生衰竭,引起心排血量过低,故除一般心力衰竭表现外,易合并心源性休克。

三、辅助检查

(一)心电图

心电图异常的阳性率高,且为诊断的重要依据,起病后心电图由正常可突然变为异常,随感染的消退而消失。主要表现有 ST 段下移,T 波低平或倒置。

(二)X 线检查

由于病变范围及病变严重程度不同,放射线检查亦有较大差别,1/3～1/2 心脏扩大,多为轻中度扩大,明显扩大者多伴有心包积液,心影呈球形或烧瓶状,心搏动减弱,局限性心肌炎或病变较轻者,心界可完全正常。

(三)血液检查

白细胞计数在病毒性心肌炎可正常,偏高或降低,血沉大多正常,亦可稍增快,C 反应蛋白大多正常,GOT、GPT、LDH、CPK 正常或升高,慢性心肌炎多在正常范围。有条件者可做病毒分离或抗体测定。

四、诊断

病毒性心肌炎的诊断必须建立在有心肌炎的证据和病毒感染的证据基础上。胸闷、心悸常可提示心脏波及,心脏扩大、心律失常或心力衰竭为心脏明显受损的表现,心电图上 ST-T 改变与异位心律或传导障碍反映心肌病变的存在。病毒感染的证据有以下各点:①有发热、腹泻或流感症状,发生后不久出现心脏症状或心电图变化。②血清病毒中和抗体测定阳性结果,由于柯萨奇 B 病毒最为常见,通常检测此组病毒的中和抗体,在起病早期和 2～4 周各取血标本 1 次,如 2 次抗体效价示 4 倍上升或其中 1 次≥1:640,可作为近期感染该病毒的依据。③咽、肛拭病毒分离,如阳性有辅助意义,有些正常人也可阳性,其意义须与阳性中和抗体测定结果相结合。

④用聚合酶链反应法从粪便、血清或心肌组织中检出病毒 RNA。⑤心肌活检,从取得的活组织做病毒检测,病毒学检查对心肌炎的诊断有帮助。

五、治疗

应卧床休息,以减轻组织损伤,病变加速恢复。伴有心律失常,应卧床休息 2～4 周,然后逐渐增加活动量,严重心肌炎伴有心脏扩大者,应休息 6 个月 1 年,直到临床症状完全消失,心脏大小恢复正常。应用免疫抑制剂,激素的应用尚有争论,但重症心肌炎伴有房室传导阻滞,心源性休克心功能不全者均可应用激素。常用泼尼松,40～60 mg/d,病情好转后逐渐减量,6 周 1 个疗程。必要时亦可用氢化可的松或地塞米松,静脉给药。心力衰竭者可用强心、利尿、血管扩张剂。心律失常者同一般心律失常的治疗。

六、病情观察

(1)定时测量体温、脉搏,其体温与脉率增速不成正比。

(2)密切观察患者呼吸频率、节律的变化,及早发现是否心功能不全。

(3)定时测量血压,观察记录尿量,以及早判断有无心源性休克的发生。

(4)密切观察心率与心律,及早发现有无心律失常,如室性期前收缩、不同程度的房室传导阻滞等,严重者可出现急性心力衰竭、心律失常等。

七、对症护理

(一)心悸、胸闷

保证患者休息,急性期卧床。按医嘱及时使用改善心肌营养与代谢的药物。

(二)心律失常

当急性病毒性心肌炎患者引起四度房室传导阻滞或窦房结病变引起窦房传导阻滞、窦房停搏而致阿-斯综合征者,应就地进行心肺复苏,并积极配合医师进行药物治疗或紧急做临时心脏起搏处理。

(三)心力衰竭

按心力衰竭护理常规。

八、护理措施

(1)遵医嘱给予氧气吸入,给予药物治疗。注意心肌炎时心肌细胞对洋地黄的耐受性较差,应用洋地黄时应特别注意其毒性反应。

(2)休息与活动:反复向患者解释急性期卧床休息可减轻心脏负荷,减少心肌耗氧量,有利于心功能的恢复,防止病情恶化或转为慢性病程。患者常需卧床 2～3 周,待症状、体征和实验室检查恢复后,方可逐渐增加活动量。

(3)心理护理:告诉患者体力恢复需要一段时间,不要急于求成。当活动耐力有所增加时,应及时给予鼓励。对不愿意活动或害怕活动的患者,应给予心理疏导,督促患者完成范围内的活动量。

(4)病情观察:急性期严密监测患者的体温、心率、心律、血压的变化,发现心率突然变慢、血压偏低、频发期前收缩、房室传导阻滞及时报告。观察患者有无脉速、易疲劳、呼吸困难、烦躁及肺水肿的表现。

(5)活动中监测:病情稳定后,与患者及家属一起制订并实施每天活动计划,严密监测活动时心率、心律、血压变化,若活动后出现胸闷、心悸、呼吸困难、心律失常等,应停止活动,以此作为限制最大活动量的指征。

九、健康教育

(1)讲解充分休息的必要性及心肌营养药物的作用。指导患者进食高蛋白、高维生素、易消化饮食,尤其是补充富含维生素C的食物如新鲜蔬菜、水果,以促进心肌代谢与修复,戒烟酒。

(2)告诉患者经积极治疗后多数可以痊愈,少数可留有心律失常后遗症,极少数患者在急性期因严重心律失常、急性心力衰竭和心源性休克而死亡,有部分患者演变成慢性心肌炎。

(3)积极预防感冒,避免受凉及接触传染源,恢复期每天有一定时间的户外活动,以适应环境,增强体质。

(4)积极治疗和消除细菌感染灶,如慢性扁桃体炎、慢性鼻窦炎、中耳炎等。

(5)遵医嘱按时服药,定期复查。

(6)教会患者及家属测脉搏、节律,发现异常或有胸闷、心悸等不适应及时复诊。

(安　景)

第五节　心　包　炎

心包炎是指心包因细菌、病毒、自身免疫、物理、化学等因素而发生急性炎性反应和渗液,以及心包粘连、增厚、缩窄、钙化等慢性病变。临床上主要有急性心包炎和慢性缩窄性心包炎。

一、急性心包炎

(一)病因和病理

1.病因

急性心包炎常继发于全身性疾病。可因感染、结缔组织异常、代谢异常、损伤心肌梗死或某些药物引起,或为非特异性,临床上以结核性、化脓性和风湿性心包炎多见。急性心包炎的病因,过去常见于风湿热、结核及细菌感染。近年来有了明显变化,病毒感染、肿瘤及心肌梗死性心包炎发病率明显增多。另外,自身免疫、代谢性疾病、物理因素等均可引起。

2.病理

急性心包炎的病理可分为纤维蛋白性和渗出性两种。

(1)纤维蛋白性:为急性心包炎的初级阶段,心包的脏层出现纤维蛋白,白细胞及少量内皮细胞组成的炎性渗出物,使心包壁呈绒毛状、不光滑、由于此期尚无明显液体积聚,心包的收缩和舒张功能不受限。

(2)渗出性:随着病情发展,心包腔渗出液增多,主要为浆液性纤维蛋白渗液。渗出液可呈血性、脓性,100~300 mL。积液一般数周至数月内吸收,可伴有壁层和脏层的粘连、增厚和缩窄。当短时间渗出液量增多,心包腔内压力迅速上升,限制心脏舒张期的血液充盈和收缩期的心排血量,超出心代偿能力时,可出现心脏压塞,发生休克。

(二)临床表现

1.纤维蛋白性心包炎

(1)症状:可由原发病引起,如结核可有午后潮热、盗汗。化脓性心包炎可有寒战、高热、大汗等。心包本身炎症,可见胸骨后疼痛、呼吸困难、咳嗽、声音嘶哑、吞咽困难等。由于炎症波及第5或6肋间水平以下的心包壁层,此阶段心前区疼痛为最主要症状。急性特异性心包炎及感染性心包炎等疼痛症状较明显,而缓慢发展的结核性或肿瘤性心包炎疼痛症状较轻。疼痛可为钝痛或尖锐痛,向颈部、斜方肌区(特别是左侧)或肩部放射,疼痛程度轻重不等,通常在胸部活动、咳嗽和呼吸时加重;坐起和前倾位缓解。冠脉缺血疼痛则不随胸部活动或卧位而加重,两者可鉴别。

(2)体征:心包摩擦音是纤维蛋白性心包炎的典型体征。由粗糙的壁层和脏层在心脏活动时相互摩擦而产生,呈刮抓样,与心音发生无相关性。典型的心包摩擦音以胸骨左缘第3、4肋间最清晰,常间歇出现并时间短暂,有时仅出现于收缩期,甚至仅在舒张期闻及。坐位时前倾和深吸气时听诊器加压更易听到。心包摩擦音可持续数小时到数天。当心包积液量增多将两层包膜分开时,摩擦音消失,如有粘连仍可闻及。

2.渗出性心包炎

(1)症状:呼吸困难是心包积液时最突出的症状,与支气管、肺受压及肺淤血有关。呼吸困难严重时,患者呈端坐呼吸,身体前倾、呼吸浅快、可有面色苍白、发绀等。急性心脏压塞时,出现烦躁不安、上腹部胀痛、水肿、头晕甚至休克。也可出现压迫症状:压迫支气管引起激惹性咳嗽;压迫食管引起吞咽困难;压迫喉返神经导致声音嘶哑。

(2)体征:具体如下。

1)心包积液体征:①心界向两侧增大,相对浊音界消失,患者由坐位变卧位时第2、3肋间心浊音界增宽。②心尖冲动弱,可在心浊音界左缘内侧处触及。③心音遥远、心率增快。④Ewart征,大量心包积液压迫左侧肺部,在左肩胛骨下区可出现浊音及支气管呼吸音。

2)心包叩击音:少数患者在胸骨左缘第3、4肋间可听到声音响亮呈拍击样的心包叩击音,因心脏舒张受到心包积液的限制,血流突然终止,形成漩涡和冲击心室壁产生震动所致。

3)心脏压塞体征:当心包积液聚集较慢时,可出现亚急性或慢性心包压塞,表现为体循环静脉淤血、奇脉等;快速的心包积液(仅100 mL)即可引起急性心脏压塞,表现为急性循环衰竭、休克等。其征象有:①体循环静脉淤血表现。颈静脉怒张,吸气时明显,静脉压升高、肝大伴压痛、腹水、皮下水肿等。②心排血量下降引起收缩压降低、脉压变小、脉搏细弱,重者心排血量降低发生休克。③奇脉指大量心包积液,触诊时桡动脉呈吸气性显著减弱或消失,呼气时声音复原的现象。

(三)辅助检查

1.实验室检查

原发病为感染性疾病可出现白细胞计数增加、红细胞沉降率增快。

2.X线检查

渗出性心包炎心包积液量>300 mL时,心脏阴影向两侧扩大,上腔静脉影增宽及右心膈角呈锐角,心缘的正常轮廓消失,呈水滴状或烧瓶状,心脏随体位而移动。心脏搏动减弱或消失。

3.心电图检查

其改变取决于心包脏层下心肌受累的范围和程度。

（1）常规 12 导联（aVR 导联除外）有 ST 段弓背向下型抬高及 T 波增高，1 天至数天后回到等电位线。

（2）T 波低平、倒置，可持续数周至数月或长期存在。

（3）可有低电压，大量积液时见电交替。

（4）可出现心律失常，以窦性心动过速多见，部分发生房性心律失常，还可有不同程度的房室传导阻滞。

4.超声心动图检查

对诊断心包积液和观察心包积液量的变化有重要意义。M 型或二维超声心动图均可见液性暗区可确诊。

5.心包穿刺

对心包炎性质的鉴别、解除心脏压塞及治疗心包炎均有重要价值。

（1）心包积液测定腺苷脱氨酶活性，≥30 U/L 对结核性心包炎的诊断有高度的特异性。

（2）抽取定量的积液可解除心脏压塞症状。

（3）心包腔内注入抗生素或化疗药物可治疗感染性或肿瘤性心包炎。

6.心包活检

可明确病因。

（四）治疗

急性心包炎的治疗与预后取决于病因，所以诊治的开始应着眼于筛选能影响处理的特异性病因，检测心包积液和其他超声心动图异常，并给予对症治疗。胸痛可以服用布洛芬 600～800 mg，每天 3 次，如果疼痛消失可以停用，如果对非甾体抗炎药不敏感，可能需要给予糖皮质激素治疗，泼尼松 60 mg 口服，每天 1 次，1 周内逐渐减量至停服，也可以辅助性麻醉类止痛剂。急性非特异性心包炎和心脏损伤后综合征患者可有心包炎症反复发作成为复发性心包炎，可以给予秋水仙碱 0.5～1 mg，每天 1 次，至少 1 年，缓慢减量停药。如果是心包积液影响了血流动力学稳定，可以行心包穿刺。病因明确后应该针对病因进行治疗。

（五）护理评估

1.健康史

评估患者有无结核病史和近期有无纵隔、肺部或全身其他部位的感染史；有无风湿性疾病、心肾疾病及肿瘤、外伤、过敏、放射性损伤的病史。

2.身体状况

（1）全身症状：多由原发病或心包炎症本身引起，感染性心包炎常有畏寒、发热、肌肉酸痛、出汗等全身感染症状，结核性心包炎还有低热、盗汗、乏力等。

（2）心前区疼痛：为最初出现的症状，是纤维蛋白性心包炎的重要表现，多见于急性非特异心包炎和感染性心包炎（不包括结核性心包炎）。部位常在心前区或胸骨后，呈锐痛或刺痛，可放射至颈部、左肩、左臂、左肩胛区或左上腹部，于体位改变、深呼吸、咳嗽、吞咽、左侧卧位时明显。

（3）呼吸困难：渗出性心包炎最突出的症状。心脏压塞时，可有端坐呼吸、呼吸浅快、身体前倾和口唇发绀等。

（4）心包摩擦音：心包炎特征性体征，在胸骨左缘第 3、4 肋间听诊最清楚，呈抓刮样粗糙音，与心音的发生无相关性。部分患者可在胸壁触到心包摩擦感。

（5）心包积液征及心脏压塞征：心浊音界向两侧扩大，并随体位改变而变化，心尖冲动弱而弥散或消失,心率快,心音低而遥远。颈静脉怒张、肝大、腹水、下肢水肿。血压下降、脉压变小、奇脉,甚至出现休克征象。

(6)其他:气管、喉返神经、食管等受压,可出现刺激性咳嗽、声音嘶哑、吞咽困难等。

3.心理状况

患者常因住院影响工作和生活,及心前区疼痛、呼吸困难而紧张、烦躁,急性心脏压塞时可出现晕厥,患者更感到恐慌不安。

(六)护理诊断

1.疼痛

心前区疼痛与心包纤维蛋白性炎症有关。

2.气体交换受损

气体交换受损与肺淤血及肺组织受压有关。

3.心排血量减少

心排血量减少与大量心包积液妨碍心室舒张充盈有关。

4.体温过高

体温过高与感染有关。

5.焦虑

焦虑与住院影响工作、生活及病情重有关。

(七)护理目标

(1)疼痛减轻或消失。

(2)呼吸困难减轻或消失。

(3)心排血量能满足机体需要,心排血量减少症状和肺淤血症状减轻或消失。

(4)体温降至正常范围。

(5)焦虑感消失,情绪稳定。

(八)护理措施

1.一般护理

(1)保持病房环境安静、舒适、空气新鲜,温湿度适宜;安置患者取半卧位或前倾坐位休息,提供床头桌便于伏案休息,以减轻呼吸困难。

(2)给予低热量、低动物脂肪、低胆固醇、适量蛋白质和富含维生素的食物,少食多餐,避免饱餐及刺激性食物、烟酒;有肺淤血症状时给低盐饮食。

(3)出现呼吸困难或胸痛时立即给予氧气吸入,一般为 1～2 L/min 持续吸氧,嘱患者少说话,以减少耗氧。

(4)心前区疼痛时,遵医嘱适当给予镇静剂以减轻疼痛,嘱患者勿用力咳嗽或突然改变体位,以免诱发或加重心前区疼痛。

(5)畏寒或寒战时,注意保暖;高热时,给予物理降温或按医嘱给予小剂量退热剂,退热时需补充体液,以防虚脱,及时揩干汗液、更换衣服床单,防止受凉。

(6)鼓励患者说出内心的感受,向患者简要介绍病情和进行必要的解释,给予心理安慰,使患者产生信任、安全感。

2.病情观察

(1)定时监测和记录生命体征了解患者心前区疼痛的变化情况,密切观察心脏压塞的表现。

(2)患者呼吸困难、血压明显下降、口唇发绀、面色苍白、心动过速,甚至休克时,应及时向医师报告,并做好心包穿刺的准备工作。

(3)对水肿明显和应用利尿剂治疗患者,需准确记录出入量,观察水肿部位的皮肤及有无乏力、恶心、呕吐、腹胀、心律不齐等低血钾表现,并定期复查血清钾,出现低血钾症时遵医嘱及时补充氯化钾。

3.心包穿刺术护理

(1)术前:应备好心包穿刺包,急救药品及器械;向患者做好解释工作,将治疗的意义、过程、术中配合等情况告诉患者(如术中勿剧烈咳嗽或深呼吸),必要时遵医嘱给予少量镇静剂。

(2)术中:应陪伴患者,给予支持、安慰;熟练地配合医师进行穿刺治疗,配合医师观察心电图,如出现 ST 段抬高或室性期前收缩提示针尖触及心室壁,出现 PR 段抬高和房性期前收缩,则提示针尖触及心房,应提醒医师立即退针。

(3)术后:应记录抽液量和积液性质,按要求留标本送检;嘱患者绝对卧床 4 小时,可采取半卧位或平卧位;密切观察患者的血压、呼吸、脉搏、心率及心律的变化,并做好记录,发现异常及时进行处理;如患者因手术刺激出现胸痛或精神紧张影响休息时,可给予镇静剂。

4.健康指导

告知急性心包炎患者,经积极病因治疗,大多数可以痊愈,仅极少数会演变成慢性缩窄性心包炎。因此,必须坚持足够疗程的有效药物治疗,以预防缩窄性心包炎的发生。指导患者充分休息,摄取高热量、高蛋白、高维生素的易消化饮食,限制钠盐摄入。防寒保暖,防止呼吸道感染。

(九)护理评价

(1)心前区疼痛有无缓解,能否随意调整体位,深呼吸、咳嗽、吞咽是否受影响,心包摩擦音是否消失。

(2)呼吸的频率及深度是否已恢复正常,发绀有无消失。

(3)血压和脉压是否已恢复正常,水肿、肝大等心脏压塞征象是否好转或已消失。

(4)体温有无下降或已恢复正常,血白细胞计数是否正常。

(5)紧张、烦躁、恐慌不安等不良心理反应有无消失,情绪是否稳定。

二、慢性缩窄性心包炎

(一)病因与病理

1.病因

慢性缩窄性心包继发于急性炎症,其原因为结核或其他感染、新生物、日光或声音的辐射、创伤和心脏手术等。在我国以结核性为最常见,其次为化脓性或创伤性心包炎后演变而来。少数与心包肿瘤、急性非特异性心包炎及放射性心包炎等有关。

2.病理

缩窄性心包炎继发于急性心包炎。急性心包炎后,随着积液逐渐吸收,可有纤维组织增生、心包增厚粘连、壁层与脏层融合钙化。心包缩窄使心室舒张期扩展受阻,心室舒张期充盈减少,使心搏量下降,导致动脉系统供血不足,进一步发展会影响心脏收缩功能,使静脉回流受阻,出现静脉系统淤血。

(二)临床表现

1.症状

起病隐匿,常于急性心包炎后数月至数年发生心包缩窄。早期症状为劳力性呼吸困难,严重时不能平卧,呈端坐呼吸。常见食欲缺乏、腹部胀满或疼痛、头晕、乏力等症状。

2.体征

(1)心脏体征:①心尖冲动减弱或消失。②心浊音界正常或稍大,心音低而遥远。③部分患者在胸骨左缘第3、4肋间于舒张早期可听到心包叩击音。④可出现期前收缩与房颤等。

(2)心包腔缩窄和心腔受压的表现:①出现静脉回流受限的体征,如颈静脉怒张、肝大、胸腔积液、腹水、下肢水肿等。②少数患者出现 Friedreich 征(舒张早期颈静脉突然塌陷现象)和 Kussmaul 征(吸气时颈静脉怒张明显,静脉压进一步上升),是因充盈压过高的右心房在三尖瓣开放时压力骤然下降所致。③收缩压降低,舒张压升高,脉压变小,脉搏细弱无力。由于心排血量减少,反射性引起周围小动脉痉挛。

(三)辅助检查

1.实验室检查

可有轻度贫血,肝淤血有肝功能损害血浆精蛋白生成减少,肾淤血可有蛋白尿、一过性尿素氮升高。

2.X 线检查

心搏减弱或消失,可出现心影增大,呈三角形,左、右心缘变直,主动脉弓小或难以辨认;上腔静脉扩张;心包钙化等征象。

3.心电图检查

常提示心肌受累的范围和程度。主要表现为 QRS 波群低电压和 T 波倒置或低平;T 波倒置越深,提示心肌损害越重。

4.超声心动图检查

可见心包增厚、钙化、室壁活动减弱等表现。

5.CT 及 MR 检查

CT 及 MR 检查是识别心包增厚和钙化可靠与敏感的方法,若见心室呈狭窄的管状畸形、心房增大和下腔静脉扩张,可提示心包缩窄。

6.右心导管检查

可见肺毛细血管压力、肺动脉舒张压力、右心室舒张末期压力及右心房压力均增高[>33.3 kPa(250 mmHg)]等特征性表现。右心房压力曲线呈 M 型或 W 型,右心室压力曲线呈收缩压轻度升高、舒张早期下陷和舒张期的高原型曲线。

(四)治疗

慢性缩窄性心包炎是一个进展性疾病,其心包增厚、临床症状和血流动力学表现不会自动逆转,外科心包剥离术是唯一确切的治疗。内科治疗包括利尿、扩张静脉和限盐。窦性心动过速是一种代偿机制,所以β受体阻滞剂应该避免或谨慎使用。房颤伴快心室率,地高辛为首选,并应该在β受体阻滞剂和钙通道阻滞剂之前使用,心率控制在 80～90 次/分。

(五)护理评估

1.健康史

评估急性心包炎病史和治疗情况。

2.身体状况

起病缓慢,一般在急性心包炎后 2~8 个月逐渐出现明显的心脏压塞(体循环淤血和心排血量不足)征象。主要表现为不同程度的呼吸困难,头晕、乏力、衰弱、心悸、胸闷、咳嗽、腹胀、食欲缺乏、肝区疼痛等;体征主要有颈静脉怒张、肝大、腹水、下肢水肿等;心脏听诊有心音低钝、心包叩击音及期前收缩、心房颤动等心律失常;晚期可有收缩压下降,脉压变小等。

3.心理状况

患者因病程漫长、生活不能自理或需要做心包切开术等而焦虑不安。

(六)护理诊断

1.活动无耐力

活动无耐力与心排血量不足有关。

2.体液过多

体液过多与体循环淤血有关。

(七)护理目标

(1)活动耐力增强,能胜任正常体力活动。

(2)水肿减轻或消退。

(八)护理措施

1.一般护理

(1)患者需卧床休息至心慌、气短、水肿症状减轻后,方可起床轻微活动,并逐渐增加活动量。合理安排每天活动计划,以活动后不出现心慌、呼吸困难、水肿加重等为控制活动量的标准。

(2)给予高蛋白、高热量、高维生素饮食,适当限制钠盐摄入,防止因低蛋白血症及水、钠潴留而加重腹水及下肢水肿。

(3)因机体抵抗力低下及水肿部位循环不良、营养障碍,易形成压疮和继发感染,故应加强皮肤护理,以免产生压疮。

(4)加强与患者的心理沟通,体贴关怀患者,和家属共同做好思想疏导工作,消除患者的不良心理反应,使患者树立信心,以良好的精神状态配合各项治疗。

2.病情观察

定时监测和记录生命体征,准确记录出入量,密切观察心脏压塞症状的变化,发现病情变化尽快向医师报告,以便及时处理。

3.心包切开术的护理

心包切开引流术的目的是缓解压迫症状,防止心肌萎缩。

(1)术前向患者说明手术的意义和手术的必要性、可靠性,解除思想顾虑,使患者和家属增加对手术的心理适应性和对医护人员的信任感。

(2)术后做好引流管的护理,记录引流液的量和性质,并按要求留标本送检;同时严密观察患者的脉搏、心率、心律和血压变化,如有异常及时报告医师并协助处理。

4.健康指导

教育缩窄性心包炎患者应注意充分休息,加强营养,注意防寒保暖,防止呼吸道感染。指出应尽早接受手术治疗,以获得持久的血流动力学恢复和临床症状明显改善。

（九）护理评价

(1)活动后心慌、气短、乏力等症状有无减轻或缓解,日常生活能否自理。

(2)水肿有无减轻或已消失,颈静脉怒张、肝大、腹水等有无减轻或已恢复正常。

（安　景）

第六节　扩张型心肌病

扩张型心肌病也称为充血性心肌病,是心肌病中常见的临床类型,以心肌广泛纤维化、心肌收缩力减弱、心脏扩大、双侧心室扩张为基本病变的心肌病。

一、病因与病理

（一）病因

病因尚不明确,近年来心肌病有增加趋势,青年男性发病多,男女之比为2.5∶1,目前主要与以下因素有关。

(1)遗传与基因。

(2)持续病毒感染。

(3)细胞免疫。

(4)血管活性物质和心肌微血管痉挛。

(5)代谢异常、中毒等。

（二）病理

其主要以心腔扩张为主,室壁变薄,纤维瘢痕形成,常伴有附壁血栓形成。

二、临床表现

（一）无症状期

无明显临床症状,心脏轻度增大,射血分数40%～50%。

（二）症状期

主要是疲劳乏力、气促、心悸等,舒张早期奔马律,射血分数20%～40%。

（三）充血性心力衰竭期

出现劳力性呼吸困难,端坐呼吸,水肿和淤血性肝大等全心衰竭的表现。主要体征为心脏扩大,心律失常及肺循环淤血,常可听到奔马律。

三、辅助检查

（一）胸部X线片

肺淤血,心影增大,心胸比例>50%。

（二）心电图

多种异常心电图改变,如心房颤动、传导阻滞、ST-T改变、肢导低电压、R波降低、病理性Q波等。

（三）超声心动图

心腔扩大以左心室为主。因心室扩大致二、三尖瓣的相对关闭不全，而瓣膜本身无病变；室壁运动普遍减弱，心肌收缩功能下降。

（四）放射性核素检查

核素血池显像可见左心室容积增大，左心室射血分数降低；心肌显像表现放射性分布不均匀或呈"条索样""花斑样"改变。

（五）心导管检查和心血管造影

心室舒张末压、肺毛细血管楔压增高；心室造影见心腔扩大、室壁运动减弱、射血分数下降。冠状动脉造影正常。

（六）心内膜心肌活检

心肌细胞肥大、变性，间质纤维化等。

四、治疗

本病原因未明，尚无特殊防治方法，主要是控制充血性心力衰竭和心律失常。

（一）一般治疗

限制体力活动，低盐饮食。

（二）抗心力衰竭治疗

长期应用 β 受体阻滞剂，可以控制心力衰竭、延长生存时间。其他药物包括血管紧张素转换酶抑制药、利尿剂、洋地黄药物和扩张血管药物。但本病易发生洋地黄中毒，故应慎重使用。

（三）抗栓治疗

本病易发生附壁血栓，对于合并心房颤动、深静脉血栓等有栓塞性疾病风险的患者，预防性口服阿司匹林；已经出现附壁血栓或发生血栓栓塞的患者，需长期口服华法林抗凝，保持国际标准化凝血酶原时间比值（INR）在 2～2.5。

（四）心脏再同步化治疗（CRT）

通过双心室起搏同步刺激左右心室，调整左右心室收缩程序，达到心脏收缩同步化，对改善心脏功能有一定疗效。需满足以下条件：左心室射血分数（LVEF）＜35％，心功能 NYHA Ⅲ～Ⅳ级，QRS 增宽超过 120 毫秒，左右心室收缩不同步。

（五）植入性心脏电复律除颤器（ICD）

对于有严重的、危及生命的心律失常，药物治疗不能控制，LVEF＜30％，伴轻至中度心力衰竭症状、预期临床预后尚好的患者可选择 ICD 预防猝死。

（六）其他治疗

中药黄芪、生脉散和牛磺酸等具有一定的抗病毒、调节免疫、改善心功能作用，可作为辅助治疗手段。此外，还可考虑左心机械辅助循环、左心室成形术、心脏移植。

五、护理评估

（一）病史评估

详细询问患者起病情况，了解有无感染，过度劳累、情绪激动等诱因；了解患者心律失常的类型，评估发生栓塞和猝死的风险；了解患者既往健康状况，评估有无其他心血管疾病，如冠心病、风湿性心脏瓣膜病等。

（二）身体状况

观察生命体征及意识状况,注意监测心律、心率、血压等变化。心脏扩大:听诊时常可闻及第三或第四心音,心率快时呈奔马律。肥厚性心肌病患者评估有无头晕、黑朦、心悸、胸痛、劳力性呼吸困难,了解肥厚梗阻情况评估猝死的风险。

（三）心理-社会状况评估

了解患者有无情绪低落、消沉、烦躁、焦虑、恐惧、绝望等心理;患者反复发作心力衰竭,经常住院治疗,了解患者亲属的心理压力和经济负担。

六、护理诊断

（一）心输出血量减少

心输出血量减少与心功能不全有关。

（二）气体交换受损

气体交换受损与充血性心力衰竭、肺水肿有关。

（三）焦虑

焦虑与病程长、疗效差、病情逐渐加重有关。

（四）潜在并发症

栓塞。

七、护理目标

(1)能维持良好的气体交换状态,活动后呼吸困难减轻或消失。

(2)胸痛减轻或消失。

(3)活动耐力逐渐增加。

(4)情绪稳定,焦虑程度减轻或消失。

八、护理措施

（一）一般护理

急性期保证患者充足睡眠、休息,限制探视,促进躯体和心理恢复。随着病情好转,逐渐增加活动量,尽量满足生活需要。给予清淡、营养、易消化、低盐饮食。防止辛辣、刺激性食物和饮料摄入,戒烟、戒酒。

（二）病情观察

监测血压及血流动力学参数变化,注意有无咳嗽加剧,气促明显等心力衰竭发作先兆,以及心排血量降低的早期表现,应随时观察有无偏瘫、失语、血尿、胸痛、咯血等症状,如有异常,马上报告医师,及时做出处理。

（三）对症护理

气促时需吸氧,保持鼻导管通畅。抬高床头 30°～60°,采用半坐位或端坐位利于呼吸。指导患者有效呼吸技巧,如腹式呼吸等。

（四）用药护理

遵医嘱给予洋地黄药物,药量要准确,密切观察有无洋地黄药物毒性反应;控制输液量及静脉输液速度,记录出水量;使用抗心律失常药时,要加强巡视,观察生命体征,必要时给予心电监护。

（五）心理护理

患者出现呼吸困难、胸闷不适时，守护在患者身旁，给予安全感；耐心解答患者提出的问题，进行健康教育；与患者和家属建立融洽关系，避免精神刺激，护理操作细致、耐心；尽量减少外界压力刺激、创造轻松和谐的气氛。

（六）健康宣教

1.指导患者合理安排休息与活动

应限制活动，督促其卧床休息。因休息可使轻度心力衰竭缓解，重度心力衰竭减轻。待心力衰竭控制后，仍需限制患者的活动量，使心脏大小恢复至正常。

2.合理饮食

宜低盐、高维生素及增加纤维食物饮食，少量多餐，避免高热量及刺激性食物。防止因饮食不当造成水、钠潴留，心肌耗氧量、便秘等，导致心脏负荷增加。

3.避免诱因

向患者及家属讲解预防感染的知识，如定时开窗通风，洗手；因避免劳累、乙醇中毒及其他毒素对心肌的损害。

4.坚持药物治疗

注意洋地黄素和抗心律失常等药物的毒性反应，并定期复查，以便随时调整药物剂量。

5.密切观察病情变化

如症状加重时应立即就医。

九、护理评价

（1）活动后呼吸困难症状有无减轻或消失。

（2）心前区疼痛发作的次数是否减少或已消失。发作时疼痛程度是否减轻。

（3）乏力和活动后心悸、气促症状有无减轻或消失，心律和心率是否恢复正常。

（4）情绪是否稳定，烦躁不安或悲伤失望心理是否减轻。

（安　景）

第七节　先天性心脏病

先天性心脏病简称"先心病"，是胎儿时期心脏血管发育异常而致的畸形，是小儿时期最常见的心脏病。根据左右心腔或大血管间有无直接分流和临床有无青紫，可将先心病分为三大类：①左向右分流型（潜伏青紫型），常见有室间隔缺损、房间隔缺损、动脉导管未闭。②右向左分流型（青紫型），常见有法洛四联症和大动脉错位。③无分流型（无青紫型），常见有主动脉缩窄和肺动脉狭窄。

小儿先天性心脏病中最常见的是室间隔缺损、房间隔缺损、动脉导管未闭、肺动脉狭窄、法洛四联症和大动脉错位。

一、临床特点

(一)室间隔缺损

室间隔缺损(ventricular septal defect,VSD)为小儿最常见的先天性心脏病,缺损可单独存在,亦可为其他畸形的一部分。按缺损部位可分为室上嵴上方、室上嵴下方、三尖瓣后方、室间隔肌部四种类型。临床症状与缺损大小及肺血管阻力有关。大型 VSD(缺损 1~3 cm 者)可继发肺动脉高压,当肺动脉压超过主动脉压时,造成右向左分流而产生发绀,称为艾森曼格(Eisenmenger)综合征。

1.症状

小型室间隔缺损可无症状;中型室间隔缺损易患呼吸道感染,或在剧烈运动时发生呼吸急促,生长发育多为正常,偶有心力衰竭;大型室间隔缺损在婴幼儿时期由于缺损较大,左向右分流量多超过肺循环量的 50%,使体循环内血量显著减少,而肺循环内明显充血,可于生后 1~3 个月即发生充血性心力衰竭,平时反复呼吸道感染、肺炎、哭声嘶哑、喂养困难、乏力、多汗等,并有生长发育迟缓。

2.体征

心前区隆起;胸骨左缘 3~4 肋间可闻及Ⅲ~Ⅳ/6 级全收缩期杂音,在心前区广泛传导;肺动脉第二心音显著增强或亢进。

3.辅助检查

(1)X 线检查:肺充血,心脏左室或左右室大;肺动脉段突出,主动脉结缩小。

(2)心电图:小型室间隔缺损,心电图多数正常;中等大小室间隔缺损示左心室增大或左右心室增大;大型室间隔缺损或有肺动脉高压时,心电图示左右心室增大。

(3)超声心动图:室间隔回声中断征象,左右心室增大。

(二)房间隔缺损

房间隔缺损(atrial septal defect,ASD)按病理解剖分为继发孔(第二孔)缺损和原发孔(第一孔)缺损,以继发孔缺损为多见。继发孔缺损为较常见的先天性心脏病之一,以女性较多见,缺损位于房间隔中部卵圆窝处,血流动力学特点为右心室舒张期负荷过重。原发孔缺损位于房间隔下端,是心内膜垫发育障碍未能与第一房间隔融合,常合并二尖瓣裂缺。

1.症状

在初生后及婴儿期大多无症状,偶有暂时性青紫。年龄稍大,症状渐渐明显,患儿发育迟缓、体格瘦小,易反复呼吸道感染,活动耐力减低,有劳累后气促、咳嗽等症状。左胸部常隆起,一般无青紫或杵状指(趾)。

2.体征

胸骨左缘第 2~3 肋间闻及柔和的喷射性收缩期杂音,肺动脉瓣区第二心音可增强或亢进、固定分裂。

3.辅助检查

(1)X 线检查:右心房、右心室扩大,主动脉结缩小,肺动脉段突出,肺血管纹理增多,肺门舞蹈。

(2)心电图:电轴右偏,完全性或不完全性右束支传导阻滞,右心房、右心室增大;原发孔ASD 常见电轴左偏及心室肥大。

(3)超声心动图:右心房右心室增大,右心室流出道增宽,室间隔与左心室后壁呈同向运动。二维切面可显示房间隔缺损的位置及大小。

(三)动脉导管未闭

动脉导管未闭(patent ductus arteriosus,PDA)是临床较常见的先天性心脏病,女性多于男性。开放的动脉导管位于肺总动脉分叉与主动脉之间,有管型、漏斗型和窗型,以漏斗型为多见。

1.症状

导管较细时,临床无症状。导管较粗时临床表现为反复呼吸道感染、肺炎,发育迟缓,早期即可发生心力衰竭。重症病例常有呼吸急促、心悸。临床无青紫,但若合并肺动脉高压,即出现青紫。

2.体征

胸骨左缘第2肋间可闻及粗糙、响亮、机器样的连续性杂音,向心前区、颈部及左肩部传导,肺动脉第二音亢进。脉压增宽,出现股动脉枪击音、毛细血管搏动和水冲脉。

3.辅助检查

(1)X线检查:分流量小者,心影正常;分流量大者,多见左心房、左心室增大,主动脉结增宽,可有漏斗征,肺动脉段突出,肺血增多,重症病例左右心室均肥大。

(2)心电图:左心房、左心室增大或双心室肥大。

(3)超声心动图:左心房、左心室大,肺动脉与降主动脉之间有交通。

(四)法洛四联症

法洛四联症(tetralogy of Fallot,TOF)是临床上最常见的发绀型先天性心脏病,病变包括肺动脉狭窄、室间隔缺损、主动脉骑跨及右心室肥大,其中肺动脉狭窄程度是决定病情严重程度的主要因素。主动脉骑跨及室间隔缺损存在使体循环血液中混有静脉血,临床上出现发绀与缺氧,并代偿性引起红细胞增多现象。

1.症状

发绀是主要症状,它出现的时间早、晚和程度与肺动脉狭窄程度有关,多见于毛细血管丰富的浅表部位,如唇、指(趾)甲床、球结膜等。患儿活动后有气促、易疲劳、蹲踞等;并常有缺氧发作,表现为呼吸加快、加深,烦躁不安,发绀加重,持续数分钟至数小时,严重者可表现为神志不清,惊厥或偏瘫,死亡。发作多在清晨、哭闹、吸乳或用力后诱发,发绀严重者常有鼻出血和咯血。

2.体征

生长发育落后,全身发绀,眼结膜充血,杵状指(趾);多有行走不远自动蹲踞姿势或膝胸位。胸骨左缘第2~4肋间闻及粗糙收缩期杂音;肺动脉第二心音减弱。

3.辅助检查

(1)X线检查:心影呈靴形,上纵隔增宽,肺动脉段凹陷,心尖上翘,肺纹理减少,右心房、右心室肥厚。

(2)心电图:电轴右偏,右心房、右心室肥大。

(3)超声心动图:显示主动脉骑跨及室间隔缺损,右心室流出道、肺动脉狭窄,右心室内径增大,左心室内径缩小。

(4)血常规:血红细胞增多,一般在(5.0~9.0)×10^{12}/L,血红蛋白170~200 g/L,红细胞容积60%~80%。当有相对性贫血时,血红蛋白低于150 g/L。

二、护理评估

(一)健康史

了解母亲妊娠史,在孕期最初 3 个月内有无病毒感染、放射线接触和服用过影响胎儿发育的药物,孕母是否有代谢性疾病。患儿出生有无缺氧、心脏杂音,出生后各阶段的生长发育状况。是否有下列常见表现:喂养困难,哭声嘶哑,易气促、咳嗽,青紫,蹲踞现象,突发性晕厥。

(二)症状、体征

评估患儿的一般情况,生长发育是否正常,皮肤发绀程度,有无气急、缺氧、杵状指(趾),有无哭声嘶哑,有无蹲踞现象,胸廓有无畸形。听诊心脏杂音位置、性质、程度,尤其要注意肺动脉第二心音的变化。评估有无肺部啰音及心力衰竭的表现。

(三)社会、心理

评估家长对疾病的认知程度和对治疗的信心。

(四)辅助检查

了解并分析 X 线、心电图、超声心动图、血液等检查结果。较复杂的畸形者还应了解心导管检查和心血管造影的结果。

三、常见护理问题

(一)活动无耐力

与氧的供需失调有关。

(二)有感染的危险

与机体免疫力低下有关。

(三)营养失调

低于机体需要量,与缺氧使胃肠功能障碍、喂养困难有关。

(四)焦虑

与疾病严重,花费大,预后难以估计有关。

(五)合作性问题

脑血栓、脑脓肿、心力衰竭、感染性心内膜炎、晕厥。

四、护理措施

(1)休息:制定适合患儿活动的生活制度,轻症无症状者与正常儿童一样生活,但要避免剧烈活动;有症状患儿应限制活动,避免情绪激动和剧烈哭闹;重症患儿应卧床休息,给予妥善的生活照顾。

(2)饮食护理:给予高蛋白、高热量、高维生素饮食,适当限制食盐摄入,并给予适量的蔬菜类粗纤维食品,以保证大便通畅。重症患儿喂养困难,应有耐心,少量多餐,以免导致呛咳、气促、呼吸困难等,必要时从静脉补充营养。

(3)预防感染:病室空气清新,穿着衣服冷热要适中,防止受凉,应避免与感染性疾病患儿接触。

(4)注意心率、心律、呼吸、血压变化,必要时使用监护仪监测。

(5)防止法洛四联症:患儿因哭闹、进食、活动、排便等引起缺氧发作,一旦发生可立即置于胸膝卧位,吸氧,遵医嘱应用普萘洛尔、吗啡和纠正酸中毒。

(6)青紫型先天性心脏病患儿由于血液黏稠度高,暑天、发热、吐泻时体液量减少,加重血液浓缩,易形成血栓,有造成重要器官栓塞的危险,因此应注意多饮水,必要时静脉输液。

(7)合并贫血者可加重缺氧,导致心力衰竭,须及时纠正。

(8)合并心力衰竭者按心力衰竭护理。

(9)做好心理护理关心患儿,建立良好护患关系,充分理解家长及患儿对检查、治疗、预后的期望心理,介绍疾病的有关知识、诊疗计划、检查过程、病室环境,消除恐惧心理。

(10)健康教育:①向家长讲述疾病的相关护理知识和各种检查的必要性,以取得配合。②指导患儿及家长掌握活动种类和强度。③告知家长如何观察病情变化,一旦发现异常(婴儿哭声无力,呕吐,不肯进食,手脚发软,皮肤出现花纹,较大患儿自诉头晕等),应立即呼叫。④向患儿及家长讲述重要药物如地高辛的作用及注意事项。

五、出院指导

(1)饮食宜高营养、易消化,少量多餐。人工喂养儿用柔软的奶头孔稍大的奶嘴,每次喂奶时间不宜过长。

(2)休息根据耐受力确立适宜的活动,以不出现乏力、气短为度,重者应卧床休息。

(3)避免感染居室空气新鲜,经常通风,不去公共场所、人群集中的地方。注意气候变化及时添减衣服,预防感冒。按时预防接种。

(4)发热、出汗时要给足水分,呕吐、腹泻时应到医院就诊补液,以免血液黏稠而发生脑血栓。

(5)保证休息,避免哭闹,减少外界刺激以预防晕厥的发生。当患儿在吃奶、哭闹或活动后出现气急、青紫加重或年长儿诉头痛、头晕时应立即将患儿取胸膝卧位并送医院。

(安 景)

第八节 心 绞 痛

一、分型

(一)稳定型心绞痛

1.概念和特点

稳定型心绞痛也称劳力性心绞痛,是在冠状动脉固定性严重狭窄基础上,由于心肌负荷的增加引起心肌急剧的、暂时的缺血缺氧的临床综合征。其特点为阵发性的前胸压榨性疼痛或憋闷感觉,主要位于胸骨后部,可放射至心前区和左上肢尺侧,常发生于劳力负荷增加时,持续数分钟,休息或用硝酸酯制剂后疼痛消失。疼痛发作的程度、频度、性质及诱发因素在数周至数月内无明显变化。

2.相关病理生理

患者在心绞痛发作之前,常有血压增高、心律增快、肺动脉压和肺毛细血管压增高的变化,反映心脏和肺的顺应性减低。发作时可有左心室收缩力和收缩速度降低、射血速度减慢、左心室收缩压下降、心搏量和心排血量降低、左心室舒张末期压和血容量增加等左心室收缩和舒张功能障碍的病理生理变化。左心室壁可呈收缩不协调或部分心室壁有收缩减弱的现象。

3.主要病因及诱因

本病的基本病因是冠脉粥样硬化。正常情况下,冠脉循环血流量具有很大的储备力量,其血流量可随身体的生理情况有显著的变化,休息时无症状。当劳累、激动、心力衰竭等使心脏负荷增加,心肌耗氧量增加时,对血液的需求增加,而冠脉的供血已不能相应增加,即可引起心绞痛。

4.临床表现

(1)症状:心绞痛以发作性胸痛为主要临床表现,典型疼痛的特点如下。①部位:主要在胸骨体中、上段之后,可波及心前区,界限不很清楚。常放射至左肩、左臂尺侧达无名指和小指,偶有至颈、咽或下颌部。②性质:胸痛常有压迫、憋闷或紧缩感,也可有烧灼感,偶尔伴有濒死感。③持续时间:疼痛出现后常逐步加重,持续 3~5 分钟,休息或含服硝酸甘油可迅速缓解,很少超过半小时。可数天或数周发作 1 次,亦可一天内发作数次。

(2)体征:心绞痛发作时,患者面色苍白、出冷汗、心率增快、血压升高、表情焦虑。心尖部听诊有时出现"奔马律",可有暂时性心尖部收缩期杂音,是乳头肌缺血以致功能失调引起二尖瓣关闭不全所致。

(3)诱因:发作常由体力劳动、情绪激动、饱餐、寒冷、吸烟、心动过速、休克等。

5.辅助检查

(1)心电图表现如下。①静息时心电图:约有半数患者在正常范围,也可有陈旧性心肌梗死的改变或非特异性 ST 段和 T 波异常。有时出现心律失常。②心绞痛发作时心电图:绝大多数患者可出现暂时性心肌缺血引起的 ST 段压低($\geqslant$0.1 mV),有时出现 T 波倒置,在平时有 T 波持续倒置的患者,发作时可变为直立(假性正常化)。③心电图负荷试验:运动负荷试验及24 小时动态心电图,可显著提高缺血性心电图的检出率。

(2)X 线检查:心脏检查可无异常,若已伴发缺血性心肌病可见心影增大、肺充血等。

(3)放射性核素:利用放射性铊心肌显像所示灌注缺损,提示心肌供血不足或血供消失,对心肌缺血诊断较有价值。

(4)超声心动图:多数稳定性心绞痛患者静息时超声心动图检查无异常,有陈旧性心肌梗死者或严重心肌缺血者二维超声心动图可探测到坏死区或缺血区心室壁的运动异常,运动或药物负荷超声心动图检查可以评价心肌灌注和存活性。

(5)冠状动脉造影:选择性冠状动脉造影可使左、右冠状动脉及主要分支得到清楚的显影,具有确诊价值。

6.治疗原则

治疗原则是改善冠脉血供和降低心肌耗氧量以改善患者症状,提高生活质量,同时治疗冠脉粥样硬化,预防心肌梗死和死亡,以延长生存期。

(1)发作时的治疗。①休息:发作时立即休息,一般患者停止活动后症状即可消失。②药物治疗:宜选用作用快的硝酸酯制剂,这类药物除可扩张冠脉增加冠脉血流量外,还可扩张外周血管,减轻心脏负荷,从而缓解心绞痛。如硝酸甘油 0.3~0.6 mg 或硝酸异山梨酯 3~10 mg 舌下含化。

(2)缓解期的治疗:缓解期一般不需卧床休息,应避免各种已知的诱因。①药物治疗:以改善预后的药物和减轻症状、改善缺血的药物为主,如阿司匹林、氯吡格雷、β 受体阻滞剂、他汀类药物、血管紧张素转换酶抑制剂、硝酸酯制剂,其他如代谢性药物、中医中药。②非药物治疗:包括运动锻炼疗法、血管重建治疗、增强型体外反搏等。

(二)不稳定型心绞痛

1.概念和特点

目前已趋向将典型的稳定型劳力性心绞痛以外的缺血性胸痛统称为不稳定型心绞痛。不稳定型心绞痛根据临床表现可分为静息型心绞痛、初发型心绞痛、恶化型心绞痛三种类型。

2.相关病理生理

不稳定型心绞痛与稳定型心绞痛的差别主要在于冠脉内不稳定的粥样斑块继发的病理改变,使局部的心肌血流量明显下降,如斑块内出血、斑块纤维帽出现裂隙、表面有血小板聚集和(或)刺激冠脉痉挛,导致缺血性心绞痛,虽然也可因劳力负荷诱发,但劳力负荷终止后胸痛并不能缓解。

3.主要病因及诱因

少部分不稳定型心绞痛患者心绞痛发作有明显的诱因。

(1)增加心肌氧耗:感染、甲状腺功能亢进或心律失常。

(2)冠脉血流减少:低血压。

(3)血液携氧能力下降:贫血和低氧血症。

4.临床表现

(1)症状:不稳定型心绞痛患者胸部不适的性质与典型的稳定型心绞痛相似,通常程度更重,持续时间更长,可达数十分钟,胸痛在休息时也可发生。

(2)体征:体检可发现一过性第三心音或第四心音,以及由于二尖瓣反流引起的一过性收缩期杂音,这些非特异性体征也可出现在稳定性心绞痛和心肌梗死患者,但详细的体格检查可发现潜在的加重心肌缺血的因素,并成为判断预后非常重要的依据。

5.辅助检查

(1)心电图:①大多数患者胸痛发作时有一过性 ST 段(抬高或压低)和 T 波(低平或倒置)改变,其中 ST 段的动态改变($\geqslant 0.1$ mV 的抬高或压低)是严重冠脉疾病的表现,可能会发生急性心肌梗死或猝死。②连续心电监护:连续 24 小时心电监测发现,85%~90%的心肌缺血,可不伴有心绞痛症状。

(2)冠脉造影剂其他侵入性检查:在长期稳定型心绞痛基础上出现的不稳定型心绞痛患者,常有多支冠脉病变,而新发作静息心绞痛患者,可能只有单支冠脉病变。在所有的不稳定型心绞痛患者中,3 支血管病变占 40%,2 支血管病变占 20%,左冠脉主干病变约占 20%,单支血管病变约占 10%,没有明显血管狭窄者占 10%。

(3)心脏标志物检查:心脏肌钙蛋白(cTn)T 及 I 较传统的肌酸激酶和肌酸激酶同工酶更为敏感、更可靠。

(4)其他:胸部 X 线、心脏超声和放射性核素检查的结果,与稳定型心绞痛患者的结果相似,但阳性发现率会更高。

6.治疗原则

不稳定型心绞痛是严重、具有潜在危险的疾病,病情发展难以预料,应使患者处于监控之下,疼痛发作频繁或持续不缓解及高危组的患者应立即住院。其治疗包括抗缺血治疗、抗血栓治疗和根据危险度分层进行优创治疗。

　　(1)一般治疗:发作时立即卧床休息,床边 24 小时心电监护,严密观察血压、脉搏、呼吸、心率、心律变化,有呼吸困难、发绀者应给氧吸入,维持血氧饱和度达到 95% 以上。如有必要,重测心肌坏死标志物。

　　(2)止痛:烦躁不安、疼痛剧烈者,可考虑应用镇静剂如吗啡 5～10 mg 皮下注射;硝酸甘油或硝酸异山梨酯持续静脉滴注或微量泵输注,以 10 μg/min 开始,每 3～5 分钟增加 10 μg/min,直至症状缓解或出现血压下降。

　　(3)抗凝(栓):抗血小板和抗凝治疗是不稳定型心绞痛治疗至关重要的措施,应尽早应用阿司匹林、氯吡格雷和肝素或低分子肝素,以有效防止血栓形成,阻止病情进展为心肌梗死。

　　(4)其他:对于个别病情极严重患者,保守治疗效果不佳,心绞痛发作时 ST 段≥0.1 mV,持续时间>20 分钟,或血肌钙蛋白升高者,在有条件的医院可行急诊冠脉造影,考虑经皮冠脉成形术。

二、护理评估

(一)一般评估
(1)患者有无面色苍白、出冷汗、心率加快、血压升高。

(2)患者主诉有无心绞痛发作症状。

(二)身体评估
(1)有无表情焦虑、皮肤湿冷、出冷汗。

(2)有无心率增快、血压升高。

(3)心尖区听诊是否闻及收缩期杂音,或听到第三心音或第四心音。

(三)心理-社会评估
患者能否控制情绪,避免激动或愤怒,以减少心悸耗氧量;家属能否做到给予患者安慰及细心的照顾,并督促定期复查。

(四)辅助检查结果的评估
(1)心电图有无 ST 段及 T 波异常改变。

(2)24 小时连续心电监测有无心肌缺血的改变。

(3)冠脉造影检查结果有无显示单支或多支病变。

(4)心脏标志物肌钙蛋白 T 的峰值是否超过正常对照值的百分位数。

(五)常用药物治疗效果的评估
1.硝酸酯类药物

心绞痛发作时,能及时舌下含化,迅速缓解疼痛。

2.他汀类药物

长期服用可以维持低密度脂蛋白胆固醇的目标值<70 mg/dL,且不出现肝酶和肌酶升高等不良反应。

三、主要护理诊断/问题

(一)胸痛
胸痛与心肌缺血、缺氧有关。

（二）活动无耐力

活动无耐力与心肌氧的供需失调有关。

（三）知识缺乏

缺乏控制诱发因素及预防心绞痛发作的知识。

（四）潜在并发症

心肌梗死。

四、护理措施

（一）休息与活动

1.适量运动

运动应以有氧运动为主，运动的强度和时间因病情和个体差异而不同，必要时在监测下进行。

2.心绞痛发作时

心绞痛发作时立即停止活动，就地休息。不稳定型心绞痛患者，应卧床休息，并密切观察。

（二）用药指导

1.心绞痛发作时

心绞痛发作时立即舌下含化硝酸甘油，用药后注意观察患者胸痛变化情况，如3～5分钟仍不缓解，隔5分钟后可重复使用。对于心绞痛发作频繁者，静脉滴注硝酸甘油时，患者及家属不要擅自调整滴速，以防低血压发生。部分患者用药后出现面部潮红、头部胀痛、头晕、心动过速、心悸等不适，应告知患者是药物的扩血管作用所致，不必有顾虑。

2.应用他汀类药物时

应用他汀类药物时应严密监测转氨酶及肌酸激酶等生化指标，及时发现药物可能引起的肝脏损害和肌病。采用强化降脂治疗时，应注意监测药物的安全性。

（三）心理护理

安慰患者，解除紧张不安情绪，改变急躁易怒性格，保持心理平衡。告知患者及家属过劳、情绪激动、饱餐、用力排便、寒冷刺激等都是心绞痛发作的诱因，应注意避免。

（四）健康教育

1.疾病知识指导

（1）合理膳食：宜摄入低热量、低脂、低胆固醇、低盐饮食，多食蔬菜、水果和粗纤维食物如芹菜、糙米等，避免暴饮暴食，应少食多餐。

（2）戒烟、限酒。

（3）适量运动：应以有氧运动为主，运动的强度和时间因病情和个体差异而不同，必要时在监测下进行。

（4）心理调适：保持心理平衡，可采取放松技术或与他人交流的方式缓解压力，避免心绞痛发作的诱因。

2.用药指导

指导患者出院后遵医嘱用药，不擅自增减药量，自我检测药物的不良反应。外出时随身携带硝酸甘油以备急用。硝酸甘油遇光易分解，应放在棕色瓶内存放于干燥处，以免潮解失效。药瓶开封后每6个月更换1次，以确保疗效。

3.病情检测指导

教会患者及家属心绞痛发作时的缓解方法,胸痛发作时应立即停止活动或舌下含服硝酸甘油。如连续含服 3 次仍不缓解,或心绞痛发作比以往频繁、程度加重、疼痛时间延长,应及时就医,警惕心肌梗死的发生。不典型心绞痛发作时,可能表现为牙痛、肩周炎、上腹痛等,为防治误诊,应尽快到医院做相关检查。

4.及时就诊的指标

(1)心绞痛发作时,舌下含化硝酸酯类药物无效或重复用药仍未缓解。

(2)心绞痛发作比以往频繁、程度加重、疼痛时间延长。

(安　景)

第九节　心肌梗死

一、疾病概述

(一)概念和特点

心肌梗死是心肌长时间缺血导致的心肌细胞死亡。为在冠状动脉病变的基础上,发生冠状动脉血供急剧减少或中断,使相应心肌严重而持久地急性缺血导致的心肌细胞死亡。急性心肌梗死临床表现有持久的胸骨后剧烈疼痛、发热、白细胞计数和血清心肌坏死标志物增高,以及心电图进行性改变;可发生心律失常、休克或心力衰竭,属急性冠脉综合征的严重类型。

(二)相关病理生理

主要出现左心室舒张和收缩功能障碍的一些血流动力学改变,其严重程度和持续时间取决于梗死的部位、程度和范围。心脏收缩力减弱、顺应性降低、心肌收缩不协调,左心室压力曲线最大上升速度减低,左心室舒张末期压增高、舒张和收缩末期容量增多。射血分数减低,心搏量和心排血量下降,心率增快或有心律失常,血压下降。病情严重者,动脉血氧含量降低。急性大面积心肌梗死者,可发生泵衰竭—心源性休克或急性肺水肿。

(三)主要病因及诱因

急性心肌梗死的基本病因是冠脉粥样硬化。造成一支或多支管腔狭窄和心肌血供不足,而侧支循环未建立。在此基础上,一旦血供急剧减少或中断,使心肌严重而持久地急性缺血达20 分钟以上,即可发生急性心肌梗死。

促使斑块破溃出血及血栓形成的诱因:①晨起 6 时至 12 时,交感神经活动增加,机体应激反应增强,心肌收缩力、心率、血压增高,冠状动脉张力增高。②饱餐特别是进食多量高脂饮食后。③重体力劳动、情绪过分激动、血压急剧升高或用力排便。④休克、脱水、出血、外科手术或严重心律失常。

(四)临床表现

临床表现与梗死的面积大小、部位、冠状动脉侧支循环情况密切相关。

1.先兆

50%～81.2%的患者在发病前数天有乏力、胸部不适、活动时心悸、气急、烦躁、心绞痛等前驱症状。以初发心绞痛或原有心绞痛加重为最突出。心绞痛发作较以往频繁、程度较剧、持续较久、硝酸甘油疗效差、诱发因素不明显。

2.症状

(1)疼痛:出现最早、最突出,多发生于清晨,尤其是晨间运动或排便时。疼痛的性质和部位与心绞痛相似,但程度更剧烈,多伴有大汗、烦躁不安、恐惧和濒死感,持续时间可达数小时或数天,休息和服用硝酸甘油不缓解。部分患者疼痛可向上腹部放射,而被误诊为急腹症或因疼痛向下颌、颈部、背部放射而误诊为其他疾病。少数患者无疼痛,一开始即表现为休克或急性心力衰竭。

(2)全身症状:一般在疼痛发生后 24～48 小时出现发热、心动过速、白细胞增高或和血沉增快等。体温可升高至 38 ℃左右,很少超过 39 ℃,持续约 1 周。

(3)胃肠道症状:疼痛剧烈时常伴恶心、呕吐、上腹胀痛。也可有肠胀气或呃逆。

(4)心律失常:75％～95％的患者在起病 1～2 天可发生心律失常,24 小时内最多见。

(5)低血压和休克:疼痛发作期间血压下降常见,但未必是休克,如疼痛缓解而收缩压仍 <10.7 kPa(80 mmHg),且患者表现为烦躁不安、面色苍白、皮肤湿冷、脉细而快、大汗淋漓、少尿、神志迟钝,甚至晕厥者为休克表现。

(6)心力衰竭:发生率为 32％～48％,主要为急性左心衰竭。表现为呼吸困难、咳嗽、发绀、烦躁等症状,重者可发生肺水肿。随后可发生颈静脉曲张、肝大、水肿等右心衰竭表现,伴血压下降。

3.体征

心率多增快,也可减慢,心律不齐。心尖部第一心音减弱,可闻及"奔马律";除急性心肌梗死早期血压可增高外,几乎所有患者都有血压下降。

4.并发症

乳头肌功能失调或断裂、心脏破裂、栓塞、心室壁瘤、心肌梗死后综合征等。

(五)辅助检查

1.心电图

(1)心电图的特征性改变如下所示。

ST 段抬高性心肌梗死心电图的特点:①ST 段抬高呈弓背向上型,在面向坏死区周围心肌损伤区的导联上出现;②宽而深的 Q 波(病理性 Q 波),在面向透壁心肌坏死区的导联上出现;③T波倒置,在面向损伤区周围心肌缺血区的导联上出现。

非 ST 段抬高性心肌梗死心电图的特点:①无病理性 Q 波,有普遍性 ST 段压低≥0.1 mV,但 aVR 导联 ST 段抬高,或有对称性 T 波倒置,为心内膜下心肌梗死所致;②无病理性 Q 波,也无 ST 段变化,仅有 T 波倒置变化。

(2)心电图的动态性改变如下所示。ST 段抬高心肌梗死的心电图演变过程:①在起病数小时内可无异常或出现异常高大两支不对称的 T 波,为超急性期改变。②数小时后,ST 段明显抬高,弓背向上,与直立的 T 波连接,形成单向曲线;数小时至 2 天内出现病理性 Q 波同时 R 波减低,为急性期改变。③如果早期不进行治疗干预,抬高的 ST 段可在数天至 2 周内逐渐回到基线水平,T 波逐渐平坦或倒置,为亚急性期改变。④数周至数月后,T 波呈 V 形倒置,两支对称,为慢性期改变。T 波倒置可永久存在,也可在数月至数年内逐渐恢复。

2.超声心动图

二维和 M 型超声心动图有助于了解心室壁的运动和左心室功能,诊断室壁瘤和乳头肌功能失调等。

3.放射性核检查

放射性核检查可显示心肌梗死的部位与范围,观察左心室壁的运动和左心室射血分数,有助于判定心室的功能、诊断梗死后造成的室壁运动失调和心室壁瘤。

(六)治疗原则

尽早使心肌血液再灌注(到达医院后 30 分钟内开始溶栓或 90 分钟内行介入治疗),以挽救濒死的心肌,防止梗死面积扩大和缩小心肌缺血范围,保护和维持心脏功能,及时处理严重心律失常,泵衰竭和各种并发症,防治猝死,注重二级预防。

1.一般治疗

(1)休息:患者未行再灌注治疗前,应绝对卧床休息,保持环境安静,防止不良刺激,解除焦虑。

(2)给氧:常规给氧。

(3)监测:急性期应常规安置于心脏重症监护病房,进行心电、血压、呼吸监测 3～5 天,除颤仪处于随时备用状态。

(4)建立静脉通道:保持给药途径畅通。

2.药物治疗

(1)吗啡或哌替啶:吗啡 2～4 mg 或哌替啶 50～100 mg 肌内注射解除疼痛,必要时 5～10 分钟后重复。注意低血压和呼吸功能抑制。

(2)硝酸酯类药物:通过扩张冠状动脉增加冠状动脉血流以增加静脉容量。但下壁心肌梗死、可疑右心室心肌梗死或明显低血压的患者,不适合使用。

(3)阿司匹林:无禁忌者立即口服水溶性阿司匹林或嚼服肠溶性阿司匹林。一般首次剂量达到 150～300 mg,每天 1 次,3 天后,75～150 mg 每天 1 次长期维持。

3.再灌注心肌

(1)经皮冠状动脉介入治疗:有条件的医院对具备适应证的患者应尽快实施经皮冠状动脉介入治疗,可获得更好的治疗效果。

(2)溶栓疗法:无条件实行介入治疗或延误再灌注时机者,无禁忌证应立即(接诊后 30 分钟之内)溶栓治疗。发病 3 小时内,心肌梗死溶栓治疗血流完全灌注率高,获益最大。年龄≥75 岁者选择溶栓应慎重,并酌情减少溶栓药物剂量。

二、护理评估

(一)一般评估

1.本次发病特点与目前病情

评估患者此次发病有无明显的诱因,胸痛发作的特征,尤其是起病的时间、疼痛剧烈程度、是否进行性加重,有无恶心、呕吐、乏力、头晕、呼吸困难等伴随症状,是否有心律失常、休克、心力衰竭的表现。

2.患病及治疗经过

评估患者有无心绞痛发作史,患病的起始时间,患病后的诊治过程,是否遵医嘱治疗,目前用药及有关的检查等。

3.危险因素评估

危险因素评估包括患者的年龄、性别、职业;有无家族史;了解患者有无肥胖、血脂异常、高血压、糖尿病等危险因素;有无摄入高脂饮食、吸烟等不良生活习惯,是否有充足的睡眠,有无锻炼身体的习惯;排便情况;了解工作与生活压力情况及性格特征等。

(二)身体评估

1.一般状态

观察患者的精神意识状态,尤其注意有无面色苍白、表情痛苦、大汗或神志模糊、反应迟钝甚至晕厥等表现。

2.生命体征

观察体温、脉搏、呼吸、血压有无异常及其程度。

3.心脏听诊

注意心率、心律、心音的变化,有无奔马律、心脏杂音及肺部啰音等。

(三)心理-社会评估

急性心肌梗死时患者胸痛程度异常剧烈,可有濒死感,或行紧急溶栓、介入治疗,由此产生恐惧心理。由于心肌梗死使患者活动耐力和自理能力下降,生活上需要照顾;如患者入住冠心病重症监护室,面对一系列检查和治疗,加上对预后的担心、对工作于生活的影响等,易产生焦虑。

(四)辅助检查结果的评估

1.心电图

心电图是否有心肌梗死的特征性、动态性变化,对心肌梗死者应加做右胸导联,判断有无右心室梗死。连续心电监测有无心律失常等。

2.血液检查

定时抽血检测血清心肌标志物;评估血常规检查有无白细胞计数增高及血清电解质、血糖、血脂等异常。

(五)常用药物治疗效果的评估

1.硝酸酯类

遵医嘱给予舌下含化,动态评估患者胸疼是否缓解,注意血压及心电图的变化。

2.β受体阻滞剂

评估患者是否知晓本药不可以随意停药或漏服,否则可引起心绞痛加剧或心肌梗死。交代患者饭前服,以保证药物疗效及患者安全用药。用药过程中的心率、血压、心电图检测,是否有诱发心力衰竭的可能性。

3.血管紧张素转换酶抑制剂

本药常有刺激性干咳,具有适量降低血压作用,防止心室重构,预防心力衰竭。注意是否出现肾小球滤过率降低引起尿少;评估其有效性。出现干咳时,应评估干咳的原因,可能有以下因素引起:①是血管紧张素转换酶抑制剂本身。②肺内感染,本原因引起的干咳往往伴有气促。③心力衰竭。

三、主要护理诊断/问题

(一)疼痛

胸痛与心肌缺血坏死有关。

(二)活动无耐力

活动无耐力与氧的供需失调有关。

(三)有便秘的危险

便秘与进食少、活动少、不习惯床上大小便有关。

(四)潜在并发症

心力衰竭、猝死。

四、护理措施

(一)休息指导

发病 12 小时内应绝对卧床休息,保持环境安静,限制探视,并告知患者和家属休息可以降低心肌耗氧量和交感神经兴奋性,有利于缓解疼痛,以取得合作。

(二)饮食指导

起病后 4～12 小时给予流质饮食,以减轻胃扩张。随后过渡到低脂、低胆固醇清淡饮食,提倡少食多餐。

(三)给氧

鼻导管给氧,氧流量 2～5 L/min,以增加心肌氧的供应,减轻缺血和疼痛。

(四)心理护理

疼痛发作时应有专人陪伴,允许患者表达内心感受,给予心理支持,鼓励患者树立战胜疾病的信心。告知患者住进冠心病重症监护室后病情的任何变化都在医护人员的严密监护下,并能得到及时的治疗,以缓解患者的恐惧心理。简明扼要地解释疾病过程与治疗配合,说明不良情绪会增加心肌耗氧量而不利于病情的控制。医护人员应紧张有序的工作,避免忙乱给患者带来的不安全感。监护仪器的报警声应尽量调低,以免影响患者休息,增加患者心理负担。

(五)止痛治疗的护理

遵医嘱给予吗啡或哌替啶止痛,注意有无呼吸抑制等不良反应。给予硝酸酯类药物时应随时检测血压的变化,维持收缩压在 13.3 kPa(100 mmHg)及以上。

(六)溶栓治疗的护理

(1)询问患者是否有溶栓禁忌证。

(2)协助医师做好溶栓前血常规、出凝血时间和血型等检查。

(3)迅速建立静脉通路,遵医嘱正确给予溶栓药物,注意观察有无不良反应:①变态反应,表现为寒战、发热、皮疹等;②低血压;③出血,包括皮肤黏膜出血、血尿、便血、咯血、颅内出血等,一旦出现应紧急处理。

(4)溶栓疗效观察,可根据下列指标间接判断溶栓是否成功:①胸痛 2 小时内基本消失;②心电图 ST 段于 2 小时内回降＞50％;③2 小时内出现再灌注性心律失常;④cTnI 或 cTnT 峰值提前至发病后 12 小时内,血清肌酸激酶同工酶峰值提前出线(14 小时以内)。上述 4 项中②和④最重要。也可根据冠脉造影直接判断溶栓是否成功。

(七)健康教育

除参见"心绞痛"的健康教育外,还应注意以下几点。

1.疾病知识指导

指导患者积极进行二级预防,防止再次梗死和其他心血管事件。急性心肌梗死恢复后的患者应调节饮食,可减少复发,即低饱和脂肪和低胆固醇饮食,要求饱和脂肪占总热量的 7％以下,胆固醇＜200 mg/d。戒烟是心肌梗死后的二级预防中的重要措施,研究表明,急性心肌梗死后继续吸烟,再梗死和死亡的危险增高 22%～47%,每次随诊都必须了解并登记吸烟情况,积极劝导患者戒烟,并实施戒烟计划。

2.心理指导

心肌梗死后患者焦虑情绪多来自对今后工作及生活质量的担心,应予以充分理解并指导患者保持乐观、平和的心情,正确对待自己的病情。告诉家属对患者要积极配合与支持,为其创造一个良好的身心修养环境,生活中避免对其施加压力,当患者出现紧张、焦虑或烦躁等不良情绪时,应给予理解和疏导,必要时争取患者工作单位领导和同事的支持。

3.康复指导

加强运动康复锻炼,与患者一起制订个体化运动处方,指导患者出院后的运动康复训练。个人卫生、家务劳动、娱乐活动等也对患者有益。无并发症的患者,心肌梗死后 6～8 周可恢复性生活,性生活以不出现心率、呼吸增快持续 20～30 分钟、胸痛、心悸持续时间不超过 15 分钟为度。经 2～4 个月体力活动锻炼后,酌情恢复部分或轻体力工作。但对重体力劳动、驾驶员、高空作业及其他精神紧张或工作量过大的工种,应予以更换。

4.用药指导与病情监测

心肌梗死后患者因用药多、时间久、药品贵等,往往用药依从性低。需要采取形式多样的健康教育途径,应强调药物治疗的必要性,指导患者按医嘱服药,列举不遵医行为导致严重后果的病例,让患者认识到遵医用药的重要性,告知药物的用法、作用和不良反应,并教会患者定时测脉搏、血压,发护嘱卡或个人用药手册,定期电话随访,使患者"知、信、行"统一,提高用药依从性。若胸痛发作频繁、程度较重、时间较长,服用硝酸酯制剂疗效较差时,提示急性心血管事件,应及时就医。

5.照顾者指导

心肌梗死是心脏性猝死的高危因素,应教会家属心肺复苏的基本技术以备急用。

6.及时就诊的指标

(1)胸口剧痛。

(2)剧痛放射至头、手臂、下颌。

(3)出现出汗、恶心、甚至气促。

(4)自测脉搏<60 次/分,应该暂停服药,来院就诊。

(安　景)

第十节　心源性休克

心源性休克是指由于严重的心脏泵功能衰竭或心功能不全导致心排血量减少,各重要器官和周围组织灌注不足而发生的一系列代谢和功能障碍综合征。

一、临床表现

多数心源性休克患者,在出现休克之前有相应心脏病史和原发病的各种表现,如急性肌梗死患者可表现严重心肌缺血症状,心电图可能提示急性冠状动脉供血不足,尤其是广泛前壁心肌梗死;急性心肌炎者则可有相应感染史,并有发热、心悸、气短及全身症状,心电图可有严重心律失常;心脏手术后所致的心源性休克,多发生于手术 1 周内。

心源性休克目前国内外比较一致的诊断标准如下。

(1)收缩压低于 12.0 kPa(90 mmHg)或原有基础血压降低 4.0 kPa(30 mmHg),非原发性高血压患者一般收缩压小于 10.7 kPa(80 mmHg)。

(2)循环血量减少的征象:①尿量减少,常少于 20 mL/h;②神志障碍、意识模糊、嗜睡、昏迷等;③周围血管收缩,伴四肢厥冷、冷汗,皮肤湿凉、脉搏细弱快速、颜面苍白或发绀等末梢循环衰竭征象。

(3)纠正引起低血压和低心排血量的心外因素(低血容量、心律失常、低氧血症、酸中毒等)后,休克依然存在。

二、诊断

(1)有急性心肌梗死、急性心肌炎、原发或继发性心肌病、严重的恶性心律失常、具有心肌毒性的药物中毒、急性心脏压塞及心脏手术等病史。

(2)早期患者烦躁不安、面色苍白、诉口干、出汗,但神志尚清;后逐渐表情淡漠、意识模糊、神志不清直至昏迷。

(3)体检心率逐渐增快,常＞120 次。收缩压＜10.7 kPa(80 mmHg),脉压＜2.7 kPa(20 mmHg),后逐渐降低,严重时血压测不出。脉搏细弱,四肢厥冷,肢端发绀,皮肤出现花斑样改变。心音低纯,严重者呈单音律。尿量＜17 mL/h,甚至无尿。休克晚期出现广泛性皮肤、黏膜及内脏出血,即弥漫性血管内凝血的表现,以及多器官衰竭。

(4)血流动力学监测提示心脏指数降低、左心室舒张末压升高等相应的血流动力学异常。

三、检查

(1)血气分析。

(2)弥漫性血管内凝血的有关检查。血小板计数及功能检测,出凝血时间,凝血酶原时间,凝血因子Ⅰ,各种凝血因子和纤维蛋白降解产物(FDP)。

(3)必要时做微循环灌注情况检查。

(4)血流动力学监测。

(5)做胸部 X 线片、心电图检查,必要时做动态心电图检查,条件允许时行床旁超声心动图检查。

四、治疗

(一)一般治疗

(1)绝对卧床休息,有效止痛,由急性心肌梗死所致者吗啡 3～5 mg 或哌替啶 50 mg,静脉注射或皮下注射,同时予安定、苯巴比妥(鲁米那)。

(2)建立有效的静脉通道,必要时行深静脉插管。留置导尿管监测尿量。持续心电、血压、血氧饱和度监测。

(3)氧疗:持续吸氧,氧流量一般为 4～6 L/min,必要时气管插管或气管切开,人工呼吸机辅助呼吸。

(二)补充血容量

首选右旋糖酐-40 250～500 mL 静脉滴注或 0.9％氯化钠液、平衡液 500 mL 静脉滴注,最好在血流动力学监护下补液,前 20 分钟内快速补液 100 mL,如中心静脉压上升不超过 0.2 kPa(1.5 mmHg),可继续补液直至休克改善,或输液总量达 500～750 mL。无血流动力学监护条件者可参照以下指标进行判断:诉口渴,外周静脉充盈不良,尿量＜30 mL/h,尿比重＞1.02,中心静脉压＜0.8 kPa(6 mmHg),则表明血容量不足。

(三)血管活性药物的应用

首选多巴胺或与间羟胺(阿拉明)联用,从 2～5 μg/(kg·min)开始渐增剂量,在此基础上根据血流动力学资料选择血管扩张剂。①肺充血而心排血量正常,肺毛细血管嵌顿压＞2.4 kPa(18 mmHg)。而心脏指数＞2.2 L/(min·m²)时,宜选用静脉扩张剂,如硝酸甘油 15～30 μg/min 静脉滴注或泵入,并可适当利尿;②心排血量低且周围灌注不足,但无肺充血,即心脏指数＜2.2 L/(min·m²),肺毛细血管嵌顿压＜2.4 kPa(18 mmHg)而肢端湿冷时,宜选用动脉扩张剂,如酚妥拉明 100～300 μg/min 静脉滴注或泵入,必要时增至 1 000～2 000 μg/min;③心排血量低且有肺充血及外周血管痉挛,即心脏指数＜2.2 L/(min·m²),肺毛细血管嵌顿压＜2.4 kPa(18 mmHg)而肢端湿冷时,宜选用硝普钠,10 μg/min 开始,每 5 分钟增加 5～10 μg/min,常用量为 40～160 μg/min,也有高达 430 μg/min 才有效。

(四)正性肌力药物的应用

1.洋地黄制剂

一般在急性心肌梗死的 24 小时内,尤其是 6 小时内应尽量避免使用洋地黄制剂,在经上述处理休克无改善时可酌情使用毛花苷 C 0.2～0.4 mg,静脉注射。

2.拟交感胺类药物

对心排血量低,肺毛细血管嵌顿压不高,体循环阻力正常或低下,合并低血压时选用多巴胺,用量同前;而心排血量低,肺毛细血管嵌顿压高,体循环血管阻力和动脉压在正常范围者,宜选用多巴酚丁胺 5～10 μg/(kg·min),也可选用多培沙明 0.25～1.0 μg/(kg·min)。

3.双异吡啶类药物

常用氨力农 0.5～2 mg/kg,稀释后静脉注射或静脉滴注,或米力农 2～8 mg,静脉滴注。

(五)其他治疗

1.纠正酸中毒

常用 5％碳酸氢钠或摩尔乳酸钠,根据血气分析结果计算补碱量。

2.激素应用

早期(休克 4～6 小时)可尽早使用糖皮质激素,如地塞米松 10～20 mg 或氢化可的松 100～200 mg,必要时每 4～6 小时重复 1 次,共用 1～3 天,病情改善后迅速停药。

3.纳洛酮

首剂 0.4～0.8 mg,静脉注射,必要时在 2 小时后重复 0.4 mg,继以 1.2 mg 置于 500 mL 液体内静脉滴注。

4.机械性辅助循环

经上述处理后休克无法纠正者,可考虑主动脉内气囊反搏(IABP)、体外反搏、左心室辅助泵等机械性辅助循环。

5.原发病治疗

如急性心肌梗死患者应尽早进行再灌注治疗,溶栓失败或有禁忌证者应在 IABP 支持下进行急诊冠状动脉成形术;急性心包压塞者应立即心包穿刺减压;乳头肌断裂或室间隔穿孔者应尽早进行外科修补等。

6.心肌保护

1,6-二磷酸果糖 5~10 g/d,或磷酸肌酸 2~4 g/d,酌情使用血管紧张素转换酶抑制剂等。

(六)防治并发症

1.呼吸衰竭

呼吸衰竭包括持续氧疗,必要时呼气末正压给氧,适当应用呼吸兴奋剂,如尼可刹米 0.375 g 或洛贝林(山梗菜碱)3~6 mg 静脉注射;保持呼吸道通畅,定期吸痰,加强抗感染等。

2.急性肾衰竭

注意纠正水、电解质紊乱及酸碱失衡,及时补充血容量,酌情使用利尿剂如呋塞米 20~40 mg 静脉注射。必要时可进行血液透析、血液滤过或腹膜透析。

3.保护脑功能

酌情使用脱水剂及糖皮质激素,合理使用兴奋剂及镇静剂,适当补充促进脑细胞代谢药,如脑活素、胞磷胆碱、三磷酸腺苷等。

4.防治弥散性血管内凝血(DIC)

休克早期应积极应用右旋糖酐-40、阿司匹林、双嘧达莫等抗血小板及改善微循环药物,有 DIC 早期指征时应尽早使用肝素抗凝,首剂(3~6)×10³ U 静脉注射,后续以(0.5~1)×10³ U/h 静脉滴注,监测凝血时间调整用量,后期适当补充消耗的凝血因子,对有栓塞表现者可酌情使用溶栓药如小剂量尿激酶[(25~30)×10⁴ U]或链激酶。

五、护理

(一)急救护理

(1)护理人员熟练掌握常用仪器、抢救器材及药品。

(2)各抢救用物定点放置,定人保管,定量供应,定时核对,定期消毒,使其保持完好备用状态。

(3)患者一旦发生晕厥,应立即就地抢救并通知医师。

(4)应及时给予吸氧,建立静脉通道。

(5)按医嘱准、稳、快地使用各类药物。

(6)若患者出现心脏骤停,立即进行心、肺、脑复苏。

(二)护理要点

1.给氧用面罩或鼻导管给氧

面罩要严密,鼻导管吸氧时,导管插入要适宜,调节氧流量 4~6 L/min,每天更换鼻导管一次,以保持导管通畅。如发生急性肺水肿时,立即给患者端坐位,两腿下垂,以减少静脉回流,同时加用 30% 乙醇吸氧,降低肺泡表面张力,特别是患者咯大量粉红色泡沫样痰时,应及时用吸引器吸引,保持呼吸道通畅,以免发生窒息。

2.建立静脉输液通道

迅速建立静脉通道。护士应建立静脉通道一至两条。在输液时,输液速度应控制,应当根据心率、血压等情况,随时调整输液速度,特别是当液体内有血管活性药物时,更应注意输液通畅、避免管道滑脱、输液外渗。

3.尿量观察

单位时间内尿量的观察,对休克病情变化及治疗是十分敏感和有意义的指标。如果患者6小时无尿或每小时少于 20～30 mL,说明肾小球滤过量不足,如无肾实质变说明血容量不足。相反,每小时尿量大于 30 mL,表示微循环功能良好,肾血灌注好,是休克缓解的可靠指标。如果血压回升,而尿量仍很少,考虑发生急性肾衰竭,应及时处理。

4.血压、脉搏、末梢循环的观察

血压变化直接标志着休克的病情变化及预后,因此,在发病几小时内应严密观察血压,15～30 分钟一次,待病情稳定后1～2 小时观察一次。若收缩压下降到 10.7 kPa(80 mmHg)以下,脉压小于 2.7 kPa(20 mmHg)或患者原有高血压,血压的数值较原血压下降 2.7～4.0 kPa(20～30 mmHg),要立即通知医师迅速给予处理。

脉搏的快慢取决于心率,其节律是否整齐,也与心搏节律有关,脉搏强弱与心肌收缩力及排血量有关。所以休克时脉搏在某种程度上反映心功能,同时,临床上脉搏的变化,往往早于血压变化。

心源性休克由于心排血量减少,末梢循环灌注量减少,血流留滞,末梢发生发绀,尤其以口唇、黏膜及甲床最明显,四肢也因血运障碍而冰冷,皮肤潮湿。这时,即使血压不低,也应按休克处理。当休克逐步好转时,末梢循环得到改善,发绀减轻,四肢转温。所以末梢的变化也是休克病情变化的一个标志。

5.心电监护的护理

患者入院后立即建立心电监护,通过心电监护可及时发现致命的室速或室颤。当患者入院后一般监测 24～48 小时,有条件可直到休克缓解或心律失常纠正。常用标准Ⅱ导进行监测,必要时描记心电记录。在监测过程中,要严密观察心律、心率的变化,对于频发室早(每分钟 5 个以上)、多源性室早,室早呈二联律、三联律,室性心动过速,R-on-T、R-on-P(室早落在前一个 P 波或 T 波上)立即报告医师,积极配合抢救,准备各种抗心律失常药,随时做好除颤和起搏的准备,分秒必争,以挽救患者的生命。

此外,还必须做好患者的保温工作,防止呼吸道并发症和预防压疮等方面的基础护理工作。

（安　景）

第十一节　心源性猝死

一、疾病概述

(一)概念和特点

心源性猝死(sudden cardiac death,SCD)是指急性症状发作后以意识突然丧失为特征的、由心脏原因引起的自然死亡。世界卫生组织将发病6小时以内的死亡定为猝死,2007 年美国 ACC 会议上将发病1小时内的死亡定为猝死。

据统计,全世界每年有数百万人因心源性猝死丧生,占死亡人数的15%～20%。美国每年有约30万人发生心源性猝死,占全部心血管病死亡人数的50%以上,而且是20～60岁男性的首位死因。在我国,心源性猝死也居死亡原因的首位,虽然没有大规模的临床流生病学资料报道,但心源性猝死比例在逐年增高,且随年龄增加发病率也逐渐增高,老年人心源性猝死的概率高达80%～90%。

心源性猝死的发病率男性较女性高,美国Framingham 20年随访冠心病猝死发病率男性为女性的3.8倍;北京市的流行病学资料显示,心源性猝死的男性年平均发病率为10.5/10万,女性为3.6/10万。

(二)相关病理生理

冠状动脉粥样硬化是最常见的病理表现,病理研究显示心源性猝死患者急性冠状动脉内血栓形成的发生率为15%～64%。陈旧性心梗也是心源性猝死的病理表现,这类患者也可见心肌肥厚、冠状动脉痉挛、心电不稳与传导障碍等病理改变。

心律失常是导致心源性猝死的重要原因,通常包括致命性快速心律失常、严重缓慢性心律失常和心室停顿。致命性快速心律失常导致冠状动脉血管事件、心肌损伤、心肌代谢异常和(或)自主神经张力改变等因素相互作用,从而引起的一系列病理生理变化,引发心源性猝死,但其最终作用机制仍无定论。严重缓慢性心律失常和心室停顿的电生理机制是当窦房结和(或)房室结功能异常时,次级自律细胞不能承担起心脏的起搏功能,常见于病变弥漫累及心内膜下浦肯野纤维的严重心脏疾病。

非心律失常导致的心源性猝死较少,常由心脏破裂、心脏流入和流出道的急性阻塞、急性心脏压塞等原因导致。心肌电机械分离是指心肌细胞有电兴奋的节律活动,而无心肌细胞的机械收缩,是心源性猝死较少见的原因之一。

(三)病因与危险因素

1.基本病因

绝大多数心源性猝死发生在有器质性心脏病的患者。Braunward认为心源性猝死的病因有10大类:①冠状动脉疾病;②心肌肥厚;③心肌病和心力衰竭;④心肌炎症、浸润、肿瘤及退行性变;⑤瓣膜疾病;⑥先天性心脏病;⑦心电生理异常;⑧中枢神经及神经体液影响的心电不稳;⑨婴儿猝死综合征及儿童猝死;⑩其他。

(1)冠状动脉疾病:主要包括冠心病及其引起的冠状动脉栓塞或痉挛等。而另一些较少见的,如先天性冠状动脉异常、冠状动脉栓塞、冠状动脉炎、冠状动脉机械性阻塞等都是引起心源性猝死的原因。

(2)心肌问题和心力衰竭:心肌的问题引起的心源性猝死常在剧烈运动时发生,其机制认为是心肌电生理异常的作用。慢性心力衰竭患者由于其射血分数较低常常引发猝死。

(3)瓣膜疾病:在瓣膜病中最易引发猝死的是主动脉瓣狭窄,瓣膜狭窄引起心肌突发性、大面积的缺血而导致猝死。梅毒性主动脉炎、主动脉扩张引起主动脉瓣关闭不全时引起的猝死也不少见。

(4)电生理异常及传导系统的障碍:心传导系统异常、Q-T间期延长综合征、不明或未确定原因的室颤等都是引起心源性猝死的病因。

2.主要危险因素

(1)年龄:从年龄关系而言,心源性猝死有两个高峰期,即出生后至6个月内及45～75岁。

成年人心源性猝死的发病率随着年龄增长而增长,而老年人是成年人心源性猝死的主要人群。随着年龄的增长,高血压、高血脂、心律失常、糖尿病、冠心病和肥胖的发生率增加,这些危险因素促进了心源性猝死的发生率增加。

(2)冠心病和高血压:在西方国家,心源性猝死约 80% 是由冠心病及其并发症引起。冠心病患者发生心肌梗死后,左心室射血分数降低是心源性猝死的主要预测因素。高血压是冠心病的主要危险因素,且在临床上两种疾病常常并存。高血压患者左心室肥厚、维持血压应激能力受损,交感神经控制能力下降易出现快速心律失常而导致猝死。

(3)急性心功能不全和心律失常:急性心功能不全患者心脏机械功能恶化时,可出现心肌电活动紊乱,引发心力衰竭患者发生猝死。临床上多种心脏病理类型几乎都是由心律失常恶化引发心源性猝死的。

(4)抑郁:其机制可能是抑郁患者交感或副交感神经调节失衡,导致心脏的电调节失调所致。

(5)时间:美国 Framingham 38 年随访资料显示,猝死发生以 7~10 时和 16~20 时为两个高峰期,这可能与此时生活、工作紧张,交感神经兴奋,诱发冠状动脉痉挛,导致心律失常有关。

(四)临床表现

心源性猝死可分为 4 个临床时期:前驱期、终末事件期、心搏骤停与生物学死亡。

1.前驱期

前驱症状表现形式多样,具有突发性和不可测性,如在猝死前数天或数月,有些患者可出现胸痛、气促、疲乏、心悸等非特异性症状,但也可无任何前驱症状。

2.终末事件期

终末事件期是指心血管状态出现急剧变化到心搏骤停发生前的一段时间,时间从瞬间到1 小时不等。心源性猝死所定义时间多指该时期持续的时间。其典型表现包括严重胸痛、急性呼吸困难、突发心悸或眩晕等。在猝死前常有心电活动改变,其中以致命性快速心律失常和室性异位搏动为主,少部分以循环衰竭为死亡原因。

3.心搏骤停

心搏骤停后脑血流急剧减少,患者出现意识丧失,伴有局部或全身的抽搐。心搏骤停刚发生时可出现叹息样或短促痉挛性呼吸,随后呼吸停止。皮肤苍白或发绀,瞳孔散大,二便失禁。

4.生物学死亡

从心搏骤停至生物学死亡的时间长短取决于原发病的性质和复苏开始时间。心搏骤停后4~6 分钟脑部出现不可逆性损害,随后经数分钟发展至生物学死亡。心搏骤停后立即实施心肺复苏和除颤是避免发生生物学死亡的关键。

(五)急救方法

1.识别心搏骤停

在最短时间内判断患者是否发生心搏骤停。

2.呼救

在不影响实施救治的同时,设法通知急救医疗系统。

3.初级心肺复苏

初级心肺复苏即基础生命活动支持,包括人工胸外按压、开放气道和人工呼吸,被简称 CBA 三部曲。如果具备 AED 自动电除颤仪,应联合应用心肺复苏和电除颤。

4.高级心肺复苏

高级心肺复苏即高级生命支持,是在基础生命支持的基础上,应用辅助设备、特殊技术等建立更为有效的通气和血运循环,主要措施包括气管插管、电除颤转复心律、建立静脉通道并给药维护循环等。在这一救治阶段应给予心电、血压、血氧饱和度及呼气末二氧化碳分压监测,必要时还需进行有创血流动力学监测,如动脉血气分析、动脉压、中心动脉压、肺动脉压、肺动脉楔压等。早期电除颤对于救治心搏骤停至关重要,如有条件越早进行越好。心肺复苏的首选药物是肾上腺素,每3~5分钟重复静脉推注 1 mg,可逐渐增加剂量到 5 mg。低血压时可使用去甲肾上腺素、多巴胺、多巴酚丁胺等,抗心律失常药物常用胺碘酮、利多卡因、β受体阻滞剂等。

5.复苏后处理

处理原则是维护有效循环和呼吸功能,特别是维持脑灌注,预防再次发生心搏骤停,维护水、电解质和酸碱平衡,防治脑水肿、急性肾衰竭和继发感染等,其中重点是脑复苏。

(六)预防

1.识别高危人群、采用相应预防措施

对高危人群,针对其心脏基础疾病采用相应的预防措施能减少心源性猝死的发生率,如对冠心病患者采用减轻心肌缺血、预防心梗或缩小梗死范围等措施;对急性心梗、心梗后充血性心力衰竭的患者应用β受体阻滞剂;对充血性心力衰竭患者应用血管紧张素转换酶抑制剂。

2.抗心律失常

胺碘酮在心源性猝死的二级预防中优于传统的Ⅰ类抗心律失常药物。抗心律失常的外科手术治疗对部分药物治疗效果欠佳的患者有一定的预防心源性猝死的作用。近年研究证明,埋藏式心脏复律除颤器(implantable cardioverter defibrillator,ICD)能改善一些高危患者的预后。

3.健康知识和心肺复苏技能的普及

高危人群尽量避免独居,对其及家属进行相关健康知识和心肺复苏技能普及。

二、护理评估

(一)一般评估

(1)识别心搏骤停:当发现无反应或突然倒地的患者时,首先观察其对刺激的反应,并判断有无呼吸和大动脉搏动。判断心搏骤停的指标包括:意识突然丧失或伴有短阵抽搐;呼吸断续,喘息,随后呼吸停止;皮肤苍白或明显发绀,瞳孔散大,大小便失禁;颈、股动脉搏动消失;心音消失。

(2)患者主诉:胸痛、气促、疲乏、心悸等前驱症状。

(3)相关记录:记录心搏骤停和复苏成功的时间。

(4)复苏过程中须持续监测血压、血氧饱和度,必要时进行有创血流动力学监测。

(二)身体评估

1.头颈部

轻拍肩部呼叫,观察患者反应、瞳孔变化情况,气道内是否有异物。手指于胸锁乳突肌内侧沟中检测颈总动脉搏动(耗时不超过 10 秒)。

2.胸部

视诊患者胸廓起伏,感受呼吸情况,听诊呼吸音判断自主呼吸恢复情况。

3.其他

观察全身皮肤颜色及肢体活动情况,触诊全身皮肤温湿度等。

（三）心理-社会评估

复苏后应评估患者的心理反应与需求，家庭及社会支持情况，引导患者正确配合疾病的治疗与护理。

（四）辅助检查结果评估

（1）心电图：显示心室颤动或心电停止。

（2）各项生化检查情况和动脉血气分析结果。

（五）常用药物治疗效果的评估

1.血管升压药的评估要点

（1）用药剂量和速度、用药的方法（静脉滴注、注射泵/输液泵泵入）的评估与记录。

（2）血压的评估：患者意识是否恢复，血压是否上升到目标值，尿量、肤色和肢端温度的改变等。

2.抗心律失常药的评估要点

（1）持续监测心电，观察心律和心率的变化，评估药物疗效。

（2）不良反应的评估：应观察用药后不良反应是否发生，如使用胺碘酮可能引起窦性心动过缓、低血压等现象，使用利多卡因可能引起感觉异常、窦房结抑制、房室传导阻滞等。

三、主要护理诊断/问题

（一）循环障碍

循环障碍与心脏收缩障碍有关。

（二）清理呼吸道无效

清理呼吸道无效与微循环障碍、缺氧和呼吸形态改变有关。

（三）潜在并发症

脑水肿、感染、胸骨骨折等。

四、护理措施

（一）快速识别心搏骤停，正确及时进行心肺复苏和除颤

心源性猝死抢救成功的关键是快速识别心搏骤停和启动急救系统，尽早进行心肺复苏和复律治疗。快速识别是进行心肺复苏的基础，而及时行心肺复苏和尽早除颤是避免发生生物学死亡的关键。

（二）合理饮食

多摄入水果、蔬菜和黑鱼等，可通过改善心律变异性预防心源性猝死。

（三）用药护理

应严格按医嘱用药，并注意观察常用药的疗效和毒副作用，发现问题及时处理等。

（四）心理护理

复苏后部分患者会对曾发生的猝死产生明显的恐惧和焦虑心情，应帮助患者正确评估所面对情况，鼓励患者和积极参与治疗和护理计划的制订，使之了解心源性猝死的高危因素和救治方法。帮助患者建立良好有效的社会支持系统，帮助患者克服恐惧和焦虑的情绪。

（五）健康教育

1.高危人群

对高危人群，如冠心病患者应教育会患者及家属了解心源性猝死早期出现的症状和体征，做到早发现、早诊断、早干预。教会家属基本救治方法和技能,患者外出时随身携带急救物品和救助电话,以方便得到及时救助。

2.用药原则

按时、正确服用相关药物,让患者了解常用药物不良反应及自我观察要点。

五、急救效果的评估

(1)患者意识清醒。

(2)患者恢复自主呼吸和心跳。

(3)患者瞳孔缩小。

(4)患者大动脉搏动恢复。

（安　景）

第六章

消化内科护理

第一节 慢性胃炎

慢性胃炎是指由多种原因引起的胃黏膜慢性炎症。其发病率在各种胃病中居首位,男性多于女性,各个年龄段均可发病,且随年龄增长发病率逐渐增高。慢性胃炎的分类方法很多,全国慢性胃炎研讨会共识意见中采纳了国际上新悉尼系统的分类方法,将慢性胃炎分为浅表性(又称非萎缩性)、萎缩性和特殊类型三大类。慢性浅表性胃炎是指不伴有胃黏膜萎缩性改变的慢性炎症,幽门螺杆菌感染是其主要病因;慢性萎缩性胃炎是指胃黏膜已经发生了萎缩性改变,常伴有肠上皮化生,又分为多灶萎缩性胃炎和自身免疫性胃炎两大类;特殊类型胃炎种类很多,临床上较少见。

一、病因及诊断检查

(一)致病因素

1.幽门螺杆菌感染

幽门螺杆菌感染是慢性浅表性胃炎最主要的病因。幽门螺杆菌具有鞭毛,其分泌的黏液素可直接侵袭胃黏膜,释放的尿素酶可分解尿素产生 NH_3 中和胃酸,使幽门螺杆菌在胃黏膜定居和繁殖,同时可损伤上皮细胞膜;幽门螺杆菌产生的细胞毒素还可引起炎症反应和菌体壁诱导自身免疫反应的发生,导致胃黏膜慢性炎症。

2.饮食因素

高盐饮食,长期饮烈酒、浓茶、咖啡,摄取过热、过冷、过于粗糙的食物等,均易引起慢性胃炎。

3.自身免疫

患者血液中存在自身抗体,如抗壁细胞抗体和抗内因子抗体,可使壁细胞数目减少,胃酸分泌减少或缺失,还可使维生素 B_{12} 吸收障碍导致恶性贫血。

4.其他因素

各种原因引起的十二指肠液反流入胃,削弱或破坏胃黏膜的屏障功能;老年胃黏膜退行性变;胃黏膜营养因子缺乏,如促胃液素(胃泌素)缺乏;服用非甾体抗炎药等,均可引起慢性胃炎。

(二)身体状况

慢性胃炎起病缓慢,病程迁延,常反复发作,缺乏特异性症状。由幽门螺杆菌感染引起的慢性胃炎患者多数无症状;部分患者有上腹不适、腹部隐痛、腹胀、食欲缺乏、恶心和呕吐等消化不良的表现;少数患者可有少量上消化道出血;自身免疫性胃炎患者可出现明显厌食、体重减轻和贫血。体格检查可有上腹部轻压痛。

(三)心理-社会状况

病情反复、病程迁延不愈可使患者出现烦躁、焦虑等不良情绪。

(四)实验室及其他检查

1.胃镜及活组织检查

胃镜及活组织检查是诊断慢性胃炎最可靠的方法。慢性浅表性胃炎可见红斑(点、片状或条状)、黏膜粗糙不平、出血点或出血斑;慢性萎缩性胃炎可见黏膜呈颗粒状、黏膜血管显露、色泽灰暗、皱襞细小。

2.幽门螺杆菌检测

可通过侵入性(如快速尿素酶试验、组织学检查和幽门螺杆菌培养等)和非侵入性(如^{13}C或^{14}C尿素呼气试验、粪便幽门螺杆菌抗原检测和血清学检查等)方法检测幽门螺杆菌。

3.胃液分析

自身免疫性胃炎时,胃酸缺乏;多灶萎缩性胃炎时,胃酸分泌正常或偏低。

4.血清学检查

自身免疫性胃炎时,血清抗壁细胞抗体和抗内因子抗体可呈阳性,血清胃泌素水平明显升高;多灶萎缩性胃炎时,血清胃泌素水平正常或偏低。

二、护理诊断及医护合作性问题

(一)疼痛

腹痛与胃黏膜炎性病变有关。

(二)营养失调

营养失调与厌食、消化吸收不良等有关。

(三)焦虑

焦虑与病情反复、病程迁延有关。

(四)潜在并发症

癌变。

(五)知识缺乏

缺乏对慢性胃炎病因和预防知识的了解。

三、治疗及护理措施

(一)治疗要点

治疗原则是积极祛除病因,根除幽门螺杆菌感染,对症处理,防治癌前病变。

1.病因治疗

根除幽门螺杆菌感染:目前多采用的治疗方案是以胶体铋剂或质子泵抑制药为基础加上2种抗生素的三联治疗方案。如常用奥美拉唑或枸橼酸铋钾,与阿莫西林及甲硝唑或克拉霉素3种药物联用,2周为1个疗程。治疗失败后再治疗比较困难,可换用2种抗生素,或采用胶体铋剂和质子泵抑制药合用的四联疗法。

其他病因治疗:因非甾体抗炎药引起者,应立即停药并给予制酸药或硫糖铝;因十二指肠液反流引起者,应用硫糖铝或氢氧化铝凝胶吸附胆汁;因胃动力学改变引起者,应给予多潘立酮或莫沙必利等。

2.对症处理

有胃酸缺乏和贫血者,可用胃蛋白酶合剂等以助消化;对于上腹胀满者,可选用胃动力药、理气类中药;有恶性贫血时可肌内注射维生素 B_{12}。

3.胃黏膜异型增生的治疗

异型增生是癌前病变,应定期随访,给予高度重视。对不典型增生者可给予维生素 C、维生素 E、β-胡萝卜素、叶酸和微量元素硒预防胃癌的发生;对已经明确的重度异型增生可手术治疗,目前多采用内镜下胃黏膜切除术。

(二)护理措施

1.病情观察

主要观察有无上腹不适、腹胀、食欲缺乏等消化不良的表现;观察腹痛的部位、性质,呕吐物与大便的颜色、量及性状;评估实验室及胃镜检查结果。

2.饮食护理

(1)营养状况评估:观察并记录患者每天进餐次数、量和品种,以了解机体的营养摄入状况。定期监测体重,监测血红蛋白浓度、血清蛋白等有关营养指标的变化。

(2)制订饮食计划:①与患者及其家属共同制订饮食计划,以营养丰富、易消化、少刺激为原则。②胃酸低者可适当食用刺激胃酸分泌或酸性的食物,如浓肉汤、鸡汤、山楂、食醋等;胃酸高者应指导患者避免食用酸性和多脂肪食物,可进食牛奶、菜泥、面包等。③鼓励患者养成良好的饮食习惯,进食应规律,少食多餐,细嚼慢咽。④避免摄入过冷、过热、过咸、过甜、辛辣和粗糙的食物,戒除烟酒。⑤提供舒适的进餐环境,改进烹饪技巧,保持口腔清洁卫生,以促进患者的食欲。

3.药物治疗的护理

(1)严格遵医嘱用药,注意观察药物的疗效及不良反应。

(2)枸橼酸铋钾:宜在餐前半小时服用,因其在酸性环境中方起作用;服药时要用吸管直接吸入,防止将牙齿、舌染黑;部分患者服药后出现便秘或黑粪,少数患者有恶心、一过性血清转氨酶升高,停药后可自行消失,极少数患者可能出现急性肾衰竭。

(3)抗菌药物:服用阿莫西林前应详细询问患者有无青霉素过敏史,用药过程中要注意观察有无变态反应的发生;服用甲硝唑可引起恶心、呕吐等胃肠道反应及口腔金属味、舌炎、排尿困难等不良反应,宜在餐后半小时服用。

(4)多潘立酮及西沙必利:应在餐前服用,不宜与阿托品等解痉药合用。

4.心理护理

护理人员应主动安慰、关心患者,向患者说明不良情绪会诱发和加重病情,经过正规的治疗和护理慢性胃炎可以康复。

5.健康指导

向患者及家属介绍本病的有关知识、预防措施等;指导患者避免诱发因素,保持愉快的心情,生活规律,养成良好的饮食习惯,戒除烟酒;向患者介绍服用药物后可能出现的不良反应,指导患者按医嘱坚持用药,定期复查,如有异常及时复诊。

(杨丽艳)

第二节　消化性溃疡

消化性溃疡是一种常见的胃肠道疾病,简称溃疡病,通常指发生在胃或十二指肠球部的溃疡,并分别称为胃溃疡或十二指肠溃疡。事实上,本病可以发生在与酸性胃液相接触的其他胃肠道部位,包括食管下端、胃肠吻合术后的吻合口及其附近的肠袢,以及含有异位胃黏膜的Meckel憩室。

消化性溃疡是一组常见病、多发病,人群中患病率高达 5%～10%,严重危害人们的健康。本病可见于任何年龄,以 20～50 岁为多,占 80%,10 岁以下或 60 岁以上者较少。胃溃疡(GU)常见于中年和老年人,男性多于女性,二者之比约为 3∶1。十二指肠溃疡(DU)多于胃溃疡,患病率是胃溃疡的 5 倍。

一、病因及发病机制

消化性溃疡病因和发病机制尚不十分明确,学说甚多,归纳起来有 3 个方面:损害因素的作用,即化学性、药物性等因素的直接破坏作用;保护因素的减弱;易感及诱发因素(遗传、性激素、工作负荷等)。目前认为胃溃疡多以保护因素减弱为主,而十二指肠球部溃疡则以损害因素的作用为主。

(一)损害因素作用

1.胃酸及胃蛋白酶分泌异常

31%～46%的 DU 患者胃酸分泌率高于正常高限(正常男 11.6～60.6 mmol/h,女 8.0～40.1 mmol/h)。因胃蛋白酶原随胃酸分泌,故患者中胃蛋白酶原分泌增加的百分比大致与胃酸分泌增加的百分比相同。

多数 GU 患者酸分泌率正常或低于正常,仅少数患者(如卓-艾综合征)酸分泌率高于正常。虽然如此,并不能排除胃酸及胃蛋白酶是某些 GU 的病因。通常认为在胃酸分泌高的溃疡患者中,胃酸和胃蛋白酶是导致发病的重要因素。

基础胃酸分泌增加可由下列因素所致:①胃泌素分泌增加(卓-艾综合征等)。②乙酰胆碱刺激增加(迷走神经功能亢进)。③组织胺刺激增加(系统性肥大细胞病或嗜碱性粒细胞白血病)。

2.药物性因素

阿司匹林、糖皮质激素、非甾体抗炎药等可直接破坏胃黏膜屏障,被认为与消化性溃疡的发病有关。

3.胆汁及胰液反流

胆酸、溶血卵磷脂及胰酶是引起一些消化性溃疡的致病因素,尤其见于某些 GU。这些 GU 患者幽门括约肌功能不全,胆汁和(或)胰酶反流入胃造成胃炎,继发 GU。

胆汁及胰液损伤胃黏膜的机制可能是改变覆盖上皮细胞表面的黏液,损伤胃黏膜屏障,使黏膜更易受胃酸和胃蛋白酶的损害。

(二)保护因素减弱

1.黏膜防护异常

胃黏膜屏障由黏膜上皮细胞顶端的一层脂蛋白膜所组成,使黏膜免受胃内容损伤或在损伤后迅速地修复。黏液的分泌减少或结构异常均能使凝胶层黏液抵抗力减弱。胃黏膜血流减少导致细胞损伤与溃疡。胃黏膜缺血是严重内、外科疾病患者发生急性胃黏膜损伤的直接原因。胃小弯处易发溃疡可能与其侧支血管较少有关。黏膜碳酸氢盐和前列腺素分泌减少也可使黏膜防御功能降低。

2.胃肠道激素

胃肠道黏膜与胰腺的内分泌细胞分泌多种肽类和胺类胃肠道激素(胰泌素、缩胆囊素、血管活性肠肽、高血糖素、肠抑胃肽、生长抑素、前列腺素等)。它们具有一定生理作用,主要参与食物消化过程,调节胃酸/胃蛋白酶分泌,并能营养和保护胃肠黏膜,一旦这些激素分泌和调节失衡,即易产生溃疡。

(三)易感及诱发因素

1.遗传倾向

消化性溃疡有相当高的家族发病率。曾有报告 20%～50%的患者有家族史,而一般人群的发病率仅为 5%～10%。许多临床调查研究表明,DU 患者的血型以"O"型多见,消化性溃疡伴并发症者也以"O"型多见,这与 50%DU 患者和 40%GU 患者不分泌 ABH 血型物质有关。DU 与 GU 的遗传易感基因不同。提示 GU 与 DU 是两种不同的疾病。GU 患者的子女患 GU 风险为一般人群的 3 倍,而 DU 患者的子女患 DU 的风险并不比一般人群高。曾有报道 62%的儿童 DU 患者有家族史。消化性溃疡的遗传因素还直接表现为某些少见的遗传综合征。

2.性腺激素因素

国内报道消化性溃疡的男女性别比(3.9～8.5):1,这种差异被认为与性激素作用有关。女性激素对消化道黏膜具有保护作用。生育期妇女罹患消化性溃疡明显少于绝经期后妇女,妊娠期妇女的发病率也明显低于非妊娠期。现认为女性性腺激素,特别是孕酮,能阻止溃疡病的发生。

3.心理-社会因素

研究认为,消化性溃疡属于心理生理疾病的范畴,特别是 DU 与心理-社会因素的关系尤为密切。与溃疡病的发生有关的心理-社会因素主要有以下几方面。

(1)长期的精神紧张:不良的工作环境和劳动条件,长期的脑力活动造成的精神疲劳,加之睡眠不足,缺乏应有的休息和调节导致精神过度紧张。

(2)强烈的精神刺激:重大的生活事件,生活情景的突然改变,社会环境的变迁,如丧偶、离婚、自然灾害、战争动乱等造成的心理应激。

(3)不良的情绪反应:指不协调的人际关系,工作生活中的挫折,无所依靠而产生的心理上的"失落感"和愤怒、抑郁、忧虑、沮丧等不良情绪。消化系统是情绪反应的敏感器官系统,所以这些心理-社会因素就会在其他一些内外致病因素的综合作用下,促使溃疡病的发生。

4.个性和行为方式

个性特点和行为方式与本病的发生也有一定关系,它既可作为本病的发病基础,又可改变疾病的过程,影响疾病的转归。溃疡病患者的个性和行为方式有以下几个特点。

(1)竞争性强,雄心勃勃。有的人在事业上虽取得了一定成就,但其精神生活往往过于紧张,即使在休息时,也不能取得良好的精神松弛。

(2)独立和依赖之间的矛盾,生活中希望独立,但行动上又不愿吃苦,因循守旧、被动、顺从、缺乏创造性、依赖性强,因而引起心理冲突。

(3)情绪不稳定,遇到刺激,内心情感反应强烈,易产生挫折感。

(4)惯于自我克制。情绪虽易波动,但往往喜怒不形于色,即使在愤怒时,也常常是"怒而不发",情绪反应被阻抑,导致更为强烈的自主神经系统功能紊乱。

(5)其他,性格内向、孤僻、过分关注自己、不好交往、自负、焦虑、易抑郁、事无巨细等。

5.吸烟

吸烟与溃疡发病是否有关,尚不明确。但流行病学研究发现溃疡患者中吸烟比例较对照组高;吸烟量与溃疡病流行率呈正相关;吸烟者死于溃疡病者比不吸烟者多;吸烟者的 DU 较不吸烟者难愈合;吸烟者的 DU 复发率比不吸烟者高。吸烟与 GU 的发病关系则不清楚。

6.乙醇及咖啡饮料

两者都能刺激胃酸分泌,但缺乏引起胃十二指肠溃疡的确定依据。

二、症状和体征

(一)疼痛

溃疡疼痛的确切机制尚不明确。较早曾提出胃酸刺激是溃疡疼痛的直接原因。因溃疡疼痛发生于进餐后一段时期,此时胃内胃酸浓度达到最高水平。然而,以酸灌注溃疡病患者却不能诱发疼痛;"酸理论"也不能解释十二指肠溃疡疼痛。由于溃疡痛与胃内压力的升高同步,故胃壁肌紧张度增高与十二指肠球部痉挛均被认为是溃疡痛的原因。溃疡周围水肿与炎症区域的肌痉挛,或溃疡基底部与胃酸接触可引起持续烧灼样痛。给溃疡病患者服用安慰剂,发现其具有与抗酸剂同样的缓解疼痛疗效,进食在有些患者反而会加重疼痛,因此溃疡疼痛的另一种机制可能与胃、十二指肠运动功能异常有关。

1.疼痛的性质与强度

溃疡痛常为绞痛、针刺样痛、烧灼样痛和钻痛,也可仅为烧灼样感或类似饥饿性胃收缩感以至难与饥饿感相区别。疼痛的程度因人而异,多数呈钝痛,可忍受,无须立即停止工作。老年人感觉迟钝,疼痛往往较轻。少数则剧痛,需使用止痛剂才可缓解。约 10% 的患者在病程中不觉疼痛,直至出现并发症时才被诊断,故被称为无痛性溃疡。

2.疼痛的部位和放射

无并发症的 GU 的疼痛部位常在剑突下或上腹中线偏左;DU 多在剑突下偏右,范围较局限。疼痛常不放射。一旦发生穿透性溃疡或溃疡穿孔,则疼痛向背部、腹部其他部位,甚至肩部放射。有报道在一些吸烟的溃疡病患者,疼痛可向左下胸放射,类似心绞痛,称为胃心综合征。患者戒烟和溃疡治愈后,左下胸痛即消失。

3.疼痛的节律性

消化性溃疡病中一项最特别的表现是疼痛的出现与消失呈节律性,这与胃的充盈和排空有关。疼痛常与进食有明显关系。GU 疼痛多在餐后 0.5～2 小时出现,至下餐前消失,即有"进食→疼痛→舒适"的规律。DU 疼痛多在餐后 3～4 小时出现,进食后可缓解,即有"进食→舒适→疼痛"的规律。疼痛还可出现在晚间睡前或半夜痛醒,称为夜间痛。

4.疼痛的周期性

消化性溃疡的疼痛发作可延续数天或数周后自行缓解,称为溃疡痛小周期。每逢深秋至冬春季节交替时疼痛发作,构成溃疡痛的大周期。溃疡病病程的周期性原因不明,可能与机体全身反应,特别是神经系统兴奋性的改变有关,也与气候变化和饮食失调有关。一般饮食不当,情绪波动,气候突变等可加重疼痛;进食、饮牛奶、休息、局部热敷、服制酸药物可缓解疼痛。

(二)胃肠道症状

1.恶心、呕吐

溃疡病的呕吐为胃性呕吐,属反射性呕吐。呕吐前常有恶心且与进食有关。但恶心与呕吐并非是单纯性胃十二指肠溃疡的症状。消化性溃疡患者发生呕吐很可能伴有胃潴留或与幽门附近溃疡刺激有关。刺激性呕吐于进食后迅速发生,患者在呕吐大量胃内容物后感觉轻松。幽门梗阻胃潴留所致呕吐很可能发生于清晨,呕吐物中含有隔宿的食物,并带有酸馊气味。

2.嗳气与胃灼热

(1)嗳气可见于溃疡病患者,此症状无特殊意义。多见于年轻的 DU 患者,可伴有幽门痉挛。

(2)胃灼热(也称烧心)是位于心窝部或剑突后的发热感,见于 60%～80% 溃疡病患者,患者多有高酸分泌。可在消化性溃疡发病之前多年发生。胃灼热与溃疡痛相似,有在饥饿时与夜间发生的特点,且同样具有节律性与周期性。胃灼热发病机制仍有争论,目前多认为是由于反流的酸性胃内容物刺激下段食管的黏膜引起。

3.其他消化系统症状

消化性溃疡患者食欲一般无明显改变,少数有食欲亢进。由于疼痛常与进食有关,往往不敢多食。有些患者因长期疼痛或并发慢性胃十二指肠炎,胃分泌与运动功能减退,导致食欲减退,这较多见于慢性 GU。有些 DU 患者有周期性唾液分泌增多,可能与迷走神经功能亢进有关。

痉挛性便秘是消化性溃疡常见症状之一,但其原因与溃疡病无关,而与迷走神经功能亢进,严重偏食使纤维食物摄取过少以及药物(铝盐、铋盐、钙盐、抗胆碱能药)的不良反应有关。

(三)全身性症状

除胃肠道症状外,患者可有自主神经功能紊乱的症状,如缓脉、多汗等。久病更易出现焦虑、抑郁和失眠等精神症状。疼痛剧烈影响进食者可有消瘦及贫血。

三、并发症

约 1/3 的消化性溃疡患者病程中出现出血、穿孔或梗阻等并发症。

(一)出血

出血是消化性溃疡最常见的并发症,见于 15%～20% 的 DU 和 10%～15%GU 患者。它标志着溃疡病变处于高度活动期。发生出血的危险率与病期长短无关,1/4～1/3 患者发生出血时无溃疡病史。出血多见于寒冷季节。

出血是溃疡腐蚀血管所致。急性出血最常见现象为黑便和呕血。仅 50～75 mL 的少量出血即可表现为黑便。GU 者大量出血时有呕血伴黑便。DU 则多为黑便,量多时反流入胃也可表现为呕血。如大量血流快速通过胃肠道,粪色则为暗红或酱色。大量出血导致急性循环血量下降,出现体位性心动过速、血压脉压减小和直立性低血压,严重者发生休克。

(二)穿孔

溃疡严重,穿破浆膜层可致:十二指肠内容物经过溃疡穿孔进入腹膜腔即游离穿孔;溃疡侵蚀穿透胃、十二指肠壁,但被胰、肝、脾等实质器官所封闭而不形成游离穿孔;溃疡扩展至空腔脏器如胆总管、胰管、胆囊或肠腔形成瘘管。

6%～11%的 DU 和 2%～5%的 GU 患者发生游离穿孔,甚至以游离穿孔为起病方式。老年男性及服用非甾体抗炎药者较易发生游离穿孔。十二指肠前壁溃疡容易穿孔,偶有十二指肠后壁溃疡穿孔至小网膜囊引起背痛而非弥漫性腹膜炎症。GU 穿孔多位于小弯处。

游离穿孔的特点为突然出现、发展很快,有持续的剧烈疼痛。痛始于上腹部,很快发展为全腹痛,活动可加剧,患者多取仰卧不动的体位。腹部触诊压痛明显,腹肌广泛板样强直。由于体液向腹膜腔内渗出,常有血压降低、心率加快、血液浓缩及白细胞增高,而少有发热。16%患者血清淀粉酶轻度升高。75%患者的直立位胸腹部 X 线可见游离气体。经鼻胃管注入 400～500 mL 空气或碘造影剂后摄片,更易发现穿孔。

有时,游离穿孔的临床表现可不典型:如穿孔很快闭合,腹腔细菌污染很轻,临床症状可很快自动改善;老年或有神经精神障碍者,腹痛及腹部体征不明显,仅表现为原因不明的休克;体液缓慢渗漏入腹膜腔而集积于右结肠旁沟,临床表现似急性阑尾炎。

溃疡穿孔至胰腺者通常有难治性溃疡疼痛。十二指肠后壁穿透者血清淀粉酶及脂酶水平可升高。偶尔,穿孔可引起瘘管,如十二指肠穿孔至胆总管瘘管,胃溃疡穿通至结肠或十二指肠瘘管。

穿孔死亡率为 5%～15%,而靠近贲门的高位胃溃疡的死亡率更高。

(三)幽门梗阻

约 5%DU 和幽门溃疡患者出现幽门梗阻。梗阻由水肿、平滑肌痉挛、纤维化或诸种因素合并所致,梗阻多为溃疡病后期表现。消化性溃疡并发梗阻的死亡率为 7%～26%。

由于梗阻使胃排空延缓,患者常出现恶心、呕吐、上腹部饱满、胀气、食欲减退、早饱、畏食和体重明显下降。上腹痛经呕吐后可暂时缓解。呕吐多在进食后 1 小时或更长时间后出现,吐出量大,为不含胆汁的未消化食物,此种症状可持续数周至数月。体格检查可见血容量不足征象(低血压、心动过速、皮肤黏膜干燥),上腹部蠕动波及胃部振水音。

实验室检查常有血液浓缩、肾前性氮质血症等血容量不足征象及呕吐引起的低钾低氯代谢性碱中毒。若体重丧失明显,可出现低蛋白血症。

(四)癌变

少数 GU 发生癌变,发生率不详。凡 45 岁以上患者,内科积极治疗无效者以及营养状态差、贫血、粪便隐血试验持续阳性者均应做钡餐、纤维胃镜检查及活组织病理检查,以尽早发现癌变。

四、检查

(一)血清胃泌素含量

放免法检测胃泌素可检出卓-艾综合征及其他高胃酸分泌性消化性溃疡。未服过大剂量的抗酸剂、H_2 受体拮抗剂或质子泵抑制剂等药者,如空腹血清胃泌素水平＞200 pg/mL,应测定胃酸分泌量,以明确是否由于恶性贫血、萎缩性胃炎、胃癌或迷走神经切除等因素胃泌素反馈性增高。血清胃泌素含量及基础酸排量均增加仅见于少数疾病。测定静脉注射胰泌素后的血清胃泌素浓度,有助于确诊诊断不明的卓-艾综合征。

(二)胃酸分泌试验方法

胃酸分泌试验方法是在透视下将胃管置入胃内,管端位于胃窦,以吸引器吸取胃液,测定每次吸取的胃液量及酸浓度。健康人胃酸分泌量见表 6-1。GU 的酸排量与正常人相似,而 DU 则空腹和夜间均维持较高水平。胃酸分泌幅度在正常人和消化性溃疡患者之间重叠,GU 与 DU 之间也有重叠,故胃酸分泌检查对溃疡病的定性诊断意义不大。对缺乏胃酸的溃疡病,应疑有癌变;胃酸很高,基础酸排量和最高酸排量明显增高,则提示胃泌素瘤可能。

表 6-1　健康男女性正常胃酸分泌的高限及低限值

类别	基础(mmol/h)	最高(mmol/h)	最大(mmol/h)	基础/最大(mmol/h)
男性(N=172)高限值	10.5	60.6	47.7	0.31
男性(N=172)低限值	0	11.6	9.3	0
女性(N=76)高限值	5.6	40.1	31.2	0.29
女性(N=76)低限值	0	8.0	5.6	0

(三)X 线钡餐检查

X 线钡餐检查是确定诊断的有效方法,尤其对临床表现不典型者。消化性溃疡在 X 线征象上出现形态和功能的改变,即直接征象与间接征象。由钡剂充填溃疡形成龛影为直接征象,是最可靠的诊断依据。溃疡病周围组织的炎性病变与局部痉挛产生钡餐检查时的局部压痛或激惹现象及溃疡愈合形成瘢痕收缩使局部变形均属于间接征象。

(四)纤维胃镜检查

胃镜检查对消化性溃疡的诊断和鉴别诊断有很大价值。该检查可以发现 X 线所难以发现的浅小溃疡,确切地判断溃疡的部位、数目、大小、深浅、形态及病期(活动期、愈合期、瘢痕期),对随访溃疡的过程和判定治疗的效果有价值。胃镜检查还可在直视下作胃黏膜活组织检查等,故对溃疡良性、恶性的鉴别价值较大。

(五)粪便隐血试验

溃疡活动期,溃疡面有微量出血,粪隐血试验大都阳性,治疗 1 周后多转为阴性。如持续阳性,则疑有癌变。

(六)幽门螺杆菌(Hp)感染检查

近年来 Hp 在消化性溃疡发病中的重要作用备受重视。我国人群中 Hp 感染率为 40%～60%。Hp 在 GU 和 DU 中的检出率更是分别高达 70%～80% 和 90%～100%。诊断 Hp 方法有多种:①直接从活检胃黏膜中细菌培养、组织涂片或切片染色查 Hp。②用尿素酶试验、^{14}C尿素呼吸试验、胃液尿素氮检测等方法测定胃内尿素酶活性。③血清学查抗 Hp 抗体。④聚合酶链式反应技术查 Hp。

五、护理

(一)护理观察

1.腹痛

观察腹痛的部位、性质、强度,有无放射痛,与进食、服药的关系,腹痛有无周期性。

2.呕吐

观察呕吐物性质、气味、量、颜色、呕吐次数及与进食关系,注意有无因呕吐而致脱水和低钾、低钠血症及低氯性碱中毒。

3.呕血和黑粪

观察呕血、便血的量、次数和性质。注意出血前有无恶心、呕吐、上腹不适、血中是否混有食物,以便与咯血相区别。半数以上溃疡出血者有 38.5 ℃以下的低热,持续时间与出血时间一致,可作为出血活动的一个标志,故应每天多次测体温。

4.穿孔

由于老年人常有其他慢性病,穿孔时腹痛、腹肌紧张不明显,可无显著压痛和反跳痛,常易误诊,死亡率高,应予密切观察生命体征和腹部情况。

5.幽门梗阻观察以下情况可了解胃潴留程度

餐后 4 小时后胃液量(正常<300 mL),禁食 12 小时后胃液量(正常<200 mL),空腹胃注入750 mL 生理盐水 30 分钟后胃液量(正常<400 mL)。

6.其他

注意观察有无影响溃疡愈合的焦虑和忧郁、饮食不节、熬夜、过度劳累、服药不正规,服用阿司匹林和肾上腺皮质激素、吸烟等。

(二)常规护理

1.休息

消化性溃疡属于典型的心身疾病,心理-社会因素对发病起着重要作用。因此,规律的生活和劳逸结合的工作安排,无论在本病的发作期或缓解期都十分重要。休息是消化性溃疡基本和重要的护理。休息包括精神休息和躯体休息。病情轻者可边工作边治疗,较重者应卧床数天至2 周,继之休息 1~2 月。平卧休息时胆汁反流明显减少,对胃溃疡患者有利。另外,应保证充足的睡眠,服用适量镇静剂。

2.戒烟、酒及其他嗜好

吸烟者,消化性溃疡的发病率较不吸烟者多。吸烟可使溃疡恶化或延迟溃疡愈合。吸烟会削弱十二指肠液中和胃酸的能力,还能引起十二指肠液反流入胃。患者戒烟后溃疡症状明显改善。有研究认为就 DU 患者而言,戒烟比服西咪替丁更重要。

乙醇能损坏胃黏膜屏障引起胃炎而加重症状,延迟愈合。此外,还能减弱胰泌素对胰外分泌腺分泌水和碳酸氢根的作用,降低了胰液中和胃酸的能力。临床观察也显示消化性溃疡患者停止饮酒后症状减轻,故应劝患者戒酒。

咖啡等物质能刺激胃酸与胃蛋白酶分泌,还可使胃黏膜充血,加剧溃疡病症状。故应不饮或少饮咖啡、可口可乐、茶、啤酒等。

3.饮食

饮食护理是消化性溃疡病治疗的重要组成部分。饮食护理的目的是减轻机械性和化学性刺激、缓解和减轻疼痛。合理营养有利改善营养状况、纠正贫血、促进溃疡愈合,避免发生并发症。

(三)饮食护理原则

1.宜少量多餐,定时,定量进餐

每天 5~7 餐,每餐量不宜过饱,约为正常量的 2/3。因少量多餐可中和胃酸,减少胃酸对溃疡面的刺激,又可供给足够营养。少量多餐在急性消化性溃疡时更为适宜。

2.宜选食营养价值高、质软而易于消化的食物

如牛奶、鸡蛋、豆浆、鱼、嫩的瘦猪肉等食物,经加工烹调变得细软易消化,对胃肠无刺激。同时注意补充足够的热量及蛋白质和维生素。

3.蛋白质、脂肪、碳水化合物的供给要求

蛋白质按每天每千克体重 1~1.5 g 供给;脂肪按每天 70~90 g 供给,选择易消化吸收的乳

融状脂肪(如奶油、牛奶、蛋黄、黄油、奶酪等),也可用适量的植物油,碳水化合物按每天300～350 g供给。选择易消化的糖类如粥、面条、馄饨等,但蔗糖不宜供给过多,否则可使胃酸增加,且易胀气。

4.避免化学性和机械性刺激的食物

化学刺激性的食物有咖啡、浓茶、可可、巧克力等这些食物可刺激胃酸分泌增加;机械性刺激的食物有油炸猪排、花生米、粗粮、芹菜、韭菜、黄豆芽等,这些食物可刺激胃黏膜表面血管和溃疡面。总之溃疡病患者不宜吃过咸、过甜、过酸、过鲜、过冷、过热及过硬的食物。

5.食物烹调必须切碎制烂

可选用蒸、煮、氽、烧、烩、焖等的烹调方法。不宜采用爆炒、滑溜、干炸、油炸、生拌、烟熏、腌腊等烹调方法。

6.必须预防便秘

溃疡病饮食中含粗纤维少,食物细软,易引起便秘,宜经常吃些润肠通便的食物如果子冻、果汁、菜汁等,可预防便秘。

溃疡病急性发作或出血刚停止后,进流质饮食,每天6～7餐。无消化道出血且疼痛较轻者宜进厚流质或少渣半流,每天6餐。病情稳定、自觉症状明显减轻或基本消失者,每天6餐细软半流质。基本愈合者每天3餐普食加2餐点心,不宜进食油煎、炸和粗纤维多的食物。

出现呕血、幽门梗阻严重或急性穿孔均应禁食。

(四)心理护理

在治疗护理过程中应注重教育,应把防病治病的基本知识介绍给患者,如让患者注意避免精神紧张和不良情绪的刺激,注意精神卫生,注意锻炼身体、增强体质、培养良好的生活习惯,生活有规律,注意劳逸结合,节制烟酒,慎用对胃黏膜有损害的药物等,使患者了解本病的规律性,治疗原则和方法,从而坚定战胜疾病的信心,自觉配合治疗和护理。在心理护理过程中,护士应当了解患者在疾病的不同时期所出现的心理反应,如否认、焦虑、抑郁、孤独感、依赖心理等心理反应,护理上重点要给患者以心理支持,特别帮助他们克服紧张、焦虑、抑郁等常见的心理问题,帮助他们进行认识重建,即认识个人、认识社会,调整和处理好人与人、个人与社会之间的关系,重新找到自己新的起点,减少疾病造成的痛苦和不安。心理护理中,护士应当实施针对性、个性化的心理护理。如对那些具有明显心理素质上弱点的患者,有易暴怒、抑郁、孤僻及多疑倾向者应及早通过心理指导加强其个性的培养,对那些有明显行为问题者,如酗酒、吸烟、多食、缺少运动及A型行为等,应用心理学技术指导其进行矫正;对那些工作和生活环境里存在明显应激源的人,应及时帮助其进行适当的调整,减少不必要的心理刺激。

(五)药物治疗护理

1.制酸剂

胃酸、胃蛋白酶对消化性溃疡的发病有重要作用。制酸药能中和胃酸从而缓解疼痛并降低胃蛋白酶的活性。常用的制酸药分可溶性和不溶性两种。可溶性抗酸药主要为碳酸氢钠,该药止痛效果快,但自肠道吸收迅速,大量及长期应用可引起钠潴留和代谢性碱中毒,且与胃酸相遇可产生CO_2,引起腹胀和继发胃酸增高,故不宜单独使用,而应小剂量与其他抗酸药混合服用。不溶性抗酸药有氢氧化铝、碳酸铝、氧化铝、三硅酸镁等,作用缓慢而持久,肠道不吸收,可单独或联合用药。各种抗酸剂均有其特点,临床上常联合应用,以提高疗效,减少不良反应。抗酸药对缓解溃疡疼痛十分有效,是否能促进溃疡愈合,尚无肯定结论。

使用抗酸药应注意:①在饭后 1～2 小时服,可延长中和作用时间,而不可在餐前或就餐时服药。睡前加服 1 次,可中和夜间所分泌的大量酸。②片剂嚼碎后服用效果较好,因药物颗粒愈小溶解愈快,中和酸的作用愈大,因此凝胶或溶液的效果最好,粉剂次之,片剂较差。③抗酸药除可引起便秘、腹泻外,尚可引起一些其他不良反应,特别是当患者有肾功能不全或心力衰竭时,如碳酸氢钠可造成钠潴留和碱中毒;碳酸钙剂量过大时,高血钙可刺激 G 细胞分泌大量胃泌素,引起胃酸分泌反跳而加重上腹痛;长期大量服用氢氧化铝后,因铝结合饮食中的磷,使肠道对磷的吸收减少,严重缺磷可引起食欲缺乏、软弱无力等,甚至导致软骨病或骨质疏松。

2.抗胆碱能药

这类药物可抑制迷走神经功能,因而具有减少胃酸分泌、解除平滑肌和血管痉挛、改善局部营养和延缓胃排空等作用,后者有利于延长抗酸药和食物对胃酸的中和,达到止痛目的。但其延缓胃排空引起胃窦部潴留,可促使胃酸分泌所以认为不宜用于胃溃疡。抗胆碱能药服后 2 小时出现最大药理作用,故常于餐后 6 小时及睡前服用。抗胆碱能药物最大缺点是不但能抑制胃酸分泌,也抑制乙酰胆碱在全身的生理作用,故有口干、视力模糊、心动过速、汗闭、便秘和尿潴留等不良反应,故溃疡出血、幽门梗阻、反流性食管炎、青光眼、前列腺肥大等患者均不宜使用。常用的药物有普鲁苯辛、阿托品、贝那替秦、山莨菪碱、阿托品等。

3.H_2 受体拮抗剂

组织胺通过两种受体而产生效应,其中与胃酸分泌有关的是 H_2 受体。阻滞 H_2 受体能抑制胃酸的分泌。代表药是西咪替丁,它对胃酸的分泌具有强大抑制作用。口服后很快被小肠所吸收,在 1～2 小时血液浓度达高峰,可完全抑制由饮食或胃泌素所引起的胃酸分泌达 6～7 小时。该药常于进餐时与食物同服。年龄大,伴有肾功能和其他疾病者易发生不良反应。常见的不良反应有头痛、腹泻、嗜睡、疲劳、肌痛、便秘等。其他常用的药物还有雷尼替丁、法莫替丁等。西咪替丁会影响华法林、茶碱或苯妥英的药物代谢,与抗酸剂合用时,间隔时间不小于2 小时。

4.丙谷胺及其他减少胃酸分泌药

丙谷胺的分子结构与胃泌素的末端相似,能抑制基础酸排量和最大酸排量,竞争性抑制胃泌素受体,并对胃黏膜有保护和促进愈合作用,其抑酸和缓解症状的作用较西咪替丁弱。该药常于饭前 15 分钟服,无明显不良反应。哌仑西平能选择性拮抗乙酰胆碱的促胃分泌效应而不拮抗其他效应,很少有不良反应,宜餐前 90 分钟服用。甲氧氯普胺为胃运动促进剂,能增强胃窦蠕动加速胃排空,减少食糜等对胃窦部的刺激而使胃酸分泌减少,还可减少胆汁反流,减轻胆汁对胃黏膜的损害。一般用药后 60～90 分钟可达作用高峰,故宜在餐前 30 分钟服用,严重的不良反应为锥体外系反应。

5.细胞保护剂

临床常用的细胞保护剂有多种。甘珀酸能加强胃黏液分泌,强固胃黏膜屏障,促进胃黏膜再生。但具有醛固酮样效应,可引起高血压、水肿、低血钾和水、钠潴留等不良反应,故高血压、心脏病、肾脏病和肝脏病患者慎用。服药的最佳时间为餐前 15～30 分钟和睡前服。胶态次枸橼酸铋,在酸性胃液中与溃疡坏死组织螯合,形成保护性铋蛋白凝物,使溃疡面与胃酸、胃蛋白酶隔离。宜在餐前 1 小时和睡前服。严重肾功能不全者忌用,少数人服药后便秘、转氨酶升高。硫糖铝可与胃蛋白酶直接络合或结合,使酶失去活性而发挥作用,宜餐前 30 分钟及睡前服,偶见口干、便秘、恶心等不良反应。米索前列腺醇(喜克溃)抑制胃酸分泌,保护黏膜屏障,主要用于非甾体抗炎药合用者,最常见不良反应是腹泻和腹痛,孕妇忌用。

6.质子泵抑制剂

奥美拉唑(洛赛克)直接抑制质子泵,有强烈的抑酸能力,疗效明显起效快,不良反应少而轻,无严重不良反应。

(六)急性大量出血的护理

1.急诊处理

首先按医嘱插入鼻胃管,建立静脉通道,输液开始宜快,可选用等渗盐水、林格液、右旋糖酐或其他血浆代用品,一般不用高渗溶液。观察意识、血压、脉搏、体温、面色、鼻胃管引出胃液量和颜色、皮肤(干、湿、温度)、肠鸣、上腹压痛、出入量。

2.重症监护

急诊处理后,患者应予重症监护。除密切观察生命体征和出血情况外,应抽血查血红蛋白、血球压积(出血 4 小时后才开始变化)、血型和交叉反应、凝血酶原时间、部分凝血酶原时间或激活部分凝血酶原时间、血钠(开始代偿性升高,补液后降低)、血钾(大量呕吐后降低。多次输液后可增高)、尿素氮(急性出血后 24～48 小时升高,一般丢失 1 000 mL 血,尿素氮升高为正常值的 2～5 倍)、肌酐(肾灌注不足致肌酐升高)。向患者介绍为了确诊可能需做的钡餐、纤维胃镜、胃液分析等检查的过程,使患者受检时更好地合作。告知患者检查时体位、术前服镇静药可能会产生昏睡感,喉部喷局麻药会引起不适。及时了解胃镜检查结果,如无严重再出血应拔除鼻胃管以减少机械刺激。在恶心反射出现前,仍予禁食。

3.再出血

首先观察鼻胃管引出血量、颜色、患者生命体征。再次确定鼻胃管位置是否正确、引流瓶处于低位持续吸引、压力为 10.7 kPa(80 mmHg)。如明确再次出血,安慰患者不必紧张,使患者相信医护人员是可以很好地处理再次出血。

4.胃管灌注

为使血管收缩,减少黏膜血流量,达到一过性止血效果,常经胃管灌注冰生理盐水或冷开水。灌注时抬高头位 30°～45°,关闭吸引管。灌注时应加快滴注速度,观察血压、体温、脉搏、寒战。发生寒战可多盖被,给患者解释不必紧张。注意寒战易诱发心律失常。灌注后注意有无输液过多的症状(呼吸困难)和体征(脉搏快,颈静脉怒张,肺部捻发音)。

(七)急性穿孔的护理

任何消化性溃疡均可发生穿孔,穿孔前常无明显诱因,有些可能由服肾上腺皮质激素、阿司匹林、饮酒和过度劳累诱发。上腹部难以忍受的剧痛及恶心、呕吐,常是穿孔引起腹膜炎的症状。患者两腿卷曲,腹肌强直伴反跳痛,甚至出现面色苍白、出冷汗、脉搏细速、血压下降、休克。一般在穿孔后 6 小时内及时治疗,疗效较佳,若不及时抢救可危及生命。一经确诊,患者就应绝对卧床休息,禁食并留置胃管抽吸胃内容物进行胃肠减压。补液、应用抗生素控制腹腔感染。密切观察生命体征,及时发现和纠正休克,迅速做好各种术前准备。

(八)幽门梗阻的护理

功能性或器质性幽门梗阻的早期处理基本相同,包括:①纠正体液和电解质紊乱,严格正确记录每天出入量,抽血测定血清钾、钠、氯及血气分析,了解电解质及酸碱失衡情况,及时补充液体和电解质。②幽门梗阻者每天清晨和睡前用 3％盐水或苏打水洗胃,保留 1 小时后排出。必要时行胃肠减压,连续 72 小时吸引胃内容物,可解除胃扩张和恢复胃张力,抽出胃液也可减轻溃疡周围的炎症和水肿。若对梗阻的性质不明,应作上消化道内镜或钡餐检查,同时也可估计治疗效果。病情好转给流质饮食,每晚餐后4小时洗胃1次,测胃内潴留量,准确记录颜色、气味、性质。临床操作过程中常遇胃管不畅的情况,通常原因是胃管扭曲在口腔或咽部;胃管置入深度不够;胃管置入过深至幽门部或十二指肠内;胃管侧孔紧贴胃壁;食物残渣或凝血块阻塞。有报道胃肠减压过程中发生少见的并发症,如下胃管困难致环杓关节脱位,减压器故障大量气体入胃致腹膜炎,蛔虫堵塞致无效减压,胃管结扎致拔管困难等。③能进流质时,同时服用抗酸剂、西咪替丁等药物治疗。禁用抗胆碱能药物。

对并发症观察经处理后病情是否好转,若未见改善,做好手术准备,考虑外科手术。

(杨丽艳)

第三节　反流性食管炎

反流性食管炎(reflux esophagitis,RE)是指胃、十二指肠内容物反流入食管所引起的食管黏膜炎症、糜烂、溃疡和纤维化等病变,甚至引起咽喉、气道等食管以外的组织损害。其发病男性多于女性,男女比例为(2～3):1,发病率为1.92%。随着年龄的增长,食管下段括约肌收缩力的下降,胃、十二指肠内容物自发性反流,而使老年人反流性食管炎的发病率有所增加。

一、病因与发病机制

(一)抗反流屏障削弱

食管下括约肌是指食管末端3～4 cm长的环形肌束。正常人静息时压力为1.3～4.0 kPa(10～30 mmHg),为一高压带,防止胃内容物反流入食管。由于年龄的增长,机体老化导致食管下括约肌的收缩力下降引起食物反流。一过性食管下括约肌松弛也是反流性食管炎的主要发病机制。

(二)食管清除作用减弱

正常情况下,一旦发生食物的反流,大部分反流物通过1～2次食管自发和继发性的蠕动性收缩将食管内容物排入胃内,即容量清除,剩余的部分则由唾液缓慢地中和。老年人食管蠕动缓慢和唾液产生减少,影响了食管的清除作用。

(三)食管黏膜屏障作用下降

反流物进入食管后,可以凭借食管上皮表面黏液、不移动水层和表面 HCO_3^-、复层鳞状上皮等构成上皮屏障,以及黏膜下丰富的血液供应构成的后上皮屏障,发挥其抗反流物对食管黏膜损伤的作用。随着机体老化,食管黏膜逐渐萎缩,黏膜屏障作用下降。

二、护理评估

(一)健康史
询问患者的饮食结构及习惯、有无长期服用药物史。

(二)身体评估
1.反流症状

反酸、反食、反胃(指胃内容物在无恶心和不用力的情况下涌入口腔)、嗳气等,多在餐后明显或加重,平卧或躯体前屈时易出现。

2.反流物引起的刺激症状

胸骨后或剑突下烧灼感、胸痛、吞咽困难等。常由胸骨下段向上伸延,常在餐后 1 小时出现,平卧、弯腰或腹压增高时可加重。反流物刺激食管痉挛导致胸痛,常发生在胸骨后或剑突下。严重时可为剧烈刺痛,可放射到后背、胸部、肩部、颈部、耳后,有的酷似心绞痛的特点。

3.其他症状

咽部不适,有异物感、棉团感或堵塞感,可能与酸反流引起食管上段括约肌压力升高有关。

4.并发症

(1)上消化道出血:因食管黏膜炎症、糜烂及溃疡可以导致上消化道出血。

(2)食管狭窄:食管炎反复发作致使纤维组织增生,最终导致瘢痕性狭窄。

(3)Barrett 食管:在食管黏膜的修复过程中,食管-贲门交界处 2 cm 以上的食管鳞状上皮被特殊的柱状上皮取代,称为 Barrett 食管。Barrett 食管发生溃疡时,又称 Barrett 溃疡。Barrett 食管是食管癌的主要癌前病变,其腺癌的发生率较正常人高 30～50 倍。

(三)辅助检查.

1.内镜检查

内镜检查是反流性食管炎最准确、最可靠的诊断方法,能判断其严重程度和有无并发症,结合活检可与其他疾病相鉴别。

2.24 小时食管 pH 监测

应用便携式 pH 记录仪在生理状态下对患者进行 24 小时食管 pH 连续监测,可提供食管是否存在过度酸反流的客观依据。在进行该项检查前 3 天,应停用抑酸药与促胃肠动力的药物。

3.食管吞钡 X 线检查

对不愿意接受或不能耐受内镜检查者行该检查。严重患者可发现阳性 X 线征。

(四)心理-社会状况

反流性食管炎长期持续存在,病情反复、病程迁延,因此患者会出现食欲缺乏,体重下降,导致患者心情烦躁、焦虑;合并消化道出血时会使患者紧张、恐惧。应注意评估患者的情绪状态及对本病的认知程度。

三、常见护理诊断及问题

(一)疼痛

胸痛与胃食管黏膜炎性病变有关。

(二)营养失调

低于机体需要量与害怕进食、消化吸收不良等有关。

(三)有体液不足的危险

体液不足的危险与合并消化道出血引起活动性体液丢失、呕吐及液体摄入量不足有关。

(四)焦虑

焦虑与病情反复、病程迁延有关。

(五)知识缺乏

缺乏对反流性食管炎病因和预防知识的了解。

四、诊断要点与治疗原则

(一)诊断要点

临床上有明显的反流症状;内镜下有反流性食管炎的表现,食管过度酸反流的客观依据即可做出诊断。

(二)治疗原则

以药物治疗为主,对药物治疗无效或发生并发症者可做手术治疗。

1.药物治疗

目前多主张采用递减法,即开始使用质子泵抑制剂加促胃肠动力药,迅速控制症状,待症状控制后再减量维持。

(1)促胃肠动力药:目前主要常用的药物是西沙必利。常用量为每次 5～15 mg,每天 3～4 次,疗程8～12周。

(2)抑酸药。①H_2 受体拮抗剂(H_2RA):西咪替丁 400 mg、雷尼替丁 150 mg、法莫替丁 20 mg,每天 2 次,疗程 8～12 周;②质子泵抑制剂(PPI):奥美拉唑 20 mg,兰索拉唑 30 mg,泮托拉唑 40 mg、雷贝拉唑 10 mg 和埃索美拉唑 20 mg,每天 1 次,疗程 4～8 周;③抗酸药:仅用于症状轻、间歇发作的患者作为临时缓解症状用。反流性食管炎有并发症或停药后很快复发者,需要长期维持治疗。H_2RA、西沙必利、PPI 均可用于维持治疗,其中以 PPI 效果最好。维持治疗的剂量因患者而异,以调整至患者无症状的最低剂量为合适剂量。

2.手术治疗

手术为不同术式的胃底折叠术。手术指征为:①严格内科治疗无效。②虽经内科治疗有效,但患者不能忍受长期服药。③经反复扩张治疗后仍反复发作的食管狭窄。④确证由反流性食管炎引起的严重呼吸道疾病。

3.并发症的治疗

(1)食管狭窄:大部分狭窄可行内镜下食管扩张术治疗。扩张后予以长程 PPI 维持治疗可防止狭窄复发。少数严重瘢痕性狭窄需行手术切除。

(2)Barrett 食管:药物治疗是预防 Barrett 食管发生和发展的重要措施,必须使用 PPI 治疗及长期维持。

五、护理措施

(一)一般护理

为减少平卧时及夜间反流可将床头抬高 15～20 cm。避免睡前 2 小时内进食,白天进餐后也不宜立即卧床。应避免食用使食管下括约肌压力降低的食物和药物,如高脂肪、巧克力、咖啡、浓茶及硝酸甘油、钙通道阻滞剂等。应戒烟及禁酒。减少一切影响腹压增高的因素,如肥胖、便秘、紧束腰带等。

(二)用药护理

遵医嘱给予药物治疗,注意观察药物的疗效及不良反应。

1.H_2 受体拮抗剂

药物应在餐中或餐后即刻服用,若需同时服用抗酸药,则两药应间隔 1 小时以上。若静脉给药应注意控制速度,过快可引起低血压和心律失常。西咪替丁对雄性激素受体有亲和力,可导致男性乳腺发育、勃起功能障碍及性功能紊乱,应做好解释工作。该药物主要通过肾排泄,用药期间应监测肾功能。

2.质子泵抑制剂

奥美拉唑可引起头晕,应嘱患者用药期间避免开车或做其他必须高度集中注意力的工作。兰索拉唑的不良反应包括荨麻疹、皮疹、瘙痒、头痛、口苦、肝功能异常等,轻度不良反应不影响继续用药,较严重时应及时停药。泮托拉唑的不良反应较少,偶可引起头痛和腹泻。

3.抗酸药

该药在饭后1小时和睡前服用。服用片剂时应嚼服,乳剂给药前应充分摇匀。

抗酸剂应避免与奶制品、酸性饮料及食物同时服用。

(三)饮食护理

(1)指导患者有规律地定时进餐,饮食不宜过饱,选择营养丰富、易消化的食物。避免摄入过咸、过甜、过辣的刺激性食物。

(2)制订饮食计划:与患者共同制订饮食计划,指导患者及家属改进烹饪技巧,增加食物的色、香、味,刺激患者食欲。

(3)观察并记录患者每天进餐次数、量、种类,以了解其摄入营养素的情况。

六、健康指导

(一)疾病知识的指导

向患者及家属介绍本病的有关病因,避免诱发因素。保持良好的心理状态,平时生活要有规律,合理安排工作和休息时间,注意劳逸结合,积极配合治疗。

(二)饮食指导

指导患者加强饮食卫生和饮食营养,养成有规律的饮食习惯;避免过冷、过热、辛辣等刺激性食物及浓茶、咖啡等饮料;嗜酒者应戒酒。

(三)用药指导

根据病因及病情进行指导,嘱患者长期维持治疗,介绍药物的不良反应,如有异常及时复诊。

(杨丽艳)

第四节　炎症性肠病

炎症性肠病是一种病因不明的肠道慢性非特异性炎症性疾病。包括溃疡性结肠炎(ulcerative colitis,UC)和克罗恩病(Crohn's disease,CD)。一般认为,UC 和 CD 是同一疾病的不同亚类,组织损伤的基本病理过程相似,但可能由于致病因素不同,发病的具体环节不同,最终导致组织损害的表现不同。

一、溃疡性结肠炎

UC 是一种病因不明的直肠和结肠慢性非特异性炎症性疾病。病变主要位于大肠的黏膜与黏膜下层。主要症状有腹泻、黏液脓血便和腹痛,病程漫长,病情轻重不一,常反复发作。本病多

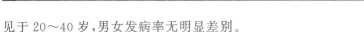

见于 20～40 岁,男女发病率无明显差别。

(一)病理

病变主要位于直肠和乙状结肠,可延伸到降结肠,甚至整个结肠。病变一般仅限于黏膜和黏膜下层,少数重症者可累及肌层。活动期黏膜呈弥漫性炎症反应,可见水肿、充血与灶性出血,黏膜脆弱,触之易出血。由于黏膜与黏膜下层有炎性细胞浸润,大量中性粒细胞在肠腺隐窝底部聚集,形成小的隐窝脓肿。当隐窝脓肿融合破溃,黏膜即出现广泛的浅小溃疡,并可逐渐融合成不规则的大片溃疡。结肠炎症在反复发作的慢性过程中,大量新生肉芽组织增生,常出现炎性息肉。黏膜因不断破坏和修复,丧失其正常结构,并且由于溃疡愈合形成瘢痕,黏膜肌层与肌层增厚,使结肠变形缩短,结肠袋消失,甚至出现肠腔狭窄。少数患者有结肠癌变,以恶性程度较高的未分化型多见。

(二)临床分型

临床上根据本病的病程、程度、范围和病期进行综合分型。

1.根据病程经过分型

(1)初发型:无既往史的首次发作。

(2)慢性复发型:最多见,发作期与缓解期交替。

(3)慢性持续型:病变范围广,症状持续半年以上。

(4)急性暴发型:少见,病情严重,全身毒血症状明显,易发生大出血和其他并发症。

上述后三型可相互转化。

2.根据病情程度分型

(1)轻型:多见,腹泻每天 4 次以下,便血轻或无,无发热、脉速,贫血轻或无,血沉正常。

(2)重型:腹泻频繁并有明显黏液脓血便,有发热、脉速等全身症状,血沉加快、血红蛋白下降。

(3)中型:介于轻型和重型之间。

3.根据病变范围分型

可分为直肠炎、直肠乙状结肠炎、左半结肠炎、全结肠炎及区域性结肠炎。

4.根据病期分型

可分为活动期和缓解期。

(三)临床表现

起病多数缓慢,少数急性起病,偶见急性暴发起病。病程长,呈慢性经过,常有发作期与缓解期交替,少数症状持续并逐渐加重。

1.症状

(1)消化系统表现:主要表现为腹泻与腹痛。①腹泻为最主要的症状,黏液脓血便是本病活动期的重要表现。腹泻主要与炎症导致大肠黏膜对水钠吸收障碍以及结肠运动功能失常有关。粪便中的黏液或黏液脓血,为炎症渗出和黏膜糜烂及溃疡所致。排便次数和便血程度可反映病情程度,轻者每天排便2～4次,粪便呈糊状,可混有黏液、脓血,便血轻或无,重者腹泻每天可达10次以上,大量脓血,甚至呈血水样粪便。病变限于直肠和乙状结肠的患者,偶有腹泻与便秘交替的现象,此与病变直肠排空功能障碍有关。②腹痛,轻者或缓解期患者多无腹痛或仅有腹部不适,活动期有轻或中度腹痛,为左下腹的阵痛,也可涉及全腹。有疼痛—便意—便后缓解的规律,大多伴有里急后重,为直肠炎症刺激所致。若并发中毒性巨结肠或腹膜炎,则腹痛持续且剧烈。

③其他症状可有腹胀、食欲缺乏、恶心、呕吐等。

(2)全身表现：中、重型患者活动期有低热或中等度发热,高热多提示有并发症或急性暴发型。重症患者可出现衰弱、消瘦、贫血、低清蛋白血症、水和电解质平衡紊乱等表现。

(3)肠外表现：本病可伴有一系列肠外表现,包括口腔黏膜溃疡、结节性红斑、外周关节炎、坏疽性脓皮病、虹膜睫状体炎等。

2.体征

患者呈慢性病容,精神状态差,重者呈消瘦贫血貌。轻者仅有左下腹轻压痛,有时可触及痉挛的降结肠和乙状结肠。重症者常有明显腹部压痛和鼓肠。若有反跳痛、腹肌紧张、肠鸣音减弱等应注意中毒性巨结肠和肠穿孔等并发症。

(四)护理

1.护理目标

患者大便次数减少,粪质正常;腹痛缓解,营养改善,体重恢复,未发生并发症,焦虑减轻。

2.护理措施

(1)一般护理。①休息与活动：在急性发作期或病情严重时均应卧床休息,缓解期适当休息,注意劳逸结合。②合理饮食：指导患者食用质软、易消化、少纤维素又富含营养、有足够热量的食物,以利于吸收、减轻对肠黏膜的刺激并供给足够的热量,以维持机体代谢的需要。避免食用冷饮、水果、多纤维的蔬菜及其他刺激性食物,忌食牛乳和乳制品。急性发作期患者,应进流质或半流质饮食,病情严重者应禁食,按医嘱给予静脉高营养,以改善全身状况。应注意给患者提供良好的进餐环境,避免不良刺激,以增进患者食欲。

(2)病情观察：观察患者腹泻的次数、性质,腹泻伴随症状,如发热、腹痛等,监测粪便检查结果。严密观察腹痛的性质、部位及生命体征的变化,以了解病情的进展情况,如腹痛性质突然改变,应注意是否发生大出血、肠梗阻、中毒性巨结肠、肠穿孔等并发症。观察患者进食情况,定期测量患者的体重,监测血红蛋白、血清电解质和清蛋白的变化,了解营养状况的变化。

(3)用药护理：遵医嘱给予柳氮磺吡啶(SASP)、糖皮质激素、免疫抑制剂等治疗,以控制病情,使腹痛缓解。注意药物的疗效及不良反应,如应用 SASP 时,患者可出现恶心、呕吐、皮疹、粒细胞减少及再生障碍性贫血等。应嘱患者餐后服药,服药期间定期复查血常规,应用糖皮质激素者,要注意激素不良反应,不可随意停药,防止反跳现象,应用硫唑嘌呤或巯嘌呤时患者可出现骨髓抑制的表现,应注意监测白细胞计数。

(4)心理护理：安慰鼓励患者,向患者解释病情,使患者以平和的心态应对疾病,自觉地配合治疗。

(5)健康指导。①心理指导：由于病情反复发作,迁延不愈,常给患者带来痛苦,尤其是排便次数的增加,给患者的精神和日常生活带来很多困扰,易产生自卑、忧虑,甚至恐惧心理。应鼓励患者以平和的心态应对疾病,积极配合治疗。②指导患者合理饮食及活动：指导患者食用质软、易消化、少纤维素又富含营养、有足够热量的食物,避免食用冷饮、水果、多纤维的蔬菜及其他刺激性食物,忌食牛乳和乳制品。在急性发作期或病情严重时均应卧床休息,缓解期适当休息,注意劳逸结合。③用药指导：嘱患者坚持治疗,不要随意更换药物或停药。教会患者识别药物的不良反应,出现异常症状要及时就诊,以免耽搁病情。

3.护理评价

患者腹泻、腹痛缓解,营养改善,体重恢复。

二、克罗恩病

CD 是一种病因尚不十分清楚的胃肠道慢性炎性肉芽肿性疾病。病变多见于末段回肠和邻近结肠,但从口腔至肛门各段消化道均可受累,呈节段性或跳跃式分布。临床上以腹痛、腹泻、体重下降、腹块、瘘管形成和肠梗阻为特点,可伴有发热等全身表现,以及关节、皮肤、眼、口腔黏膜等肠外损害。本病有终身复发倾向,重症患者迁延不愈,预后不良。

(一)病理

病变表现为同时累及回肠末段与邻近右侧结肠者,只涉及小肠者,局限在结肠者。病变可涉及口腔、食管、胃、十二指肠,但少见。

大体形态上,克罗恩病特点为:①病变呈节段性或跳跃性,而不呈连续性。②黏膜溃疡早期呈鹅口疮样溃疡,随后溃疡增大、融合,形成纵行溃疡和裂隙溃疡,将黏膜分割呈鹅卵石样外观。③病变累及肠壁全层,肠壁增厚变硬,肠腔狭窄。

组织学上,克罗恩病的特点为:①非干酪性肉芽肿,由类上皮细胞和多核巨细胞构成,可发生在肠壁各层和局部淋巴结。②裂隙溃疡,呈缝隙状,可深达黏膜下层甚至肌层。③肠壁各层炎症,伴固有膜底部和黏膜下层淋巴细胞聚集、黏膜下层增宽、淋巴管扩张及神经节炎等。肠壁全层病变致肠腔狭窄,可发生肠梗阻。溃疡穿孔引起局部脓肿,或穿透至其他肠段、器官、腹壁,形成内瘘或外瘘。肠壁浆膜纤维素渗出、慢性穿孔均可引起肠粘连。

(二)临床分型

区别本病不同临床情况,有助全面估计病情和预后,制订治疗方案。

1.临床类型

依疾病行为分型,可分为狭窄型(以肠腔狭窄所致的临床表现为主)、穿通型(有瘘管形成)和非狭窄非穿通型(炎症型)。各型可有交叉或互相转化。

2.病变部位

参考影像和内镜结果确定,可分为小肠型、结肠型、回结肠型。如消化道其他部分受累也应注明。

3.严重程度

根据主要临床表现的程度及并发症计算 CD 活动指数(CDAI),用于疾病活动期与缓解期区分、病情严重程度估计(轻、中、重度)和疗效评定。

(三)临床表现

起病大多隐匿、缓慢,从发病早期症状出现至确诊往往需数月至数年。病程呈慢性,长短不等的活动期与缓解期交替,有终身复发倾向。少数急性起病,可表现为急腹症,酷似急性阑尾炎或急性肠梗阻。腹痛、腹泻和体重下降三大症状是本病的主要临床表现。但本病的临床表现复杂多变,这与临床类型、病变部位、病期及并发症有关。

1.消化系统表现

(1)腹痛:为最常见症状。多位于右下腹或脐周,间歇性发作,常为痉挛性阵痛伴腹鸣。常于进餐后加重,排便或肛门排气后缓解。腹痛的发生可能与进餐引起胃肠反射或肠内容物通过炎症、狭窄肠段,引起局部肠痉挛有关。体检常有腹部压痛,部位多在右下腹。腹痛也可由部分或完全性肠梗阻引起,此时伴有肠梗阻症状。出现持续性腹痛和明显压痛,提示炎症波及腹膜或腹腔内脓肿形成。全腹剧痛和腹肌紧张,提示病变肠段急性穿孔。

(2)腹泻:也为本病常见症状,主要由病变肠段炎症渗出、蠕动增加及继发性吸收不良引起。腹泻先是间歇发作,病程后期可转为持续性。粪便多为糊状,一般无脓血和黏液。病变涉及下段结肠或肛门直肠者,可有黏液血便及里急后重。

(3)腹部包块:见于10％～20％患者,由于肠粘连、肠壁增厚、肠系膜淋巴结肿大、内瘘或局部脓肿形成所致。多位于右下腹与脐周。固定的腹块提示有粘连,多已有内瘘形成。

(4)瘘管形成:是克罗恩病的特征性临床表现,因透壁性炎性病变穿透肠壁全层至肠外组织或器官而成。瘘分内瘘和外瘘,前者可通向其他肠段、肠系膜、膀胱、输尿管、阴道、腹膜后等处,后者通向腹壁或肛周皮肤。肠段之间内瘘形成可致腹泻加重及营养不良。肠瘘通向的组织与器官因粪便污染可致继发性感染。外瘘或通向膀胱、阴道的内瘘均可见粪便与气体排出。

(5)肛门周围病变:包括肛门周围瘘管、脓肿形成及肛裂等病变,见于部分患者,有结肠受累者较多见。有时这些病变可为本病的首发或突出的临床表现。

2.全身表现

(1)发热:为常见的全身表现之一,与肠道炎症活动及继发感染有关。间歇性低热或中度热常见,少数呈弛张高热伴毒血症。少数患者以发热为主要症状,甚至较长时间不明原因发热之后才出现消化道症状。

(2)营养障碍:由慢性腹泻、食欲减退及慢性消耗等因素所致。主要表现为体重下降,可有贫血、低蛋白血症和维生素缺乏等表现。青春期前患者常有生长发育迟滞。

3.肠外表现

本病肠外表现与溃疡性结肠炎的肠外表现相似,但发生率较高,据我国统计报道以口腔黏膜溃疡、皮肤结节性红斑、关节炎及眼病为常见。

(四)护理

1.护理目标

患者腹泻、腹痛缓解,营养改善,体重恢复,无并发症。

2.护理措施

(1)一般护理。①休息与活动:在急性发作期或病情严重时均应卧床休息,缓解期适当休息,注意劳逸结合。必须戒烟。②合理饮食:一般给高营养低渣饮食,适当给予叶酸、维生素B_{12}等多种维生素。重症患者酌情应用要素饮食或全胃肠外营养,除营养支持外还有助诱导缓解。

(2)病情观察:观察患者腹泻的次数、性质,腹泻伴随症状,如发热、腹痛等,监测粪便检查结果。严密观察腹痛的性质、部位及生命体征的变化,测量患者的体重,监测血红蛋白、血清电解质和清蛋白的变化,了解营养状况的变化。

(3)用药护理:遵医嘱腹痛、腹泻可使用抗胆碱能药物或止泻药,合并感染者静脉途径给予广谱抗生素。给予柳氮磺吡啶(SASP)、糖皮质激素、免疫抑制剂等治疗,以控制病情,使腹痛缓解。注意避免药物的不良反应,如应嘱患者餐后服药,服药期间定期复查血常规,不可随意停药,防止反跳现象等。

(4)心理护理:向患者解释病情,使患者树立战胜疾病信心,自觉地配合治疗。

(5)健康指导。①疾病知识指导:指导患者合理休息与活动,戒烟,食用质软、易消化、少纤维素又富含营养、有足够热量的食物,避免食用冷饮、水果、多纤维的蔬菜及其他刺激性食物,忌食牛乳和乳制品。②安慰鼓励患者:使患者树立信心,积极地配合治疗。③用药指导:嘱患者坚持服药并了解药物的不良反应,病情有异常变化要及时就诊。

3.护理评价

患者腹泻、腹痛缓解,无发热、营养不良,体重增加。

(杨丽艳)

第五节 肠易激综合征

肠易激综合征(IBS)是一种以腹痛或腹部不适伴排便习惯改变为特征的功能性肠病,经检查排除可引起这些症状的器质性疾病。本病是最常见的一种功能性肠道疾病,患者以中青年居多,50岁以后首次发病少见。男女比例约1:2。

一、常见病因

本病病因尚不清楚,与多种因素有关。目前认为,IBS的病理生理学基础主要是胃肠动力学异常和内脏感觉异常,而造成这些变化的机制则尚未阐明。肠道感染后和精神心理障碍是IBS发病的重要因素。

二、临床表现

起病隐匿,症状反复发作或慢性迁延,病程可长达数年至数十年,但全身健康状况却不受影响。精神、饮食等因素常诱使症状复发或加重。最主要的临床表现是腹痛与排便习惯和粪便性状的改变。

(一)症状

1.腹痛

以下腹和左下腹多见,多于排便或排气后缓解,睡眠中痛醒者极少。

2.腹泻

一般每天3~5次,少数严重发作期可达十数次。大便多呈稀糊状,也可为成形软便或稀水样,多带有黏液;部分患者粪质少而黏液量很多,但绝无脓血。排便不干扰睡眠。部分患者腹泻与便秘交替发生。

3.便秘

排便困难,粪便干结、量少,呈羊粪状或细杆状,表面可附黏液。

4.其他消化道症状

多伴腹胀感,可有排便不净感、排便窘迫感。部分患者同时有消化不良症状。

5.全身症状

相当部分患者可有失眠、焦虑、抑郁、头晕、头痛等精神症状。

(二)体征

无明显体征,可在相应部位有轻压痛,部分患者可触及腊肠样肠管,直肠指检可感到肛门痉挛、张力较高,可有触痛。

三、治疗原则

主要是积极寻找并去除促发因素和对症治疗,强调综合治疗和个体化的治疗原则。

(一)一般治疗

详细询问病史以求发现促发因素,并设法予以去除。告知患者IBS的诊断并详细解释疾病的性质,以解除患者顾虑和提高对治疗的信心,是治疗最重要的一步。教育患者建立良好的生活习惯。饮食上避免诱发症状的食物,一般而言宜避免产气的食物如乳制品、大豆等。高纤维食物有助改善便秘。对失眠、焦虑者可适当给予镇静药。

(二)针对主要症状的药物治疗

(1)胃肠解痉药:抗胆碱药物可作为缓解腹痛的短期对症治疗使用。

(2)止泻药:洛哌丁胺或地芬诺酯止泻效果好,适用于腹泻症状较重者,但不宜长期使用。

(3)对便秘型患者酌情使用泻药:宜使用作用温和的轻泻剂以减少不良反应和药物依赖性。

(4)抗抑郁药:对腹痛症状重、上述治疗无效且精神症状明显者可适用。

(5)其他肠道菌群调节药:如双歧杆菌、乳酸杆菌、酪酸菌等制剂,可纠正肠道菌群失调,据报道对腹泻、腹胀有一定疗效,但确切临床疗效尚待证实。

(三)心理和行为疗法

症状严重而顽固,经一般治疗和药物治疗无效者应考虑予以心理行为治疗,包括心理治疗、认知疗法、催眠疗法和生物反馈疗法等。

四、护理

(一)评估

1.一般情况

患者的年龄、性别、职业、婚姻状况、健康史、心理、既往史,饮食习惯等。

2.身体状况

主要是评估腹部不适的部位、性状、时间等;了解腹泻的次数、性状、量、色、诱因及便秘的情况。

(二)护理要点及措施

1.饮食的护理

IBS不论哪种类型都或多或少与饮食有关,腹泻为主型IBS患者80%的症状发作与饮食有密切的相关性。因此,应避免食用诱发症状的食物,因个人而异,通常应避免产气的食物,如牛奶、大豆等。早期应尽量低纤维素饮食,但便秘型患者可进高纤维素饮食,以改善便秘症状。

2.排便及肛周皮肤护理

可以通过人为干预,尽量改变排便习惯。对于腹泻型患者,观察粪便的量、性状、排便次数并记录。多卧床休息,少活动。避免受凉,注意腹部及下肢保暖。做好肛门及周围皮肤护理,便后及时用温水清洗,勤换内裤,保持局部清洁、干燥。如肛周皮肤有淹红、糜烂,可使用抗生素软膏涂擦,或行紫外线理疗。对于便秘型患者可遵医嘱给予开塞露等通便药物。

3.心理护理

IBS多发生于中青年,尤以女性居多。多数患者由于工作、家庭、生活等引起长期而过度的精神紧张,因此应该给予患者更多的关怀,自入院开始尽可能给予他们方便,使他们对新的环境产生信任感和归属感。在明确诊断后更要耐心细致的给他们讲解病情,使他们对所患疾病有深刻的认识,避免对疾病产生恐惧,消除紧张情绪。耐心细致的讲解,也会使患者产生信任感和依赖感,有利于病情缓解。

(三)健康教育

(1)指导患者应保持良好的精神状态,注意休息,适当运动(如散步、慢跑等),以增强体质,保持心情舒畅。

(2)纠正不良的饮食及生活习惯,戒除烟酒,作息规律,保证足够的睡眠时间,睡前温水泡脚,不饮咖啡、茶等兴奋性的饮料。

(3)如再次复发时应首先通过心理、饮食调整。效果不佳者应到医院就诊治疗。

(杨丽艳)

第六节 肝 硬 化

肝硬化是长期肝细胞坏死继发广泛纤维化伴结节形成的结果。一种或多种致病因子长期或反复损伤肝实质,致使肝细胞弥漫性变性、坏死和再生,进而引起肝脏结缔组织弥漫性增生和肝细胞再生,最后导致肝小叶结构破坏和重建,肝内血液循环发生障碍。肝功能损害和门脉高压为本病的主要临床表现,晚期常出现严重的并发症。

肝硬化是世界性疾病,所有种族、不论国籍、年龄或性别均可罹患。男性和中年人易罹患。在我国主要为肝炎后肝硬化。血吸虫病性、单纯酒精性、心源性、胆汁性肝硬化均少见。

一、病因

引起肝硬化的病因很多,以病毒性肝炎最为常见。同一病例可由一种、两种或两种以上病因同时或先后作用引起,有些病例则原因不明。

(一)病毒性肝炎

病毒性肝炎经慢性活动性肝炎阶段逐步演变为肝硬化,称为肝炎后肝硬化。乙型肝炎和丙型肝炎常见,甲型肝炎一般不发展为肝硬化。由急性或亚急性重型肝炎演变的肝硬化称为坏死后肝硬化。

(二)寄生虫感染

感染血吸虫病时,大量血吸虫卵进入肝窦前的门脉小血管内,刺激结缔组织增生引起门脉高压。肝细胞的坏死和增生一般不明显,没有肝细胞的结节再生。但如伴发慢性乙型肝炎,其结果多为混合结节型肝硬化。

(三)酒精中毒

主要由乙醇的中间代谢产物(乙醛)对肝脏的直接损害引起。酗酒引起长期营养失调,使肝脏对某些毒性物质的抵抗力降低,在发病机制上也起一定作用。

(四)胆汁淤积

肝外胆管阻塞或肝内胆汁淤积持续存在时,高浓度的胆酸和胆红素对肝细胞有损害作用,久之可发展为肝硬化。由于肝外胆管阻塞引起的肝硬化称为继发性胆汁性肝硬化。由原因未明的肝内胆汁淤积引起的肝硬化称为原发性胆汁性肝硬化。

(五)循环障碍

慢性充血性心力衰竭、缩窄性心包炎和各种病因引起肝小静脉阻塞综合征等,导致肝脏充血、肝细胞缺氧,引起小叶中央区肝细胞坏死及纤维组织增生,最终发展为肝硬化。

(六)药物和化学毒物

长期服用某些药物如双醋酚汀、辛可芬、异烟肼、甲基多巴、PAS和利福平等或反复接触化学毒物如四氯化碳、磷、砷、氯仿等均可损伤肝脏,引起中毒性肝炎,最后演变为肝硬化。

(七)遗传和代谢性疾病

血友病、肝豆状核变性、半乳糖血症、糖原贮积等遗传代谢性疾病,也可发展为肝硬化,称为代谢性肝硬化。

(八)慢性肠道感染和营养不良

慢性菌痢、溃疡性结肠炎等常引起消化和吸收障碍,发生营养不良,同时肠内的细菌毒素及蛋白质腐败的分解产物等经门静脉到达肝内,引起肝细胞损害,演变为肝硬化。

(九)隐匿性肝硬化

病因难以肯定的称为隐匿性肝硬化,其中很大部分病例可能与隐匿性无黄疸型肝炎有关。

二、临床表现

肝硬化的病程一般比较缓慢,可能隐伏数年至数十年之久。由于肝脏具有很强的代偿功能,因此,早期临床表现常不明显或缺乏特征性。肝硬化的临床分期为肝功能代偿期和肝功能失代偿期。

(一)肝功能代偿期

一般症状较轻,缺乏特征性。常有乏力、食欲减退、消化不良、恶心、厌油、腹胀、中上腹隐痛或不适及腹泻,部分有踝部水肿、鼻出血、齿龈出血等。上述症状多呈间歇性,常因过度疲劳而发病,经适当休息及治疗可缓解。体征一般不明显,肝脏可轻度肿大,无或有轻度压痛,部分患者可有脾脏肿大。肝功能检查结果多在正常范围内或有轻度异常。

(二)肝功能失代偿期

随着疾病的进展,症状逐渐明显,肝脏常逐渐缩小,质变硬。临床表现主要是肝功能减退和门脉高压。

1.肝功能减退

(1)营养障碍:表现为消瘦、贫血、乏力、水肿、皮肤干燥而松弛、面色灰暗、黝黑、口角炎、毛发稀疏无光泽等。

(2)消化道症状:早期出现的食欲缺乏、腹胀、恶心、腹泻等消化道症状逐渐明显,稍进油腻肉食,即引起腹泻。部分患者还可出现轻度黄疸。

(3)出血倾向:轻者有鼻出血、齿龈出血,重者有胃肠道黏膜弥漫性出血及皮肤紫癜。这与肝脏合成凝血因子减少,脾大及脾功能亢进引起血小板减少有关。毛细血管脆性增加是出血倾向的附加因素。

(4)发热:部分患者可有低热,多为病变活动及肝细胞坏死时释出的物质影响体温调节中枢所致。此类发热用抗生素治疗无效,只有肝病好转时才能消失。如持续发热或高热,则提示合并有感染、血栓性门静脉炎、原发性肝癌等。

（5）黄疸：表现为巩膜浅黄、尿色黄。如巩膜甚至全身皮肤黏膜呈深度金黄色，应考虑有肝硬化伴肝内胆汁瘀积的可能。

（6）内分泌功能失调的表现：肝对雌激素灭活作用减退导致脸、颈、肩、手背及上胸处的蜘蛛痣和（或）毛细血管扩张。肝掌表现为大、小鱼际和指尖斑点状发红，加压后褪色。可出现男性乳房发育、睾丸萎缩、性功能减退，女性月经不调、闭经、不孕等。皮肤色素沉着，面色污黑、晦暗，可能由继发性肾上腺皮质功能减退所致，也可能与肝脏不能代谢黑色素有关。继发性醛固酮、抗利尿激素增加导致水、钠潴留，尿量减少，对水肿与腹水的形成也起重要促进作用。

2.门脉高压症

在肝硬化发展过程中，肝细胞的坏死、再生结节的形成、结缔组织增生和肝细胞结构的改建，使门静脉小分支闭塞、扭曲，门静脉血流障碍，导致门脉压力增高。

（1）脾大及脾功能亢进：门脉压力增高时，脾脏淤血、纤维结缔组织及网状内皮细胞增生，使脾脏肿大（多为正常的2～3倍，部分可平脐或达脐下）。脾大时常伴有脾功能亢进，表现为末梢血中白细胞和血小板减少，红细胞也可减少。胃底静脉破裂出血时脾缩小，输血、补液后渐增大。关于脾功能亢进的原因，可能由于增生的网状内皮细胞对血细胞的吞噬、破坏作用加强；或由于脾脏产生某些体液因素抑制骨髓造血功能或加速血细胞的破坏。

（2）侧支循环的形成：因门静脉回流受阻，门静脉与腔静脉间的吻合支渐次扩张开放，形成侧支循环。胃冠状静脉与食管静脉丛吻合，形成食管下段和胃底静脉曲张。这些静脉位于黏膜下疏松组织中，常由于腹压突然增高或消化液反流侵蚀及食物的摩擦而破裂出血。脐旁静脉与脐周腹壁静脉沟通，形成脐周腹壁静脉曲张，有时该处可听到连续的静脉杂音。直肠上静脉与直肠中、下静脉吻合扩张形成内痔。门静脉回流受阻时，侧支循环血流方向（图6-1）。

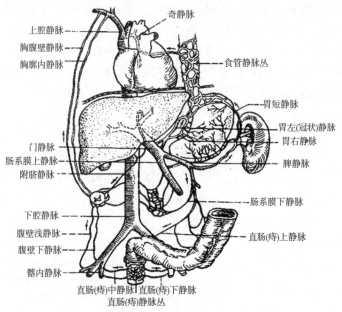

图 6-1 门静脉回流受阻时，侧支循环血流方向

（3）腹水：腹水的产生表明肝硬化病情较重。初起时有腹胀感，体检可发现移动性浊音（腹水量＞500 mL）。大量腹水可使横膈抬高而致呼吸困难和心悸，腹部膨隆，腹壁皮肤紧张发亮，有移动性浊音和水波感。腹压力明显增高时，脐可突出而形成脐疝。在腹水出现的同时，常可发生

肠胀气。部分腹水患者伴有胸腔积液,其中以右侧多见,两侧者较少。胸腔积液系腹水通过横膈淋巴管进入胸腔所致。腹水为草黄色漏出液。腹水形成的主要因素:清蛋白合成减少、蛋白质摄入和吸收障碍,当血浆清蛋白<23 g/L时,血浆胶体渗透压降低,促使血浆外渗;门脉压力增高至2.94～5.88 kPa(正常为0.785～1.18 kPa),腹腔毛细血管的滤过压增高,组织液回吸收减少而漏入腹腔;进入肝静脉血流受阻使肝淋巴液增加与回流障碍,淋巴管内压增高,造成大量淋巴液从肝包膜及肝门淋巴管溢出;肝脏对醛固酮、抗利尿激素灭活作用减退;腹水形成后循环血容量减少,通过肾小球旁器使肾素分泌增加,产生肾素-血管紧张素-醛固酮系统反应,醛固酮分泌增多,导致肾远曲小管水、钠潴留作用加强,腹水进一步加重。

(4)食管和胃底曲张静脉破裂出血:是门脉高压症的主要并发症,死亡率为30%～60%。当门静脉压力超过下腔静脉压力达1.47～1.60 kPa时,曲张静脉就可发生出血。曲张静脉大者比曲张静脉小者更易破裂出血。最常见的表现是呕血。出血可以是大量的,并迅速发生休克;也可自行停止,以后再发。偶尔仅表现为便血或黑便。

3.肝肾综合征

肝肾综合征(功能性肾衰竭)指严重肝病患者出现肾功能不良,并排除其他引起肾功能不良的原因。肝肾综合征的发病机制尚未明确。肝肾综合征通常见于严重的肝脏疾病患者。主要表现为少尿、蛋白尿、尿钠低(<10 mmol/L),尿与血浆肌酐比值≥30∶1,尿与血浆渗透压比值>1。这些尿的改变与急性肾小管坏死不同。肾功能损害的发展不一,一些患者于数天内肾功能完全丧失,另一些患者血清肌酐随肝脏功能逐渐恶化而缓慢上升达数周之久。

4.肝性脑病

肝性脑病指肝脏功能衰竭而导致代谢紊乱、中枢神经系统功能失调的综合征。肝性脑病是晚期肝硬化的最严重表现,也是常见致死原因。临床上以意识障碍和昏迷为主要表现。

肝硬化是肝性脑病的最主要原发病因。常见的诱发因素:上消化道出血,感染,摄入高蛋白饮食、含氮药物、大量利尿或放腹水、大手术、麻醉、安眠药和饮酒等。肝性脑病的发病机制尚未明了。主要有氨和硫醇中毒学说,假性神经介质学说、γ-氨基丁酸能神经传导功能亢进等学说。

临床上按意识障碍、神经系统表现和脑电图改变分为4期(表6-2)。

表6-2　肝性脑病分期

分期	精神状况	运动改变
亚临床期	常规检查无变化;完成工作或驾驶能力受损	完成常规精神运动试验或床边实验,如画图或数字连接的能力受损
Ⅰ期(前驱期)	思维紊乱、淡漠、激动、欣快、不安、睡眠紊乱	细震颤,协调动作缓慢,扑翼样震颤
Ⅱ期(昏迷前期)	嗜睡、昏睡、定向障碍、行为失常	扑翼样震颤,发音困难,初级反射出现
Ⅲ期(昏睡期)	思维显著紊乱,言语费解	反射亢进,巴宾斯基征,尿便失禁,肌阵挛,过度换气
Ⅳ期(昏迷期)	昏迷	去大脑体位,短促的眼头反射,疼痛刺激反应早期存在,进展为反应减弱和刺激反应消失

肝性脑病患者呼气中常具有一种类似烂苹果样臭味,这与肝脏不能分解甲硫氨酸中间产物二甲基硫和甲基硫醇有关,肝臭可在昏迷前出现,是一种预后不良的征象。

5.其他

肝硬化患者常因抵抗力降低,并发各种感染,如支气管炎、肺炎、自发性腹膜炎、结核性腹膜炎、尿路感染等。腹膜炎发生的机制可能是细菌通过血液或淋巴液播散入腹腔,并可穿过肠壁而入腹腔。腹水患者易于发生,死亡率高,早期诊断非常重要。自发性腹膜炎起病较急者常为腹痛和腹胀。起病缓者则多为低热或不规则的发热,伴有腹部隐痛、恶心、呕吐及腹泻。体检可发现腹膜刺激征,腹水性质由漏出液转为渗出液。

长期低钠盐饮食,利尿及大量放腹水易发生低钠血症和低钾血症。长期使用高渗葡萄糖溶液与肾上腺糖皮质激素、呕吐及腹泻也可使钾、氯减少,而产生低钾、低氯血症,并致代谢性碱中毒和肝性脑病。

(三)肝脏体征

肝脏大小不一,早期肝脏肿大,质地中等或中等偏硬,晚期缩小、坚硬、表面呈颗粒状或结节状。一般无压痛,但在肝细胞进行性坏死或并发肝炎或肝周围炎时,则可有触痛与叩击痛。肝边缘锐利提示无炎症活动,边缘圆钝表明有炎症、水肿、脂肪浸润或纤维化。肝硬化时右叶下缘不易触及而左叶增大。

三、检查

(一)血常规

白细胞和血小板明显减少。失血、营养障碍、叶酸及维生素 B_{12} 缺乏导致缺铁性或巨幼红细胞性贫血。

(二)肝功能检查

早期蛋白电泳即显示球蛋白增高,而清蛋白到晚期才降低。絮状及浊度试验在肝功能代偿期可正常或轻度异常,而在失代偿期多为异常。失代偿期转氨酶活力可呈轻、中度升高,一般以 SGPT 活力升高较显著,肝细胞有严重坏死时,则 SGOT 活力常高于 SGPT。

静脉注射磺溴酞 5 mg/kg 体重 45 分钟后,正常人血内滞留量应低于 5%,肝硬化时多有不同程度的增加。磺溴酞可有变态反应,检查前应做皮内过敏试验。吲哚靛青绿也是一种染料,一般静脉注射0.5 mg/kg体重 15 分钟后,正常人血中滞留量<10%,肝硬化尤其是结节性肝硬化患者的潴留值明显增高,在 30%以上。本试验为诊断肝硬化的最好的方法,比溴磺酞试验更敏感,更安全可靠。

肝功能代偿期,血中胆固醇多正常或偏低;失代偿期,血中胆固醇下降,特别是胆固醇酯部分常低于正常水平。凝血酶原时间测定在代偿期可正常,失代偿期则呈不同程度延长,虽注射维生素 K 也不能纠正。

(三)影像学检查

B 型超声波检查可探查肝、脾大小及有无腹水。可显示脾静脉和门静脉增宽,有助于诊断。食管静脉曲张时,吞钡 X 线检查可见蚯蚓或串珠状充盈缺损,纵行黏膜皱襞增宽。胃底静脉曲张时,可见菊花样充盈缺损。放射性核素肝脾扫描可见肝摄取减少、分布不规则,脾摄取增加,脾脏增大可明显显影。

(四)纤维食管镜

纤维食管镜检查可见食管钡餐检查阴性的食管静脉曲张。

(五)肝穿刺活组织检查

肝活组织检查常可明确诊断,但此为创伤性检查,仅在临床诊断确有困难时才选用。

(六)腹腔镜检查

可直接观察肝脏表面、色泽、边缘及脾脏等改变,并可在直视下进行有目的穿刺活组织检查,对鉴别肝硬化、慢性肝炎和原发性肝癌以及明确肝硬化的病因很有帮助。

四、基本护理

(一)观察要点

一般症状和体征的观察:观察患者全身情况,有无消瘦、贫血、乏力、面色灰暗黝黑、口角炎、毛发稀疏无光泽等营养障碍表现。观察皮肤黏膜、巩膜有无黄染,尿色有无变化。注意蜘蛛痣、杵状指、色素沉着、肝臭、水肿、男性乳房发育等体征。了解有无肝区疼痛、食欲缺乏、厌油、恶心、呕吐、排便不规则、腹胀等消化道症状。

(二)并发症的观察

1.门脉高压症

观察腹水、腹胀和其他压迫症状,腹壁静脉曲张、痔出血、贫血以及鼻出血、齿龈出血、瘀点、瘀斑、呕血、黑便。

2.腹水

观察尿量、腹围、体重变化和有无水肿。

3.肝性脑病

注意意识和精神活动,有无嗜睡、昏睡、昏迷、定向障碍、胡言乱语,有无睡眠节律紊乱和扑翼样震颤。

(三)一般护理

1.合理的休息

研究证明卧位与站立时肝脏血流量有明显差异,前者比后者多40%以上。因此合理的休息既可减少体能消耗,又能降低肝脏负荷,增加肝脏血流量,防止肝功能进一步受损和促进肝细胞恢复。肝功能代偿期患者应适当减少活动和工作强度,注意休息,避免劳累。若病情不稳定、肝功能试验异常,则应减少活动,充分休息。有发热、黄疸、腹水等表现的失代偿患者,应以卧床休息为主,并保证充足的睡眠。

2.正确的饮食

饮食营养是改善肝功能的基本措施之一。正确的进食和合理的营养,能促进肝细胞再生,反之则会加重病情,诱发上消化道出血、肝昏迷、腹泻等。肝硬化患者应以高热量、高蛋白、高维生素且易消化的食物为宜。适当限制动物脂肪的摄入。不食增加肝脏解毒负荷的食物和药物。一般要求每天总热量在10.46~12.55 kJ(2.5~3.0 kcal)。蛋白质每天 100~150 g,蛋白食物宜多样化、易消化、含有丰富的必需氨基酸。脂肪每天 40~50 g。要有足量的 B 族维生素、维生素 C 等。为防便秘,可给含纤维素多的食物。肝功能显著减退的晚期患者或有肝昏迷先兆者给予低蛋白饮食,限制蛋白每天在 30 g 左右。伴有腹水者按病情给予低盐(每天 3~5 g)和无盐饮食。腹水严重时应限制每天的入水量。黄疸患者补充胆盐。禁忌饮酒、咖啡、烟草和高盐食物。避免有刺激性及粗糙坚硬的食物,进食时应细嚼慢咽,以防引起食管或胃底静脉破裂出血。教育患者和家属认识到正确饮食和合理营养的意义,并且理解饮食疗法必须长期持续,要有耐心和毅力,使患者能正确的掌握、家属能予以监督。

（四）心理护理

肝硬化患者病程漫长,久治不愈,尤其进入失代偿期后,患者心身遭受很大痛苦,承受的心理压力大,心理变化也大,因此在常规治疗护理中更应强调心理护理,须做好以下几方面:①保持病房的整洁、安静、舒适,从视、听、嗅、触等方面消除不良刺激,使患者在生活起居感到满意。②对病情稳定者,要主动指导患者和家属掌握治疗性自我护理方法,包括通过多种形式宣教有关医疗知识,消除他们恐惧悲观感,树立信心;帮助分析并发症发生的诱因,增强患者预防能力;对心理状态稳定型患者可客观地介绍病情及检查化验结果,以取得其配合。③对病情反复发作者,要热情帮助其恢复生活自理能力,增加战胜疾病的信心。对忧郁悲观型患者应予极大的同情心,充分理解他们,帮助他们解决困难。对怀疑类型的患者应明确告知诊断无误,客观介绍病情,并使其冷静面对现实。④根据病情需要适当安排娱乐活动。

（五）药物治疗的护理

严重患者特别是老年患者进食少时。可静脉供给能量,以补充机体所需。研究表明,80%～100%的肝硬化患者存在程度不同的蛋白质能量营养不足。因此老年人按每天每千克体重摄入1.0 g蛋白质作为基础要量,附加由疾病相关因素造成的额外丢失。补充蛋白质（氨基酸）时,应提供以必需氨基酸为主的氨基酸溶液。若肝功能损害严重,则以含丰富支链氨基酸（45%）的溶液作为氨源为佳。目前冰冻血浆的使用越来越广泛,使用过程中应注意掌握正确的融化方法和输注不良反应的观察。一般融化后不再复冻。

使用利尿剂时,应教会患者正确服用利尿剂物。通常需向患者讲述常用利尿剂的作用及不良反应。指导患者掌握利尿剂观察方法,如体重每天减少0.5 kg,尿量每天达2 000～2 500 mL,腹围逐渐缩小。

（杨丽艳）

第七节　胆囊结石

一、概述

胆囊结石是指原发于胆囊的结石,是胆石症中最多的一种疾病。近年来随着卫生条件的改善以及饮食结构的变化,胆囊结石的发病率呈升高趋势,已高于胆管结石。胆囊结石以女性多见,男女之比为1：(3～4);其以胆固醇结石或以胆固醇为主要成分的混合性结石为主。少数结石可经胆囊管排入胆总管,大多数存留于胆囊内,且结石越聚越大,可呈多颗小米粒状,在胆囊内可存在数百粒小结石,也可呈单个巨大结石;有些终身无症状而在尸检中发现（静止性胆囊结石）,大多数反复发作腹痛症状,一般小结石容易嵌入胆囊管发生阻塞引起胆绞痛症状,发生急性胆囊炎。

二、诊断

（一）症状

1.胆绞痛

胆绞痛是胆囊结石并发急性胆囊炎时的典型表现,多在进油腻食物后胆囊收缩,结合移位并嵌顿于胆囊颈部,胆囊压力升高后强力收缩而发生绞痛。小结石通过胆囊管或胆总管时可发生典型的胆绞痛,疼痛位于右上腹,呈阵发性,可向右肩背部放射,伴恶心、呕吐,呕吐物为胃内容物,吐后症状并不减轻。存留在胆囊内的大结石堵塞胆囊腔时并不引起典型的胆绞痛,故胆绞痛常反映结石在胆管内的移动。急性发作特别是坏疽性胆囊炎时还可出现高热、畏寒等显著的感染症状,严重病例由于炎性渗出或胆囊穿孔可引起局限性腹膜炎,从而出现腹膜刺激症状。胆囊结石一般无黄疸,但30%的患者因伴有胆管炎或肿大的胆囊压迫胆管,肝细胞损害时也可有一过性黄疸。

2.胃肠道症状

大多数慢性胆囊炎患者有不同程度的胃肠道功能紊乱,表现为右上腹隐痛不适、厌食油腻、进食后上腹饱胀感,常被误认为"胃病"。有近半数的患者早期无症状,称为静止性胆囊结石,此类患者在长期随访中仍有部分出现腹痛等症状。

(二)体征

1.一般情况

无症状期间患者大多一般情况良好,少数急性胆囊炎患者在发作期可有黄疸,症状重时可有感染中毒症状。

2.腹部情况

如无急性发作,患者腹部常无明显异常体征,部分患者右上腹可有深压痛;急性胆囊炎患者可有右上腹饱满、呼吸运动受限、右上腹触痛及肌紧张等局限性腹膜炎体征,Murphy 征阳性。有 1/3～1/2 的急性胆囊炎患者,在右上腹可扪及肿大的胆囊或由胆囊与大网膜粘连形成的炎性肿块。

(三)检查

1.化验检查

胆囊结石合并急性胆囊炎有白细胞计数升高,少数患者丙氨酸氨基转移酶也升高。

2.B超

B超检查简单易行,价格低廉,且不受胆囊大小、功能、胆管梗阻或结石含钙多少的影响,诊断正确率可达96%,是首选的检查手段。典型声像特征是胆囊腔内有强回声光团并伴声影,改变体位时光团可移动。

3.胆囊造影

能显示胆囊的大小及形态并了解胆囊收缩功能,但易受胃肠道功能、肝功能及胆囊管梗阻的影响,应用很少。

4.X线

腹部 X 线平片对胆囊结石的显示率为 10%～15%。

5.十二指肠引流

有无胆汁可确定是否有胆囊管梗阻,胆汁中出现胆固醇结晶提示结石存在,但此项检查目前已很少用。

6.CT、MRI、ERCP、PTC

在 B 超不能确诊或者怀疑有肝内胆管、肝外胆管结石或胆囊结石术后多年复发又疑有胆管结石者,可选用其中某一项或几项诊断方法。

（四）诊断要点

1.症状

20％～40％的胆囊结石可终身无症状，称"静止性胆囊结石"。有症状的胆囊结石的主要临床表现：进食后，特别是进油腻食物后，出现上腹部或右上腹部隐痛不适、饱胀，伴嗳气、呃逆等。

2.胆绞痛

胆囊结石的典型表现，疼痛位于上腹部或右上腹部，呈阵发性，可向肩胛部和背部放射，多伴恶心、呕吐。

3.Mirizzi综合征

持续嵌顿和压迫胆囊壶腹部和颈部的较大结石，可引起肝总管狭窄或胆囊管瘘，以及反复发作的胆囊炎、胆管炎及梗阻性黄疸，称 Mirizzi 综合征。

4.Murphy征

右上腹部局限性压痛、肌紧张，Murphy 征阳性。

5.B超

胆囊暗区有一个或多个强回声光团，并伴声影。

（五）鉴别诊断

1.肾绞痛

胆绞痛需与肾绞痛相鉴别，后者疼痛部位在腰部，疼痛向外生殖器放射，伴有血尿，或尿路刺激症状。

2.胆囊非结石性疾病

胆囊良、恶性肿瘤、胆囊息肉样病变等，B 超、CT 等影像学检查可提供鉴别线索。

3.胆总管结石

可表现为高热、黄疸、腹痛，超声等影像学检查可以鉴别，但有时胆囊结石可与胆总管结石并存。

4.消化性溃疡性穿孔

多有溃疡病史，腹痛发作突然并很快波及全腹，腹壁呈板状强直，腹部 X 线平片可见膈下游离气体。较小的十二指肠穿孔，或穿孔后很快被网膜包裹，形成一个局限性炎性病灶时，易与急性胆囊炎混淆。

5.内科疾病

一些内科疾病如肾盂肾炎、右侧胸膜炎、肺炎等，也可发生右上腹疼痛症状，根据实验室检查可鉴别。

三、治疗

（一）一般治疗

饮食宜清淡，防止急性发作，对无症状的胆囊结石应定期 B 超随诊；伴急性炎症者宜进食，注意维持水、电解质平衡。

（二）药物治疗

溶石疗法服用鹅去氧胆酸或熊去氧胆酸对胆固醇结石有一定溶解效果，主要用于胆固醇结石。但此种药物有肝毒性，服药时间长，反应大，价格贵，停药后结石易复发。其适应证为：胆囊结石直径在 2 cm 以下；结石为含钙少的 X 线能够透过的结石；胆囊管通畅；患者的肝脏功能正常,无明显的慢性腹泻史。目前多主张采取熊去氧胆酸单用或与鹅去氧胆酸合用,不主张单用鹅去氧胆酸。鹅去氧胆酸总量为15 mg/(kg·d),分次口服。熊去氧胆酸为 8~10 mg/(kg·d),分餐后或晚餐后 2 次口服。疗程 1~2 年。

(三)手术治疗

对于无症状的静止胆囊结石,一般认为无须施行手术切除胆囊。但有下列情况时,应进行手术治疗:①胆囊造影胆囊不显影;②结石直径超过 3 cm;③并发糖尿病且在糖尿病已控制时;④老年人或有心肺功能障碍者。

腹腔镜胆囊切除术适于无上腹创伤及手术史者,无急性胆管炎、胰腺炎和腹膜炎及腹腔脓肿的患者。对并发胆总管结石的患者应同时行胆总管探查术。

1.术前准备

胆囊切除术手后引起死亡的最常见原因是心血管疾病。这强调了详细询问病史发现心绞痛和仔细进行心电图检查注意有无心肌缺血或以往心肌梗死证据的重要性。此外,还应寻找脑血管疾病特别是一过性缺血发作的症状。若病史阳性或有问题时应做非侵入性颈动脉血流检查。此时胆囊切除术应当延期,按照指征在冠状动脉架桥或颈动脉重新恢复血管流通后施行。除心血管病外,引起胆囊切除术后第 2 位的死亡原因是肝胆疾病,主要是肝硬化。除了术中出血外,还可发生肝衰竭和败血症。自从在特别挑选的患者中应用预防性措施以来,胆囊切除术后感染中毒性并发症的发生率已有显著下降。慢性胆囊炎患者胆汁内的细菌滋生率占 10%~15%;而在急性胆囊炎消退期患者中则高达 50%。细菌菌种为肠道菌如大肠埃希菌、产气克雷伯菌和粪链球菌,其次也可见到产气荚膜杆菌、类杆菌和变形杆菌等。胆管内细菌的发生率随年龄而增长,故主张年龄在 60 岁以上、曾有过急性胆囊炎发作刚恢复,术前应预防性使用抗生素。

2.手术治疗

已成定论对有症状胆石症的治疗是建议腹腔镜胆囊切除术。虽然此技术的常规应用时间尚短,但是其结果十分突出,以致仅在不能施行腹腔镜手术或手术不安全时,才选用开腹胆囊切除术,包括无法安全地进入腹腔完成气腹,或者由于腹内粘连,或者解剖异常不能安全地暴露胆囊等。外科医师在遇到胆囊和胆管解剖不清以及遇到止血或胆汁渗漏而不能满意地控制时,应当及时中转开腹。目前,中转开腹率在 5% 以下。

(四)其他治疗

体外震波碎石适用于胆囊内胆固醇结石,直径不超过 3 cm,且胆囊具有收缩功能。治疗后部分患者可发生急性胆囊炎或结石碎片进入胆总管而引起胆绞痛和急性胆管炎,此外碎石后仍不能防止结石的复发。因并发症多,疗效差,现已基本不用。

四、护理措施

(一)术前护理

1.饮食

指导患者选用低脂肪、高蛋白质、高糖饮食。因为脂肪饮食可促进胆囊收缩排出胆汁,加剧疼痛。

2.术前用药

严重的胆石症发作性疼痛可使用镇痛剂和解痉剂,但应避免使用吗啡,因吗啡有收缩胆总管的作用,可加重病情。

3.病情观察

应注意观察胆石症急性发作患者的体温、脉搏、呼吸、血压、尿量及腹痛情况,及时发现有无感染性休克征兆。注意患者皮肤有无黄染及粪便颜色变化,以确定有无胆管梗阻。

(二)术后护理

1.症状观察及护理

定时监测患者生命体征的变化,注意有无血压下降、体温升高及尿量减少等全身中毒症状,及时补充液体,保持出入量平衡。

2.T形管护理

胆总管切开放置T形管的目的是为了引流胆汁,使胆管减压:①T形管应妥善固定,防止扭曲、脱落;②保持T形管无菌,每天更换引流袋,下地活动时引流袋应低于胆囊水平,避免胆汁回流;③观察并记录每天胆汁引流量、颜色及性质,防止胆汁淤积引起感染;④如果T形管引流通畅,胆汁色淡黄、清澄、无沉渣且无腹痛无发热等症状,术后10~14天可夹闭管道。开始每天夹闭2~3小时,无不适可逐渐延长时间,直至全天夹管。在此过程中要观察患者有无体温增高,腹痛,恶心,呕吐及黄疸等。经T形管造影显示胆管通畅后,再引流2~3天,以及时排出造影剂。经观察无特殊反应,可拔除T形管。

3.健康指导

进少油腻、高维生素、低脂饮食。烹调方式以蒸煮为宜,少吃油炸类的食物。

(杨丽艳)

第七章

泌尿外科护理

第一节　前列腺增生症

前列腺增生症为老年男性常见病,多发于 50 岁以上,出现下尿路梗阻引起排尿异常,甚至影响肾功能。临床表现为排尿困难,尿线变细,尿频,夜尿次数增多及终末尿滴沥等,严重时可发生急性尿潴留。有些患者还可并发血尿、泌尿系统感染、肾功能不全等。

一、护理措施

(一)术前护理

(1)预防泌尿系统感染:多数患者因尿频、排尿困难而害怕喝水,向患者讲明饮水的意义,鼓励患者多饮水,并注意记录患者排尿情况;注意个人卫生,勤换衣裤。若出现排尿困难、膀胱区憋胀、有尿不能完全排出,应通知医师给予 α 受体阻滞剂,减轻排尿困难症状,如药物治疗无效,可留置导尿管或行膀胱造口术,同时口服抗生素。

(2)了解患者心肺功能。患者多为老年人,防止心脏意外。

(3)了解患者排便情况,鼓励患者进高纤维食品,改善排便情况,习惯性便秘的患者可口服缓泻药物,保持排便通畅。

(4)配合手术治疗,口服 5α 还原酶抑制剂,使前列腺腺体缩小,减轻充血,减少术中出血情况。

(5)带 Folley 三腔导尿管去手术室,术中留置。

(二)术后护理

1.观察冲洗情况

术后给予持续膀胱冲洗。护士应密切观察冲洗的情况,如冲洗速度减慢同时冲出速度减慢,冲洗液颜色一过性加深,并患者主诉痉挛性疼痛,提示膀胱痉挛,应通知医师使用解痉药,也可放出导尿管气囊内的部分液体,均能减轻患者症状。如冲洗速度减慢同时冲出液停止滴出,患者腹部膨隆并主诉憋尿感,提示冲洗堵塞,应给予冲洗导尿管。并注意尿道口有无溢血、溢液,如污染床单位,应重新更换。

2.观察出血情况

护士应密切观察冲出液的颜色,冲洗速度依导尿管引流液的颜色而调节,颜色变浅,冲洗速度可调慢,变为尿色,可遵医嘱停止冲洗。如为鲜红色,混有泡沫提示有手术创面出血的可能,调快冲洗速度,保持导尿管通畅,避免血块堵塞。当创面大量出血,血压下降,脉搏增快,应给予止血药治疗,必要时手术止血。

3.观察冲洗液有无外渗现象

术后如患者出现腹部张力增加、烦躁不安、叩诊为浊音,提示有前列腺包膜受损的可能,及时通知医师,停止冲洗或手术放置耻骨后引流管,防止大量冲洗液被机体吸收,造成稀释性低钠血症。

4.饮食

术后第 1 天,进半流食,以易消化的食物为宜,多吃水果、蔬菜,并嘱患者大量饮水,3 000 mL/d左右,使尿液排出增加,起到自然冲洗的目的,也可防止便秘。

5.防止静脉血栓的形成

鼓励患者活动,防止下肢静脉血栓及肺栓塞的发生。手术当天冲洗期间,指导患者侧身活动,进行下肢屈腿运动。术后第一天,停止膀胱冲洗后,协助患者离床活动,注意观察患者有无呼吸困难等肺栓塞症状。

6.防止继发出血

腹压增高是导致继发出血的主要原因。术后粪便干燥、咳嗽等均可导致腹压增高,应积极防治。

7.尿失禁患者的护理

拔除导尿管后,患者发生一过性尿失禁,一般几天到 1 个月可自行恢复,向患者及其家属解释清楚,减轻思想顾虑;并勤更换内衣裤,保证患者清洁卫生。个别患者尿失禁时间较长,可指导患者进行缩肛训练,并配合药物治疗,一般在半年至 1 年可恢复正常。

(三)健康指导

(1)术后勿用力活动,如提重物、用力排便、活动过量等,防止腹压增加引起继发性出血。尽量不骑车、不久坐,避免骑跨性动作。

(2)多饮水,每天保持足够尿量。

(3)禁烟酒。避免性生活,原则上一个月后可恢复性生活。如有出血、尿流阻塞等现象,及时到医院复诊。

二、主要护理问题

(一)排尿形态改变
与疾病本身有关。

(二)潜在并发症
出血、感染,与手术有关。

(三)有皮肤完整性受损的危险
与持续膀胱冲洗有关。

(四)生活自理能力部分缺陷
与持续膀胱冲洗有关。

(张春霞)

第二节　原发性醛固酮增多症

原发性醛固酮增多症(prima hyperaldosteronism,PHA)又称原醛症,是肾上腺皮质分泌过量的醛固酮激素,引起以高血压、低血钾、低血浆肾素活性(plasma renin activity,PRA)和碱中毒为主要表现的临床综合征,又称 Conn 综合征。

一、分类

常见的原醛症有两种主要类型,一种是肾上腺皮质腺瘤,是肾上腺皮质内球状带产生和分泌醛固酮的良性肿瘤,亦称醛固酮瘤,占原醛症的 65%~90%;另一种是肾上腺皮质增生,包括特发性和原发性肾上腺皮质增生两类。此外,尚有其他少见类型,如肾上腺皮质腺癌、异位肿瘤分泌醛固酮。

二、临床表现

(1)高血压:是原醛症最主要和最先出现的症状。一般为良性进展,随着高血压伴有头痛、头晕、疲乏、视物模糊、高血压、眼底病变等。

(2)低血钾:可诱发肌无力,下肢较上肢为重,严重者可发生呼吸和吞咽困难。低血钾还可致心肌损害、尿浓缩功能障碍,患者表现为多尿,尤其夜间多尿、口渴。约有 25% 的患者空腹血糖升高。

(3)钠潴留和碱中毒。

三、辅助检查

(一)实验室检查
(1)低血钾、高血钠、碱中毒是本病常见的实验室改变。

(2)醛固酮含量测定:立-卧位肾素醛固酮检查。

(二)影像学检查
(1)B 超:常用的定位诊断方法,它可以检测出直径 1 cm 以上的肿瘤。

(2)CT 或 MRI。

(3)放射性核素肾上腺扫描:方法简便,诊断价值大。

四、治疗要点

(一)手术治疗
手术治疗是主要的治疗方法,目的是切除肾上腺肿瘤或增生的肾上腺。腹腔镜肾上腺切除术是治疗肾上腺肿瘤和增生的常用方法。

(二)药物治疗
药物治疗适用于不能耐受手术或有手术禁忌证的患者。

五、腹腔镜肾上腺肿瘤切除术护理

(一)术前护理

(1)定时监测血压变化,根据病情随时监测并记录。

(2)低血钾的护理。

低血钾的主要症状。①神经-肌肉症状:严重低钾血症(血浆钾<3 mmol/L)可出现肌无力,导致麻痹和呼吸衰竭。其他表现包括痉挛、肌束自发性收缩、麻痹性肠梗阻、换气过低、低血压、抽搐、横纹肌溶解等。②循环系统症状:血浆钾水平<3 mmol/L前通常对心脏影响甚微。低钾血症可以产生室性和房性期前收缩、室性和房性心动过速。心电图显示低钾改变,如心动过速、T波平坦、倒置,出现U波或U波更为明显、S-T段下降。③消化系统症状:恶心、呕吐、厌食、腹胀、肠蠕动音减弱或消失,严重者可出现肠麻痹。④中枢神经系统症状:轻者表现为倦怠、软弱无力、精神不振;重者反应迟钝、定向力减退、嗜睡,以至神志不清、昏迷。

低血钾的护理。①由于醛固酮的增加,通过肾远曲小管及集合管促进钠钾交换,既保钠又排钾。长期低钾,引起心律失常、周期性肌无力、多尿、恶心、肌酸痛。可通过口服醛固酮拮抗剂螺内酯来调节。服药期间观察血钠、血钾情况及24小时尿量,以便了解病情变化及螺内酯的治疗效果。②每天给予10%氯化钾30~60 mL(每克氯化钾含13.4 mmol钾)分次服用,如病情需要还可增加剂量。③重症或不能口服补钾者需静脉补钾。一般以15%氯化钾15~30 mL加入5%~10%葡萄糖溶液1 000 mL(钾浓度为20~40 mmol/L)中。静脉补钾速度宜缓慢,以每小时20 mmol为宜,剂量一般为每天40~80 mmol,相当于氯化钾3~6 g,一天不多于200 mmol。在补钾过程中,需紧密观察患者神经肌肉表现、心电图和血钾变化,严格记录尿量。④患者身体疲乏无力,主要表现是下肢无力,严重时可以出现突然摔倒,因此,护士应经常巡视病房,及时满足患者的生活需要;患者活动时应有家属陪同,避免发生跌倒。⑤食盐要适量,每天盐的摄入量小于6 g。

(3)护士应为患者讲解有关疾病知识,强调卧床休息、保证睡眠的重要性,强调情绪激动、焦虑等负性心理对疾病的影响。

(二)术后护理

(1)按泌尿外科术后一般护理常规护理。

(2)手术后血中钾及钙离子依然异常,需要时间恢复,因此要继续监测血钾及24小时尿量。

(3)饮食指导:指导患者多进食新鲜的蔬菜、水果、鸡蛋、瘦肉等食物,多进食含钾食物,如香蕉、海带、韭菜、西红柿、菌类、菠菜、豆类及其制品。

(三)出院指导

(1)定期复查B超、血醛固酮,观察病情变化。

(2)密切监测血压,术后血压未降至正常水平者,遵医嘱服用降压药物治疗。

(3)注意休息,适当运动,劳逸结合,并保持良好的心情。

(张春霞)

第八章

妇科护理

第一节 外 阴 炎

一、非特异性外阴炎

(一)定义

非特异性外阴炎指由非特异性细菌(如葡萄球菌、大肠埃希菌、链球菌、阴道嗜血杆菌、阴道棒状球菌等)感染,或由粪便、尿液、阴道分泌物,或者其他物理、化学因素刺激下引起的外阴皮肤黏膜炎症。

(二)病因

主要是由于外阴受到阴道炎、子宫颈炎的炎性白带和宫颈癌分泌物;月经血或产后恶露;糖尿病患者的糖尿;粪瘘、尿瘘患者的粪、尿的长期刺激所致;其次是穿紧身化纤内裤、经期使用不适当卫生巾(如不洁、化纤材料过敏、不透气等)、误用高浓度药物,如升汞、苯扎溴铵等。

(三)临床表现

一般炎症局限于小阴唇内外侧,严重时整个外阴受累。患者自觉局部皮肤黏膜瘙痒、疼痛、烧灼感,于性交、排尿时加重。外阴充血、肿胀,重者有糜烂、成片的湿疹,甚至有溃疡形成(应排除外阴癌或结核)。病程长可使皮肤增厚、粗糙、皲裂、奇痒,甚至苔藓样变。

(四)治疗

(1)保持局部清洁、干燥,避免搔抓或摩擦外阴。

(2)急性期应注意休息,禁止性生活。

(3)消除病因:治疗糖尿病、尿瘘、粪瘘、生殖道炎症等;停止使用擦洗外阴的药物,不穿化纤的内裤。

(4)局部可用1∶5 000高锰酸钾溶液坐浴,尤其是大小便以后;必要时应用抗生素;可选用微波、红外线或超短波等局部物理治疗。

(五)护理评估

1.健康史及相关因素

了解生殖系统手术史、性生活史、糖尿病史、个人卫生情况等。

2.症状体征

外阴皮肤瘙痒疼痛、红肿、灼热感,于性交、活动、排尿、排便时加重。检查见局部充血肿胀、糜烂,常有抓痕,严重者形成溃疡或湿疹。

3.辅助检查

了解妇科检查、阴道分泌物检查、宫颈刮片等阳性结果。

4.心理和社会支持状况

评估患者出现症状后相应的心理反应,有无害羞、恐惧等心理。

(六)护理诊断

1.皮肤完整性受损

皮肤完整性受损与皮肤、黏膜充血,脓肿自行破溃或手术有关。

2.疼痛

疼痛与炎性分泌物刺激、脓肿形成有关。

(七)护理措施

(1)教会患者坐浴的方法,包括液体的配制、温度、坐浴的时间及注意事项。取高锰酸钾结晶加温开水配成1:5 000,肉眼观为淡玫瑰红色。每次坐浴15～30分钟,每天2次。注意配制的溶液温度不宜过浓,以免灼伤皮肤。坐浴时要使会阴部浸没于溶液中。月经期停止坐浴。

(2)指导患者注意个人卫生,勤换内裤,保持外阴清洁、干燥,做好经期、孕期、分娩期及产褥期卫生。勿饮酒,少进辛辣食物,局部严谨搔抓,勿用刺激性药物或肥皂擦洗。外阴溃破者要预防继发感染,使用柔软无菌会阴垫,减少摩擦和混合感染的机会。

二、前庭大腺炎

(一)定义

前庭大腺位于两侧大阴唇后1/3深部,腺管开口在处女膜与小阴唇之间,易受感染而产生炎症。

(二)病因

主要病原体为葡萄球菌、大肠埃希菌、链球菌、肠球菌。随着性传播疾病发病率的增加,淋病奈瑟菌及沙眼衣原体感染也增加。急性炎症时,病原体首先侵犯腺管,腺管开口因肿胀或渗出物凝聚而阻塞,脓液不能外流积存而形成脓肿,称为前庭大腺脓肿。

(三)临床表现

急性炎症发病多为一侧,初起表现为大阴唇下方肿胀、疼痛、灼热感,有时会致大小便困难。当脓肿形成时,疼痛加剧,局部触及波动感。可伴寒战、发热、腹股沟淋巴结增大等全身症状。脓肿增大时,可自行破溃排脓,若引流不畅,则炎症持续不消退,并可反复急性发作,或形成前庭大腺囊肿。

(四)治疗

(1)药物治疗:急性期末化脓,局部可用1:5 000高锰酸钾溶液或清热解毒中药液外敷或坐浴;同时应全身运用抗生素,急性期可由腺管开口取分泌物或穿刺液做细菌培养,确定病原体选用口服或肌内注射抗生素。

(2)急性炎症发作时,需卧床休息,局部保持清洁;多食蔬菜、水果。

(3)脓肿或囊肿形成后需行切开引流及造口术,并放置引流条。如感染反复发作,可行单侧前庭大腺摘除手术。

(五)护理评估

1.健康史及相关因素

了解个人卫生及患者的全身情况,测量生命体征等。

2.症状体征

炎症多发生于一侧,局部肿胀、疼痛、灼烧感,行走不便,有时会致大小便困难。检查见局部皮肤红肿、发热、压痛明显。当脓肿形成时,疼痛加剧,脓肿直径为 3~6 cm,可触及波动感。部分患者出现发热等全身症状,腹股沟淋巴结可呈不同程度增大。

3.辅助检查

了解妇科检查、前庭大腺开口处分泌物细菌培养和药敏试验等阳性结果。

4.心理和社会支持状况

评估患者出现症状后相应的心理反应,有无害羞、恐惧。

(六)护理诊断

1.皮肤完整性受损

皮肤完整性受损与脓肿自行破溃或手术切开引流有关。

2.疼痛

疼痛与局部炎症刺激有关。

(七)护理措施

(1)急性期应卧床休息,注意局部清洁卫生,局部可热敷,或用 1∶5 000 高锰酸钾溶液坐浴,每天 2 次,并选用抗生素。

(2)脓肿或囊肿形成,可行切开引流并做造口术。以往对前庭大腺脓肿多行切开引流术,但单纯切开引流只能暂时缓解症状,切口闭合后,仍可以形成囊肿或反复感染,故目前多主张在脓肿形成后也应行造口术。该术方法简单,损伤小,术后还能保留腺体功能。术前除一般护理外,需准备引流条。术后局部保持清洁,每天用 1∶1 000 氯己定棉球擦洗 2 次,每天更换引流条,直至伤口愈合。以后继续用 1∶5 000 高锰酸钾溶液坐浴,每天 2 次。

(王　旸)

第二节　阴　道　炎

一、滴虫阴道炎

(一)定义

滴虫阴道炎是由阴道毛滴虫引起的阴道炎。

(二)病因

在温度 25~40 ℃、pH 5.2~6.6 的潮湿环境中最适宜阴道毛滴虫生长。病原体可经性交直接传播,也可经公共浴池、浴巾、浴盆、游泳池、衣物、坐式便器、污染的器械及敷料等间接传播。

（三）临床表现

男性感染可无症状，但易成为感染源。主要症状是阴道分泌物增多，呈稀薄脓性、黄绿色、泡沫状，有臭味。外阴瘙痒，部位主要为阴道口及外阴。可伴外阴灼热、疼痛、性交痛等。若合并尿道感染，可有尿频、尿痛、血尿。阴道毛滴虫能吞噬精子，脓性分泌物影响精子存活和活动，致不孕。检查见阴道及宫颈黏膜充血，散在出血点和红色草莓样突起，见多灰黄色、黄白色稀薄泡沫状液体或黄绿色脓性分泌物。阴道分泌物悬滴检查或分泌物培养找到滴虫即可确诊。

（四）治疗

治疗首选抗厌氧菌类药物如甲硝唑，轻症以局部用药为主，合并泌尿道感染则需全身用药。采用弱酸性液体清洗外阴、阴道可提高用药疗效。患者应避免重复感染，性伴侣应同时治疗。治疗期间禁止性交。患者常在经后复发，疗程结束后应于每次经净后复查白带，连续 3 次阴性为治愈。

（五）护理评估

1.健康史及相关因素

了解既往阴道炎病史，发作与月经周期的关系，治疗经过，了解个人卫生习惯，分析感染途径。

2.症状体征

外阴瘙痒、灼热、疼痛。白带量增多，脓样，有泡沫、腥臭味。检查见阴道黏膜充血，严重者有散在出血斑点，甚至宫颈有出血斑点，形成"草莓样"宫颈，后穹隆有液性泡沫状或脓性泡沫状分泌物。

3.辅助检查

了解妇科检查、阴道分泌物检查等阳性结果。

4.心理和社会支持状况

评估患者出现症状后的心理反应，是否有治疗效果不佳致反复发作造成的烦恼，接受盆腔检查的顾虑，丈夫同时治疗的障碍等。

（六）护理诊断

1.舒适的改变

舒适的改变与阴部瘙痒及白带增多有关。

2.自我形象紊乱

自我形象紊乱与阴道分泌物异味有关。

3.排尿异常

排尿异常与尿道口感染有关。

（七）护理措施

1.指导患者自我护理

注意个人卫生，保持外阴部清洁、干燥，尽量避免搔抓外阴部致皮肤破损。治疗期间禁止性生活、勤换内裤。内裤、坐浴及洗涤用物应煮沸消毒 5～10 分钟以消灭病原体，避免交叉和重复感染的机会。

2.指导患者配合检查

做分泌物培养之前，告知患者取分泌物前 24～48 小时避免性交、阴道灌洗或局部用药。分泌物取出后应及时送检并注意保暖，否则滴虫活动力减弱，造成辨认困难。

3.指导患者正确阴道用药

告知患者各种剂型的阴道用药方法,酸性药液冲洗阴道后再塞药的原则。在月经期间暂停坐浴、阴道冲洗及阴道用药。由于甲硝唑抑制酒精在体内氧化而产生有毒的中间代谢产物,故用药期间应禁酒。甲硝唑可透过胎盘到达胎儿体内,亦可从乳汁中排泄,故孕20周前或哺乳期妇女禁用。

(4)观察用药反应:患者口服甲硝唑后偶见胃肠道反应,如食欲减退、恶心、呕吐。此外,偶见头痛、皮疹、白细胞计数减少等,一旦发现应报告医师。

二、外阴阴道假丝酵母菌病

(一)定义

外阴阴道假丝酵母菌病是由假丝酵母菌引起的外阴阴道炎症。

(二)病因

病原体为假丝酵母菌,在全身及阴道局部细胞免疫能力下降,阴道酸度增高,假丝酵母菌大量繁殖,并转变为菌丝相,才出现症状。常见诱因有妊娠、糖尿病、大量应用免疫抑制药、长期服用雌激素或避孕药、长期运用广谱抗生素等。此外穿紧身化纤内裤、气候潮湿、过度冲洗阴道、经常使用卫生棉条、不良卫生习惯及肥胖等也可诱发。

(三)临床表现

患者主要表现为外阴瘙痒、灼痛,性交、排尿时加重。阴道分泌物增多,白色、稠厚,呈凝乳或豆腐渣样。外阴、阴道黏膜充血水肿,小阴唇内侧及阴道黏膜上附有白色膜状分泌物。

(四)治疗

治疗时应注意消除诱因,积极治疗相关疾病,如糖尿病及身体其他部位假丝酵母菌病感染;性伴侣同时治疗;停用广谱抗生素、雌激素及类固醇皮质激素;勤换洗内裤等。药物治疗主要选择局部或全身应用抗真菌药。本病易在月经前复发,故治疗后应在月经前复查阴道分泌物。治愈标准为3次月经前复查阴道分泌物均为阴性。

(五)护理评估

1.健康史及相关因素

了解有无糖尿病,使用抗生素、雌激素的种类、时间,是否在妊娠期,了解个人卫生习惯等。

2.症状体征

外阴瘙痒、灼痛性交痛以及尿痛。典型的白带为白色、凝乳块或豆渣样。小阴唇内侧面及阴道黏膜附有白色薄膜,擦去后,可见阴道黏膜红肿或糜烂面及浅表溃疡。

3.辅助检查

了解妇科检查、阴道分泌物检查等阳性结果。

4.心理和社会支持状况

评估患者出现症状后的心理反应,是否有治疗效果不佳致反复发作造成的烦恼,接受盆腔检查的顾虑等。

(六)护理诊断

1.睡眠型态改变

睡眠型态改变与阴部奇痒、烧灼痛有关。

2.焦虑

焦虑与疾病反复发作有关。

3.知识缺乏

缺乏疾病及防护知识。

4.皮肤黏膜完整性受损

皮肤黏膜完整性受损与炎症引起的阴道黏膜充血、破损有关。

(七)护理措施

护理基本同滴虫阴道炎,为提高效果,可用 2％～4％碳酸氢钠液坐浴或阴道冲洗。鼓励患者坚持用药,不随意中断疗程。约 15％男性与女性患者接触后患有龟头炎,对有症状男性也应进行检查及治疗,无症状者无须治疗。妊娠期合并感染者,为避免胎儿感染,应禁用口服唑类药物并坚持局部治疗,甚至到妊娠 8 个月。

(王　旸)

第三节　子宫颈炎

子宫颈炎(简称宫颈炎)是妇科常见疾病之一。正常情况下,宫颈具有黏膜免疫、体液免疫及细胞免疫等多种防御功能,是阻止阴道内病原菌侵入上生殖道的重要防线。宫颈受到性生活、分娩、经宫腔操作损伤、阴道炎等多种因素影响,易诱发炎症。宫颈炎包括宫颈阴道部炎症及宫颈管黏膜炎症。临床多见的宫颈炎是急性宫颈管黏膜炎症,若急性炎症未经过及时诊治或病原体持续存在,可导致慢性宫颈炎或上生殖道感染。

一、急性宫颈炎

(一)定义

急性宫颈炎指宫颈发生急性炎症,多发生于感染性流产、产褥感染、宫颈急性损伤或阴道内异物并发感染。

(二)病因

急性宫颈炎多由性传播疾病的病原体如淋病奈瑟菌及沙眼衣原体感染所致,淋病奈瑟菌感染时约 50％合并沙眼衣原体感染。葡萄球菌链球菌、大肠埃希菌等较少见。此外也有病毒感染所致,如单纯疱疹病毒、人乳头瘤病毒、巨细胞病毒等。

(三)临床表现

白带增多是急性宫颈炎最常见的、有时是唯一的症状,常呈脓性甚至脓血性白带。分泌物增多刺激外阴而伴有外阴瘙痒、灼热感,以及阴道不规则出血、性交后出血等。由于急性宫颈炎常与尿道炎、膀胱炎或急性子宫内膜炎等并存,可不同程度出现下腹部不适、腰骶部坠痛及尿急、尿频、尿痛等膀胱刺激症状。急性淋菌性宫颈炎时可有不同程度的体温升高和白细胞计数增多;炎症向上蔓延可导致上生殖道感染,如急性子宫内膜炎、盆腔结缔组织炎。妇科检查可见宫颈充血、水肿、黏膜外翻,宫颈有触痛,触之容易出血,可见脓性分泌物从宫颈管内流出。淋病奈瑟菌感染的宫颈炎,尿道、尿道旁腺、前庭大腺可同时感染,而见充血、水肿甚至脓性分泌物。沙眼衣原体性宫颈炎可无症状,或仅表现为宫颈分泌物增多,点滴状出血。妇科检查可见宫颈外口流出黏液脓性分泌物。

(四)治疗

急性宫颈炎治疗以全身治疗为主,需针对病原体使用有效抗生素。未获得病原体检测结果可根据经验性给药,对于有性传播疾病高危因素的年轻妇女,可给予阿奇霉素 1 g,单次口服或多西环素 100 mg,每天 2 次口服,连续 7 天。已知病原体者针对使用有效抗生素。

(五)护理评估

1.一般情况

患者月经情况、生育情况;有无感染性流产、产褥感染、宫颈损伤或阴道异物并发感染等,有无妇科手术史;有无阴道分泌物增多,分泌物的颜色、性状是否正常,外阴是否瘙痒;有无月经量增多、月经间期出血、性生活后出血等症状;是否伴有腰骶部不适及下坠感、体温升高等。

2.辅助检查

接受的检查及结果,如宫颈分泌物涂片检查和妇科检查等。

(六)护理诊断

1.舒适的改变

舒适的改变与阴道分泌物增多、腰骶部疼痛及下腹部坠痛有关。

2.焦虑

焦虑与对疾病诊断的担心有关。

3.排尿形态改变

排尿形态改变与炎症刺激产生尿频、尿急、尿痛症状有关。

4.知识缺乏

缺乏急性宫颈炎病因、治疗及预防等相关知识。

(七)护理措施

1.注意个人卫生

保持外阴清洁、干燥,增强体质,提高机体抵抗力。急性期应卧床休息,避免劳累,指导进食高热量、清淡饮食,忌食辛辣食物,发热时要多饮水。

2.指导用药

合理应用抗生素,急性期应全身用药,并且要规范彻底,同时治疗性伴侣。

3.做好心理护理

耐心向患者解释治疗、护理方案,告知及时就医的重要性。急性期不提倡局部应用物理治疗,避免使炎症扩散,防止造成盆腔炎症。

二、慢性宫颈炎

(一)定义

慢性宫颈炎是指子宫颈间质内有大量淋巴细胞、浆细胞等慢性炎细胞浸润,可伴有子宫颈腺上皮及间质的增生和鳞状上皮化生。

(二)病因

慢性宫颈炎多见于分娩、流产或手术损伤宫颈后,病原菌侵入宫颈黏膜,此处皱襞多,病原体易于隐居,形成本病。本病致病菌主要是葡萄球菌、链球菌、大肠埃希菌和厌氧菌。

(三)临床表现

慢性宫颈炎患者多无症状。少数患者可有阴道分泌物增多,呈乳白色黏液状,也可为淡黄色或脓性,可有性交后出血,偶有分泌物刺激引起外阴瘙痒不适。患者可有腰骶部疼痛,下坠感。因黏稠脓性白带不利于精子穿透,故可致不孕。妇科检查可见宫颈肥大,有不同程度糜烂、宫颈息肉等。

(四)治疗

本病治疗以局部治疗为主,可采用物理治疗、药物治疗及手术治疗,而以物理治疗最为常用。药物治疗适用于糜烂面积较小,炎症浸润较浅者。药物治疗目的是消除炎症、促使上皮生长。物理治疗适用于糜烂面积大,炎症浸润较深的病例,是治疗宫颈柱状上皮异位较好的方法。手术治疗适用于保守治疗无效,宫颈肥大、糜烂面深广且宫颈管受累者。

(五)护理评估

1.健康史及相关因素

了解患者年龄、性生活史,宫腔内手术操作后、产后、流产后有无感染史,了解白带性状、量、气味,有无外阴瘙痒、灼热及膀胱刺激症状。

2.症状体征

阴道分泌物增多、外阴瘙痒及灼热感、月经间期出血、性交后出血、尿路刺激症状。妇科检查时可见宫颈充血、水肿、黏膜外翻,有黏液脓性分泌物黏附甚至从宫颈管流出。

3.辅助检查

了解妇科检查、阴道分泌物检查、宫颈刮片、阴道镜、宫颈活检等阳性结果。

4.心理和社会支持状况

评估患者出现症状后的心理反应,是否有治疗效果不佳致反复发作造成的烦恼,接受盆腔检查的顾虑等。

(六)护理诊断

1.焦虑及恐惧

焦虑及恐惧与缺乏相关知识及担心癌变有关。

2.舒适改变

舒适改变与分泌物增多、下腹及腰骶部不适有关。

3.组织完整性受损

组织完整性受损与宫颈面有糜烂有关。

(七)护理措施

1.一般护理

(1)向患者解释积极治疗宫颈炎的必要性。

(2)协助患者在治疗前常规做宫颈刮片细胞学检查,以排除早期宫颈癌。

(3)协助患者做好宫颈上药、物理治疗和手术治疗的护理配合。

2.检查护理

向患者解释检查的方法和必要性,协助医师进行宫颈刮片或宫颈活组织检查,以排除癌变。

3.物理治疗护理

常用的设施有激光、冷冻、红外线凝结及微波等。生殖器官急性炎症时禁行物理治疗,治疗时间宜选择在月经干净后3~7天进行。协助医师做好物理治疗准备,术后告知患者物理治疗的注意事项。

(1)术后阴道分泌物增多,甚至有大量水样排液,在术后1~2周脱痂时可有少量出血。特别注意保持外阴清洁。

(2)术后 2 个月内禁盆浴、性生活及阴道冲洗。

(3)一般于 2 次月经干净后 3～7 天到医院复查,未痊愈者可择期再行第 2 次治疗。

(4)对接受物理治疗后的患者若有异常阴道流血或感染,应立即就诊。

4.手术治疗护理

包括息肉摘除术和宫颈锥形切除术,手术时间为月经干净后 3～7 天,术后应及时送病理检查。

5.药物治疗护理

子宫颈局部涂药物等,注意保护正常组织。

6.心理护理

向患者讲解有关宫颈炎的知识,解除患者的思想顾虑与恐癌心理,使其接受和配合治疗。

(王　旸)

第四节　盆腔炎性疾病

一、定义

盆腔炎性疾病是病原体感染导致女性上生殖道及其周围组织(子宫、输卵管、卵巢、宫旁组织及腹膜)炎症的总称,包括子宫炎、输卵管炎、输卵管卵巢炎、盆腔腹膜炎及盆腔结缔组织炎,其中以输卵管炎、输卵管卵巢炎最常见。既往盆腔炎性疾病被分为急性或慢性盆腔炎两类,但慢性盆腔炎实际为盆腔炎性疾病的后遗症,如盆腔粘连、输卵管阻塞,从而导致不孕、异位妊娠、慢性盆腔疼痛。

二、病因

盆腔炎性疾病的病原体可达 20 多种,主要有 2 个来源:①内源性病原体,99％的盆腔炎性疾病是由阴道或宫颈的菌群上行性感染引起,包括需氧菌和兼性厌氧菌,以两者混合感染多见。主要的需氧菌和兼性厌氧菌有溶血性链球菌、金黄色葡萄球菌、大肠埃希菌和厌氧菌。厌氧菌有脆弱类杆菌、消化球菌、消化链球菌。厌氧菌感染容易引起盆腔脓肿。②外源性病原体,主要为性传播疾病的病原体,如淋病奈瑟菌、沙眼衣原体、支原体,前两者只感染柱状上皮及移行上皮,尤其衣原体感染常导致严重输卵管结构及功能破坏,并引起盆腔广泛粘连。

三、临床表现

可因炎症轻重及范围大小而有不同的临床表现。衣原体感染引起的盆腔炎性疾病常无明显临床表现。炎症轻者无症状或症状轻微。常见症状为阴道分泌物增多、下腹痛、不规则阴道流血、发热等;下腹痛为持续性,可于活动或性交后加重。若病情严重可有寒战、高热、头痛、食欲缺乏等症状。月经期发病可有经量增多、经期延长的表现。若有腹膜炎,则出现消化系统症状如恶心、呕吐、腹胀、腹泻。若有脓肿形成,可有下腹包块及局部压迫刺激症状;包块位于子宫前方可出现膀胱刺激症状如排尿困难、尿频,若引起膀胱肌炎,可出现尿痛等;若包块位于子宫后方可有直肠刺激症状;若在腹膜外可导致腹泻、里急后重和排便困难。若有输卵管炎的患者同时有右上腹部疼痛,应怀疑有肝周围炎存在。

盆腔炎性疾病患者体征差异大,轻者无明显异常发现,或妇科检查仅发现宫颈举痛或宫体压痛或附件区压痛。严重病例呈急性病容,体温升高,心率增快,下腹有压痛、反跳痛及肌紧张,叩诊鼓音明显,肠鸣音减弱或消失。盆腔检查:阴道内可见脓性分泌物;宫颈充血、水肿,若见脓性分泌物从宫颈口流出,说明宫颈管黏膜或宫腔有急性炎症。穹隆触痛明显,须注意是否饱满;宫颈举痛;宫体稍大有压痛,活动受限;子宫两侧压痛明显,若为单纯输卵管炎,可触及增粗的输卵管,压痛明显;若为输卵管积脓或输卵管卵巢脓肿,可触及包块且压痛明显,不活动;宫旁结缔组织炎时,可扪及宫旁一侧或两侧片状增厚,宫旁两侧宫骶韧带高度水肿、增粗,压痛明显;若有盆腔脓肿形成且位置较低时,可扪及后穹隆或侧穹隆有肿块且有波动感,三合诊能协助进一步了解盆腔情况。

四、治疗

治疗的目的首先是减轻急性期症状,减少远期并发症;而保留生育能力是盆腔炎性疾病治疗中的另一个目标。治疗原则:选择广谱抗生素,联合抗厌氧菌药物治疗,根据药敏试验选择最有效的抗生素,疗程应持续 14 天。

五、护理评估

(一)健康史及相关因素

了解患者年龄、性生活史、宫腔内手术史、产后、流产后有无感染史,有无下生殖道感染、经期卫生不良及个人卫生情况等。

(二)症状体征

1.急性盆腔炎性疾病

(1)起病时下腹疼痛,呈持续性,活动后加重,发热,阴道分泌物增多。

(2)腹膜炎时可出现恶心、呕吐、腹胀、腹泻。

(3)月经期发病可使经量增多、经期延长。

(4)脓肿形成时可有下腹包块及局部压迫刺激症状。

(5)典型体征呈急性病容,体温升高,下腹部压痛、反跳痛、肌紧张。

(6)妇科检查:阴道黏膜充血,脓性分泌物自子宫颈口外流。子宫颈抬举痛,子宫体略大、压痛、活动受限,输卵管增粗并有压痛,如为输卵管卵巢脓肿,可触及包块。

2.盆腔炎性疾病后遗症

临床多表现为不孕、异位妊娠慢性盆腔痛或盆腔疾病反复发作等症状。

(三)辅助检查

了解血常规、腹腔穿刺、妇科 B 超检查等阳性结果。

(四)心理和社会支持状况

患者常因突发的疾病、未知的诊断及治疗,特别是需要手术治疗而感到紧张和恐惧,若其配偶或主要家属不在身边,多感到无助和绝望。未婚女性可能担心疾病对婚姻、性生活及生育的影响,已婚尚无子女的患者可能担心影响正常生育。

六、护理诊断

（一）疼痛

疼痛与生殖器官及周围结缔组织炎症有关。

（二）体温过高

体温过高与盆腔炎症有关。

（三）知识缺乏

缺乏经期卫生知识。

（四）舒适的改变

腹胀与盆腔腹膜炎症使肠蠕动减慢有关。

（五）自理缺陷

自理缺陷与卧床休息、输液有关。

七、护理措施

（1）疼痛时注意休息，防止受凉，必要时可遵医嘱给予镇静止痛药，以缓解症状。

（2）保持生活规律，劳逸结合，若患者睡眠不佳，可在睡眠前用热水泡脚、饮热牛奶等，保持室内安静或在睡前进行按摩，必要时服用安眠药。

（3）预防护理：①及时、彻底治疗急性盆腔炎，防止扩散、迁延转为慢性盆腔炎。②注意经期卫生、性生活卫生，减少感染机会。③加强营养与锻炼，增强体质。

（4）治疗护理：①指导患者服用药物，遵医嘱帮助患者以不同途径用药，如口服、保留灌肠和外敷等；灌肠后嘱患者俯卧休息30分钟以上。②协助医师进行物理治疗，此法有利于炎症吸收和消退，可选用短波、超短波、微波、激光、离子透入（可加入各种药物如青霉素、链霉素等），或用食盐炒热放入袋中，热敷下腹部。③盆腔炎性肿块体积大或经药物、物理治疗无效，可考虑手术切除病灶，做好术前准备，术中配合，术后护理。

（5）心理护理：耐心讲解疾病的病因、发生发展和治疗，倾听患者诉说不适和烦恼，提供心理支持，减轻患者压力，增强治疗信心，鼓励按流程治疗。

（王　旸）

第五节　异常子宫出血

一、定义

异常子宫出血是青春期和育龄期女性最常见的妇科症状，给患者健康及生活造成了严重的不良影响。排卵障碍性异常子宫出血是无排卵、稀发排卵和黄体功能不足引起的异常子宫出血，多与下丘脑-垂体-卵巢轴功能异常有关。

二、病因

（一）无排卵性异常子宫出血

因排卵障碍引起的异常子宫出血称为无排卵性异常子宫出血，从青春期到绝经前，女性均可发生。无排卵时卵巢只分泌雌激素,不分泌孕激素。在无孕激素对抗的雌激素长期作用下,子宫内膜增殖变厚。当雌激素水平急速下降时,大量子宫内膜脱落,子宫出血很多,这种情况称为雌激素撤退性出血。在雌激素水平下降幅度小时,脱落的子宫内膜量小,子宫出血也少,这种出血被称为雌激素突破性出血。另外,当增殖变厚的内膜需要更多的雌激素而卵巢分泌的雌激素却未增加使也会出现子宫出血,这种出血也属于激素突破性出血。

(二)排卵性异常子宫出血

排卵性异常子宫出血较无排卵性少见,多见于生育期女性。患者有周期性的排卵,主要包括黄体功能不足、子宫内膜不规则脱落和子宫内膜局部异常所致的异常子宫出血。

三、临床表现

(一)无排卵性异常子宫出血

1.症状

临床上表现为月经周期紊乱,经期长短不一,出血量时多时少。出血少时患者可以没有任何自觉症状,出血多时会出现头晕、乏力心悸等贫血症状。

2.体征

与出血量多少有关,大量出血导致继发贫血时,患者皮肤、黏膜苍白,心率加快;少量出血无上述体征。妇科检查无异常发现。

(二)排卵性异常子宫出血

1.黄体功能不足

黄体期缩短,常伴不孕或孕早期流产。

2.子宫内膜不规则脱落

月经周期正常,但经期延长,可长达 10 天,或伴经量增多。

3.排卵性月经过多

月经量多,周期正常。

4.排卵期出血

月经中期或在基础体温开始上升时出现少量阴道流血。

5.稀发排卵

表现为月经后期、量少。

四、治疗

(一)无排卵性异常子宫出血

根据具体病因选择合适的治疗方案,尽量做到对因治疗,例如,高雄激素血症者首选抗高雄激素治疗,年轻高催乳素血症者首选多巴胺受体激动剂治疗等。可是大多数患者无法做到对因治疗,只能对症处理。急性出血时以止血为首要治疗,出血停止后应选择适当的孕激素或以孕激素为主的治疗方案调整周期,减少远期并发症的发生;有生育要求者选择促排卵治疗。

(二)排卵性异常子宫出血

月经过多可以用止血药、孕激素或口服避孕药;经间出血使用氯米芬促排卵或孕激素治疗;排卵期出血可以用雌孕激素序贯疗法或口服避孕药。

五、护理评估

(一)健康史及相关因素

(1)详细询问发病年龄、月经周期、经期变化、出血持续时间、出血量、出血性质、病程长短及伴随症状,并与发病前月经周期相比较。

(2)了解出血前有无停经,有无早孕反应。

(3)了解有无慢性病如肝病、高血压、血友病等。

(4)了解孕产史、避孕情况,有无不良精神刺激。

(5)了解就诊前是否接受过内分泌治疗,有无感染和贫血征象。

(二)症状体征

1.无排卵性功血

表现为子宫不规则出血,特点是月经周期紊乱,经期长短不一,出血量时多时少。出血多或时间长的患者常伴贫血甚至休克。

2.有排卵性功血

表现为月经过多或月经间期出血。

(三)辅助检查

了解全血细胞计数、凝血功能检查、盆腔B超检查、诊断性刮宫、宫腔镜检查、基础体温测定、血清性激素测定等阳性结果。

(四)心理和社会支持状况

患者常因害羞或其他顾虑而不及时就诊,随着病程延长并发感染或止血效果不佳,易产生恐惧和焦虑的心理。

六、护理诊断

(一)潜在并发症

贫血、休克等。

(二)舒适改变

舒适改变与月经紊乱、性激素治疗的不良反应有关。

(三)有感染的风险

感染与子宫不规则出血、出血量多导致严重贫血,机体抵抗力下降有关。

(四)焦虑

焦虑与担心疾病性质及治疗效果有关。

七、护理措施

(一)出血护理

护士应密切观察出血量,注意收集会阴垫,准确计算出血量。积极观察药物使用效果:性激素治疗8小时内见效,24~48小时出血基本停止,若96小时以上仍不止血,应立即报告医师,及时给予处理。

(二)防治休克

对大量出血患者,应快速建立静脉通道,遵医嘱给予输血、补液治疗,维持正常血压并纠正贫血状态。密切观察生命体征变化情况,发现问题,及时报告,及时处理。

(三)诊断性刮宫护理

刮宫后注意观察患者阴道出血情况,并嘱患者卧床休息,避免过度疲劳和剧烈运动,保证充分的休息。给予抗生素预防感染,出血时间长者适当应用凝血药物以减少出血量。

(四)会阴护理

注意保持会阴部卫生清洁,每天给予会阴擦洗1次,出血多时根据病情增加擦洗次数,防止发生感染。

(五)预防感染

严密观察与感染有关的征象,如体温、脉搏、子宫体压痛等,检测白细胞计数和分类,同时做好会阴部护理,保持局部清洁。

(六)按医嘱使用性激素

(1)按时按量正确服用性激素,保持药物在血中的稳定水平,不得随意停服或漏服。

(2)必须按医嘱规定在血止后才能开始药物减量,每3天减量1次,每次减量不得超过原剂量的1/3,直至维持量。

(3)维持量服用时间,通常按停药后发生撤退性出血的时间与患者上一次行经时间相应考虑。

(4)指导患者在治疗期间如出现不规则阴道流血应及时就诊。

(七)体温护理

指导患者测基础体温,观察有无排卵性双向曲线。

(八)饮食护理

患者体质往往较差,呈贫血貌,应加强营养,改善全身状况,给予含铁剂、维生素C和蛋白质较多的饮食。

(九)心理护理

鼓励患者表达内心感受,耐心倾听患者的诉说,了解患者的疑虑。向患者解释病情及提供相关信息,帮助患者澄清问题,解除思想顾虑,摆脱焦虑。也可交替使用放松技术,如看电视、听广播、看书等分散患者的注意力。

(王　旸)

第六节　痛　经

一、定义

痛经是指伴随月经的疼痛,分为原发性和继发性两种。原发性痛经是指不伴有其他明显盆腔疾病的单纯性功能性痛经;继发性痛经是指因盆腔器质性疾病导致的痛经。

二、病因

原发性痛经的发病原因尚不清楚,研究发现原发性痛经发作时有子宫收缩异常,而造成收缩异常的原因有局部前列腺素、白三烯类物质、血管升压素、催产素的增高等。继发性痛经多发生在月经初潮若干年后的育龄妇女,子宫内膜异位症、子宫腺肌病、子宫肌瘤、子宫畸形等均可引起继发性痛经。

三、临床表现

疼痛发生在月经来潮前后来潮后,在月经期的 48～72 小时持续存在,疼痛呈痉挛性,集中在下腹部,有时伴有腰痛,严重时伴有恶心、呕吐、面色苍白、出冷汗等,影响日常生活和工作。

四、治疗

对痛经患者尤其是青春期少女,必须进行有关月经的生理知识教育,消除对其月经的心理恐惧。痛经时可卧床休息,热敷下腹部,还可用非特异性的止痛药。药物治疗主要包括前列腺素合成酶抑制剂、避孕药物。还可采用物理治疗、中药治疗。对原发性痛经药物治疗无效的顽固性病例,可采用骶前神经切切除术,效果良好,但有并发症。

五、护理评估

(一)健康史及相关因素

了解年龄、月经史、婚育史、诱发痛经的因素、疼痛与月经的关系,以及疼痛发生的时间、部位、性质、程度、伴随症状及用药情况等。

(二)症状体征

月经期下腹痛,以坠痛为主,重者呈痉挛性。可伴随恶心、呕吐、头晕、乏力等症状,严重时面色苍白、出冷汗。

(三)辅助检查

妇科检查无阳性体征,可做超声检查、腹腔镜检查、宫腔镜检查等。

(四)心理和社会支持状况

评估有无因疼痛引起的心理反应,有些患者对疼痛较为敏感,反应强烈,甚至出现神经质的性格。

六、护理诊断

(一)舒适的改变

恶心、呕吐与痛经有关。

(二)疼痛

疼痛与月经期子宫痉挛性收缩有关。

(三)恐惧

恐惧与长时期痛经症状造成的精神紧张有关。

七、护理措施

(一)一般护理

经期疼痛明显时应多卧床休息,避免剧烈运动,注意经期卫生。

(二)对症护理

(1)腹部热敷和进食热饮,有助于缓解疼痛。

(2)疼痛剧烈者,要注意观察患者的面色、脉搏、血压及出汗等情况,如患者出现面色苍白,出冷汗,脉搏细弱,血压下降,应立即取平卧位,给予保暖,及时报告医师并协助急救。

(3)增加营养,如多补充蛋白质、维生素、铁剂等,忌食辛辣、生冷、酸涩等刺激性食物。疼痛伴有呕吐者,可给予生姜红糖茶热服。

(三)治疗护理

1.治疗原则

以对症治疗为主。疼痛难忍时可使用镇痛、镇静、解痉药。口服避孕药物有治疗痛经的作用。未婚少女可行雌激素、孕激素序贯疗法减轻症状。

2.治疗配合

疼痛不能忍受时,可按医嘱给解痉止痛药,如阿托品等。如每次月经期都习惯性服用止痛药,应防止药物依赖性和成瘾性。痛经妇女可按医嘱给予口服避孕药和前列腺素合成酶抑制剂(如布洛芬)。观察用药后的反应。

(四)心理护理

消除患者对疼痛的恐惧心理,安定情绪,避免急躁、忧郁,保持心情愉快,为患者讲解有关痛经的生理知识。

(王　旸)

第七节　闭　　经

一、定义

任何因素导致的月经从未来潮或月经来潮后异常停止称为闭经,可分为生理性闭经和病理性闭经。本部分主要介绍病理性闭经。

二、病因

以下按闭经发生的部位概述导致闭经的原因。

(一)子宫或下生殖道闭经

子宫是形成月经的器官,由于先天的子宫缺如、发育异常或后天损伤导致其对卵巢性激素无反应,不能周期性发生内膜增殖和分泌期变化,导致闭经。该类型的闭经通常生殖内分泌正常,第二性征正常。

(二)卵巢性闭经

卵巢性闭经是由于卵巢先天性发育异常或后天因素导致功能过早衰退,雌、孕激素等卵巢激素水平下降,卵泡刺激素(FSH)和黄体生成素(LH)反馈性升高。

(三)垂体性闭经

垂体的器质性病变或功能失调均可导致月经紊乱或闭经。

(四)下丘脑性闭经

下丘脑性闭经是指包括中枢神经系统、下丘脑疾病或功能紊乱引起的促性腺激素释放激素(GnRH)脉冲分泌异常或分泌不足导致的闭经。其原因分为先天性因素和后天性因素,先天性因素包括下丘脑 GnRH 神经元先天性发育异常导致的功能低下,如卡尔曼综合征特发性低促性腺素性腺功能低下;后天因素主要是环境因素、精神心理因素、营养、运动等导致的继发性低促性腺素性腺功能低下。

三、临床表现

(一)症状

闭经是主要的症状。

(二)体征

1.全身检查

注意发育、营养、胖瘦及智力等情况;测体质量及身高;注意四肢、躯干的比例;检查第二性征发育程度;检查毛发多少及分布;检查乳房发育,轻挤乳房,观察有无泌乳。

2.妇科检查

注意有无生殖道先天性畸形,外生殖器发育情况,阴蒂是否肥大,子宫及卵巢是否增大,子宫附件处有无包块或结节等。

四、治疗

引起闭经的原因复杂多样,有先天和后天因素,更有功能失调和器质性因素之分,因此治疗上要按照患病病因制订出不同的治疗方案,病因治疗和激素补充治疗相结合。全身治疗和心理调节对闭经患者十分必要。

五、护理评估

(一)健康史及相关因素

(1)了解有无先天性缺陷。

(2)详细询问月经史,包括初潮年龄、第二性征发育情况、月经周期经期、经量、闭经前月经情况、闭经期限及伴随症状等。

(3)了解有无精神因素、环境改变、体重增减、疾病及用药影响等诱因。

(二)症状体征

无月经或月经停止。

(三)辅助检查

了解妇科检查、子宫功能检查(诊断性刮宫、子宫输卵管碘油造影、子宫镜检查、药物撤退试验)、卵巢功能检查(基础体温测定、阴道脱落细胞检查、宫颈黏液结晶检查、激素测定、B超监测、卵巢兴奋试验)、垂体功能检查(血催乳素、FSH、LH 放射免疫测定、垂体兴奋试验及其他)等阳性结果。

(四)心理和社会支持状况

评估有无心理压力,患者常表现为情绪低落,对治疗和护理丧失信心。

六、护理诊断

(一)功能障碍性悲哀

功能障碍性悲哀与长期闭经及治疗效果不明显有关。

(二)焦虑

焦虑与不了解疾病发展结果,不了解诊断结果出现精神上的紧张,缺乏安全感有关。

(三)恐惧

恐惧与不了解检查方法和检查结果,使患者有风险感有关。

(四)自尊紊乱

自尊紊乱与不能正常每月经来潮而出现自我否定有关。

七、护理措施

(一)一般护理

(1)环境空气新鲜,整洁安静,避免强烈的噪声刺激。

(2)适当进行体育锻炼,增强体质。

(3)供给患者足够的营养。

(4)注意个人卫生,保持外阴清洁,防止感染。

(二)治疗护理

1.纠正全身健康情况

(1)增加营养,调配及增加维生素丰富食物。

(2)避免精神紧张,消除不良刺激。

(3)保持情绪稳定,对精神、神经不稳定者,可酌情使用自主神经阻断剂或精神安定剂。

2.病因治疗

找到引起闭经的器质性疾病给予恰当治疗。例如,结核性子宫内膜炎者即给予抗结核治疗。

3.激素治疗

对先天性卵巢发育不良或卵巢功能受损或破坏以致早衰者可用性激素替代疗法。一般应用性激素人工周期疗法。

(1)小剂量雌激素周期治疗。

(2)雌、孕激素序贯疗法。

(3)雌、孕激素合并治疗。

(4)诱发排卵,常用氯米芬、黄体生成激素释放激素(LHRH 或 GnRH)、HCG 和小剂量雌激素-孕激素序贯疗法。指导患者正确合理用药,向患者讲解性激素治疗的作用、具体用药方法、剂量及不良反应,帮助患者了解药物的撤退性出血。指导患者严格按医嘱准时服药,不能随意增量、减量或停药,并注意观察使用性激素后的不良反应。

4.情感支持

一些侵入性的检查操作会对人的整体感产生威胁,使患者有恐惧感,护士应给予情感上的支持。建立信任的护患关系,仔细耐心解说病情,消除心理压力,利于治疗。鼓励患者说出自己的感受及对疾病看法,并随时帮助患者澄清错误观念。

5.降低焦虑水平

评估患者的焦虑水平(程度)按低度、中度、重度和极重度分级;提供安全舒适的环境,与患者进行沟通交流;解释疾病可能的发生发展,进行知识宣教;指导应用放松疗法。

（王　旸）

第八节　阴道发育异常

一、定义

阴道发育异常患者在青春期前一般无症状,多在青春期因原发性闭经、腹痛、婚后性生活困难等原因就医时被确诊,常见的阴道发育异常包括先天性无阴道、阴道闭锁、阴道横隔和阴道纵隔。

二、病因

(一)先天性无阴道
双侧副中肾管发育不全,或双侧副中肾管尾端发育不良,多合并无子宫,或仅有痕迹子宫。

(二)阴道闭锁
尿生殖窦未参与形成阴道下段。

(三)阴道横隔
两侧副中肾管会合后的尾端与尿生殖窦相接处未贯通或部分贯通。

(四)阴道纵隔
两侧副中肾管会合后,其纵隔未消失或未完全消失。

三、临床表现

(一)先天性无阴道
患者一般无症状,多数为青春期后无月经来潮或婚后性交困难而就诊。极少数患者有发育正常的子宫,表现为青春期因宫腔积血而出现周期性下腹部疼痛。

(二)阴道闭锁
患者症状与处女膜闭锁相似,无阴道开口,但闭锁处黏膜表面色泽正常,亦不向外膨隆,直肠指诊扪及向直肠凸出的阴道积血包块,其位置较处女膜闭锁高。

(三)阴道横隔
患者一般无症状,横隔位于上段者,常于妇科检查时发现。位置较低者少见,多因性生活不满意而就医。

(四)阴道纵隔
绝大多数患者无症状,有些是婚后性交困难或潴留在斜隔盲端的积血继发感染后才诊断,另一些可能晚至分娩时产程进展缓慢才确诊。

四、治疗

(一)先天性无阴道

对准备有性生活的无子宫或只有痕迹子宫者,有短浅阴道者可先用机械扩张法。不适宜机械扩张或机械扩张无效者行人工阴道成形术。手术应在性生活开始前进行,以乙状结肠阴道成形术效果较好,其他方法包括游离皮瓣阴道成形术、羊膜阴道成形术、腹膜阴道成形术和外阴阴道成形术等。

子宫发育正常者,在初潮时即应行人工阴道成形术,同时引流宫腔积血,并将人工阴道与子宫相接以保留生育能力,子宫无法保留者应予切除。

(二)阴道闭锁

应尽早手术。术时应先切开闭锁段阴道,并游离积血下段的阴道黏膜,再切开积血包块,排净积血后,利用已游离的阴道黏膜覆盖创面。术后定期扩张阴道以防瘢痕挛缩。

(三)阴道横隔

一般应将横隔切开并切除其多余部分,最后缝合切缘以防粘连形成。术后短期放置模型防止瘢痕挛缩。若是分娩时发现横隔阻碍胎先露部下降,横隔薄者,当胎先露部下降至横隔处并将横隔撑得极薄时,将其切开后胎儿即能经阴道娩出;横隔厚者应行剖宫产。

(四)阴道纵隔

若斜隔妨碍经血排出或纵隔影响性交时,应将其切除,创面缝合以防粘连。若临产后发现纵隔阻碍胎先露部下降,可沿隔的中部切断,分娩后缝合切缘止血。

五、护理评估

(一)症状评估

绝大多数患者的症状为青春期后无月经来潮,极少数伴有周期性下腹痛,已婚者有性生活困难及不孕史。有些患者仅因为产程进展缓慢而确诊。

(二)身心状况

患者第二性征发育正常,绝大多数患者青春期前无症状,青春期后表现为无月经来潮、周期性下腹痛、性交困难或仅有产程进展缓慢。先天性无阴道的患者无阴道口或在阴道外口处有一浅窝;肛诊时未见子宫或仅有较小的始基子宫,极少数子宫发育正常者有宫腔积血时可扪及增大有压痛的子宫。阴道闭锁的患者直肠指诊扪及向直肠突出的阴道积血包块。

患者因原发性闭经、周期性下腹部疼痛或性交困难而感到紧张、恐惧。一旦确诊后,患者会感到自卑,已婚者会对丈夫及家庭产生负疚感;家庭成员也会难以接受患者不能生育的现实。护理人员应评估患者就诊时的心情、家庭支持状况等,已婚或准备结婚者要评估丈夫对生育的态度。

六、护理诊断

(一)急性疼痛

急性疼痛与宫腔积血、手术创伤或更换阴道模型有关。

(二)长期低自尊

长期低自尊与不能生育有关。

七、护理措施

(一)教会患者机械扩张方法

对于有短浅阴道选用机械扩张方法的患者应教会其正确使用阴道模型的方法。按顺序由小到大使用阴道模型局部加压扩张，逐渐加深阴道长度，直至能满足性生活要求为止。阴道模型夜间放置，日间取出，便于工作和生活。

(二)术前特殊准备

根据患者的年龄选择适当型号的阴道模型，并为患者准备两个以上的阴道模型及丁字带，消毒后备用。对游离皮瓣阴道成形术者，应准备一侧大腿中部皮肤，皮肤进行剃毛及消毒后，用无菌治疗巾包裹，以备术中使用。对于涉及肠道的手术如乙状结肠阴道成形术者应做好肠道的准备。其他术前准备同一般会阴部手术患者。

(三)术后护理

术后一般护理与会阴部手术相同。乙状结肠阴道成形术者应观察人工阴道的血运情况，分泌物的量、性状，有无感染，并控制首次排便时间。需使用阴道模型者应教会患者更换阴道模型的方法。患者第一次更换阴道模型时疼痛明显，需在更换前半小时用止痛药。应选择适当的型号，并在模型表面涂抹润滑剂，以减轻疼痛；阴道模型应每天消毒并更换。

(四)心理护理

某些患者及家属知道不能生育时，往往会感到绝望，护士应多与患者及家属沟通交流，讲解治疗的方式与效果，与患者、家属一起商讨手术方式，让患者、家属了解有关知识，让家属(特别是丈夫)了解疾病的发生、发展过程，积极面对现实，理解患者，并鼓励患者及家属参与手术方案的选择和制订过程。术后鼓励患者尽快恢复原来的学习和工作，积极参与集体活动，充分认识自己其他方面的才能，使其对今后的生活充满信心。

(王　旸)

第九节　子　宫　脱　垂

一、定义

子宫从正常位置沿阴道下降，子宫颈外口达坐骨棘水平以下，甚至子宫全部脱出阴道口外，称为子宫脱垂。常伴发阴道前、后壁膨出。

二、病因

(一)盆底组织薄弱，韧带过度松弛

1.产伤子宫脱垂

女性生殖器官由盆底肌肉和筋膜、提肛肌及子宫各韧带支持，包括宫颈主韧带、耻骨尿道韧带及子宫骶骨韧带等。盆底的骨骼肌、平滑肌及其致密的结缔组织，多数以会阴中心体为中心，构成一个坚固的盆底，在分娩时极度扩张。在急产、难产，以及分娩时宫口未开全，而过早的向下

屏气用力,均可使子宫支持组织过度伸展或撕裂,尤其是提肛肌。产时过度推压子宫底,或产程延长,过分保护会阴,可使韧带伸张受伤、肌肉过度伸展、肌纤维断裂,均导致子宫脱垂的发生。多数产妇随着产后休息而促使子宫复旧,在数周内恢复正常。产后早期进行适当活动和运动,有利于盆底肌肉张力的恢复,但产褥期过早体力劳动或久站、休息不好、营养不良等,均可影响盆底正常功能的恢复,而导致子宫脱垂。

2.卵巢功能衰退

老年妇女或哺乳时间过久的妇女,卵巢功能衰退,雌激素水平低落,或因某些原因切除卵巢、盆腔放疗,使卵巢功能衰退,均可导致生殖器官萎缩,组织弹性消失,支持组织退行性变、薄弱、松弛,而发生子宫脱垂。

3.先天性发育异常

先天性发育不良、生殖器官及盆底的支持组织薄弱,松弛无力,造成子宫脱垂。

4.体质因素

营养不良、体质衰弱、肌肉松弛及子宫结构不良,均是发生子宫脱垂的因素。

(二)腹腔内压力增加

(1)产褥期产妇喜仰卧位,久之,子宫易成后位,子宫轴与阴道轴方向一致,如长期从事站立劳动,腹压持续增大,压迫子宫,子宫即沿阴道方向下降而致脱垂。或产后蹲位劳动,如洗尿布,亦可使腹压增加,促使子宫脱垂。

(2)慢性支气管炎、慢性咳嗽、便秘,以及腹盆腔肿瘤、腹水等,增加腹腔内压力,可促使子宫脱垂的发生。

三、临床表现

(一)症状

子宫脱垂症状的轻重视子宫脱垂的程度及伴发周围脏器的膨出情况而定。通常轻度脱垂者可无症状或症状较轻,重度脱垂者则症状显著。

1.阴道内脱出块物

轻度子宫脱垂指宫颈位于阴道内,病情进展于久站、久蹲或大便用力后子宫脱出外阴口或阴道壁膨出于外阴口,经平卧休息后能自动回纳。膨出物随时间的进展越来越大,且不能自行回缩,需用手还纳。如果局部组织因血流淤滞而致水肿、肥大,严重时发生机械性障碍而使脱出物不能回纳。脱出外阴的子宫、阴道壁使行走时极感不适,少数严重者还可使患者无法行动而终日卧床。

2.下坠感及腰背酸痛

脱垂程度越重,下坠感也越剧烈,而且可有上腹部不适甚至恶心。

3.分泌物

阴道分泌物增加。

4.泌尿系统症状

子宫脱垂常伴有膀胱膨出,故可发生排尿困难、尿潴留、残余尿。排尿困难者膀胱内经常有残余尿,易引起膀胱感染而发生尿频、尿痛、尿急等症状。久而久之,感染向上蔓延,最终将损害肾脏,形成肾盂肾炎、肾盂输尿管积水,表现为肾区疼痛、腰痛等。

5.直肠症状

轻度直肠膨出者常不引起症状,重度直肠膨出者可有下坠感、腰酸、便秘、肠胀气或大便困难等症状。

(二)体征

(1)全身检查可有营养不良、体质虚弱。

(2)行妇科检查时,嘱患者向下屏气用力,于腹压增加时检查子宫脱垂的程度。①Ⅰ度轻:子宫颈距离处女膜缘<4 cm,但未达到处女膜缘。②Ⅰ度重:子宫颈已达处女膜缘,但未超过该缘,于阴道口可见到子宫颈。③Ⅱ度轻:子宫颈已脱出阴道口外,但宫体仍在阴道内。④Ⅱ度重:子宫颈及部分宫体已脱出于阴道口外。⑤Ⅲ度:子宫颈及子宫体全部脱出于阴道口外。

(3)阴道前后壁膨出。

(4)张力性尿失禁的检查与分类:让患者屏气或咳嗽,同时注意有无尿液自尿道口流出,如有,再用食、中指压迫尿道两侧重复上述动作,无尿溢出,表示有张力性尿失禁。尿失禁分类法如下。①Ⅰ级:休息情况下用力屏气时发生尿失禁。②Ⅱ级:行走、登高或突然改变体位时发生尿失禁。③Ⅲ级:卧床时有尿失禁。

四、治疗

除非合并张力性尿失禁,无症状者不需要治疗,有症状者采取保守治疗或手术治疗,治疗方案应个体化。治疗应以安全、简单和有效为原则。

(一)非手术治疗

包括一般支持治疗及子宫托治疗。适用于轻型子宫脱垂、年老不能耐受手术或需要生育的患者。

1.一般支持疗法

包括加强营养,合理安排休息和工作,避免重体力劳动,保持排便通畅,积极治疗引起腹压增加的疾病,盆底肌肉锻炼,绝经后女性补充雌激素。

2.子宫托治疗

用子宫托治疗子宫脱垂是利用子宫托的支撑作用,使脱垂的子宫上升至阴道内,从而改善盆底组织血液循环,达到病情好转。

(二)手术治疗

目的是消除症状,修复盆底支持组织。应根据患者的年龄、脱垂程度、生育情况、全身状况选择手术方式。

(1)阴道前后壁修补术适用于Ⅰ度、Ⅱ度阴道前、后壁脱垂的患者。

(2)阴道前后壁修补术加主韧带缩短及宫颈部分切除术适用于年龄较轻、宫颈延长,希望保留子宫的Ⅰ度、Ⅱ度子宫脱垂伴有阴道前、后壁脱垂的患者。

(3)经阴道子宫全切除及阴道前后壁修补术适用于Ⅰ度、Ⅱ度子宫脱垂伴有阴道前、后壁脱垂、年龄较大、不需要保留子宫的患者。

(4)阴道纵隔形成术适用于年老体弱不能耐受大手术、不需要保留性能力者。

(5)阴道、子宫悬吊术通过缩短圆韧带,或利用生物材料制成各种吊带悬吊子宫和阴道。

五、护理评估

(一)健康史

询问患者有无腰骶部酸痛和下坠感,若有,应询问其严重程度,在久站、下蹲、行走与劳动时是否会加重,并询问与月经的关系。询问患者既往生育史,是否有滞产、产伤病史。同时,还应评估患者其他系统健康状况。

(二)身体状况

了解患者有无下腹部坠胀、腰痛症状,是否有排尿便困难,阴道肿物脱出。是否在用力蹲下、增加腹压时,上述症状加重,甚至出现尿失禁,但卧床休息后症状减轻。

(三)心理-社会状况

由于长期的子宫脱出使患者行动不便,不能从事体力劳动,排便排尿异常导致其烦恼的心理反应;严重者性生活受到影响,患者出现焦虑,情绪低落;因保守治疗效果不佳而悲观失望,不愿与他人交往。

六、护理诊断

(一)焦虑

焦虑与长期子宫脱垂影响正常的生活有关。

(二)疼痛

疼痛与牵拉韧带、宫颈及阴道壁溃疡有关。

(三)尿潴留/尿失禁

尿潴留/尿失禁与脱垂的子宫压迫膀胱颈有关。

七、护理措施

(一)一般护理

1.加强营养

增强体质,帮助患者选择食物,使其摄入相当量的碳水化合物、脂肪、蛋白质、维生素、矿物质、电解质以及微量元素以维持正常的新陈代谢功能。

2.防止便秘

从心理上和生理上帮助患者建立正常的排便形态。如摄入足够的液体、高纤维素食物(如粗粮、粗纤维蔬菜包括芹菜和韭菜)等。

3.肛提肌锻炼

适合不严重的患者,利用盆底有关肌肉的运动锻炼,增加其张力,最终达到功能恢复。具体方法:用力一收一缩肛门,每次连续进行 10 分钟左右,每天数次,第一次锻炼应在起床前进行。有压力性尿失禁者,每次排尿时,有意识地停顿排尿动作数次,并使之形成习惯,对加强肛提肌的张力,甚为有益。注意事项:治疗期间及治疗结束后 3 个月内,应注意休息及避免重体力劳动和不适当的家务劳动体位(如蹲位)。

(二)治疗护理

1.非手术治疗

以子宫托治疗为主,这种治疗简便、安全、有效、经济。一般适用于Ⅰ度重、Ⅱ度轻的子宫脱垂,体弱或因其他疾病不能耐受手术者。其他的非手术治疗有中药口服、肌内注射(如宫旁注射中药治疗)、局部熏洗等。

2.手术治疗

适应证为保守治疗无效者,或Ⅱ度重、Ⅲ度子宫脱垂,应根据患者的年龄、生育要求及全身健康情况选择适当的手术方式。常用的手术方式:①阴道前、后壁修补术加缩短主韧带及子宫颈部分切除术;②阴道子宫全切除及阴道前、后壁修补术;③阴道前、后壁修补术;④阴道纵隔形成术。

(王　旸)

第十节　尿　瘘

一、定义

尿瘘是指生殖器与泌尿系统之间形成异常通道。

二、病因

(一)产伤

主要由于滞产、胎头长时间压迫导致组织坏死。一般在分娩1周内形成大小不等的瘘孔,亦可因难产、阴道手术造成膀胱损伤。子宫破裂可并发膀胱损伤,或剖宫产手术切口撕裂延长累及膀胱,手术中疏忽,未予处理而形成尿瘘。

(二)妇科手术损伤

经腹或阴道进入盆腔的妇科手术。遇严重盆腔炎症粘连,或生殖器官肿瘤(子宫、卵巢或阔韧带内肿瘤)、子宫脱垂等使盆腔邻近器官的解剖关系变异,则在施行全子宫切除或广泛性子宫切除术,损伤输尿管或膀胱,损伤未被发现或虽发现修补愈合不佳,而形成输尿管阴道瘘或膀胱阴道瘘。子宫颈癌根治手术时,游离输尿管、损伤其外鞘,也可致输尿管壁缺血、坏死,尤其在术后、腹膜后有感染的情况下,更易造成输尿管阴道瘘。瘘多发生在输尿管远侧端,或接近输尿管膀胱结合部。可能有几个瘘孔沿阴道断端与阴道腔相通,且无例外地有输尿管狭窄。

(三)肿瘤

侵蚀或放疗损伤子宫颈癌晚期自阴道穹隆向膀胱侵蚀,可形成膀胱阴道瘘。可能在诊断癌症时已出现,或在放疗后,肿瘤组织坏死、皱缩、瘢痕形成后出现。瘘管一般位于膀胱三角区或紧靠其上方,亦可伴有输尿管梗阻。子宫颈癌放疗后,其周围的组织发生持久反应,产生闭塞性末梢血管炎,引起瘢痕形成、组织固定及血液供应减少。尤其较大肿块放射量较大时,瘘管形成的危险性增加。放疗结束至瘘管发生平均18个月,亦有间隔几年的报道。因此,有些癌症虽获得根治,但瘘管发生的危险性仍持续存在。

(四)其他

阴道内放置腐蚀性药物(如治疗阴道炎)使局部组织被腐蚀坏死、溃烂,最终形成瘘。阴道内长期放置子宫托、嵌顿、组织受压缺血、坏死而致尿瘘。

三、临床表现

(一)漏尿

主要症状为患者不能自主排尿,尿液不断由阴道流出。分娩时所致尿瘘多在产后3～7天开始漏尿。术时直接损伤者术后即有漏尿。其表现因瘘孔的大小而略有不同,有的尿液日夜外溢,有的侧卧或平卧时漏尿,有的除能自主排尿外,同时有尿液不自主地自阴道流出。

(二)外阴瘙痒和疼痛

局部刺激、组织炎症增生及感染和尿液刺激、浸渍,可引起外阴部痒和烧灼痛,外阴呈皮炎改变。若一侧输尿管下段断裂而致阴道漏尿,由于尿液刺激阴道一侧顶端,周围组织引起增生,盆腔检查可触及局部增厚。

(三)尿路感染

伴有膀胱结石者多有尿路感染,出现尿频、尿急、尿痛症状。

(四)闭经

不少患者长期闭经或月经稀发,其原因尚不清楚,可能与精神创伤有关。

(五)性交困难及不孕

阴道狭窄可致性交障碍,并可因闭经和精神抑郁导致不孕症。

四、治疗

目前尿瘘治疗的主要手段是手术,但由于致瘘原因不同、情况各异。非手术治疗适合分娩或手术1周后出现的膀胱阴道瘘、手术1周后出现的输尿管阴道瘘、直径较小的膀胱阴道瘘,对于年老体弱、不能耐受手术的患者也可以采用非手术治疗。

在术前应进行评估,给予个体化处理。确定尿瘘性质、部位、类型、选择适当的手术时机。根据瘘孔类型、性质、大小选择术式。原则是首选简单术式,不要任意扩大手术范围及手术时间,防止感染。

五、护理评估

(一)健康史

了解患者有无难产、阴道助产及盆腔手术史。通过询问病史,了解患者的既往史,尤其与肿瘤、结核、接受放疗等相关病史。详细了解患者漏尿的时间、有无自控排尿。

(二)身体状况

询问患者漏尿的症状及表现形式,评估外阴部、臀部有无皮损,其面积的大小、涉及的范围,有无溃疡、瘙痒、灼痛、行走不便。

(三)心理-社会状况

由于漏尿,患者身体发出异常的气味,患者表现为不愿意出门,与他人接触交往减少,常伴有无助感,心理上出现自卑、失望等。了解患者及家属对漏尿的感受,有助于缓解负性的情感。

六、护理诊断

(一)皮肤完整性受损

皮肤完整性受损与尿液刺激外阴导致皮炎有关。

(二)身体意象紊乱

身体意象紊乱与长期漏尿引起巨大精神压力有关。

(三)社交孤立

社交孤立与长期漏尿,不愿与人交往有关。

七、护理措施

(一)一般护理

指导患者保持外阴部清洁、干燥,鼓励患者多饮水。由于漏尿,很多患者为了减少排尿,往往自己限制饮水量,造成对皮肤刺激更大的酸性尿液,而多饮水可达到稀释尿液,减少对皮肤的刺激作用,还能起到自身冲洗膀胱的目的。护理人员应向患者解释限制饮水的危害,指导患者每天饮水不少于 3 000 mL。

(二)治疗护理

1.术前护理

除按外阴、阴道手术术前常规准备外,有外阴湿疹、溃疡者,需治疗待痊愈后再行手术。老年妇女或闭经者,术前1周给予雌激素口服,促使阴道上皮增生,有利于术后伤口的愈合。有尿路感染者应先遵医嘱控制感染后,再行手术。

2.术后护理

术后护理是手术能否成功的关键,除按外阴、阴道手术术后一般护理外,还应注意以下事项。①术后体位,应根据患者瘘孔位置决定,原则上是使瘘孔处于高位,减少尿液浸渍感染。瘘孔在侧面者可采取健侧卧位;膀胱阴道瘘若瘘孔在后底部,应采取俯卧位;由于患者手术后俯卧位会压迫伤口,而又难以保持一种姿势时,多采用侧卧位与平卧位交替进行。②尿管护理,术后保留尿管或耻骨上膀胱造瘘 10～14 天,注意固定尿管,保持引流通畅,发现阻塞及时处理。尿管拔除后协助患者每1～2 小时排尿 1 次,以后逐步延长排尿时间。③术后遵医嘱给予抗生素,每天补液 2 500～3 000 mL,鼓励患者多饮水,稀释尿液,防止发生血尿或尿液浓缩沉积过多形成结石。④术后加强盆底肌锻炼,预防咳嗽和便秘等使腹压增加的因素。

(三)心理护理

关心体贴患者,理解患者因疾病所导致的不良心理反应和痛苦,耐心讲解尿瘘相关知识,回答患者所提出的各种问题,消除其思想顾虑。

(王 旸)

第十一节 粪 瘘

一、定义

粪瘘指生殖道与肠道间的异常通道,常见为直肠阴道瘘。

二、病因

多因难产时胎头滞留在阴道内,阴道后壁及直肠受压,使局部组织缺血、坏死、脱落而形成瘘;会阴裂伤未缝合,缝合后未愈合,或会阴切开缝合时,缝线穿透直肠黏膜而未被发现,感染后形成直肠阴道瘘。

三、临床表现

(一)症状

(1)大便及气体不自主地由阴道排出,腹泻时尤甚。

(2)若瘘孔小且部位高时,大便可积于阴道中。

(3)外阴皮炎。

(二)体征

妇科检查见大的瘘孔可在阴道窥诊时见到或触诊时证实。小的瘘孔往往在阴道后壁见到一鲜肉芽组织,插入子宫探针,另一手手指伸入肛门,手指与探针相遇。

四、治疗

粪瘘的治疗为手术修补。修补效果比尿瘘佳。其损伤后自愈的机会也比尿瘘多。新鲜创伤(如手术或外伤),应立即进行修补,陈旧性粪瘘,如为部位较高的直肠阴道瘘,则按尿瘘修补的原则方法及手术需求,分离瘘孔的周边组织,使阴道壁与直肠壁黏膜分离,先缝直肠壁(不透黏膜),后缝合阴道壁。如直肠阴道壁近于肛门,则首先从正中剪开肛门与瘘孔之间的阴道直肠壁,使会阴三度裂伤再行修补。

如系粪瘘与尿瘘两者并存,宜同时修补。如粪瘘较大,或瘢痕组织较多,估计手术困难者可先做腹壁结肠造瘘及尿瘘修补,待尿瘘愈合后,间隔4周,再进行粪瘘修补。成功后再使造瘘的结肠复位。

直肠阴道瘘的瘘孔巨大,瘢痕组织过多,瘘孔经多次修补失败,可考虑做永久性人工肛门手术。

五、护理评估

(一)病史

重点收集患者生育史,了解患者有无因头盆不称、难产、第二产程延长、阴道助产、盆底组织撕裂伤、盆腔损伤、子宫托放置不当等病史。了解其他病史,尤其与肿瘤、结核、放疗等相关病史。分析粪瘘与手术、分娩的关系,找出患者发生粪瘘的原因。详细了解患者粪瘘的程度,有无合并尿痛、性交困难及月经稀发、闭经等。

(二)身体评估

询问粪瘘的症状,瘘孔小者,阴道内可无粪便污染,但肠内气体可自瘘孔经阴道排出,稀便时则从阴道流出。瘘孔大者,成形粪便可经阴道排出,稀便时呈持续外流。阴道检查、直肠指检等方法了解瘘孔的位置和大小。瘘孔小,不易发现的瘘孔可以进行钡剂灌肠检查。患者可能有外阴糜烂,感灼痛、刺痒,行动不便。

(三)心理社会评估

由于漏粪及身体异味,给患者生活带来诸多不便,患者不能或不愿出门、与他人交往减少,社交孤立,感到无助。患者性生活可能受到影响,严重影响夫妻感情。由于疾病长期折磨,治疗效果不佳,长期承受肉体和精神折磨,易产生悲观、孤独和无助感。重点评估疾病对患者日常生活带来的影响,患者家属及配偶对疾病的看法。

六、护理诊断

(一)皮肤完整性受损
皮肤完整性受损与长期受粪便刺激和浸渍有关。

(二)长期自我贬低
长期自我贬低与长期承受肉体与精神折磨有关。

(三)感染的危险
感染与患者抵抗力降低和原病灶感染未控制有关。

七、护理措施

(一)一般护理
指导患者保持外阴部清洁、干燥、鼓励患者多饮水。护理人员应该积极向患者解释产生粪瘘的原因及治疗方法以解除患者的心理压力。

(二)术前护理
(1)按妇科腹部、阴部手术前护理。

(2)加强外阴护理。术前1周用1:5 000高锰酸钾水坐浴,每天2次,每次20～30分钟,保持外阴及肛周清洁干燥。外阴及肛周有皮炎时,可上药治疗。

(3)术前3天肠道准备,甲硝唑每天服1.0 g,环丙沙星0.2 g,每天3次,进无渣半流食3天,高热量流质饮食2天,术前禁食1天。

(4)术前1天晨番泻叶3 g茶饮,晚灌肠1次,术日晨清洁灌肠及阴道冲洗1次。

(5)备皮范围:外阴、肛周及大腿内下1/3处。

(三)术后护理
(1)同尿瘘。

(2)患者取半卧位。

(3)术后进无渣流食,排气后改无渣半流食。

(4)保留尿管5～7天,保持局部清洁。敷料浸湿及时更换,会阴护理每天2次。术后服复方樟脑酊2 mL,每天3次,共7天,控制大便。7天后番泻叶茶饮或液状石蜡30 mL顿服。软化大便,术后1～2个月不能有干大便。

(5)给予广谱抗生素预防和控制感染。

(四)心理护理
关心体贴患者,理解患者因疾病所导致的不良心理反应和痛苦,耐心讲解粪瘘相关知识,回答患者所提出的各种问题,消除其思想顾虑。

（王　旸）

第九章

骨科护理

第一节 肱骨髁上骨折

肱骨髁上骨折指在肱骨干与肱骨髁交界处发生的骨折。多发生于 10 岁以下儿童。易损伤神经和血管,导致前臂缺血性肌挛缩,引起爪形手畸形。

一、病因与发病机制

(一)伸直型骨折

肘关节处于过伸位跌倒时,手掌着地,暴力经前臂向上,加上身体前倾,向下产生剪式应力,尺骨鹰嘴向前的杠杆力,使肱骨干与肱骨髁交界处发生骨折。骨折远端向后上移位,近折端向前下移位,尺神经、桡神经可因肱骨髁上骨折的侧方移位受伤。

(二)屈曲型骨折

此型较少见,由间接暴力引起。跌倒时,肘关节屈曲,肘后方着地,暴力向上传导至肱骨下端,导致髁上屈曲型骨折。较少合并血管和神经损伤。

二、临床表现

肘部明显疼痛、肿胀、皮下瘀斑和功能障碍,伸直型骨折肘部向后突出,近折端向前移,并处于半屈位。局部明显压痛,有骨摩擦音及假关节活动,与肘关节脱位相比较肘后三角关系正常。如果合并有正中神经、尺神经、桡神经、肱动脉损伤,则出现前臂和手相应的神经支配区的感觉减弱或消失,及相应的功能障碍。如复位不当可致肘内翻畸形。

三、实验室及其他检查

肘部正、侧位 X 线片可以明确骨折部位、类型、移位方向,为选择治疗方法提供依据。

四、诊断要点

根据 X 线片和受伤病史可以明确诊断。

五、治疗

(一)手法复位外固定

若受伤时间短,血液循环良好,局部肿胀不明显者,可行手法复位后外固定。给予局部麻醉或臂丛神经阻滞麻醉。在持续牵引下,行手法复位,使患肢肘关节屈曲 60°～90°给予后侧石膏托固定 4～5 周,X 线片证实骨折愈合良好,即可拆除石膏。

(二)持续牵引

对于手法复位不成功,受伤时间较长,肢体肿胀明显者,可行尺骨鹰嘴牵引,牵引重量 1～2 kg,牵引时间控制在 4～6 周。

(三)手术复位

对于骨折移位严重,手法复位失败,有神经、血管损伤者,采取手术复位。复位方法有经皮穿针内固定、切开复位内固定。

六、护理

(一)保持有效的固定

观察固定的屈曲角度,离床活动时要用三角巾悬吊患肢于胸前。发现固定体位改变时,要及时给予纠正。

(二)严密观察

重点观察患肢的血液循环、感觉、活动情况,以利于及时发现外伤后肱动脉、正中神经、尺桡神经的损伤。

(三)康复锻炼

复位固定后当天可做握拳、屈伸手指练习,1 周后可做肩部主动活动,并逐渐加大运动幅度。3 周后去除外固定,可做腕、肘、肩部的屈伸练习。伸直型骨折注意恢复屈曲活动,屈曲型骨折注意恢复增加伸展活动。

(曾超情)

第二节 尺桡骨干双骨折

尺桡骨干双骨折可由直接暴力、间接暴力、扭转暴力引起,青少年多见,占各类骨折的 6%。

一、病因与发病机制

(一)直接暴力

由重物打击、机器或车轮的直接碾压,导致同一平面的横形或粉碎性骨折。

(二)间接暴力

跌倒时手掌着地,暴力通过腕关节向上传导,暴力作用首先使桡骨骨折。若暴力较强,则通过骨间膜向内下方传导,可引起低位尺骨斜形骨折。

(三)扭转暴力

跌倒时前臂旋转、手掌着地,或手遭受机器扭转暴力,导致不同平面的尺桡骨螺旋形骨折或斜形骨折。可并发软组织撕裂、神经血管损伤,或合并他处骨折。

二、临床表现

伤侧前臂出现疼痛、肿胀、成角畸形及功能障碍,主要不能进行旋转活动。局部明显压痛,严重者出现剧痛、患肢肿胀、手指屈曲。可扪及骨折端、骨摩擦感及假关节活动。听诊骨传导音减弱或消失。严重者可发生骨筋膜室综合征。

三、实验室及其他检查

正位及侧位 X 线片可见骨折的部位、类型及移位方向,及是否合并有桡骨头脱位或尺骨小头脱位。

四、诊断

可依据临床检查、X 线正侧位片确诊。

五、治疗

(一)手法复位外固定
可在局部麻醉或臂丛神经阻滞麻醉下进行,重点是矫正旋转移位,恢复骨膜紧张度,紧张的骨间膜牵动骨折端复位。复位成功后,用小夹板或石膏托固定。

(二)切开复位内固定
不稳定骨折或手法复位失败者倾向于切开复位,螺钉钢板或髓内针内固定术治疗。

六、护理

(一)保持有效的固定
注意观察石膏或夹板是否有松动和移位。

(二)维持患肢良好血液循环
术后抬高患肢,观察患肢皮肤的颜色、温度、有无肿胀及桡动脉搏动情况。如出现剧痛,手部皮肤苍白、发凉、麻木,被动伸指疼痛,桡动脉搏动减弱或消失等表现时,提示骨筋膜室综合征的发生。如有缺血表现,立即通知医师处理。

(三)康复锻炼
术后 2 周开始练习手指屈伸活动和腕关节活动。4 周后开始练习肘、肩关节活动。8 周后 X 线片证实骨折愈合后,可进行前臂旋转活动。

(孟 倩)

第三节 桡骨远端骨折

桡骨远端骨折(Colles 骨折)指距桡骨远端关节面 3 cm 内的骨折,占全身骨折的 6.7%～11%,多见于有骨质疏松的中老年人。

一、病因与发病机制

多由间接暴力引起,通常跌倒时腕关节处于背伸位、手掌着地、前臂旋前,应力由手掌传导到桡骨下端发生骨折。骨折远端向背侧及桡侧移位。

二、临床表现

骨折部疼痛、肿胀,可出现典型畸形,由于骨折远端向背侧移位,侧面看呈"银叉"畸形,骨折远端向桡侧移位,并有缩短桡骨茎突上移畸形,正面看呈"枪刺刀样"畸形(见图9-1)。检查局部压痛明显,腕关节活动障碍,皮下出现瘀斑。

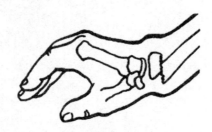

图 9-1　骨折后典型移位

三、实验室及其他检查

X线片可见骨折端移位表现有桡骨远骨折端向背侧移位、远端向桡侧移位、骨折端向掌侧成角。可同时有下尺桡关节脱位及尺骨茎突撕脱骨折。

四、诊断要点

根据X线检查结果和受伤史可明确诊断。

五、治疗

(一)手法复位外固定

局部麻醉下手法复位后,用超过腕关节的小夹板固定或石膏夹板在屈腕、尺偏位固定2周,消肿后,腕关节中立位继续用小夹板或改用前臂管型石膏固定。

(二)切开复位内固定

严重粉碎性骨折有明显移位者,桡骨下端关节面破坏;手法复位失败,或复位后不能维持固定者,应切开复位,用松质骨螺钉或钢针固定。

六、护理

(一)保持有效的固定

骨折复位固定后不可随意移动位置,注意维持骨折远端旋前、掌曲、尺偏位。避免腕关节旋后或旋前。肿胀消除后要及时调整石膏或夹板的松紧度。

(二)密切观察患肢血液循环情况

如有无腕部肿胀、疼痛、颜色异常、皮温降低等。

(三)康复锻炼

复位当天或手术后次日可做肩部的前后摆动练习,2天后可做肩肘部的主动活动。2周后可进行手和腕部的抗阻力练习。后期做腕部的主动屈伸练习和前臂的旋前、旋后牵引练习。

(刘　琴)

第四节 股骨粗隆间骨折

一、基础知识

(一)解剖生理

股骨粗隆间骨折也叫转子间骨折,是指发生在大小粗隆之间的骨折。股骨大粗隆呈长方形,罩于股骨颈后上部,它的后上面无任何结构附着,由直接暴力引起骨折机会较大。小粗隆在股骨干之后上内侧,在大粗隆平面之下,髂腰肌附着其上。股骨粗隆部的结构主要是骨松质,老年时变得脆而疏松,易发生骨折,其平均年龄较股骨颈骨折还要高。骨折多沿粗隆间线由外上斜向小粗隆,移位多不大。由于该部周围有丰富的肌肉层,血运丰富,且骨折的接触面大,所以容易愈合,极少发生不愈合或股骨头缺血性坏死。但复位不良或负重过早常会造成畸形愈合,较常见的为髋内翻,并由于承重线的改变,可能在后期引起患侧创伤性关节炎。

(二)病因

股骨粗隆间骨折,多为间接外力损伤,好发于 65 岁以上老人,由于年老肝肾衰弱,骨质疏松变脆,关节活动不灵,应变能力较差,突遭外力身体失去平衡,仰面或侧身跌倒,患肢因过度外旋或内旋,或内翻而引起;或下肢于固定情况下,上身突然扭旋,以及跌倒时大粗隆与地面碰撞等扭旋、内翻和过伸综合伤所致。

(三)分型

股骨粗隆间骨折,根据损伤机制、骨折线的走行方向和骨折的局部情况,可分为顺粗隆间型、反粗隆间型和粉碎型骨折三种,其中以顺粗隆间型骨折最为多见。根据骨折后的移位情况,可分为无移位型和移位型两种,而无移位型骨折较为少见。根据受伤时间长短,可分为新鲜性和陈旧性骨折两种。

(四)临床表现

肿胀、疼痛、功能受限,有些可沿内收大肌和阔筋膜张肌向下、后出现大片瘀斑,患肢可有程度不等的短缩,多有明显外旋畸形。X 线检查可明确骨折的类型和移位程度。

二、治疗原则

(一)无移位骨折

无须整复,只需在大粗隆部外贴接骨止痛的消定膏,患肢固定于 30°～40°外展位,或配合皮牵引。6 周左右骨折愈合后,可扶拐下床活动。

(二)顺粗隆间型骨折

手法整复,保持对位,以 5 kg 重量皮肤或胫骨结节牵引,维持患肢于 45°外展位,6 周后酌情去除牵引,扶拐下床活动。此型骨折也可用外固定器固定,固定后根据患者全身情况,1 周后下床扶拐活动,2～3 个月 X 线检查骨折愈合后,去除固定。

(三)粉碎性粗隆间骨折

手法复位后以胫骨结节或皮肤牵引,维持肢体于外展 45°位 8～10 周,骨折愈合后去除牵引,扶拐下床活动。

(四)反粗隆间型骨折

手法复位后采用股骨髁上或胫骨结节牵引,以 5~8 kg 重量,维持肢体于外展 45°位,固定 10 周左右,骨折愈合后去除牵引,扶拐下床活动。

(五)陈旧性粗隆间骨折

骨折时间 1 个月左右,全身情况允许,可在麻醉下进行手法复位,用胫骨结节或股骨髁上牵引,重量 6~8 kg,维持患肢外展 45°位,6~8 周骨折愈合后,去除牵引,扶拐下床活动。

三、护理

(一)护理要点

1.股骨粗隆间骨折

股骨粗隆间骨折多见于老年人,感觉及反应都比较迟钝,生活能力低下,并且有不少老年人合并有其他疾病,如心脏病、高血压、糖尿病、脑血栓、偏瘫、失语、大小便失禁、气管炎、哮喘病等。因此,护理人员首先应细致地观察、了解病情,给予及时适当的治疗和护理,同时要加强基础护理,预防肺炎、泌尿系统感染、压疮等并发症的发生。

2.牵引固定

应严密观察患者体位摆放是否正确,应保持患肢外展中立位,切忌内收,保持有效牵引。

(二)护理问题

有发生髋内翻的可能。

(三)护理措施

1.一般护理措施

(1)创伤骨折、外固定过紧、压迫、伤口感染等均可引起疼痛,针对引起疼痛的不同原因对症处理,对疼痛严重而诊断已明确者,在局部对症处理前可应用吗啡、哌替啶、布桂嗪、曲马多等镇痛药物,减轻患者的痛苦。

(2)适当抬高患肢,如无禁忌应及早恢复肌肉、关节的功能锻炼,促进损伤局部血液循环,以利于静脉血液及淋巴液回流,防止、减轻或及早消除肢体肿胀。

(3)突然的创伤刺激及较重的伤势,可能会遗留较严重的肢体功能障碍或丧失,患者会有焦虑、恐惧、忧郁、消沉、悲观失望等应激的心理反应,要有针对性地进行医疗卫生知识宣教,及时了解患者的思想情绪波动,通过谈心、聊天,有的放矢地进行心理护理。

(4)有些骨折的老年患者合并有潜在的心脏病、高血压、糖尿病等疾病,受到疼痛刺激后,可能诱发脑血管意外、心肌梗死、心脏骤停等意外的发生,应予以密切观察,以防发生意外。

(5)加强营养,提高机体的抗病能力,对严重营养缺乏的患者可从静脉补充脂肪乳剂、氨基酸、人血清蛋白等。

(6)股骨粗隆间骨折因牵引、手术或保持有效固定的被迫体位,长期不能下床,导致生活自理能力下降。应从生活上关心体贴患者,以理解宽容的态度主动与患者交往,了解生活所需,尽量满足患者的要求,并引导患者做一些力所能及的事,以助于锻炼和增强信心,并告诫患者力所不及的事不要勉强去做,以免影响体位,引起骨折错位。

(7)因疼痛、恐惧、焦虑、对环境不熟悉、生活节奏被打乱等常导致患者失眠,应同情、关心、体贴患者,消除影响患者情绪的不良因素,使者尽快适应医院环境。避免一切影响患者睡眠的不良刺激,如噪声、强光等,为患者创造一个安静舒适的优良环境,鼓励患者适当娱乐,分散患者对疾病的注意力。

(8)注意观察伤口情况,伤口疼痛的性质是否改变,有无红肿、波动感。对于伤口污染或感染严重的,应根据情况拆除缝线敞开伤口、中药外洗、抗生素湿敷等。定期细菌培养,合理有效使用抗生素,积极控制感染。

(9)保持病室空气新鲜,温湿度适宜,定期紫外线消毒,预防感染。鼓励患者做扩胸运动、深呼吸、拍背咳痰、吹气球等,以改善肺功能,预防发生坠积性肺炎。保持床铺平整、松软、清洁、干燥、无皱褶、无渣屑。经常为患者温水擦浴,保持皮肤清洁。每天定时按摩骶尾部、膝关节、足跟等受压部位,预防压疮发生。督促患者多饮水,便后清洗会阴部,预防泌尿系统感染。多食新鲜蔬菜和水果,以防发生胃肠道感染和大便秘结。鼓励患者及早进行正确的活动锻炼,如肌肉的等长收缩、关节活动,辅以肌肉按摩,指导髌骨以及关节的被动活动,以促进血液循环、维持肌力和关节的正常活动度,以防止发生肌肉萎缩、关节僵硬、骨质疏松等并发症。

2.股骨粗隆间骨折的特殊护理

(1)早期满意的整复和有效固定是防止发生髋内翻畸形的关键。因此,在整复对位后应向患者说明保持正确体位的重要性和必要性,以取得他们的配合。

(2)保持患肢外展、中立位,切忌内收,保持有效牵引,预防内收肌牵拉引起髋内翻畸形。

(3)为了防止患肢内收,应将骨盆放正,必要时进行两下肢同时外展中立位牵引,预防髋内翻畸形。

(4)牵引或外固定解除后,仍应保持患肢外展位,避免过早离拐。应在 X 线片检查骨折已坚固愈合后,方可弃拐负重行走。

（朱晓霞）

第十章

康复科护理

第一节　康复护理程序

一、康复护理评估

评估是指有目的地、系统地收集资料。此步骤在康复护理程序中很关键,是顺利进行康复护理工作的基础和制定护理计划的重要依据。评估阶段包括收集资料、整理分析资料和资料的记录。

(一)康复护理评定的作用

康复功能评定是康复治疗的基础,客观地、准确地评定功能障碍的性质、部位、范围、程度、发展趋势和预后,为制定康复治疗原则、计划奠定科学、合理依据。工作中又分初期、中期、末期评定,评定的项目和内容主要包括躯体方面、精神方面、言语方面和社会方面四大方面的功能。

康复评定不同于临床医学的疾病诊断,它不是寻找疾病的病因和论断,而是客观地评定功能障碍的性质、部位、严重程度、发展趋势、预后和转归。

康复护理评定是一个反馈过程,通过评定可以为提出护理诊断提供依据,了解护理计划、实施护理活动的效果以及患者的康复进展情况。利用康复评定我们可以检验原有康复计划的有效性,为下一个护理计划的制定提供新的起点。

(二)康复护理评定的要求

康复护理评定的方法很多,无论是仪器评定还是非仪器评定都要求有足够的准确性和可靠性,也就是要求评定的方法具有一定的效度、信度、灵敏度和统一性。

1.效度

效度又称准确性,是指一种评定方法的评定结果与评定目的的符合程度。

2.信度

信度又称可靠性,是指评定方法的可重复性和稳定性。

3.灵敏度

进行评定时选择的评定方法应该能敏感的反应评定的内容,也就是能够灵敏地反映出评定内容的微小变化。

4.统一性

统一性是指选择的评定内容和方法要有全国甚至全世界统一的标准,这样可以比较治疗的效果,便于经验的交流。

(三)康复护理评定分类

1.分类

(1)残疾评定。

(2)运动功能评定。

(3)感觉功能评定。

(4)日常生活活动功能评定。

(5)言语评定。

(6)心血管功能评定。

(7)呼吸功能评定。

(8)心理评定。

2.残疾评定

根据 WHO 的国际病损、失能、残障分类,已被世界各国康复医学界所普遍采用。此标准根据残疾的性质、程度及日常生活的影响,把残疾分为病损、失能和残障3类。

(1)病损:病损是指由于各种原因造成患者身体的结构、功能以及心理状态的暂时或永久性的异常或丧失,影响个人的正常生活、学习或工作,但仍能生活自理。病损可以理解为器官或系统水平上的功能障碍,即它对患者的某个器官或系统的功能有较大影响,从而影响患者功能活动,生活和工作的速度、效率、质量,而对整个个体的独立影响较小。

(2)失能:失能是指患者身体结构、功能及心理状态的缺损较严重,以至于使按照正常方式进行独立的日常生活活动、工作或学习的能力减弱或丧失。失能应被理解为个体水平的能力障碍。

(3)残障:残障是指患者的功能缺陷及个体能力障碍严重,以致限制或妨碍了患者正常的社会活动、交往及适应能力。残障是社会水平的障碍。

(四)康复护理评定方法

1.收集资料

(1)资料的来源:①资料的主要来源是康复对象。②与康复对象有关人员,如亲属、朋友、邻居、同事、其他医务人员。③有关文字记录,如病案、各种检查、检验报告、既往健康检查记录、儿童预防接种记录以及查阅的文献等。

(2)资料的种类。①主观资料:指康复对象的主诉和主观感觉,是康复对象对其所经历、感觉、担心以及所听到、看到、触到的内容的诉说。②客观资料:指通过观察、体格检查或借助医疗器械检查而获得的患者的症状、体征,以及通过实验室检查而获得的有关资料。

(3)收集资料的方法:有使用仪器和不使用仪器两种方法。

不使用仪器:①与康复对象及其家属或陪护人员交谈。②直接观察康复对象的 ADL 能力、水平以及残存的功能。③直接检查和评定康复对象的 ADL 能力、水平以及残存功能的程度等。

使用仪器:肌电图、诱发电位、等速运动、测定仪,计算机评定认知等。

(4)资料的内容。①基本情况:如姓名、性别、出生年月、民族、职业、文化程度、宗教信仰、个人爱好、婚否、工作单位、工作性质、住址等。②既往史:过去健康情况及有无药物过敏史。③生活状况及自理程度:包括饮食、睡眠、排泄、清洁卫生、生活自理情况以及现在有无并发症等。④护理体检:主要项目包括生命体征、身高、体重、意识、瞳孔、皮肤黏膜、四肢活动度以及呼吸、循环、消化等系统的阳性体征;重点是对现有残存功能的检查,如感觉、运动、认知、语言及 ADL 能力水平状况。⑤致残原因:包括致残性质是先天性的,还是后天外伤所致,起始时间和经过等。⑥康复对象的心理状态:如有无精神抑郁、焦虑、恐惧等心理;对残障有无认识、对康复有无信心等。⑦康复愿望:包括了解康复对象和家属对康复的要求,希望达到的健康状态等。⑧家庭环境:包括经济状况、无障碍设施条件如何,康复对象和家属有无康复方面的常识等。

2.整理分析资料

整理分析资料即将资料进行整理、分类、比较,对含糊不清的资料进一步复查,以便能迅速地发现康复对象出现的健康问题。

将资料进行分类的方法很多,可按 Maslow 的基本需要层次分类或按上 Gordon 的 11 个功能性健康形态分类。目前临床应用较多的是按后者分类法。

3.资料的记录

目前临床上常采用表格形式记录资料,根据各医院、甚至同一医院中各病区的特点先将表格设计好,收集资料时可边询问、检查,边填写记录,这样不仅可以指导应该收集哪些资料,还可以避免遗漏。

记录资料时应注意,主观资料应尽量记录患者的原话,客观资料应使用医学术语,同时尽量避免使用无法衡量的词语,如佳、尚可、增加、减少等。

二、康复护理诊断

康复护理诊断是根据收集到的资料确定康复对象功能障碍和健康问题的过程,是康复护理程序的第二步。

(一)护理诊断的定义

北美护理诊断协会(NANDA)提出并通过的定义为:护理诊断是有关个人、家庭、社区对现存的或潜在的健康问题或生命过程的反应的一种临床判断。

(二)护理诊断的陈述

护理诊断的陈述即在分析资料和确定问题后,对问题进行描述。目前常用的陈述方式有3 种。

1.三部分陈述

三部分陈述即 PSE 公式,问题+症状或体征+原因。P——问题(护理诊断的名称),S——临床表现(症状或体征),E——原因(相关因素)。常用于现存的护理诊断。当能较熟练使用时可省略掉 S 部分。

例如,清理呼吸道无效:发绀、肺部有啰音与痰液黏稠有关。如厕自理缺陷:自述下蹲或站起费力,不能自己解开或系上裤带与关节僵直有关。

2.二部分陈述

二部分陈述即 PE 公式,问题+原因。常用于"有……危险"的护理诊断,因危险尚未发生,故没有 S 部分,只有 P、E。

例如,有皮肤完整性受损的危险:与长期卧床无力翻身有关。

3.一部分陈述

一部分陈述只有 P 一部分。常用于健康的护理诊断。

例如,执行治疗方案有效,潜在的精神健康增强。

在陈述护理诊断时需注意以下问题。

(1)问题这部分应尽量使用我国在 NADNA 128 项护理诊断的基础上增加修订的148项护理诊断的名称。

(2)原因的陈述,应用"与……有关"来连接。

(3)一项护理诊断只针对一个问题。

(4)以收集的主、客观资料为依据。

(5)护理诊断必须是用护理措施能够解决的问题。

(三)护理诊断的种类

1.自现存的护理诊断

这是对康复对象已经存在的健康问题或目前已有的反应的描述。如进食自理缺陷;沐浴或卫生自理缺陷;功能障碍性缺陷等。

2."有……危险"的护理诊断

这是对康复对象可能出现的健康问题或反应的描述。虽然目前尚未发生问题,但有发生的危险因素。如有活动无耐力的危险;有废用综合征的危险;有感染的危险等。

3.健康的护理诊断

这是对康复对象具有保持或进一步加强健康水平潜能的描述。1994 年才被 NANDA 认可。如潜在的婴儿行为调节增强;执行治疗方案有效等。

三、康复护理计划

(一)康复护理计划的概念

康复护理计划是针对康复护理诊断制定的具体康复护理措施,是对患者实施康复护理的行动指南。它以康复护理诊断为依据,以使康复对象尽快地恢复功能、重返社会为目标。

康复护理计划应体现个体差异性,一份护理计划只对一个患者的护理活动起指导作用。康复护理计划还应具有动态发展性,随着患者病情的变化、康复护理效果的优劣而补充调整。

(二)康复护理计划的实施

1.排列康复护理诊断顺序

康复护理诊断应按轻、重、缓、急确定先后顺序,以保证护理工作高效、有序地进行。

(1)首优问题:首优问题指威胁患者的生命,需立即解决的问题。

(2)中优问题:中优问题指虽然不直接威胁患者的生命,但给其精神上或躯体上带来极大的痛苦,严重影响健康的问题。

(3)次优问题:次优问题指那些人们在应对发展和生活中变化时所产生的问题。这些问题往往不很急迫或需要较少帮助即可解决。

2.排序原则

(1)优先解决危及生命的问题。

(2)按需要层次理论先解决低层次问题,后解决高层次问题,特殊情况下可作调整。

(3)在无原则冲突的情况下,患者主观上迫切需要解决的问题应优先解决。

(4)潜在的问题应根据性质决定其顺序。

3.确定康复护理目标

康复护理目标是护理活动预期的结果,是针对护理诊断而提出,指患者在接受护理后,期望能够达到的健康状态,即最理想的护理效果,是评价护理效果的标准。

(1)目标分类:康复护理目标可分为短期目标和长期目标两类。短期目标指在相对较短的时间内(一般指一周)可达到的目标。长期目标指需要相对较长时间(一般指数周或数月)才能实现的目标。长期目标需通过若干短期目标才能逐步实现。

例如,运动受损——与右侧偏瘫有关。

短期目标:一周后,患者能独立地从床转移到轮椅。

长期目标:3个月后,患者能独立地在家活动。

(2)目标要求:①目标应是康复护理活动的结果,而非护理活动本身。②目标应具有明确的针对性。③目标必须切实可行,属于康复护理工作范畴。④目标应与康复医疗工作相协调。⑤目标必须具体、可测量。

4.制订康复护理措施

康复护理措施是康复护士协助患者实现护理目标的具体方法与手段,规定了解决康复问题的护理活动方式与步骤,也可称为护嘱。

(1)护理措施的类型。护理措施可分为依赖性、独立性和协作性护理3类。①依赖性护理措施:是指护士执行医嘱的措施。②独立性护理措施:是指护士根据所收集资料,独立思考、判断后做出的决策。③协作性护理措施:是指康复护士与其他康复医务人员合作完成的护理活动。

(2)护理措施的内容:护理措施内容主要包括病情观察、基础护理、检查及手术前后护理、心理护理、功能锻炼、健康教育、执行医嘱及症状护理等。

(3)制订康复护理措施的要求:①与康复医疗工作协调一致,与其他康复治疗师相互配合。②针对康复护理目标,一个康复护理目标可通过几项护理措施来实现,按主次、承启关系排列。③护理措施必须切实可行。④护理措施应明确、具体、全面,应保证患者安全,使患者乐于接受。⑤护理措施应以科学的理论为依据。

5.构成康复护理计划

康复护理计划是将护理诊断、目标、措施等各种信息按一定规格组合而形成的护理文件。

康复护理计划一般都制成表格形式。各医院的规格不完全相同,大致包括日期、诊断、目标、措施、效果评价等几项内容。

四、康复护理措施的实施

(一)康复护理措施实施的概念

康复护理实施是将康复护理计划付诸行动,实现康复护理目标的过程。从理论上讲,实施是在康复护理计划制订之后,但在实际工作中,特别是抢救危重患者时,实施常先于计划之前。

(二)康复护理措施的实施

1.实施的步骤

(1)准备:准备包括进一步审阅计划,分析实施计划所需要的护理知识与技术;预测可能会发生的并发症及如何预防,安排实施计划的人力、物力与时间。

(2)执行:在执行护理计划过程中要充分发挥患者及家属的积极性,并与其他医护人员相互协调配合;熟练准确地运用各项护理技术操作;同时密切观察执行计划后患者的反应,有无新的问题发生;及时收集、分析资料,迅速、正确地处理一些新的健康问题以及病情的变化。

(3)记录:实施各项康复护理措施的同时,要准确进行记录,此记录也称护理病程记录或护理记录。记录内容包括实施护理措施后患者和家属的反映及护士观察到的效果,患者出现的新的功能问题与障碍变化,所采取的临时性治疗、康复护理措施,患者身心需要及其满意情况;各种症状、体征,器官功能的评价,患者的心理状态等。护理记录可采用 PIO 记录格式:P(问题)、I(措施)、O(结果)。

例如,P:运动受损,与右侧偏瘫有关。I:①指导患者用健侧的上肢和下肢帮助患侧的上肢和下肢进行身体移动。②连续 3 天指导患者在早晨将自身移动到床边。O:一周后,患者能独立地从床移动到轮椅。

2.实施的方法

(1)分管护士直接为康复护理对象提供康复护理。

(2)与其他康复医师、康复治疗师合作。

(3)教育护理对象及其家属共同参与康复护理。

在教育时应注意了解患者及其家属的年龄、职业、文化程度和对改变患者目前状况的信心与态度,患者目前的残疾状态和功能障碍,掌握教育的内容与范围,采取适当的方法和通俗的语言,以取得良好的效果。

五、康复护理效果的评价

(一)康复护理效果评价的概念

康复护理评价是将实施康复护理计划后所得到的患者康复状况的信息有计划、有系统地与预定的护理目标逐一对照,按评价标准对护士执行护理程序的效果、质量做出评定。

评价还可以帮助再次发现问题,引出其他护理诊断,使护理活动持续进行,康复评价贯穿于患者康复的全过程。

(二)康复护理效果评价步骤

1.收集资料

根据收集各类主,客观资料,列出执行护理措施后患者的反应。

2.对照检查

将患者的反应与预期目标进行比较,来衡量目标实现程度及各项工作达标情况。衡量目标实现程度的标准有 3 种:目标完全实现、目标部分实现、目标未实现。

3.分析原因

对目标未实现部分及未达标的工作内容进行分析讨论,以发现导致目标未实现的原因。

4.重新修订护理计划

对已经实现的护理目标与解决的问题,停止原有的护理措施。对继续存在的健康问题,修正不适当的诊断、目标或措施。对出现的新问题,在收集资料的基础上做出新的诊断和制订新的目标与措施,进行新一轮循环的护理活动,直至最终达到护理对象的最佳健康状态。应在不同阶段对患者的情况进行评价。通常采用三次评价(早期、中期、后期)制度,每次评价会同康复医师、康复护士、物理治疗师、作业治疗师、语言治疗师、心理治疗师及社会工作者等专业人员组成。护士在评价会上要通报护理的评价结果,并认真记录其他专业人员的意见和措施,以便全面掌握患者康复的情况,并全面评价康复护理目标的执行情况。患者出院时,护士要根据其康复效果对患者住院期间康复护理目标指定的是否合适,护理措施是否完全落实等情况进行评价,促使不断提高康复护理工作的质量。

（高　洁）

第二节　康复护理的常用评定

一、躯体一般状况评定

(一)性别

通常以性征来区别,正常人性征很明显,性别也易区分。某些疾病可以引起性征发生改变,如肾上腺皮质肿瘤可以导致男性女性化。

(二)年龄

问诊或观察。通过观察皮肤的光泽、弹性、肌肉状况、毛发颜色及分布、面与颈部皮肤及皱纹、牙齿状态等判断。由于人的健康状态及衰老速度存在个体差异,这些可影响对年龄的判断。

(三)生命体征

1.体温

人体内部的温度称为体温。机体深部的体温较为恒定和均匀,称为深部体温;体表温度受多种因素的影响,变化和差异较大,称为表层温度。临床所指的体温是平均深部温度。体温测量采用腋测法,正常值为 $36\sim37$ ℃。

(1)操作方法:患者卧位或坐位,解开衣扣→将腋窝汗液擦干→体温计水银端放置腋窝深处,屈肘过胸夹紧→10分钟后查看体温计度数。

(2)注意事项:①测量体温前后,清点体温计数目,甩表时勿碰及他物,以防破碎。②沐浴、乙醇擦浴后应在30分钟后再测量。③体温与病情不相符时,应守护在身旁重新测量。④体温过高或过低,及时联系医师,严密观察、处理。

2.脉搏、呼吸

(1)脉搏:动脉有节律的搏动称为脉搏。正常成人安静时脉率 $60\sim100$ 次/分。

(2)呼吸:机体在新陈代谢过程中,不断地从外界吸取氧气排出二氧化碳,这种机体与环境之间的气体交换,称为呼吸。成人安静时呼吸频率为 $16\sim20$ 次/分。

(3)测脉搏方法:患者卧位,手臂处于舒适位置→示指、中指和无名指的指端按住患者桡动脉(力度以能清楚触及脉搏波动为宜)→数30秒(异常不规则时应数一分钟。短绌脉者,应两人同时分别测量,一人测心率,一人测脉搏)→报数/记录。测呼吸方法为测脉搏后手按住桡动脉不动→观察患者胸部或腹部起伏(一呼一吸为一次)→数1分钟→报数/记录。

(4)注意事项:①环境安静,患者情绪稳定。活动或情绪激动时,休息20分钟后再测量。②不用拇指诊脉,以免拇指小动脉搏动与患者脉搏相混淆。③偏瘫患者应选择健侧肢体。④测量呼吸次数同时,注意观察呼吸的节律、深浅度及呼出气味等。

3.血压

血压是指在血管内流动的血液对血管壁的侧压力。临床所谓的血压一般是指动脉血压。理想血压为收缩压 <16.0 kPa(120 mmHg),舒张压 <10.7 kPa(80 mmHg),正常血压收缩压 <17.3 kPa(130 mmHg),舒张压 <11.3 kPa(85 mmHg);正常血压的高值是收缩压 $16.0\sim18.0$ kPa(120$\sim$139 mmHg),舒张压 $10.7\sim11.9$ kPa(80$\sim$89 mmHg);收缩压 $\geqslant18.7$ kPa

（140 mmHg）和（或）舒张压≥12.0 kPa（90 mmHg）则为高血压;收缩压≤12.0 kPa（90 mmHg）和（或）舒张压≤8.0 kPa（60 mmHg）为低血压。

（1）上肢血压测量:测量方法为平卧位或坐位,暴露被测量的上肢→手掌向上,肘部伸直→打开血压计开关→驱除袖带内空气,缠置袖带于上臂中部,袖带下缘距肘窝上 2～3 cm（松紧以能放入一手指为宜）→手持听诊器置于肱动脉搏动处,轻轻加压→另一只手关闭气门后向袖带内平稳充气,水银高度以动脉搏动音消失后再升高 2.7～4.0 kPa（20～30 mmHg）为宜→松开气门缓缓放气,听搏动音并双眼平视观察水银柱→听到第一声搏动时水银柱所指刻度为收缩压→继续放气,听到声音突然减弱或消失,此时的刻度数值为舒张压→报数/记录。

（2）注意事项:①定期检查血压计。②测血压时,心脏、肱动脉在同一水平位上。③做到"四定",即定时间,定部位,定体位,定血压计。④当发现血压异常或听不清时,应重测,重测时先将袖带内气体驱尽,将汞柱降至"0"点,稍待片刻后,再测量。⑤打气不可过猛、过高,以免水银溢出。⑥偏瘫患者测血压,应测量健侧,以防患侧血液循环障碍,不能真实地反映血压的动态变化。

（四）发育

发育状态是以年龄与智力、体格成长状态（如身高、体重、第二性征）的关系进行综合判断。发育正常者,其年龄与智力水平、体格成长状态之间均衡一致。发育正常的常用指标包括:头部长度为身高的 1/8～1/7,胸围约为身高的 1/2,双上肢展开长度约等于身高,坐高约等于下肢的长度。

通过观察患者,体型可以分为以下 3 种类型:无力型（瘦长型）、超力型（矮胖型）、正力型（匀称型）。

（五）营养状态

营养状态与食物摄入、消化、吸收和代谢等多种因素有关,是判断机体健康状况、疾病程度以及转归的重要指标之一。通常有以下 2 种方法判断营养状态。

1.综合判断营养状态

观察皮肤黏膜、皮下脂肪、肌肉、毛发的发育情况综合判断。最简便的方法是判断皮下脂肪的充实程度。可分为良好、中等和不良 3 个等级。评估部位有三角肌下缘、肩胛骨下缘以及脐旁的皮下脂肪厚度。

（1）营养良好:毛发和指甲润泽,皮肤光泽,弹性良好,黏膜红润,皮下脂肪丰满,肌肉结实,体重和体重指数在正常范围或略高于正常。

（2）营养不良:毛发稀疏,干燥,易脱落,皮肤黏膜干燥,弹性减退,皮下脂肪菲薄,肌肉松弛无力,指甲粗糙无光泽。体重和体重指数明显低于正常。

（3）营养中等:介于良好和不良两者之间。

2.根据体重判断

根据患者身高计算其标准体重,再将实际体重与标准体重比较。实际体重在标准体重±10%范围内属于正常。

标准体重（kg）＝身高（cm）－105（男性）。

标准体重（kg）＝身高（cm）－107.5（女性）。

体重指数（BMI）＝体重（kg）/身高（m）^{2}。

成人的 BMI 正常标准为 18.5～23.9,BMI 在 24～27.9 者为超重,BMI≥28 者为肥胖,BMI<18.5者为消瘦。

（六）面容与表情

健康人表情自然、神态安逸。疾病及情绪变化等可引起面容与表情的变化。

（七）体位

健康人为自动体位。疾病常可使体位发生改变，常见有强迫体位、被动体位。

（八）姿势与步态

姿势指一个人的举止状态，靠骨骼结构和各部分肌肉的紧张度来保持，并受健康状况及精神状态的影响。步态指一个人在走路时的姿态。健康成人躯干端正，肢体动作灵活自如，步态稳健。某些疾病可使姿态、步态发生变化。

二、皮肤评估

（一）颜色

在自然光线下观察，检查患者皮肤黏膜有无苍白、黄染、发绀等改变，有无色素沉着等。

（二）弹性

弹性即皮肤的紧张度。检查皮肤弹性常用示指和拇指将手背或前臂内侧皮肤捏起，2 秒后松开，观察皮肤平复情况。弹性好者于松手后皱褶立即恢复。弹性减弱时，皮肤皱褶恢复缓慢，见于长期消耗性疾病、营养不良和严重脱水患者。

（三）湿度

皮肤湿度与皮肤的排泄功能有关。排泄功能是由汗腺和皮脂腺完，出汗增多见于甲状腺功能亢进、佝偻病、淋巴瘤等。夜间睡后出汗为盗汗，常见于结核病。汗液中尿素过多则有尿味，称尿汗，见于尿毒症。

（四）皮疹

正常人无皮疹。若有皮疹，应仔细观察其出现和消失的时间、发展顺序、皮疹分布、颜色、状态大小、平坦或隆起、压之是否褪色及有无瘙痒、脱屑等。常见皮疹如下。

1.斑疹

局部皮肤发红，一般不隆起，不凹陷，常见于斑疹伤寒、丹毒等。

2.丘疹

局部皮肤颜色改变且突出于皮面，常见于药物疹、麻疹、湿疹等。

3.斑丘疹

在丘疹周围有皮肤发红的底盘，见于药物疹、风疹、猩红热等。

4.荨麻疹

荨麻疹为隆起皮面苍白色或红色的局限性水肿，见于食物或药物变态反应。

5.玫瑰疹

玫瑰疹为一种鲜红色的圆形斑疹，直径 2～3 mm，一般出现于胸、腹部，常见于伤寒、副伤寒。

（五）皮下出血

1.紫癜

皮下出血直径 3～5 mm 者。

2.瘀斑

直径 5 mm 以上者。

3.血肿

片状出血伴有皮肤显著隆起,常见于造血系统疾病、重症感染、外伤等。

(六)蜘蛛痣与肝掌

1.蜘蛛痣

皮肤小动脉末端分支性血管扩张所形成的血管痣,形似蜘蛛。压迫蜘蛛痣中心,其辐射状小血管网即褪色或消失,压力去除则又出现。常见于急慢性肝炎、肝硬化,健康的妊娠妇女也可出现。

2.肝掌

慢性肝病的大、小鱼际肌处,皮肤常发红,加压后褪色。

(七)水肿

检查部位一般为足背、踝部、胫骨前、腰骶部,用拇指直接由下至上顺序压迫检查部位并停留3~5秒,观察有无凹陷及其平复速度。按压后该处出现凹陷即为可凹性水肿,水肿按程度分为3种。

1.轻度

眼睑、眶下软组织、胫骨前、踝部皮下组织,指压后轻度凹陷,平复较快。

2.中度

全身软组织均可见明显水肿,指压后明显凹陷,平复较慢。

3.重度

全身组织明显水肿,身体低垂部位皮肤张紧发亮,有液体渗出,胸腔、腹腔、鞘膜腔有积液,外阴处可见明显水肿。

(八)压疮

压疮是由于局部组织长期受压,持续缺血、缺氧、营养不良而致组织溃疡坏死。好发于受压和缺乏脂肪组织保护、无肌肉包裹或肌层较薄的骨骼隆突处。仰卧时好发于枕外隆凸、肩胛部、肘部、脊椎体隆突处、骶尾部、足跟部等处。侧卧时好发于耳部、肩峰、肋部、髋部、膝关节的内外侧、内外踝。俯卧位时好发于耳、颊部、肩部、女性乳房、男性生殖器、髂嵴、膝部、脚趾。压疮分为4期。两种特殊情况:①不可分期;②可疑深部组织损伤。

1.淤血红润期

皮肤出现红、肿、热、麻木或有触痛。

2.炎性浸润期

局部红肿向外浸润、扩大、变硬,皮肤表面呈紫红色,压之不褪色,皮下有硬结,表皮有小水疱形成,有疼痛感觉,表皮或真皮破损,极易破溃。

3.浅度溃疡期

表皮水疱扩大,破溃,真皮创面有黄色渗出液,感染后表面有脓液覆盖,导致浅层组织坏死,疼痛加剧。

4.坏死溃疡期

坏死组织浸入真皮下层和肌肉层,脓液较多,坏死组织边缘呈黑色,有臭味。向周围和深部组织扩展,可达到骨面,严重者可引起脓毒败血症,造成全身感染,危及生命。

三、淋巴结

正常人可触及耳前、耳后、颌下、颏下、颈部、锁骨上窝、腋窝、腹股沟的浅表淋巴结,直径0.1~0.5 cm,光滑,质软,无粘连,无压痛。

检查方法：滑动触诊法。

（一）颌下、颏下

患者坐位，头稍低或偏向评估侧，护士面向患者，左手（四指并拢）触摸右颌下淋巴结，同法用右手检查左颌下淋巴结。

（二）颈部

患者坐位，护士面向患者，双手（四指并拢）进行触诊，以胸锁乳突肌为界分前、后两区。

（三）锁骨上窝

患者坐位或卧位，护士双手（四指并拢）进行触诊，分别触摸两侧锁骨上窝。

（四）腋窝

护士以左（右）前臂扶持患者左（右）前臂使其放松并稍外展，右（左）手手指并拢微弯曲触诊左（右）侧腋窝，触摸患者左（右）腋窝处，沿胸壁表面从上向下移动。

（五）腹股沟

患者平卧，下肢自然伸直，护士用双手触摸两侧腹股沟。

四、日常生活活动能力评定

（一）定义

日常生活活动（activities of daily living，ADL）能力是指人们为独立生活而每天反复进行的、最基本的、具有共同性的一系列活动，即衣、食、住、行、个人卫生等的基本动作和技巧，对每个人都是至关重要的。康复训练的基本目的就是要改善患者的日常生活活动能力，因此，必须了解患者功能状况，进行日常生活活动能力评定。就是用科学的方法，尽可能准确地了解并概括患者日常生活的各项基本功能状况。它是患者功能评估的重要组成部分，是确立康复目标、制订康复计划、评估康复疗效的依据，是康复医疗中必不可少的重要步骤。

（二）分类

根据日常生活活动的性质可分为基础性日常生活活动和工具性日常生活活动。

1.基础性日常生活活动（basic activities of daily living，BADL）

其又称为躯体日常性生活活动（physical activities of daily living，PADL），是指人们为了维持基本的生存、生活需要而每天必须反复进行的基本活动，包括进食、更衣、个人卫生等自理活动和转移、行走、上下楼梯等身体活动。

2.工具性日常生活活动（instrumental activities of daily living，IADL）

其是指人们为了维持独立的社会生活所需的较高级的活动，完成这些活动需借助工具进行，包括购物、炊事、洗衣、交通工具的使用、处理个人事务、休闲活动等。

IADL 是在 BADL 的基础上发展起来的体现人的社会属性的一系列活动，它的实现是以BADL 为基础的。BADL 评定反映较粗大的运动功能，适用于较重的残疾，常用于住院患者。IADL 评定反映较精细的功能，适用于较轻的残疾，常用于社区残疾病者和老年人。

（三）评定目的

ADL 的各项活动对于健康人来说易如反掌，但对于病、残者来说其中的任何一项都可能成为一个复杂和艰巨的任务，需要反复的努力和训练才能获得。科学的评估是进行有效康复训练的基础，ADL 评定的目的是综合、准确地评价患者进行各项日常生活活动的实际能力，为全面的康复治疗提供客观依据。其评定的目的如下。

1.确定日常生活独立情况

通过评定全面、准确地了解患者日常生活各项基本活动的完成情况,判断其能否独立生活和独立的程度,并分析引起日常生活活动能力受限的来自躯体、心理、社会等各方面的原因。

2.指导康复治疗

根据 ADL 评定结果,针对患者存在的问题、日常生活活动能力的状况,结合患者的个人需要,制订适合患者实际情况的治疗目标,进行有针对性的 ADL 训练。在训练过程中要进行动态评估,总结阶段疗效,根据患者日常生活活动能力恢复的情况调整下阶段训练方案。

3.评估治疗效果

日常生活活动能力是一种综合能力,反映患者的整体功能状态,是康复疗效判定的重要指标。临床康复告一段落后,根据治疗后情况作出疗效评价,并对预后作出初步的判断。通过观察不同治疗方案对患者 ADL 恢复的影响情况,还可以进行治疗方案之间的疗效比较。

4.安排患者返家或就业

根据评定结果,对患者回归社会后的继续康复和家庭、工作环境的改造及自助具的应用等作出指导和建议。

(四)评定的注意事项

1.加强医患合作

评定前应与患者交流,使其明确评定的目的,取得患者的理解与合作。

2.了解相关功能情况

评定前应了解患者的一般病情和肌力、肌张力、关节活动范围、平衡能力、感觉、知觉及认知状况等整体情况。

3.选择恰当的评定环境和时间

评定应在患者实际生活环境中或 ADL 评定训练室中进行,若为再次评定而判断疗效应在同一环境中进行,以避免环境因素的影响。评定的内容若是日常生活中的实际活动项目,应尽量在患者实际实施时进行,避免重复操作带来的不便。

4.正确选择评定方式和内容

由于直接观察法能更为可靠、准确地了解患者的每一项日常生活活动的完成细节,故评定时应以直接观察为主,但对于一些不便直接观察的隐私项目应结合间接询问进行评定。评定应从简单的项目开始,逐渐过渡到复杂的项目,并略去患者不可能完成的项目。

5.注意安全、避免疲劳

评定中注意加强对患者的保护,避免发生意外。不能强求在一次评定中完成所有的项目,以免患者疲劳。

6.注意评定实际能力

ADL 评定的是患者现有的实际能力,而不是潜在能力或可能达到的程度,故评定时应注意观察患者的实际活动,而不是依赖其口述或主观推断。对动作不理解时可以由评定者进行示范。

7.正确分析评定结果

在对结果进行分析判断时,应考虑患者的生活习惯、文化素质、工作性质、所处的社会和家庭环境、所承担的社会角色以及患者残疾前的功能状况、评定时的心理状态和合作程度等有关因素,以免影响评定结果的准确性。

（高　洁）

第三节　康复护理的实践模式

一、康复护理主要任务

康复护理是实现康复总体计划中的重要组成部分,并且贯穿于康复全过程。特别是在维持生命,保障健康,促进与提高患者自立生活能力,尽快重返家庭和社会的过程中承担着重要职责。

(一)信息的采集

采集康复对象相关信息是康复护理工作的第一步,同时也是开展康复护理工作的基础和制订护理计划的重要依据。信息的采集工作要求做到及时、准确、全面,应当由护理人员直接采集获得。

1.信息收集途径

(1)康复护士与康复对象及其家属或陪护人员的交谈,康复护士直接观察康复对象的 ADL 能力、水平以及残存的功能。

(2)康复护士直接检查和评定康复对象的 ADL 能力、水平以及残存功能的程度等。

2.信息收集的内容

可根据对象的病种、病情、残障程度等而有所侧重,但主要应当包括以下几个方面。

(1)一般情况:包括姓名、年龄、性别、民族、婚否、工作单位、工作性质、住址等。

(2)以往的生活习惯,是否有宗教信仰,有何兴趣与爱好等。

(3)身体一般状况:包括精神、心理、生命体征、饮食、排泄、生活自理等情况及有无并发症的发生,如压疮、呼吸及泌尿系统感染等并发症的发生及其程度如何。

(4)致残原因:包括致残性质是先天性的,还是后天外伤所致,起始时间和经过;康复对象的心理状态如何。

(5)现有残存功能:包括感觉、运动、认知、语言等及其 ADL 能力水平状况。

(6)康复愿望:包括了解康复对象和家属对康复的要求和目标等。

(7)家庭环境:包括经济状况,无障碍设施条件如何,康复对象(或家属)有无康复及康复护理的常识。

(8)康复对象的家庭和社区环境条件对康复的影响:信息的收集由康复护士自己完成,以掌握的第一手资料为依据,不可抄写病历或者仅听家属的介绍作为对患者信息的收集依据,因为它直接涉及康复护理下一步的工作,即康复护理计划制订要符合实际情况。

(二)康复护理计划的制订

责任护士依据信息收集情况,提出患者实际或潜在的健康问题,确立其康复护理目标,制订出护理方案及措施,由责任护士负责组织实施。在患者住院期间进行初、中、末(出院前)的康复护理效果评价,根据功能恢复情况进行计划及措施的调整。

1.找出康复护理问题

护理问题是指康复对象实际的或潜在的护理问题,这些护理问题是通过护理措施可以解决的问题。例如:脊髓损伤所造成的肌肉萎缩、关节挛缩、肢体运动感觉及二便等功能障碍的患者,会出现生活不能自理、大小便功能障碍等情况,针对以上情况可以找出相应的护理问题,如心理改变、躯体移动障碍、生活自理缺陷、排泄状况改变、有皮肤完整性受损的危险、有外伤的危险、有潜在的尿路及肺部感染等并发症发生的危险等护理问题。

2.确立康复护理目标

根据存在的护理问题,提出解决问题的护理目标。并针对患者存在问题的严重程度及其康复时间的长短,制订出短期及长期康复护理目标。护理目标必须明确、具体、可行。

3.制订康复护理措施

康复护理措施是指为了达到护理目标,根据患者的护理问题所采取的具体护理方法。如脊髓损伤所导致的膀胱功能障碍,可以通过计划饮水、间歇导尿、残余尿量测定等膀胱功能训练促使其建立反射性膀胱。

二、康复护理质量管理的任务

(一)提高全员素质,树立质量意识

进行康复护理职业素质教育和质量意识教育,使康复护士确立为伤、残、康复患者服务的思想和质量第一的意识,建立三级质量体系,做到人人关心康复护理质量。

(二)建立质量标准体系

将康复护理的每项服务以及每项操作,实行质量标准化。

(三)建立质量控制体系

使质量控制系统化,达到三级控制,即要素质量(基础质量)、环节质量和终末质量。

(四)建立质量信息反馈管理系统

其包括质量标准化、量化、信息输入、反馈、分析处理、指令下达等一系列程序。

(五)建立质量管理规章制度

整个康复护理质量管理应有一套严格的制度和程序,必须立法使之成为法规,并不断充实和完善。

三、康复小组

(一)康复小组是一种专业的康复治疗小组

为使患者达到最大水平的康复,小组成员应互相合作,制订计划和目标。康复小组代表的是以患者为主导的专家团体,目的是改善由于残疾给患者和家属带来的影响。合作是康复小组的特点之一,也是成功实施全面康复计划的重要元素。支持康复小组概念的一个重要观点就是运用合作理念,充分利用各成员的力量共同达到目标。康复护士是康复小组重要成员之一。

(二)康复小组在给予患者最恰当的服务方面起了关键作用

确保患者尽可能获得最大水平的功能恢复和最高的生活质量。在资源利用上,服务必须符合需求。这也要求在开始执行一项计划之前要对患者进行全面的康复评定,对小组成员进行合理分工。一个高效的康复小组,不仅在单个专业机构甚至在多个机构间都能满足康复患者长期需要。

当代康复小组的功能包括:①根据患者需要组成以康复医师为组长的康复小组。②通过康复评定为患者和家庭制订切实可行的康复目标。③确保康复治疗的连续性,协调可利用资源。④作为一种机构来评定患者的康复进程和康复疗效及康复质量。

(三)康复对象

康复对象是指有着不同生理或心理损伤的患者,康复过程包括从患者生病到死亡的过程。患者的管理是复杂的,因为在评估和治疗过程中必须考虑患者生活的所有方面,这样才能达到预期康复目标。康复小组还必须关注不同生命阶段所需要的康复服务,关注于整体人的康复治疗、护理。对患者实施成功的康复还需要把家庭和社区作为一个整体。

(四)康复小组成员

康复小组的一个明显特征是从来没有固定的小组成员。患者的需要决定小组组成,并在一定程度上扩大每个小组成员充当的角色。然而,患者是康复小组最重要的成员,是制订康复计划和目标的积极参与者。康复小组的其他成员包括护士、医师、物理治疗师、作业治疗师、言语治疗师、娱乐治疗师、社会工作者、病例管理者、营养师、职业咨询师和心理学家。不仅指以上这些成员,现实生活中还应根据患者康复计划和目标的需要,增加相应的专业人员。

四、康复病房工作流程

(一)组织实施

主要由康复责任护士依据康复评定小组总的康复治疗方案制订患者病房内康复延伸的服务计划并组织实施,康复医师和治疗师应积极配合康复护士,并对技术性问题进行指导;康复护士轮转 OT、PT 等治疗室掌握、规范康复治疗技术及康复护理技术。

(二)及时了解患者康复治疗进展情况

康复护士应及时对康复的延伸计划做出适当的调整,并定期对患者进行康复延伸训练指导的效果评价。

(三)康复医师和治疗师应定期与康复护士沟通

通过沟通以了解康复护理延伸服务计划对患者是否合适并提出相应调整意见。其沟通形式有:①通过康复评价会进行讨论。②康复护士到康复治疗现场了解患者训练情况。③治疗师定期到病房对患者康复治疗进行督导。

(高 洁)

第四节 吞咽功能障碍的康复护理

一、概述

吞咽功能障碍是由于下颌、双唇、舌、软腭、咽喉、食管括约肌或食管功能受损,不能安全有效地把食物由口送到胃内取得足够营养和水分的进食困难。很多疾病与吞咽有关,如文献报道 51%~73%的卒中患者有吞咽困难;也有报道卒中患者吞咽困难的发生率为 30%~50%。50%的卒中患者都会发生吞咽困难,部分患者吞咽困难两周左右可以自行恢复。但是约 10%的患者不能自行缓解,而且吞咽困难可造成各种并发症,如肺炎、脱水、营养不良等,这些并发症可直接或间接地影响患者的远期预后和生活质量,因此,吞咽困难的训练十分重要。

正常的吞咽活动分为 4 个期,即口腔准备期、口腔期、咽期、食管期。以上任何一个阶段发生障碍都会导致吞咽运动受阻,发生进食困难。与吞咽有关的脑神经主要是三叉神经、面神经、舌咽神经、迷走神经、副神经及舌下神经。所以,除了口、咽、食管病变外,脑神经、延髓病变、假性延髓性麻痹、锥体外系疾病等都可以引起吞咽困难。针对吞咽困难应采用系统化整体治疗模式处理,参与治疗小组成员包括耳鼻喉科医师、康复医师、语言和作业治疗师、营养师、护士、放射科医师、消化科医师及家庭成员等,其目的是多学科协作治疗可提高吞咽安全性,改善患者营养状态,提高康复治疗的效果。

二、吞咽困难的临床表现

吞咽困难的患者有流涎、食物从口角漏出、咀嚼不能、张口困难、吞咽延迟、咳嗽、哽噎、声音嘶哑、食物反流、食物滞留在口腔和咽部、误吸及喉结构上抬幅度不足等临床表现。

并发症:体重减轻、反复肺部感染(误吸性肺炎或反流性肺炎)、营养不良等。

三、康复评定

当患者入院后,经过专业培训的护士应初步筛查出可能吞咽困难的患者,再由康复医师或语言治疗师等对高危人群患者进行诊断性的吞咽检查和全面评估即临床评估和仪器检查。

(一)反复唾液吞咽试验

1.方法

患者取坐位或半卧位,检查者将手指放在患者的喉结和舌骨处,嘱患者尽量快速反复做吞咽动作,喉结和舌骨随着吞咽运动,越过手指后复位,即判定完成一次吞咽反射。

2.结果

观察在 30 秒内患者吞咽的次数和喉上抬的幅度,吞咽困难者可能第一次动作能顺利完成,但接下来会出现困难或者喉不能完全上抬就下降。高龄患者 30 秒内能完成 3 次即可。口干患者可在舌面上蘸1~2 mL水后让其吞咽,如果喉上下移动小于 2 cm,则可视为异常。对于患者因意识障碍或认知障碍不能听从指令的,反复唾液吞咽试验执行起来有一定的困难,这时可在口腔和咽部做冷按摩,观察吞咽的情况和吞咽启动所需要的时间。

(二)洼田饮水试验

1.方法

先让患者依次喝下1~3汤匙水,如无问题,再让患者像平常一样喝下 30 mL 水,然后观察和记录饮水时间、有无呛咳、饮水状况等。饮水状况的观察包括啜饮、含饮、水从嘴角流出、呛咳、饮后声音改变及听诊情况等。

2.分级

Ⅰ级:能一次喝完,无呛咳及停顿。

Ⅱ级:分两次以上喝完,但无呛咳及停顿。

Ⅲ级:能一次喝完,但有呛咳。

Ⅳ级:分两次以上喝完,但有呛咳。

Ⅴ级:常常呛咳,全部饮完有困难。

3.诊断标准

正常:在 5 秒钟内将水一次喝完,无呛咳。

可疑:饮水时间超过 5 秒钟或分 2 次喝完,均无呛咳者。

异常:分1～2次喝完,或难以全部喝完,均出现呛咳者。

(三)胸部、颈部听诊

胸部和颈部的听诊对可能有吞咽困难和误吸的患者来说都是非常重要的筛查和临床评估的方法,有助于筛查出需要进一步评估的高危人群。

1.颈部听诊

将听诊器放在喉的外侧缘,能听到正常呼吸、吞咽和讲话时的气流声,这种方法可给听诊者提供关于渗透和误吸的信息。检查者可用听诊器听呼吸的声音,在吞咽前后听呼吸音作对比,分辨呼吸道是否有分泌物或残留物。吞咽困难的患者在进食期或吞咽后发生误吸时,所产生的声音质量就可能会发生改变,就像气体和液体混合时的声音,即水泡声、咕噜声和湿啰音等。

2.胸部听诊

对于辨认误吸和误吸性肺炎非常有帮助。如果在听诊时怀疑有肺炎则可以通过胸片来确认。

(四)临床评估

1.一般临床检查法

(1)患者对吞咽异常的主诉:吞咽困难持续时间、频度、加重和缓解的因素、症状、继发症状。

(2)相关的既往史:一般情况、家族史、以前的吞咽检查、内科、外科、神经科和心理科病史、目前治疗和用药情况。

(3)临床观察:胃管、气管切开情况、营养状况、流涎、精神状态、体重、言语功能、吞咽肌和结构。

2.口颜面功能评估

(1)唇、颊部的运动:静止状态下唇的位置及有无流涎,做唇角外展动作以观察抬高和收缩的运动,做闭唇鼓腮,交替重复发"u"和"i"音,观察会话时唇的动作。

(2)颌的运动:静止状态下颌的位置、言语和咀嚼时颌的位置,是否能抗阻力运动。

(3)软腭运动:进食时是否有反流入鼻腔,发"a"音5次观察软腭的抬升,言语时是否有鼻腔漏气。

(4)舌的运动:静止状态下舌的位置,伸舌动作,舌抬高动作,舌向双侧的运动,舌的交替运动,言语时舌的运动,是否能抗阻力运动及舌的敏感程度。

3.咽功能评估

吞咽反射检查:咽反射、呕吐反射、咳嗽反射等检查。喉的运动:发音的时间、音高、音量、言语的协调性及喉上抬的幅度。

4.吞咽功能评估

常用的简单、实用、床边的吞咽功能评估法有:反复唾液吞咽试验和饮水试验。

(五)仪器检查

仪器检查能显示吞咽的解剖生理情况和过程,被应用于吞咽困难的评估,包括吞咽造影检查、吞咽电视内镜检查、超声检查、放射性核素扫描检查、测压检查、表面肌电图检查、脉冲血氧定量法等。

1.吞咽造影检查

在食物中加入适量的造影剂,在X线透视下观察吞咽全过程。观察吞咽过程,是否有吞咽困难及误吸发生。

2.吞咽电视内镜检查

将内镜经由一侧鼻孔抵达口咽部,直视舌、软腭、咽和喉的解剖结构和功能。

3.超声检查

通过放置在颏下的超声波探头,观察舌、软腭的运动、食团的运送、咽腔食物的残留情况以及声带的内转运动等。

四、康复治疗

(一)管饲饮食

管饲饮食能保证意识不清和不能经口进食患者的营养水分供给,避免误吸。2周内的管饲饮食采用鼻胃管和鼻肠管方法,2周以上的管饲饮食采用经皮内镜下胃造瘘术和经皮内镜下空肠造瘘术。对于管饲饮食患者需同时进行康复吞咽训练。

经皮内镜下胃造瘘术:是在内镜的协助下,经腹部放置胃造瘘管,以达到进行胃肠道营养的目的。手术只需在腹部切开约0.5 cm的小切口,然后经导丝通过胃镜送出约0.5 cm左右的造瘘管,固定于腹壁,手术即告完成。

(二)经口进食

吞咽困难患者进行经口进食时,康复训练包括间接训练、直接训练、代偿性训练、电刺激治疗、环咽肌痉挛(失弛缓症)球囊导管扩张术。

1.间接训练

(1)口唇运动:利用单音单字进行康复训练:如嘱患者张口发"a"音,并向两侧运动发"yi"音,然后再发"wu"音,也可嘱患者缩唇然后发"f"音。其他练习方式如吹蜡烛、吹口哨动作,缩唇、微笑等动作也能促进唇的运动,加强唇的力量。此外,用指尖或冰块叩击唇周,短暂的肌肉牵拉和抗阻运动、按摩等,通过张闭口动作促进口唇肌肉运动。

(2)颊肌、喉部运动:①颊肌运动:嘱患者轻张口后闭上,使双颊部充满气体、鼓起腮,随呼气轻轻吐出,也可将患者手洗净后作吮手指动作,或模仿吸吮动作,体验吸吮的感觉,借以收缩颊部及轮匝肌肉,每天2遍,每遍重复5次。②喉上提训练方法:患者头前伸,使颌下肌伸展2～3秒,然后在颌下施加压力,嘱患者低头,抬高舌背,即舌向上吸抵硬腭或发辅音的发音训练。目的是改善喉入口的闭合能力,扩大咽部的空间,增加食管上括约肌的开放的被动牵张力。

(3)舌部运动:患者将舌头向前伸出,然后左、右运动摆向口角,再用舌尖舔下唇后转舔上唇,按压硬腭部,重复运动20次。

(4)屏气-发声运动:患者坐在椅子上,双手支撑椅面做推压运动和屏气。此时胸廓固定、声门紧闭;然后,突然松手,声门大开,呼气发声。此运动不仅可以训练声门的闭锁功能、强化软腭的肌力而且有助于除去残留在咽部的食物。

(5)冰刺激:用头端呈球状的不锈钢棒醮冰水或用冰棉签棒接触咽腭弓为中心的刺激部位,左、右相同部位交替刺激,然后嘱患者做空吞咽动作。冷刺激可以提高软腭和咽部的敏感度,改善吞咽过程中必需的神经肌肉活动,增强吞咽反射,减少唾液腺的分泌。

(6)呼吸道保护手法:①声门上吞咽法:也叫自主气道保护法。先吸气后,在屏气时(此时声带和气管关闭)做吞咽动作,然后立即做咳嗽动作;亦可在吸气后呼出少量气体,再做屏气和吞咽动作及吞咽后咳嗽。②超声门上吞咽法:吸气后屏气,再做加强屏气动作,吞咽后咳出咽部残留物。③门德尔松手法:指示患者先进食少量食物,然后咀嚼、吞咽,在吞咽的瞬间,用拇指和示指顺势将喉结上推并处于最高阶段,保持这种吞咽状 2～3 秒,然后完成吞咽,再放松呼气。此手法是吞咽时自主延长并加强喉上举和前置运动来增强环咽肌打开程度的方法,目的可帮助提升咽喉,以助吞咽功能。

2.直接训练

直接训练即进食时采取的措施,包括进食体位、食物入口位置、食物性质(大小、结构、温度和味道等)和进食环境等。

(1)体位:进食的体位应因人因病情而异。开始训练时应选择既有代偿作用又安全的体位。对于不能坐位的患者,一般至少取躯干 30°仰卧位,头部前屈,偏瘫侧肩部以枕垫起,喂食者位于患者健侧。此时进行训练,食物不易从口中漏出、有利于食团向舌根运送,还可以减少向鼻腔逆流及误咽的危险。颈部前屈是预防误咽的一种方法。仰卧时颈部易呈后屈位,使与吞咽活动有关的颈椎前部肌肉紧张、喉头上举困难,从而容易发生误咽。

(2)食物的形态:根据吞咽障碍的程度及阶段,本着先易后难的原则来选择。容易吞咽的食物特点是密度均匀、黏性适当、不易松散、通过咽和食管时易变形且很少在黏膜上残留。稠的食物比稀的安全,因为它能较满意地刺激、压觉和唾液分泌,使吞咽变得容易。此外,要兼顾食物的色、香、味及温度等。不同病变造成的吞咽障碍影响吞咽器官的部位有所不同,对食物的要求亦有所不同,口腔准备期的食物应质地很软,易咀嚼,如菜泥、水果泥和浓汤。必要时还需用长柄勺或长注射器喂饲;口腔期的食物应有内聚、黏性,例如很软的食物和浓汤。咽期应选用稠厚的液体,例如果蔬泥和湿润、光滑的软食。避免食用有碎屑的糕饼类食物和缺少内聚力的食物;食管期的食物为软食、湿润的食物;避免高黏性和干燥的食物。

根据食物的性状,一般将食物分为五类,即稀流质、浓流质、糊状、半固体(如软饭)、固体(如饼干、坚果等)。临床吞咽困难患者进行康复训练实践中,应首选糊状食物。

(3)食物在口中位置:食物放在健侧舌后部或健侧颊部,有利于食物的吞咽。

(4)一口量:包括调整进食的一口量和控制速度的一口量,即最适于吞咽的每次摄食入口量,正常人约为 20 mL。一般先以少量试之(3～4 mL),然后酌情增加,如 3 mL、5 mL、10 mL。为防止吞咽时食物误吸入气管,可结合声门上吞咽训练方法。这样在吞咽时可使声带闭合封闭喉部后再吞咽,吞咽后咳嗽,可除去残留在咽喉部的食物残渣。调整合适的进食速度,前一口吞咽完成后再进食下一口,避免 2 次食物重叠入口的现象,还要注意餐具的选择,应采用边缘钝厚匙柄较长,容量为 5～10 mL 的匙子为宜。

(5)培养良好的进食习惯也至关重要。最好定时、定量,能坐起来不要躺着,能在餐桌上不要在床边进食。

3.代偿性训练

代偿性训练是进行吞咽时采用的姿势与方法,一般是通过改变食物通过的路径和采用特定的吞咽方法使吞咽变得安全。

(1)侧方吞咽:让患者分别左、右侧转头,做侧方吞咽,可除去梨状隐窝部的残留食物。

(2)空吞咽与交替吞咽:每次进食吞咽后,反复做几次空吞咽,使食团全部咽下,然后再进食。可除去残留食物防止误咽,亦可每次进食吞咽后饮极少量的水(1～2 mL),这样既有利于刺激诱发吞咽反射,又能达到除去咽部残留食物的目的,称为"交替吞咽"。

(3)用力吞咽:让患者将舌用力向后移动,帮助食物推进通过咽腔,以增大口腔吞咽压,减少食物残留。

(4)点头样吞咽:颈部尽量前屈形状似点头,同时做空吞咽动作,可去除会厌谷残留食物。

(5)低头吞咽:颈部尽量前屈姿势吞咽,使会厌谷的空间扩大,并让会厌向后移位,避免食物溢漏入喉前庭,更有利于保护气道;收窄气管入口;咽后壁后移,使食物尽量离开气管入口处。

4.电刺激治疗

电刺激治疗包括神经肌肉低频电刺激和肌电反馈技术。

5.球囊导管扩张术

球囊导管扩张术用于脑卒中、放射性脑病等脑损伤所致环咽肌痉挛(失弛缓症)患者。方法是用普通双腔导尿管中的球囊进行环咽肌痉挛(失弛缓症)分级多次扩张治疗。此方法操作简单,安全可靠,康复科医师、治疗师、护士均可进行。

(1)用物准备:14 号双腔球囊导尿管或改良硅胶双腔球囊导管、生理盐水、10 mL 注射器、液状石蜡及纱布等,插入前先注水入导尿管内,使球囊充盈,检查球囊是否完好无损,然后抽出水后备用。

(2)操作步骤:由 1 名护士按插鼻饲管操作常规将备用的 14 号导尿管经鼻孔插入食管中,确定进入食管并完全穿过环咽肌后,将抽满 10 mL 水(生理盐水)的注射器与导尿管相连接,向导尿管内注水 0.5~10 mL,使球囊扩张,顶住针栓防止水逆流回针筒。将导尿管缓慢向外拉出,直到有卡住感觉或拉不动时,用记号笔在鼻孔处作出标记(长度 18~23 cm),再次扩张时或扩张过程中判断环咽肌长度作为参考点。抽出适量水(根据环咽肌紧张程度,球囊拉出时能通过为适度)后,操作者再次轻轻的反复向外提拉导管,一旦有落空感觉,或持续保持 2 分钟后拉出,阻力锐减时,迅速抽出球囊中的水。再次将导管从咽腔插入食管中,重复操作 3~4 遍,自下而上的缓慢移动球囊,通过狭窄的食管入口,充分牵拉环咽肌降低肌张力。

(3)操作后处理:上述方法 1~2 次/天。环咽肌的球囊容积每天增加 0.5~1.0 mL 较为适合。扩张后,可给予地塞米松+糜蛋白酶+庆大霉素雾化吸入,防止黏膜水肿,减少黏液分泌。

五、吞咽困难康复护理

(一)急性期康复护理

(1)急性期患者如昏迷状态或意识尚未完全清醒,对外界的刺激反应迟钝,认知功能严重障碍,吞咽反射、咳嗽反射明显减弱或消失,处理口水的能力低下,不断流涎,口咽功能严重受损,应使用鼻饲或经皮内镜下胃造瘘术。早期进行吞咽功能训练,尽快撤销鼻饲或胃造瘘。

(2)吞咽障碍的患者首先应注意口腔卫生及全身状况的改善,膳食供给量可按体重计算出每天热量的需要给予平衡膳食,对于脱水及营养状态极差患者,应给予静脉补液、营养支持。糖尿病患者应注意进食流质食物的吸收问题,特别是应用胰岛素的患者,注意瞬时低血糖或高血糖的发生,加强血糖监测。

(二)食物的选择

选择患者易接受的食物,磨烂的食物最容易吞咽,糊最不易吸入气管,稀液最易。故进食的顺序:先磨烂的食物或糊→剁碎的食物或浓液→正常的食物和水,酸性或脂肪食物容易引起肺炎,清水不易引起肺炎,如用糊太久,则患者所得的水分过少可能脱水,所以有时也给清水。

(三)进食规则

进食时应采用半坐位或坐位;选择最佳食物黏稠度;限制食团大小,每次进食后,吞咽数次使食物通过咽部;通常禁饮纯液体饮料,饮水使用水杯或羹匙,不要用吸管;每次吞咽后轻咳数声;

起初应是以黏稠的食物为主,黏稠的食物通常使用起来较安全,纯净的食物或口中变成流质的食物不会提供所需的刺激,以重新获得正常的口腔功能并且容易吸入。同时应给患者不同结构的食物和可咀嚼的食物。如果患者咀嚼困难,应将患者的下颌轻轻合上,有助于患者咀嚼。

(四)康复训练

康复训练可分为不用食物、针对功能障碍的间接训练(基础训练)和使用食物同时并用体位、食物形态等补偿手段的直接训练(摄食训练)。

1.基础训练

(1)口腔周围肌肉训练:包括口唇闭锁训练(练习口唇闭拢的力量和对称性)、下颌开合训练(通过牵伸疗法或振动刺激,使咬肌紧张度恢复正常)、舌部运动训练(锻炼舌上下、左右、伸缩功能,可借助外力帮助)等。

(2)颈部放松:前后左右放松颈部,或颈左右旋转、提肩沉肩。

(3)寒冷刺激法:①吞咽反射减弱或消失时:用冷冻的棉棒,轻轻刺激软腭、腭弓、舌根及咽后壁,可提高软腭和咽部的敏感度,使吞咽反射容易发生。②流涎对策:颈部及面部皮肤冰块按摩直至皮肤稍稍发红,可降低肌张力,减少流涎;1天3次,每次10分钟。

(4)屏气-发声运动:患者坐在椅子上,双手支撑椅面做推压运动,或两手用力推墙,吸气后屏气。然后,突然松手,声门大开、呼气发声。此运动可以训练声门闭锁功能、强化软腭肌力,有助于除去残留在咽部的食物。

(5)咳嗽训练:强化咳嗽、促进喉部闭锁的效果,可防止误咽。

(6)屏气吞咽:用鼻深吸一口气,然后完全屏住呼吸,空吞咽,吞咽后立即咳嗽。有利于使声门闭锁,食块难以进入气道,并有利于食块从气道排出。

(7)Mendelsohn法:吞咽时自主延长并加强喉的上举和前置运动,来增强环咽肌打开程度的方法,具体操作可于咽上升的时候用手托起喉头。

2.摄食训练

基础训练后开始摄食训练。

(1)体位:让患者取躯干屈曲30°仰卧位,头部前屈,用枕垫起偏瘫侧肩部。这种体位食物不易从口中漏出、有利于食块运送到舌根,可以减少向鼻腔逆流及误咽的危险。确认能安全吞咽后,可抬高角度。

(2)食物形态:食物形态应本着先易后难原则来选择,容易吞咽的食物特征为密度均一,有适当的黏性,不易松散,容易变形,不易在黏膜上残留。同时要兼顾食物的色、香、味及温度等。

(3)每次摄食一口量:一口量正常人为20 mL左右,一口量过多,食物会从口中漏出或引起咽部食物残留导致误咽;过少,则会因刺激强度不够,难以诱发吞咽反射。一般先以少量试之(3~4 mL),然后酌情增加。指导患者以合适的速度摄食、咀嚼和吞咽。

(4)指导吞咽的意识化:引导患者有意识地进行过去习以为常的摄食、咀嚼、吞咽等一系列动作,防止噎呛和误咽。

(5)咽部残留食块去除训练:包括空吞咽、数次吞咽训练、交替吞咽训练等。

(6)其他:配合针灸、高压氧、吞咽障碍康复体操、心理康复护理等。

(五)注意事项

康复团队协作,对于吞咽困难的患者来说是最好的治疗方法。护士作为团队成员之一,首诊时应实行初步筛查,除此之外,还需仔细地、持续地观察患者每次进食的情况以及为患者提供直接训练和代偿性的技术,防止渗漏和误吸,使患者安全进食。

(1)重视初步筛查及每次进食期间的观察,防止误吸特别是隐性误吸发生。

(2)运用吞咽功能训练,保证患者安全进食,避免渗漏和误吸。

(3)进食或摄食训练前后应认真清洁口腔,防止误吸。

(4)团队协作精神可给患者以最好的照顾与护理。

(5)进行吞咽功能训练时,患者的体位尤为重要。

(6)对于脑卒中有吞咽障碍的患者,要尽早撤鼻饲,进行吞咽功能的训练。

(7)重视心理康复护理。

(高　洁)

第五节　排尿功能障碍的康复护理

排尿功能障碍是康复护理学中常见的问题,这里主要介绍神经源性膀胱功能失调的康复护理。神经源性膀胱是指控制膀胱的中枢或周围神经双侧损伤而导致的排尿功能障碍,有潴留型障碍和失禁型障碍。

一、功能评定

通过询问、观察患者的排尿情况,结合一些检查来评定排尿功能。主要有以下内容。

(一)排尿次数和量

次数和量有无异常,能否自主支配,有无排尿困难、疼痛等。

(二)辅助排尿情况

有无间歇导尿、留置导尿管等辅助措施。

(三)排尿习惯

如患者排尿体位姿势,如厕能否自理等。

(四)残余尿量的测定

残余尿量的测定是对膀胱功能的判断。一般在采取膀胱功能训练方法诱导自行排尿后,立即进行导尿,并记录尿量。残余尿量大于 150 mL 的说明膀胱功能差;残余尿量小于 80 mL 的视为膀胱功能满意;残余尿量在 80～150 mL 的为膀胱功能中等。

(五)其他检查

常规尿液分析、尿培养。必要时做膀胱内压力容积测定、膀胱造影、测定尿流率、尿道压力分布、括约肌肌电图、尿流动力学、B 超或 X 线联合检查等。

二、康复治疗与护理

排尿障碍的康复目标主要为控制或消除感染,保持或改善上尿路功能,使膀胱贮尿期保持低压并适当排空,尽量不使用导尿管和造瘘,同时能更好地适应社会生活和职业需要。

(一)潴留型障碍

此类排尿障碍主要表现为膀胱内潴留尿液而不能自主排出。康复护理目标是促进膀胱排空功能。

1.增加膀胱内压与促进膀胱收缩

(1)增加膀胱内压训练。①手法增压(Crede法):患者取坐位,先用指腹对膀胱进行深部按摩,再手握拳置于脐下3 cm处用力向骶尾部方向滚动加压,同时患者身体前倾,直至尿流出为止。加压时须缓慢轻柔,避免使用暴力和在耻骨上直接加压,以免损伤膀胱和尿液返流到肾。②屏气增压(Valsalva法):患者取坐位,身体前倾腹部放松,快速呼吸3～4次后深吸气,再屏住呼吸10～12秒,用力向下做排尿动作,将腹压传到膀胱、直肠和骨盆底部,同时使大腿屈曲贴近腹部,防止腹部膨出,增加腹部压力,促使尿液排出。增加膀胱内压训练只可用于逼尿肌活动功能下降伴有括约肌活动功能降低或括约肌机制功能不全者,括约肌反射亢进和逼尿肌——括约肌协调失调时禁忌做膀胱按压。

(2)排尿反射训练。①发现或诱发"触发点"叩击下腹部的膀胱区,找到一个敏感的刺激点。训练到可以构成原始放射,周期性排尿。一般在导尿前20分钟叩击10～20分钟。叩击频率50～100次/分,叩击次数100～500次。叩击时宜轻而快,避免重叩,以免引起膀胱尿道功能失调。②其他方法:摩擦大腿内侧,牵拉阴毛,挤压阴茎龟头(或阴唇),以手指扩张肛门等,听流水声、热饮、洗温水浴等均有辅助性效果。

(3)使用药物:逼尿肌松弛者用胆碱能制剂,膀胱痉挛者用抗胆碱能药物,括约肌松弛者还可考虑采用α肾上腺素能药物和β受体激动剂。

(4)电刺激:直接作用于膀胱及骶神经运动支。用于逼尿肌活动减弱者。

2.减低膀胱出口处阻力

通过手术解除尿道梗阻、降低尿道内括约肌张力、切开尿道外括约肌等以减低膀胱出口处阻力。

3.间歇性清洁导尿

间歇性清洁导尿是指可由非医务人员(患者、亲属或陪护者)进行的不留置导尿管的导尿方法。这种方法能使膀胱有周期性的扩张与排空,促使膀胱功能的恢复。还可以降低感染率,减少患者对医务人员的依赖性,提高患者的生活独立性。

(1)适应证:不能自主排尿或自主排尿不充分(残余尿超过80～100 mL)的脊髓损伤或其他神经瘫痪,神志清楚并主动配合患者。

(2)禁忌证:尿道严重损伤或感染,以及尿道内压疮;患者神志不清或不配合;接受大量输液;全身感染或免疫力极度低下;有显著出血倾向;前列腺显著肥大或肿瘤。

(3)用物:10号导尿管(浸泡在0.1%苯扎溴铵溶液中)、香皂或沐浴露、液状石蜡或开塞露、生理盐水、便盆。

(4)具体方法:①便盆置于会阴下,用香皂或沐浴露清洗会阴部。操作者清洗双手。②用生理盐水溶液冲洗导尿管。③用液状石蜡或开塞露润滑导尿管前端,手持导尿管轻缓插入尿道,直到尿液流出。男性患者插管时注意尿道口朝腹部方向以避免尿道峡部的损伤。④导出尿液350～400 mL后将导尿管拔出,用清水清洗后放入无黏膜刺激的医用消毒液或生理盐水溶液内保存。

(5)注意事项。①准确记录每次导尿的时间和尿量。②每次导尿前,应先让患者试行排尿。一旦开始自主排尿,则需测定残余尿量。两次导尿之间如能自动排尿100 mL以上,残余尿量300 mL以下时,则每6小时导尿一次,3～4次/天;如两次导尿之间能自动排尿200 mL以上,残余尿量200 mL以下时,则每8小时导尿一次,1～2次/天;如残余尿量少于80 mL或为膀胱容量

20％以下时,则应停止清洁导尿。③患者建立定时、定量饮水和定时排尿的制度,以便合理选择导尿时机。每天摄入液体量应严格限制在2 000 mL以内,保持尿量800～1 000 mL/d。每次饮水量以400～450 mL为宜,饮水和排尿的时间间隔一般在1～2小时。④也可以使用一次性导尿管。反复使用的导尿管虽不强调严格消毒,但仍要充分地清洗和合理保存。⑤插入动作轻柔,不可有暴力,以避免尿道损伤。

4.留置导尿管

对于无法进行间歇性清洁导尿的患者,需行留置导尿管。要注意保持导尿管的正确方向,加强对留置导尿管的护理以防感染。

5.尿流改道

手术耻骨上造瘘或回肠代膀胱。

6.心理护理

向患者进行耐心细致的心理工作,对于患者的问题给予鼓励性的回答,帮助患者建立信心,积极参加康复训练。

(二)失禁型障碍

此类排尿障碍主要表现为排尿失去控制,尿液不自主地流出。康复护理目标是促进膀胱贮尿功能。

1.抑制膀胱收缩、减少压力刺激感觉传入与增加膀胱容量

(1)使用药物:应用抗胆碱能制剂减少膀胱收缩力。

(2)手术:通过手术阻断神经传导或选择性骶神经根切断。

(3)尿意习惯训练:每天规定患者排尿时间,以建立规律性排尿的习惯。一般白天每3小时排尿1次,夜间2次,也可视具体情况恰当调整。对于功能障碍或年老体弱无法如厕者,应尽量提供便器,定向力差者应给予帮助。

2.增加膀胱出口阻力

(1)使用药物:使用仅肾上腺素能药物和β受体激动剂增加尿道压力。

(2)手术治疗:植入人工括约肌。

(3)膀胱括约肌控制力训练:常用盆底肌练习法。指导患者收缩耻骨、尾骨周围的肌肉(会阴及肛门括约肌),但不收缩下肢、腹部及臀部肌肉。每次持续10秒,重复10次,每天5～10次,这种训练方法可减少漏尿的发生。

3.设法接尿

可以使用外部集尿器装置。男性可用长颈尿壶接尿或用一个阴茎套套在阴茎上,另一端剪开个小口,用胶管连接,通过胶管将尿液排出。注意每天清洗阴茎及更换阴茎套,以防引起局部感染;女性可用固定于阴唇周围的乳胶制品或尿垫,也可以用女式尿壶紧贴外阴接取尿液。

4.留置导尿管

采用定时开放导尿管,让膀胱适当地充盈和排空的方法,促进膀胱肌张力的恢复。日间视饮水量的多少,每4～6小时开放导尿管一次,入睡后持续开放。待病情有一定恢复后,可嘱患者在开放导尿管时做排尿动作,每天训练几次,直至拔管后患者可自行排尿。注意加强对留置导尿管的护理以防感染。

5.皮肤护理

协助患者保持皮肤清洁干燥,及时用温水清洗会阴部,衣物应该勤洗勤换,避免尿液刺激皮

肤,除去不良异味,预防感染和压疮的发生。

6.心理护理

失禁型障碍患者因为尿液刺激和尿液异味等问题,常常感到自卑和忧郁,心理压力大。因此护理人员应尊重、理解、关心患者,随时提供必要的帮助。

（高 洁）

第六节 直肠控制障碍的康复护理

一、概述

康复医学涉及较为广泛的排便障碍是神经源性直肠,是指控制直肠功能的中枢神经系统或周围神经受到损害而引起的直肠功能障碍,主要表现为便秘,大便失禁少见。

排便障碍的康复护理目的是帮助患者建立一个定期排便的模式,解除或减轻患者排便的痛苦,减少或消除大便失禁给患者造成的难堪,预防并发症的发生,从而提高患者的生存质量。

二、分类

(一)反射性直肠
$S_{2\sim4}$以上的脊髓损伤,其排便反射存在,可通过反射自动排便,但不能控制,大便失禁较少。

(二)无反射性直肠或迟缓性直肠
$S_{2\sim4}$（含 S_2、S_4）以下的脊髓损伤、马尾损伤,无排便反射,常出现大便失禁。

髓损伤、马尾损伤,无排便反射,常出现大便失禁。

三、康复护理评定

(一)排便规律评定
每次大便时间是否基本固定,两次排便间隔是否有大便失禁。

(二)排便耗时及粪便情况评定
大便次数、量和形状,每次消耗时间的多少。正常情况每次大便应该在半小时内完成,且量及稠度适中。

(三)排便刺激评定
用局部刺激,如指间刺激、肛门栓剂能否排除大便。

(四)排便习惯评定
如排便的体位和姿势,患者是否能自理等。

(五)物理检查评定
进行肛门指诊,决定肛门括约肌的张力是正常、痉挛还是松弛。通过肛门和会阴区感觉帮助确定神经损伤平面和程度。通过球-肛门反射检查帮助判断脊髓休克情况。

四、康复治疗

(一)肛门括约肌和盆底肌肌力训练

使用直肠电刺激或者主动肛门收缩进行训练,从而增加括约肌的控制能力。

(二)肛门牵张训练

将中指戴上指套,表面涂液状石蜡,缓慢插入肛门,将直肠壁向肛门一侧缓慢持续地牵拉扩张,或者采用环形牵拉的方式,以缓解肛门内外括约肌的痉挛;同时扩大直肠,诱发直肠肛门抑制性反射。

(三)药物治疗

口服各种缓泻剂,常用的如麻仁丸、果导、通便灵等有利于抑制肠道水分吸收,从而改善粪团硬度。肛门外用润滑剂(例如液状石蜡)有利于降低排便阻力,治疗便秘。使用解痉药物有助于缓解痉挛,协助排便。

(四)神经阻滞技术

近年来采用肉毒毒素肛门括约肌肌内注射,有较好的效果。

(五)物理治疗和传统康复治疗

运动疗法耐力训练可加强肠道蠕动动力,对于长期卧床者尤为重要。可使用各种理疗因子治疗。可利用推拿按摩、针灸、中药等改善排便障碍。

(六)外科治疗

顽固性便秘或者失禁的患者,经过一般的康复治疗无效,可以选择外科治疗。常用的方法有功能性神经、肌肉移位或移植,选择性骶神经后根切断,肠造瘘等。

五、康复护理

(一)定时排便

应该养成定时排便的习惯,可以根据个人的生活习惯选择早餐后或者晚餐后进行排便,因为在餐后胃肠反射最强。必须注意尽量保持在每天的同一时间排便,以便通过训练逐步建立排便反射。拟排便前15分钟喝热水一杯引起胃肠反射,同时按摩腹部诱导便意。

(二)排便的体位

蹲或坐位时可以使肛门直肠角变大、伸直形成有利的排便角度,还可以借助重力作用使大便容易通过。蹲或者坐位时还可以方便地用手增加腹压。

(三)排便的方法

餐后约半小时进行腹部按摩,或者用栓剂或手指按摩肛周或肛管,刺激排便反射的产生。手指刺激的方法是:将指套涂以润滑剂,手指伸入直肠,轻柔地扩张外括约肌同时紧贴肠壁做环形运动,每次持续1~2分钟,每10分钟1次,直至排气、排便,或者出现内括约肌收缩。

(四)定时地刺激

收缩肛门括约肌可以促进低级排便中枢反射的形成。但是手指的刺激切记避免暴力。

(五)饮食管理

多纤维的食物可以增加和软化大便。还需要保证每天摄入适量的液体,每天的饮水量以2 000 mL左右为宜。某些水果汁如橘子汁、柠檬汁等可以刺激肠道蠕动,从而促进排便。

(六)灌肠

可以较快地出现肠蠕动而引起排便,但是长期的灌肠可增加痔的发生率,并可产生灌肠依赖、电解质紊乱等,一般只用于其他措施失败以后。

六、知识拓展

便秘预防:因为粪便主要是由食物消化后构成的,所以通过饮食调节来防治大便秘结是简单易行的方法。首先要注意饮食的量,只有足够的量,才足以刺激肠蠕动,使粪便正常通行和排出体外。特别是早饭要吃饱。其次要注意饮食的质,主食不要太精过细,要注意吃些粗粮和杂粮,因为粗粮、杂粮消化后残渣多,可以增加对肠管的刺激,利于大便运行。副食要注意多食含纤维素多的蔬菜,因为正常人每千克体重需要 $90\sim100$ mg 纤维素来维持正常排便。可多食青菜、韭菜、芹菜等。因为纤维素不易被消化吸收,残渣量多,可增加肠管内的容积,提高肠管内压力,增加肠蠕动,有利于排便。还有就是要多喝水,特别是重体力劳动者,因出汗多,呼吸量大,水分消耗多,肠管内水分必然被大量吸收,所以要预防大便干燥就得多喝水。早饭前或起床后喝一杯水有轻度通便作用。足量饮水,使肠道得到充足的水分可利于肠内容物的通过。另外可有意多食含脂肪多的食品,如核桃仁、花生米、芝麻、菜籽油、花生油等,它们都有良好的通便作用。

中医药有效验方摘录如下。

(1)方 1:黄芪建中汤。

功效:益气温阳,养血通便。

黄芪、女贞子各 20 g,桔梗 9 g,甘草、桂枝各 6 g,白芍、当归各 15 g,大枣 12 枚,生姜 3 片。饴糖适量。每天一剂,水煎服,连服 10 天为 1 个疗程,一般服药 1～2 个疗程。

(2)方 2:通便四物汤。

功效:滋阴润燥,增液生津。

生白术 40 g、肉苁蓉 20 g、生地黄 20 g、炒枳壳 10 g。水煎取液,早晚分服,每天一剂。5 剂为 1 个疗程,大便正常后再服 1 个疗程以巩固疗效。

(3)方 3:滋脾更衣汤。

功效:滋养脾阴,润肠通便。

炙甘草 20 g、淮小麦 60 g、白术 30 g、黄精 20 g、大枣 15 g。水煎服,每天早晚各服 150 mL。服药期间停用其他中西药。1 个月为 1 个疗程。

(4)方 4:枳实导滞丸。

功效:清热祛湿,导滞通便。

大黄 9 g、炒枳实 9 g、炒神曲 9 g,茯苓、黄芩、黄连、白术各 6 g,泽泻 6 g。上药研为细末,汤浸蒸饼为丸,每天 1～2 次,每次 3～6 g。

(高　洁)

第七节　压疮的康复护理

压疮也是康复医学中常见的并发症之一,各种导致运动和感觉障碍的疾病均可引起压疮,如脑卒中、脊髓损伤等。一旦发生压疮,不仅给患者增加痛苦,加重病情,延长康复的时间,严重时可因继发感染引起脓毒败血症而危及生命。因此,必须加强护理,减少压疮的发生。

一、概述

压力性溃疡或压疮是由于身体局部组织长期受压,血液循环障碍,组织营养缺乏,致使皮肤失去正常功能,而引起的组织破坏和坏死。压疮不仅可发生于卧床患者,也可发生于坐位(如坐轮椅)或使用整形外科装置的患者。

压疮发生的原因很多,病理过程复杂,常见的有:①长期保持一种体位的患者身体局部组织受压过久;②皮肤经常受摩擦、潮湿(如排泄物)等物理性刺激;③石膏绷带和夹板使用不当使局部血液循环不良;④全身营养缺乏;⑤继发感染等。

(一)好发人群

各种伤病(如骨折、脊髓损伤、慢性神经系统疾病等)导致患者运动能力下降或丧失而长期卧床、各种消耗性疾病及老年患者,若有低蛋白血症、大小便失禁、营养不良、维生素缺乏等则更易发生。

(二)好发部位

压疮多发生于受压和缺乏脂肪组织保护,无肌肉包裹或肌层较薄的骨隆突及受压部位,95%发生于下半身。根据体位不同,受压点不同,好发部位亦不同(图10-1)。

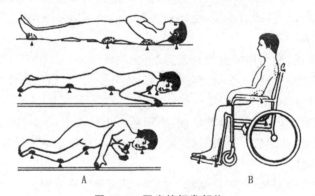

图 10-1 压疮的好发部位

(1)仰卧位好发于枕骨粗隆、肩胛部、肘部、棘突、骶尾部、足跟。

(2)侧卧位好发于耳郭、肩峰、肘部、髂嵴及髂结节部、股骨大转子、膝关节的内外侧、外踝。

(3)俯卧位好发于颧弓及面颊部、肩部、乳房、肋弓、男性生殖器、耻骨、髂嵴、膝部、足趾。

(4)坐位好发于肩胛部、坐骨结节、足跟。长期使用轮椅者以坐骨结节部位发生比例较高。

不良搬运或转移,床或椅垫选择不当,衣物穿着不当等,都可对运动障碍的患者造成因保护不当而直接使患者暴露在致伤外力的作用下,如帮助患者转移过程中不当拖拽,不定期翻身导致皮肤长期受压,不及时清理大小便使皮肤潮湿均可导致压疮。

二、压疮的评估

(一)危险因素的评估

通过评分的方法,对患者发生压疮的危险性进行评估(表10-1)。当评分≤16分时,易发生压疮;分数越低,则发生压疮的危险性越高。

表 10-1 压疮危险因素评估表

项目	4分	3分	2分	1分
精神状态	清醒	淡漠	模糊	昏迷
营养状况	良好	一般	差	极差
运动能力	运动自如	轻度受限	重度受限	运动障碍
活动能力	活动自如	扶助行走	依赖轮椅	卧床不起
排泄控制	能控制	尿失禁	大便失禁	二便失禁
血液循环	毛细血管再灌注迅速	毛细血管再灌注减慢	轻度水肿	中度至重度水肿
体温	36.6～37.2 ℃	37.3～37.7 ℃	37.8～38.3 ℃	>38.3 ℃
用药情况	未使用镇静剂或类固醇	使用镇静剂	使用类固醇	使用镇静剂和类固醇

(二)压疮的分期

根据病变发展的严重程度和侵害深度,压疮可分为以下 4 期。

1.淤血红润期(Ⅰ期)

Ⅰ期为压疮初期。受压部位出现暂时性血液循环障碍,局部皮肤红、肿、浸润,伴有麻木触痛感。此期病理损害仅累及皮肤的表皮层,临床表现为不能消退的皮肤红斑,但皮肤仍保持完整。

2.炎性浸润期(Ⅱ期)

如红肿部位继续受压,血液循环得不到改善,静脉回流受阻,局部静脉淤血,将导致受压部位局部红肿向外浸润、扩大和变硬,皮肤成紫红色边缘,向外扩展,疼痛加剧并有水疱形成。

3.浅度溃疡期(Ⅲ期)

表皮水泡破溃,可显露出潮湿红润的疮面,有黄色渗出液流出;如发生感染,则疮面有脓液覆盖,致使浅层组织坏死,溃疡形成,疼痛加剧。局部感染组织坏死形成浅层溃疡。

4.坏死溃疡期(Ⅳ期)

坏死组织发黑,脓性分泌物增多,有臭味;感染向周围及深部组织扩展,侵入真皮下层和肌肉层,还可累及骨或关节,可并发骨髓炎及化脓性关节炎;严重的可引起脓毒败血症,危及患者生命。

三、压疮的防治及护理

在压疮的防治中预防胜于治疗,一旦压疮发生往往难以治愈,且可并发如骨髓炎、瘘管、窦道或脓肿形成、异位骨化脓毒性关节炎等。严重影响患者的健康与功能,甚至威胁生命,因此防止压疮的意义十分重要。应特别强调在处理已经发生的压疮时,还应预防其他部位发生新的压疮和已经愈合的压疮复发。预防需要康复医师、护士、治疗师、患者的共同配合,虽然对于长期卧床患者的压疮预防并不容易,但精心科学的护理,可以将压疮的发生降到最低程度。

(一)压疮的预防

预防压疮的关键在于消除与压疮发生有关的各种危险因素。

1.减少对局部皮肤组织的压力

(1)经常更换体位:可防止患者同一部位受到长时间的持续压力,是有效预防压疮的关键。卧床患者一般交替地利用仰卧位、侧卧位、俯卧位;使用轮椅者,应指导其养成经常变换位置的习惯,并且要常做引体向上运动。体位更换一般每 2 小时更换 1 次,必要时每 30 分钟更换1次;要制订体位变换时间表并在床头建立体位变换记录卡,严格按时间表进行,不得随意更改。卡中应列有翻身时间,体位、值班护士签名等项目。体位更换前后要对压疮多发部位的皮肤认真观察并记录观察结果。翻身后使体位安置妥当,并注意保护骨隆突部皮肤。翻身前后要对压疮好发部位的皮肤进行仔细检查,并记录结果。

(2)保护骨隆突处皮肤:减少骨突出部位的压迫,进行支撑训练。对截瘫患者等需长期依靠轮椅生活的患者,应指导他们练习双手支撑床面,或椅子扶手等将臀部抬高的动作。利用软枕或其他软垫等放置于骨隆突下,使其不直接接触床面,以减轻局部压力;利用床上护架架空盖被,减轻盖被对患者脚部和其他部位的压力;使用特制的床垫如海绵垫、充气垫、充水垫等,以减轻身体对局部的压力。

(3)注意正确固定:对使用石膏、绷带、夹板、牵引器等固定的患者,随时观察局部状况及指(趾)甲的颜色、温度变化,仔细听取患者意见,适当调节松紧;衬垫应平整、柔软;如发现石膏绷带过紧或凹凸不平,立即通知医师,及时调整。

2.保护皮肤

减少皮肤的不良刺激,增强血液循环。保持床铺单位的整洁、干燥、平整,尤其对大小便失禁者更应注意保持床褥和皮肤的干燥,对被排泄物污染的床单要及时更换处理。

(1)增强皮肤血液循环:对长期卧床的患者,每天应进行全范围关节运动,维持关节的活动性和肌肉张力;经常用温水清洗皮肤,还可用少许50%乙醇对经常受压部位的皮肤及全背皮肤进行按摩,以促进肢体的血液循环。

(2)避免潮湿刺激:患者出汗时,应及时将皮肤擦干,更换干净的衣服;大小便失禁者,可用尿布或接尿器保持会阴部干燥;床铺应保持平整、干燥、干净。

3.避免对皮肤的摩擦力

(1)患者取半卧位时,注意防止身体下滑,使用海绵垫要加套。

(2)为患者更换卧位时,应抬起患者的身体,避免推、拉的动作;使用便盆时可在便盆上垫软纸或布垫,以防擦伤皮肤。

(3)不能用破损的便器,床上使用时严禁硬塞,应抬起臀部送取便器。

(4)翻身时如有导管要注意保持通畅,切勿扭曲,翻身后再仔细检查。

4.改善患者的全身营养状况

在病情允许情况下,应给以高蛋白、高维生素饮食,增加矿物质锌的摄入,以增强机体抵抗力和组织修复能力,纠正贫血或低蛋白血症。

5.为患者及其家属提供健康指导

使患者及家属获得预防压疮的知识和技能,积极配合并参与护理活动,预防压疮的发生。指导内容包括:正常的皮肤结构及其功能;引起压疮的主要原因;身体易受压的部位;如何自我或由他人协助检查皮肤状况;预防压疮的方法;如何处理已发生的压疮。

(二)压疮治疗及护理

发生压疮后,应积极采取局部治疗为主,全身治疗为辅的综合护理措施。治疗应从整体进行处理,包括一般治疗(消除危险因素)、病因治疗(消除局部压力作用)、压疮疮面治疗。对于Ⅰ、Ⅱ期压疮原则上采用保守疗法,主要有解除压迫、疮面处理和全身管理。Ⅲ、Ⅳ期压疮如保守无效时采取手术治疗。对于疮面,除常规无菌清疮换药外,应利用物理疗法如紫外线,红外线照射等以促进创面愈合。

1.全身治疗

主要是积极治疗原发病,增加营养和全身抗感染治疗等。良好的营养是疮面愈合的重要条件,故应增加患者蛋白质、维生素和微量元素的摄入;遵医嘱抗感染治疗以预防败血症;加强心理护理。

2.清创和局部换药

溃疡形成后可根据伤口情况按外科换药法进行处理,如先用无菌生理盐水清洗伤口,然后用无菌凡士林纱布及无菌纱布覆盖。浅表创面可用新鲜鸡蛋内膜覆盖,有保护创面、促进上皮生长的作用。溃疡深、分泌物多时,可用3%过氧化氢清洗伤口。

3.物理疗法

压疮发生的整个过程中局部可用理疗进行处理。紫外线照射有消炎、止痛、促进上皮生长和组织再生的作用,对Ⅰ、Ⅱ期压疮的治疗效果明显。红外线照射有促进血液循环、增强细胞功能、使疮面干燥、促进肉芽组织生长等功能,能用于创面较深的压疮,也可应用微波、激光等治疗。

4.外科手术治疗

溃疡较深且面积较大、坏死组织较多、用一般方法很难使疮面愈合者,可采用手术疗法,包括切除坏死组织、直接闭合、皮肤移植、皮瓣、肌皮瓣和游离瓣转移等。

(高　洁)

第八节　偏瘫的康复护理

偏瘫又叫半身不遂,是指以同侧上下肢随意运动不全或完全丧失为主要临床表现的综合征。任何导致大脑损伤的原因都可引起偏瘫,如脑血管意外、脑外伤、脑肿瘤、脑炎和脑膜炎等脑内病变,其中以脑血管意外为主要发病原因。按照偏瘫的程度,可分为轻瘫、不完全性瘫痪和全瘫。

一、偏瘫患者常见的功能障碍

(一)运动障碍

初期,瘫痪肢体多为弛缓性瘫痪,表现为肌肉松弛肌张力降低、腱反射减低或消失、不能进行自主性活动。经过数天或数周后,大多数患者瘫痪肢体很快出现异常的姿势反射、痉挛和腱反射亢进,发展成为痉挛性瘫痪。此时,患者肢体因受到痉挛和原始反射的影响,出现异常运动模式。在此阶段如不能有效地抑制原始反射和痉挛的发展,患者的运动功能障碍将变得不可逆转。

此类功能障碍可分为屈曲型和伸展型。上肢偏瘫以屈曲型为主,表现为肩胛带肌向上和向后,肩关节屈曲外展外旋,肘关节屈曲,前臂旋后,腕关节掌屈、尺屈,手指屈曲,拇指屈曲、内收。下肢偏瘫以伸展型为主,表现为髋关节伸直内收、内旋,膝关节伸直,踝关节跖屈、内翻,足趾屈曲。

(二)感觉障碍

偏瘫患者的感觉障碍主要表现为痛觉、温度觉、触觉、压觉、本体觉和视觉障碍,患肢多有沉重、酸、麻木和胀痛感,少数患者有感觉丧失。偏瘫患者若有严重、持久的感觉障碍,将会严重地影响运动功能的恢复。

(三)语言-言语障碍

偏瘫患者伴有言语障碍者占 40%,其障碍有失语症和构音障碍两类。由于病变部位、性质和程度的差别,失语症的表现可以多种多样,包括运动性失语、感觉性失语、混合性失语、命名性失语、阅读障碍、书写障碍。构音障碍是一种语音形成的障碍,表现为发音不准、吐字不清、语调及速率异常、鼻音过重等。

(四)认知障碍

脑卒中及脑外伤患者所致偏瘫常不同程度地伴有认知功能障碍,包括定向力、注意力、记忆力思维等方面的功能障碍。

(五)共济障碍

当大脑和小脑发生病变导致偏瘫时,四肢协调动作和行走时的身体平衡发生障碍,这种情况叫共济障碍,又叫共济失调。

二、康复训练

(一)床上训练指导

为了减少偏瘫患者长期卧床带来的关节痉挛、肌肉萎缩等运动功能障碍,早期患者与家属应做好以下工作。

1.良肢位的摆放

床上良肢位是偏瘫早期治疗中极其重要的方面,良肢位能预防和减轻上肢屈肌、下肢伸肌的典型痉挛模式的出现和发生,这种痉挛模式会妨碍患者日后上肢的日常生活活动及步行时屈膝,易形成划圈步态。一般每1～2小时更换1次体位,以预防压疮、肺部感染及痉挛模式的发生。良肢位与功能位不同,它是从康复的角度出发而设计的一种治疗性体位,有一定的强迫性,对患者身心舒适有影响,需向患者耐心讲解良肢位的重要性,不可任由肢体随意摆放。

(1)平卧位时,肩关节屈 45°,外展 60°,无内外旋;肘关节伸展位;腕关节背伸位,手心向上;手指及各关节稍屈曲,可手握软毛巾等,注意保持拇指的对指中间位;膝关节伸直,防止内外旋;关节屈曲 20°～30°(约一拳高),垫以软毛巾或软枕;踝关节于中间位,摆放时顺手托起足跟,防止足下垂,不要掖被或床尾双足部堆放物品下压双足,足底应垫软枕。

(2)健侧卧位时,健手屈曲外展,健肢屈曲,背部垫软枕,患手置于胸前并垫软枕,手心向下,肘关节、腕关节伸直位;患肢置于软枕上,伸直或关节屈曲 20°～30°。

(3)患侧卧位时,背部垫软枕,0°～80°倾斜为佳,不可过度侧卧,以免引起窒息;患手可置屈曲 90°位于枕边,健手可置于胸前或身上;健肢屈曲,患肢呈迈步或屈曲状,双下肢间垫软枕,以免压迫患肢,影响血液循环。

2.被动锻炼

运动训练不仅可以锻炼局部肌肉,而且通过刺激提高中枢神经系统内有利于功能恢复的各种细胞因子的表达,促进脑损伤的恢复。护理人员应指导家属为偏瘫肢体进行按摩推拿,由健侧到患侧,由大关节到小关节循序进行,由轻到重再到轻,切忌粗暴。对肘、趾(指)、踝、膝关节因其易发生强直,特别注意多运动,既要注意各方向运动到位,还要注意动作强度。每次全身锻炼15～30分钟,每天2～3次。

3.主动运动

当患者神志清楚,生命体征平稳后,即可开展床上主动训练,用正常一侧肢体协助患侧肢体活动,以利肢体功能恢复。

(1)床上训练:先让患者学会翻身、更换体位、床上坐起、使用便器等动作,尽早使患者学会向两侧翻身,以避免长期固定于一种姿势而出现压疮及肺部感染等并发症。

(2)手的训练:手在前后、左右、上下各方取物训练,腕部的屈伸旋转,手指的抓握放松和精细动作协调性、灵活性的训练。

(3)桥式运动:在床上进行翻身训练的同时,必须加强患侧伸髋屈膝肌的练习。这对避免患者今后行走时出现偏瘫步态十分重要。进行此活动时,抬高高度以患者最大能力为限,嘱患者保持平静呼吸,时间从5秒渐至1~2分钟,每天2~3次,每次5下,这对腰背肌、臀肌、股四头肌均有锻炼意义,有助于防止甩腕、拖步等不良步态。

(4)床上移行:教会患者以健手为着力点,健肢为支点在床上进行上下移行。健手握紧床栏,健肢助患肢直立于床面,如桥式运动状,臀部抬离床面时顺势往上或往下移动,即可自行完成床上移动。若健手力量达5级,可教患者以手抓住床边护栏,健足插入患肢膝关节下翻身。

(二)床边活动指导

1.起床

由健侧起,嘱患者以前面的方式握手并将上身尽量移近床边,带动患肢移出靠近床边,放下,以健手肘关节撑住床面,扶住患肩以帮助患者起床。由患侧起,准备情况同健侧,起床时以手掌撑起以助起床。这两种起床方法省力、安全,患者习惯后,能自行起床。

2.反复使用患侧肢体

强制性反复使用患侧肢体,并配合日常生活活动训练,如进食、洗漱、更衣、大小便、使用轮椅、助行器、矫行器等。

3.坐位平衡训练

偏瘫患者患肢的髋关节和躯干肌还没有足够的平衡能力,因此,坐起后常不能保持良好的稳定状态。帮助患者坐稳的关键是坐位平衡训练。静态平衡(一级平衡)训练包括左右平衡训练和前后平衡训练。

(1)左右平衡训练:让患者坐位,护理人员坐于其患侧,一手放在患者腋下,一手放在其健侧腰部,嘱患者头部保持正直,将重心移向患侧,再逐渐将重心移向健侧,来回进行。

(2)前后平衡训练:患者在护理人员的协助下身体向前或向后倾斜,然后慢慢恢复中立位,反复训练。静态平衡训练完成后,进行自动动态平衡(二级平衡)训练,即要求患者的躯干能做前、后、左、右、上、下各方向不同角度的摆动运动。最后可进行他动动态平衡(三级平衡)训练,即在他人一定的外力推动下仍能保持平衡。

4.坐站转换

帮助患者双足放平置于地面,两腿分开与宽肩,双手相握尽量向前伸展,低头弯腰、收腹,重心渐移向双下肢,协助人员双手拉患者肩关节助其站起来。如患者患肢力量较弱不能踩实地面时,协助人员可以膝关节抵住患肢膝关节,双足夹住患足,患者将双手置于协助者腰部以助轻松起立,但不要用力拉扯衣服等,以防跌倒。

5.站立平衡训练

完成坐站转换后,可对患者依次进行扶站、平行杠间站立、徒手站立及站立三级平衡训练。教患者收腹挺胸、抬头,放松肩、颈部肌肉,不要耸肩或抬肩,腰部要伸直,伸髋,双下肢尽量伸直,可用穿衣镜来协助患者,自行纠正其站相中的不良姿势。

（三）下床活动指导

先在家人搀扶下站立，扶床栏站立，扶双拐站立，步行原地踏步，练习行走、上下楼梯等，循序渐进地增强肢体功能训练。

1.行走训练指导

行走前，下肢肌力先达到4级，最好在康复医师指导下进行，以免产生误用综合征，遗留一些难以纠正步态。

2.上下楼梯训练

上楼时，手杖和健足先放在上级台阶，伸直健腿，把患腿提到同一台阶；下楼时，手杖与患足先下到下一级台阶，然后健足迈下到同一级台阶。步态逐渐稳定后，指导患者用双手扶楼梯栏杆独自上下楼梯。患者将患手搭在楼梯扶手上，用健手按住，按健足先上患足先下的原则，慢慢地一步一移上下楼梯。

3.重心转移训练

教患者立于床尾栏杆处，双手与肩同宽抓住栏杆，双目平视，双下肢与肩同宽站立，有条件的患者于足底垫一30°斜角的木板，以利患肢膝关节伸直并与肩同宽站立，嘱患者收腹、挺胸、直腰慢慢往下半蹲，体会重心由髋部渐至双下肢的感觉。每天2～3次，每次15分钟，可达到纠正不良姿势的目的。

（四）日常生活活动训练

日常生活能力训练是指导患者日常更衣、梳洗、进餐、坐起、轮椅转移等方面的训练，还可做以下活动以提高日常生活活动能力。

1.击球

可教患者双手交替拍球，以训练患者的协同运动，促进患者无意识的自行活动。

2.编织毛线

这属于精细动作训练，既有利于患者手眼配合，又有利于感觉、感官等知觉培养，有助于大脑神经功能恢复。

（五）呼吸训练

当患者存在呼吸不均匀现象时，应先训练患者呼吸。双手摸患者两胸肋部，嘱患者吸气；吸气末嘱患者稍停，双手向下轻压，嘱患者均匀呼气，如此反复。亦可教患者先用口呼气，再用鼻呼气，以利调整呼吸气流，改善语言功能。

三、基础护理

（一）家庭护理

由于患者行动不便，要为患者保持一个干净、舒适、温馨、朝阳的房间。室内温度20～25 ℃，相对湿度50％～60％。注意室内的空气新鲜，开窗通风，但应避免直接吹风。寒冷季节要注意保暖，预防感冒。室内物品摆放有序，便于患者拿取方便，有安全设施。生活用具经常消毒，被褥经常日晒等，营造良好的家庭康复环境。可播放患者喜爱的音乐，让患者保持乐观轻松的心情。基本要求如下：①每天做基础护理，保持口腔、脸、手、足、皮肤、头发、床等的清洁。②保持室内清洁及良好通风，室内定期消毒，可每周用食醋熏蒸1次。③患者的内衣裤、床上用品勤换勤洗以减少继发感染的机会。

（二）饮食护理

患者的饮食应营养丰富、品种多样，保证高蛋白、高维生素、高纤维素膳食，还应做到低胆固醇、低脂、低糖、低盐。给予清淡、低脂、低胆固醇饮食，高血压患者低盐，糖尿病患者低糖，并保证足够热量的含纤维素食物、蛋白质、维生素和水的摄入。及时补充康复训练时机体消耗的能量，多食蔬菜、水果，避免便秘；多食优质蛋白食物，如鱼、虾、红肉、蛋类；多饮水、少食高脂类食物。如患者有吞咽困难，给予半流质饮食，必要时给予鼻饲，以支持机体的消耗和康复的需求。不能自己进食的患者要协助其进食。让患者采取坐位或半卧位，卧位时将患者的头和身体偏向健侧，可防止食物呛入气管。喂食时速度不宜过快，每口量不能过大，不要催促患者。糊状饮食以1茶匙为宜，流食以匙喂，不要用吸管。饮水、进食后，令患者咳嗽或拍其后背数秒钟。

（三）服药指导

指导患病老年人及家属准确掌握药物名称、剂量及服用时间，了解药物的不良反应。患者服药时，不可随意增减药物。

（四）大小便护理

因患者行动不便，大小便后要及时帮助其用温水清洗会阴部位，保持衣物及床单的清洁干燥。长期卧床患者，肠蠕动减弱，为防止便秘，除饮食中应含有纤维素外，每次饭后可顺时针按摩腹部数分钟。如有便秘，应早期给予导泻剂。

四、康复护理

（一）心理护理

在偏瘫恢复期，患者的心理问题较多。家属应协助做好生活护理，如擦澡、洗脚，修剪指/趾甲等；对患者进行语言安慰。关心体贴患者，消除患者的焦虑抑郁心理；尽量帮助患者摆脱孤独的境地，使患者对自己的病情有正确的认识；学会看懂患者的手势来代替语言的表达，要通过患者的面部表情举止行为了解患者内心活动，采取与之吻合的护理。在患者能力范围内，鼓励其做适当的家务，减轻患者的自卑心理。

（二）体位护理

偏瘫患者的一半躯体是不能自主控制的，如果护理人员和家人不予以帮助，将肢体正确摆放，一方面可能会发生压迫性压疮，另一方面会令关节发生挛缩，这都不利于患者的恢复。护理不当会造成肌肉萎缩、关节僵硬、肩关节半脱位、足下垂失用综合征等严重并发症，增加患者痛苦，加重家庭负担。所以，护理人员要帮助患者摆放出正确的体位。

1.勾手抱胸、腿划圈位

由于多数偏瘫患者的上肢屈肌力量张力高，下肢伸肌的张力高，所以患者容易出现勾手抱胸、腿划圈的姿势，护理人员和家属要不断提醒患者加以注意并且及时纠正，让上肢尽量保持伸展状态、下肢保持屈曲状态。

2.仰卧位

仰卧位时受紧张迷路反射的影响，异常反射活动最强，而且容易发生压疮，应尽量减少使用。注意枕头不要太高，使头与身体保持水平为最佳。偏瘫患者会有肩周肌肉力量不够、肩胛骨变形的问题，造成局部的塌陷，可以用枕头将塌陷处垫平。还要帮助患者将患侧的上肢伸开，保持伸展状态。患侧的下肢呈略屈曲状态。

3.患侧卧位

现代康复学认为患侧卧位是首选体位,该体位可对患肢产生压力刺激,通过各种感受器的传入,有利于使患者获得患肢的实体感,促进感觉功能的恢复。同时使健肢解放,有利于患者自立;持续牵拉患侧躯干,减轻痉挛。先要将患侧的胳膊全部拉出来,以免受压。然后分别在健侧躯体的上、下肢下面各垫一个枕头,保证肩和肘在同一水平高度上,髋关节和膝关节在同一个水平高度。

4.健侧卧位

健侧卧位的优点:这种体位对患者上肢屈肌痉挛、下肢伸肌痉挛有很大的防治作用。应分别在患侧躯体的上、下肢下面各垫一个枕头,保证肩关节和肘关节在同一水平高度上,髋关节和膝关节在同一个水平高度。

5.半卧位

半卧位是最不提倡使用的体位,易引起紧张性反射。

6.坐位

坐位时,在患者的前面放置一张桌子,将患者的上肢放于桌面,肘关节微曲。手心向下,手指伸直,身体前倾,脊柱伸展,可以抑制躯干短缩,防止肩关节半脱位,在患者的背部放一软枕,使患者座位的重心在臀部,而不在骶尾部,防止该部位的压疮发生,患侧膝关节屈曲 90°,使足与小腿保持垂直位,坐位时注意座椅不能太高,应保持双脚整个脚掌着地。坐卧位时,为了防止肩关节脱位、手部肿胀和关节挛缩等,在床上用枕头或海绵垫,在椅子上利用扶手将患侧上肢垫起,垫起的高度以双肩处于同等高度为宜。此外,还要打开患手,保持伸展位。

(1)床上坐位的要求:床铺尽量平,患者下背部放枕头。头部不要固定,能自由活动。躯干伸直。臀部呈 90°屈曲,重量均匀分布于臀部两侧,上肢放在一张可调节桌上,桌上可置一枕头。

(2)坐在椅子或轮椅上的要求:上身要坐直,需要时在后背放置一个枕头。患者双手前伸,肘放在桌上,转移双手正确姿势。双足平放地上,或平凳上。

7.站位

应站在患者的患侧,减轻患者的恐惧心理。引导患者向患侧转移,用健侧手指紧扣住患侧手指,并抱于胸前,双足分开 10 cm 左右。

(高 洁)

第九节 帕金森病的康复护理

一、概 述

帕金森病(Parkinsondisease,PD)又称震颤麻痹,是一种老年人常见的运动障碍疾病,以黑质多巴胺(dopamine,DA)能神经元变性缺失和路易小体形成为病理特征,临床表现为静止性震颤、运动迟缓、肌强直和姿势步态异常等。65 岁以上的老年人群患病率为 1 000/10 万,随年龄增高,男性多于女性。目前我国的帕金森病患者人数已超过 200 万。在鉴别诊断时需明确区分帕金森病、帕金森综合征、帕金森叠加综合征等疾病,在康复护理中它们具有相同的护理问题和干预措施。

(一)病因

病因和发病机制至今未明,研究主要集中在以下三个方面。

1.环境因素

流行病学研究发现 PD 的发病与乡村生活、农作方式、除草剂、农药及杀虫剂等的接触有关,长期饮用露天井水或食用坚果者发病数增多,吸烟者发病率降低或发病时间延迟,吸毒者易出现帕金森样临床症状。

2.遗传因素

有 10%~15%的 PD 患者有阳性家族史,多呈常染色体显性遗传。PD 的发病与多种基因突变有关,并不断有新的基因突变被发现。另一方面,PD 的发病与遗传易感性有关,这可能与黑质中线粒体复合物 I 基因缺失有关。

3.其他因素

其他因素的研究包括体内氧自由基和羟基自由基的产生增多导致脂质过氧化,兴奋性氨基酸的产生增多和细胞内的钙超载,这些改变在黑质 - 纹状体中 DA 神经元的变性死亡中具有重要作用。

(二)分类

运动障碍疾病又称锥体外系疾病,主要表现为随意运动调节功能障碍,肌力、感觉及小脑功能不受影响。运动障碍疾病源于基底核功能紊乱,通常分为两大类:①肌张力增高-运动减少。②肌张力降低-运动过多。

前者以运动贫乏为特征,后者主要表现为异常不自主运动。本章以帕金森病为例,探讨该类疾病康复护理问题。

二、临床表现

(一)PD 的主要临床特点

PD 的主要临床特点包括震颤、强直、运动迟缓和姿势障碍等。

1.震颤

震颤是由于协调肌和拮抗肌有节律地交替性收缩所致,多数病例以震颤为首发症状,仅 15%的病例整个病程中不出现震颤。震颤常开始于一侧上肢或下肢,可累及头、下颌、舌和躯体的双侧。休息时明显,运动时减轻或消失,故称静止性震颤。震颤的频率多为 4~6 Hz,情绪激动或精神紧张时加重,睡眠时消失。手的震颤常表现为搓丸样运动。当静止性震颤加剧或与原发性震颤并存时,可出现姿势性震颤。

2.强直

强直常开始于一侧肢体,通常上肢先于下肢,可累及四肢、躯干、颈部和面部,协调肌和拮抗肌的张力均增高,出现头向前倾、躯干和下肢屈曲的特殊姿势,与震颤合并者常出现齿轮样强直或铅管样强直。强直严重者可出现肢体疼痛。

3.运动困难

由于肌肉强直,患者常感肢体僵硬无力,动作缓慢,穿衣、翻身、进食、洗漱等日常活动难以完成,严重病例可出现运动困难。面肌运动减少,形成面具脸;上肢和手部肌肉强直,出现书写困难或写字过小;由于协调运动障碍,行走时上肢的前后摆动减少或消失,步伐变小、变快并向前冲,形成特殊的慌张步态;口、舌、腭、咽部的肌肉运动障碍,常出现流涎或吞咽困难等。

4.其他表现

包括眼睑或眼球运动缓慢,可出现动眼危象、睡眠障碍(失眠和早醒)、情绪障碍(抑郁或焦虑)、静坐不能、疼痛、发凉、麻木等异常感觉,部分病例有皮脂腺分泌增加、口干、下肢水肿、尿频、尿急和认知功能障碍等。

(二)运动迟缓和姿势障碍

尽管有许多例外的情况,但是通常,老年的 PD 患者以步态障碍和运动不能为主,年轻的病例则以震颤为主要表现,儿童和青春期发病者多表现为肌张力异常和帕金森综合征。

三、主要功能障碍

(1)缓慢进行性病程障碍:①静止性震颤;②肌强直;③运动障碍、运动迟缓;④协调运动障碍;⑤姿势步态障碍。

(2)严重时丧失生活自理能力。

(3)心理障碍。

四、康复评定

(一)PD 主要功能障碍程度评定表

十方面内容:①运动过缓;②震颤;③僵直;④姿势;⑤步态;⑥从椅子上起立;⑦用手写字;⑧言语;⑨面部表情;⑩日常生活活动能力(ADL)。

PD 主要功能障碍程度评定表采用 5 级 4 分制评分,分值代表严重程度:①0~2 分——正常;②3~10 分——轻度功能障碍;③11~20 分——中度功能障碍;④21~30 分——重度功能障碍;⑤31~40 分——极重度功能障碍。

(二)辅助检查

(1)检测到脑脊液和尿中 HVA 含量。

(2)基因检测 DNA 印迹技术、PCR、DNA 序列分析。

(3)功能显像检测采用 PET 或 SPECT 与特定的放射性核素检测。

五、康复治疗

(一)药物治疗

药物治疗是主要的治疗手段,需要长期维持。药物治疗遵循的原则是从小剂量开始,缓慢递增,尽量以较小剂量取得较满意疗效。治疗方案个体化,根据患者年龄、病情等选药:①抗胆碱药;②金刚烷胺;③左旋多巴。

(二)外科治疗

目前常用的手术方法有苍白球、丘脑毁损术和深部脑刺激术(DBS)。

(三)康复运动治疗

1.有效的运动功能训练

(1)松弛和呼吸训练:"变得僵硬"是帕金森病患者心理紧张的主要原因,松弛和腹式呼吸训练有助于减轻症状。可先宽衣,寻找安静地方,放暗灯光,身体姿势尽可能地舒服,闭上眼睛,随后开始深而缓慢的呼吸,并将注意力集中在呼吸上。上腹部在吸气时鼓起,呼气时放松,应经鼻吸气,用口呼气,训练 5～15 分钟。

(2)平衡功能训练:坐位和站立位较慢地重心转移训练,提高患者机体的稳定性。患者身体站直,两足分开 25～30 cm,向左、右、后移动重心取物,或坐位向前、左、右捡物,以训练平衡功能。

(3)步态训练:训练时患者身体站直,两眼向前看,起步时足尖要尽量抬高;先脚跟着地,再脚尖着地,跨步要慢而大,在行走时两上肢做前后摆动。同时进行上下楼梯训练。患者起步和过门槛时容易出现肢体的"僵冻状态",要先将足跟着地,待全身直立,获得平衡后再开始步行;原地踏步几次可帮助冻结足融解。

(4)关节及肢体功能训练:加强患者的肌肉伸展活动范围,牵引缩短或僵直的肌肉,增加关节功能稳定性。一天 3～5 次,每次 15～30 分钟,尽量保持关节的运动幅度。

(5)手部精细动作训练:主要指导患者进行手的技巧性和四肢的精细性协调训练。将两手心放在桌面上,做手指分开和合并动作 10～20 次;同时左右手做指屈、伸动作及握掌和屈伸动作。

2.日常生活功能训练

日常生活能力训练能促进随意、协调、分离的正常运动模式的建立,为整体功能恢复训练创造有利条件。主要训练手的功能和日常生活能力,如通过指导如何自行进食,穿脱衣服,处理个人卫生,自解大小便,完成入浴等,以加强上肢活动及上下肢配合训练,不断提高生活自理能力,提高生活质量。

3.语言训练

50%的帕金森病患者有语言障碍,说话声音单调、低沉,有时口吃。训练包括音量、音调、发音和语速等内容。训练时心情应放松,闭目站立,发音应尽量拉长,并反复训练。平时积极参与人与人之间的语言交流。

六、康复护理

(一)康复护理

结合帕金森病的特点,对患者进行语言、进食、走路动作以及各种日常生活功能的训练和指导十分重要。

1.饮食护理

根据患者的年龄和活动量予以足够的热量并评估患者的营养状况,口味需要,提供营养丰富的食物,原则上以高维生素、低脂、适量优质蛋白、易消化饮食为宜。多吃谷类和蔬菜瓜果,以促进肠蠕动,防止便秘。

(1)钙是骨骼构成的重要元素,因此对于容易发生骨质疏松和骨折的老年帕金森病患者来讲,每天晚上睡前喝一杯牛奶或酸奶是补充身体钙质的极好方法。

(2)蚕豆(尤其是蚕豆荚)中含天然的左旋多巴,在帕金森病患者的饮食中加入蚕豆,能使患者体内左旋多巴和甲基多巴胺复合(如卡比多巴)的释放时间延长。

(3)限制蛋白质的摄入,每天摄入大约 50 g 的肉类,选择精瘦的畜肉、禽肉或鱼肉。一只鸡蛋所含的蛋白质相当于 25 g 精瘦肉类。为了使半天的药效更佳,也可尝试一天中只在晚餐安排蛋白质丰富食物。

(4)不吃肥肉、荤油和动物内脏,有助于防止由于饱和脂肪和胆固醇摄入过多给身体带来的不良影响。饮食中过高的脂肪也会延迟左旋多巴药物的吸收,影响药效。

(5)对偶有呛咳者可在护士指导下正常进食。频繁发生呛咳者指导患者进食时取坐位或半坐卧位，头稍向前倾；对于卧床患者，进食时应抬高床头≥45°，以利于下咽，减少误吸。指导患者家属正确协助患者进食：当患者发生呛咳时应暂停进食，待呼吸完全平稳再喂食物；对频繁呛咳严重者应暂停进食，必要时予以鼻饲。

2.用药护理

对老年人给予明确用药指导是预防药物不良反应最有效的方法之一。遵医嘱及时调整药物剂量和用药时间，空腹用药效果比较好。如多巴丝肼应在餐前 30 分钟或餐后 45 分钟服用。告知患者的服药配伍禁忌：如单用左旋多巴时禁止与维生素 B_6 同时服用。苯海索使老年患者易产生幻听、幻视等精神症状，以及便秘、尿潴留等，应及时发现药物不良反应。抗抑郁剂，尤其是 5-羟色胺(5-HT)再摄取抑制剂，由于起效作用慢应督促患者坚持按时、按量服用。

3.ADL 训练康复护理

室内光线要充足，地面要平坦。病房内尽可能减少障碍物，病床加用防护栏，以防坠床。嘱患者穿防滑拖鞋，卫生间要有扶手，以防跌倒。指导患者衣物尽可能选用按扣、拉链、自粘胶式以代替纽扣，以便于穿脱。裤子与鞋要合身，不能过于肥大，以免自己踩踏导致摔伤。起床或躺下时应扶床沿，动作缓慢进行，避免直立性低血压的发生。患者在外出活动或做检查时应有专人陪护。

4.语言功能训练

因肌肉协调能力异常，导致语言交流能力障碍。护士要多从营造良好语言氛围入手，让患者多说话、多交流、多阅读，沟通时给患者足够时间表达，训练中注意患者的发音力度、音量、语速频率，鼓励患者坚持连续不间断的训练，减缓病情发展。

5.大小便护理

因老年人特点及治疗用药可能产生的不良反应，多数患者伴有不同程度的便秘。对便秘患者，应多摄取粗纤维食物、蔬菜、水果等，可多饮蜂蜜、麻油，以软化食物残渣。可配以效果好，不良反应小的内服及外用药物，如冲饮适量番泻叶，口服芪蓉润肠口服液及排便前外用开塞露等，促进排便。小便困难者可按摩膀胱、听流水声刺激排尿，必要时可导尿，总之以效果最好、不良反应最小的能持久使用的方法，减少患者痛苦，维护正常排二便功能。

(二)运动功能训练康复护理

帕金森病患者在用药物治疗的同时配合正规、系统且有针对性的康复训练是一种既安全可靠又有明显疗效的方法。运动功能训练根据患者的震颤、肌强直、肢体运动减少、体位不稳的程度，尽量鼓励患者自行进食穿衣、锻炼和提高平衡协调能力的技巧，做力所能及的事情，减少依赖性，增强主动运动。随着病情发展，针对每个患者情况注意以下几个方面训练。

1.步态练习

肌肉持续的紧张度致患者肢体乏力，行走不自如，重心丧失，步态障碍。加强患者行走步伐的协调训练。

(1)原地反复起立。

(2)原地站立高抬腿踏步，下蹲练习。

(3)双眼平视合拍节地行走。患者如有碎步时，可穿摩擦力大的胶底鞋防滑倒。有前冲步时，避免穿坡跟鞋，尽量持手杖协助控制前冲，维持平衡等。

2.面部训练

鼓腮、噘嘴、龇牙、伸舌、吹气等训练，以改善面部表情和吞咽困难现象，协调发音，保持呼吸平稳顺畅。

3.基本动作及运动功能训练

(1)上、下肢的前屈、后伸、内旋、外展,起立下蹲。

(2)肩部内收、外展及扩胸运动,腰部的前屈,后仰,左、右侧弯及轻度旋转等。

(3)在有保护的前提下适当运动,进行一些简单的器械运动项目,有助于维持全身运动的协调。

4.功能锻炼注意事项

功能锻炼越早越好,要按照康复治疗方案执行;运动时间及运动量应因人而异,渐渐地增加运动强度;不宜采取剧烈活动,做到劳逸结合,从一项训练过渡到另一项训练应缓慢进行,避免"跳跃式"运动;运动时动作要轻柔、缓慢,注意安全,避免碰伤、摔伤等事故发生。后期患者没有自主运动能力时,可依靠家属帮助进行被动运动,以尽早恢复一定的自主运动。康复锻炼应循序渐进,及时表扬、鼓励;康复效果不要急于求成,以免产生失望、抑郁心理。

(三)预防并发症

帕金森病是一种慢性进展性变性疾病,疾病晚期由于严重肌强直、全身僵硬终致卧床不起。本病本身并不危及生命,肺炎、骨折等各种并发症是常见死因。因此,做好基础护理工作,积极预防并发症不容忽视。

(1)本病老年患者居多,免疫功能低下,对环境适应能力差。护理工作者应注意保持病室的整洁、通风,注意病室空调温度调节适度。天气变化时,嘱患者增减衣服,以免受凉、感冒,加重病情。

(2)对于晚期的卧床患者,要按时翻身,做好皮肤护理,防止尿便浸渍和压疮的发生。

(3)被动活动肢体,加强肌肉、关节按摩,对防止和延缓骨关节的并发症有意义。

(4)皮肤护理,翻身时,应注意有无皮肤压伤,并防止皮肤擦伤。

(5)坠积性肺炎、泌尿系统感染是最常见的并发症,因此要给患者定时翻身、叩背,鼓励咳痰,预防肺部感染;鼓励患者多饮水,以稀释尿液,预防尿路感染。

(四)心理康复护理

患者虽然有运动功能障碍,但意识清楚,更需要他人的尊重、友爱,害怕受到歧视。抑郁在帕金森病患者中常见,约有近1/2的患者受此困扰,部分患者以抑郁为首发症。患者对疾病会产生较大的心理压力,为自己躯体的康复、功能的恢复、病后给家庭造成的负担和社会生活能力等问题而担忧。在康复锻炼的同时,更应强化心理护理,解决患者的心理问题,只有身心结合的护理才能体现整体护理。早期心理护理配合康复训练,能提高患者的日常生活能力,减少患者对家庭和社会的依赖,减轻患者的心理负担,因而能使患者有足够的信心和勇气面对疾病带来的急性应激。

(1)对收入院的患者从入院时起即给予心理护理,向患者介绍医院环境,科室主要负责人、主管医师和护士,通过与患者交谈,收集患者的资料,了解患者的需要,对患者的心理状况做出评估,并使患者从陌生的环境中解脱出来,以良好的心境接受治疗。

(2)根据患者的心理状况,向患者及家属介绍发病的原因、治疗过程、治疗前景、服药注意事项。

(3)建立良好的护患关系,良好的护患关系是实施心理护理的基础,并能充分调动患者自身的积极性,提高自我认知能力,参与到自我护理中来,消除对疾病的过度注意和恐惧感。

（4）耐心倾听患者的叙述，诚恳、礼貌对待患者。此时要充分理解患者的心理感受，允许患者情感的发泄和表现，给予适度的劝说和安慰。

（5）为患者营造一个温馨的治疗和心理环境，主动与患者交谈，谈话中注意非语言沟通的技巧，如抚摸、握手、点头，使患者感到亲切安全，心情放松。

（6）组织患者参加集体活动，安排病情稳定、康复成功的患者，介绍成功经验，增强进一步治疗的信心；选择适合患者的读物，以改善在治疗之余的心理状态。

（7）生活自理能力训练，肌强直好转、肌张力正常时逐步训练穿衣、如厕、进食等自理能力，鼓励患者完成力所能及的事情。满足患者自尊的心理需要，提高自信心。

（五）康复健康教育

（1）让患者对自己的病情有正确的认识，减缓病情进展，让患者充分认识到康复的作用。向患者和家属介绍主要的治疗措施及方法并取得配合。指导患者注意锻炼的强度从小到大，循序渐进，持之以恒，并根据患者的体力进行调整。

（2）用药指导及饮食指导：指导患者按时按量正确服药，不可随意增量、减量、停药，戒烟、忌酒，满足患者糖、蛋白质需要，少食动物脂肪，适量海鲜类食物，多食蔬菜、水果，多饮水保持大便通畅。

（3）避免精神紧张和过度劳累，树立正确的生活态度，以积极乐观的情绪对待生活。当患者出现对事物不感兴趣、自我评价过低、绝望感时，给予积极的关注和关爱，一起与患者分析出现的不适，指导患者重视自己的优点和成就，对所取得的点滴成绩给予肯定和鼓励，向亲人、医护人员倾诉内心想法。应协同家属一起做好患者的工作，讲解病情的发展、预后并使患者保持稳定的情绪，对疾病康复具有重要意义。

（4）睡眠指导：由于帕金森病患者常有自主神经功能性紊乱，并伴有不同程度的睡眠障碍。所以护士要协助患者及家属创造良好的睡眠环境及条件。首先建立比较规律的活动和休息时间表，避免睡前兴奋性运动，吸烟，进食油腻食物及含有酒精、咖啡因的饮品和药物。建议采用促进睡眠的措施，如睡前排尽大小便，睡前洗热水澡或泡脚，睡前喝适量热牛奶等。

七、社区家庭康复指导

（一）出院指导

增强患者的自我价值观，鼓励患者参加适宜的文娱活动，多接触社会。根据每位患者的家庭情况进行设计，让患者参加力所能及的家务活动。为防止意外，这些活动需在监护下进行。同时嘱患者坚持并合理用药，生活有规律。如有不适及病情变化及时就医。

（二）社会家庭的支持

随着功能丧失加重，将逐渐影响患者的自理能力，常需要配偶或家庭成员的帮助与支持。充分发挥亲友和家属的支持作用，指导家属为患者创造良好的康复环境；注意尊重患者的人格，通过学习了解正确的康复方法，鼓励和督促患者参与各项活动，调动患者的积极性，坚持长期的康复训练，提高康复效果。

（三）坚持进行有效的运动功能训练

指导患者养成良好的生活习惯并坚持进行有效的运动功能训练 每天规律地进行适度的体力活动，患者可采取自己喜爱的运动方式如散步、慢跑、打太极拳、导引养生功、舞剑等。康复训练是一项长期的工作，通过康复训练，还可改善患者的情绪状态，减少焦虑抑郁的发生，增加肢体锻炼的顺应性、锻炼包括：①四肢锻炼；②躯干锻炼；③重心锻炼；④行走锻炼；⑤呼吸和放松训练。要求家属尽量陪同康复运动。

（四）定期复诊

帕金森病属慢性终身性疾病，为了控制疾病的发展，延缓功能的丧失，除了回家后需继续康复锻炼外，并要按医嘱定期复诊，及时进行康复效果的评定，适时调整康复方案，发现症状加重时，应及时去医院做好进一步的检查和治疗。

（高　洁）

第十节　老年痴呆的康复护理

一、概述

老年痴呆是一种脑部疾病，由于脑功能障碍而产生的获得性和持续性智能障碍综合征，是老年期出现的慢性渐进性精神衰退疾病，是患者在意识清醒状态下出现的持久的、全面的智能衰退。由于脑部功能逐渐衰退，患者会日益健忘、智力退化、自我照顾能力降低，甚至性格改变。患者多为 65 岁以上人士，年纪越大，患病机会也越大。每 10 名 65 岁以上的老人中，就约有一名患上老年痴呆。

（一）病因

病因流行病学调查发现老年痴呆患者一级亲属有极大的患病危险性。分子生物学研究证明在第 21、19、14 和 1 号染色体上得到老年痴呆的标志，提出老年痴呆与遗传有关，但研究表面仅40％老年痴呆患者可能与遗传有关。另外老年痴呆患者有乙酰胆碱和单胺系统、氨基酸类及神经肽类等递质改变，这些递质改变对学习和记忆等有特殊的作用。老年痴呆患者发病可能与自身免疫、饮食、运动、修养、吸烟和饮酒嗜好等有关。

（二）分类

老年痴呆的病因各有不同，主要分为 3 类。

1.阿尔茨海默病（AD）

AD 亦称老年性痴呆，是一种以临床和病理为特征的进行性退行性神经病，主要临床表现为痴呆综合征。阿尔茨海默病性痴呆的病因至今未明，有学者认为与衰老过程、代谢障碍、内分泌功能减退、机体解毒功能减弱有关。新近丧偶、单身独居者患本病较多，提示心理因素可能是引起本病的诱因。最近几年的大量研究资料又提出了病毒感染、免疫功能紊乱、遗传、中毒、加速衰老等几种假说。

2.血管性痴呆（VD）

VD 是指由于脑血管病，包括缺血性脑血管病，出血性脑血管病以及急性和慢性缺氧性脑血管病引起的痴呆，临床常见的 VD 类型和病因主要有以下几种。

（1）多发性脑梗死痴呆（MID）：为常见类型，是由于多发的、较大的脑动脉梗死引起的脑内较大面积梗死，常可同时累及大脑皮质和皮质下组织。

（2）单一脑梗死引起的痴呆：常见于角回梗死、大脑后动脉梗死、大脑前动脉梗死、双侧颈动脉梗死、丘脑旁通动脉梗死以及分水岭梗死。

（3）脑动脉病变合并痴呆：包括多发性腔隙性梗死以及脑白质疏松症等引起的痴呆。

（4）脑低灌流综合征引起的痴呆：如心搏骤停或持续性严重低血压所致的全脑缺血、缺氧引起的痴呆。

（5）出血性脑血管病合并痴呆：包括慢性硬膜下血肿、蛛网膜下腔出血、脑内血肿等引起的痴呆。

3.其他

其他导致痴呆的原因还有情绪抑郁、营养不良、甲状腺分泌失调、药物中毒等。

二、临床表现

老年痴呆主要表现在记忆力衰退、计算力衰退、情感行为障碍、独立生活和工作能力丧失等。老年痴呆病情、临床表现分为 3 个阶段。

（一）早期阶段

丧失近期记忆，变得健忘，"丢三落四""说完就忘"；找不到自己的房间，不知道哪个床是自己的。在日常生活中有明显穿衣困难，不能判断衣服的上下左右和前后。日常起居生活、自我照顾能力减退。

（二）中期阶段

判断力差，注意力分散：出现判断力差、概括能力丧失、注意力分散、失认和意志不集中，表现为不能正确处理工作、生活中的问题，大事被忽略，小事却纠缠不清，工作能力下降。书写困难，患者甚至不认识自己的名字，也写不出自己的名字。失去大部分认识能力，如学习、判断及思考能力，日常起居生活需要家人协助。

（三）后期阶段

完全丧失认知能力，起居生活完全依赖家人照顾。患者一改以往的生活习惯，痴呆晚期很容易诊断，但早期难以发现，因此，当老年人出现记忆力下降及情感改变后，应及早去医院检查，以免贻误治疗时机。

三、主要功能障碍

（一）记忆障碍

记忆力下降，同一问题反复提问。

（二）视空间技能障碍

思考及接受新资讯有困难；对时间及方向感觉混乱。

（三）语言障碍

词汇量减少，谈话中因找词困难而突然中断，逐渐所说的话不能使人理解，也不能理解他人提出的问题，不能参与交谈，最后只能发出别人不能理解的声音，甚至缄默。

（四）失用和失认

面容认知不能者，不认识亲人和熟悉朋友的面容。自我认知受损可能产生镜子征，患者坐在镜子前与镜子中自己的影像说话，甚至问自己的影像是谁。

（五）计算障碍

严重者连简单的加减法也不会计算，甚至不认识数字和算术符号，也不能回答检查者伸出几个手指。

(六)精神功能性精神障碍

表现为坐立不安、多疑、易激动,淡漠、焦虑、抑郁,可出现妄想、错觉、幻觉、伤人毁物行为。

(七)运动障碍

表现为过度活动和不安,如无目的地在室内来回走动,或半夜起床到处乱摸、开门、关门、搬东西等。随之本能活动丧失,大小便失禁,生活不能自理。

四、康复评定

(一)神经心理学测验

对一个可疑痴呆患者,首先要评定有无认知障碍,障碍累及了哪些功能,以及障碍的严重程度,这就要进行神经心理学测验。它包括注意与集中、定向、记忆、计算、语言、抽象思维、空间知觉、结构能力、运用、认知灵活性和速度等,此外还包括社会适应能力、人际关系和生活能力以及个性上的改变即所谓行为评定。心理学测验就是对这些心理现象所表现出的行为样本进行客观的标准测量,它把心理现象进行数量化的描述,是采取一套严格设计的问题或作业(即标准程序)由被试者回答或完成,然后对回答的情况进行评定。其优点是资料的收集与解释是标准的,使得有可能提高诊断的准确性,同时对不同来源的资料可以比较借鉴,是确定痴呆必不可少的工具。

(二)评定量表

1.哈金斯缺血指数(HIS)

可区分两种主要类型 AD 和 MID 的痴呆。总分 18 分;>7 分,考虑 MID;<4 分考虑 AD;4~7 分考虑混合型痴呆。

2.临床痴呆评定量表(CDR)

见表 10-2。

表 10-2　临床痴呆评定量表(CDR)

项目	无痴呆 CDR0	可疑痴呆 CDR0.5	轻度痴呆 CDR1.0	中度痴呆 CDR2.0	重度痴呆 CDR3.0
记忆力	无记忆力缺损或只有轻度不恒定的健忘	轻度、持续的健忘;对事情能部分回忆,属"良性"健忘	中度记忆缺损;对近事遗忘突出,有碍日常活动的记忆缺损	严重记忆缺损;能记住过去非常熟悉的事情,新材料则很快遗忘	严重记忆丧失;仅存片断的记忆
定向力	能完全正确定向	除时间定向有轻微困难外,能完全正确定向	时间定向有中度困难;对检查的地点能定向;在其他地点可能有地理性失定向	时间定向有严重困难;通常对时间不能定向,常有地点失定向	仅有人物定向
判断力+解决问题能力	能很好解决日常问题、处理职业事务和财务;判断力良好,与过去的水平有关	在解决问题、判别事物间的异同点方面有轻微缺损	在解决问题、判别事物间的异同点方面有中度困难;社会判断力通常保存	在解决问题、判别事物间的异同点方面有严重损害;社会判断力通常受损	不能做出判断,或不能解决问题

续表

项目	无痴呆 CDR0	可疑痴呆 CDR0.5	轻度痴呆 CDR1.0	中度痴呆 CDR2.0	重度痴呆 CDR3.0
社会事务	在工作、购物、志愿者和社会团体方面独立的水平与过去相同	在这些活动方面有轻微损害	虽然可能还参加但已不能独立进行这些活动;偶尔检查时正常	不能独立进行室外活动;但可被带到室外活动	不能独立进行室外活动;病重得不能被带到室外活动
家庭＋爱好	家庭生活、爱好和需用智力的兴趣均很好保持	家庭生活、爱好和需用智力的兴趣轻微受损	家庭活动轻度障碍是肯定的,放弃难度大的家务,放弃复杂的爱好和兴趣	仅能做简单家务,兴趣保持的范围和水平都非常有限	丧失有意义的家庭活动
个人料理	完全有能力自我照料	完全有能力自我照料	需要督促	在穿着、卫生、个人财务保管方面需要帮助	个人料理需要很多帮助;经常二便失禁

评估痴呆的严重程度,只有当损害由于认知功能缺损时才记为 CDR0.5(可疑痴呆),CDR1.0(轻度痴呆),CDR2.0(中度痴呆),CDR3.0(重度痴呆)。

3.认知功能评定

中文修订版长谷川智能量表(HDS)采用视觉实物记忆更为国内被试者接受、更少受教育程度影响,适合东方人使用,敏感性和特异性比较高,作为老年性痴呆的检查量表,文献报道 HDS 敏感性91.73%,特异性为87.73%。作为老年性痴呆的检查量表,亦为当今世界上使用最广泛的老年性痴呆初筛工具之一,适合东方民族老年人群使用,主要可用于群体的老年人调查。

4.精神行为评定

简明精神病量表(BPRS)。

(三)影像学检查

(1)CT、MR。

(2)脑功能性检查:PET、SPECT。

(四)辅助检查

(1)脑电图。

(2)P300 的测量。

五、康复治疗

老年痴呆康复的目的不是回归社会,而是控制症状和延缓发展进程,最大限度地维持残疾功能,延长生命,提高患者的生活质量。

(一)药物治疗

(1)目前临床上治疗老年痴呆的药物有胆碱酯酶抑制剂——多奈哌齐:通过临床使用,对早期患者作用很好,但价格贵,增加患者经济负担;脑循环代谢改善药物:扩张动脉和毛细血管增加脑循环,保护脑细胞不受损害,促进神经元 ATP 的合成。

(2)目前常用的药物较多:多奈哌齐为中枢性乙酰胆碱酯酶抑制剂,药效强,疗效高,安全性高,几乎没有肝毒性,口服吸收良好,且不受食物以及服药时间的影响,在阿尔茨海默病治疗药物中处于领先地位。

(3)卡巴拉汀:是氨基酸甲酸类选择性胆碱酯酶抑制剂,对轻、中度阿尔茨海默病耐受性较好,同时具有抑制脑内丁酰胆碱酯酶的作用。加兰他敏具有双重作用机制,能较好地抑制乙酰胆碱酯酶,且能调节脑内的烟碱受体位点,可显著改善轻、中度阿尔茨海默病患者的认知功能,延缓脑细胞功能减退的进程。

(4)吡拉西坦:可直接作用于大脑皮质,增强神经信号传递,并具有激活和修复神经细胞的作用,可推迟缺氧性记忆障碍的产生,促进大脑对氨基酸、磷脂、葡萄糖和氧的利用,促进蛋白质的合成,增加患者的反应性和兴奋性。

老年痴呆的药物治疗目前尚处于探索阶段,因此其康复治疗在延缓疾病进展中具有举足轻重的作用。针对不同的症状、病情分期进行各种组合的康复治疗,对于改善老年痴呆患者的生活能力有很大帮助。此外,早期发现、早期诊治对于预后十分重要。

(二)康复治疗

1.心理康复

医护人员加强与患者的沟通,让患者对自我认识、评价、思维、情感和行为等重新建立认知,同时对患者家属进行针对性心理指导,使其对患者的疾病有正确的态度,积极配合治疗。

2.康复训练

加强语言训练。老年痴呆患者均有不同程度的语言功能障碍,医护人员主动与患者交流,态度温和,语速适中,吐字清楚。鼓励患者读书、看报、听广播、看电视,接受来自外界的各种刺激,以防止智力进一步衰退。

3.作业治疗

针对患者的功能障碍,选出一些患者感兴趣、能帮助其恢复功能和技能的作业,让患者按要求进行训练,以逐步恢复其功能,如刺绣、书法、绘画等手工操作,目的是使患者集中精神,增强注意力和记忆力,重建对生活信心。

4.运动疗法

可徒手或借助器械,如双杠内步行训练或拄拐步行训练等,让患者进行各种改善运动功能的锻炼,预防和治疗肌肉萎缩。目前 AD 尚无法彻底治愈方法,但通过积极康复治疗特别是药物治疗,可延缓甚至停止 AD 的继续发展。

六、康复护理

老年痴呆患者的康复护理,一般是围绕着记忆训练、注意力训练以及其他认知功能的训练等环节进行的,采用有趣的活动或游戏的方式集体进行的效果更佳,可实行以下康复护理的训练。

(一)心理护理

护理人员要关心爱护患者,尊重患者的人格,加强与患者的沟通,同时对患者家属进行针对性的心理指导,关心安慰患者家属,向家属解释患者病情,使患者家属对患者疾病有积极、正确的态度,积极配合治疗。医护人员及家属要经常与患者对话、交流思想,促进提高患者的语言能力和思维能力,对于不善言辞或语言障碍者可言行并用,语速缓和,态度和蔼,让患者感到亲切,打消顾虑,用真诚赢得患者的信任。当患者对陌生的环境产生恐惧、不安全的心理,出现不稳定情绪与紊乱行为时,护理人员应以耐心、亲切的态度,通过语言、动作、情景等信息交流手段给予患者鼓励与安慰,满足其合理要求,使患者接受并改变原有的观念、认识,使其感受到关爱,尽快适应环境。当患者语言、行为出现错误时,护士应仔细听取患者的诉说,观察其行为,并表示理解,给予认真地解释,同时分析并找出诱因,制订应对措施,以防发生相同事件。也可以用转变话题的方法,分散其注意力。对患者的进步要及时加以肯定和鼓励,增强其战胜疾病的信心。

(二)饮食护理

痴呆患者一天三餐应定时定量,保持患者平时的饮食习惯,餐具要安全,不要用刀叉之类餐具,食物要简单方便,软滑一点比较合适,多吃水果、蔬菜,多食富含卵磷脂食物(主要有大豆、蛋黄、动物肝脏、鱼类、芝麻等)。卵磷脂可以改善思维能力,提高记忆力,对那些缺乏食欲进食少甚至拒食的患者要选择营养丰富、清淡宜口的食物,荤素搭配,温度适中,无刺、无骨、易咀嚼消化。每次吞咽后嘱患者反复做几次空咽运动,确保食物全部咽下,以防噎食及呛咳。对少数食欲亢进者,要适当限制食量,以防止因消化吸收不良而出现呕吐、腹泻。进食时必须有人照看,以免呛入气管而窒息死亡。

(三)生活护理

1.制订合理的生活计划以改善患者的睡眠状态

白天适当增加活动时间,鼓励患者做有意义有趣的手工,各种治疗尽可能集中在白天,以免打扰患者睡眠。对精神兴奋型或狂躁患者,适当给予小剂量安眠药或镇静剂,以保证其睡眠时间。同时,保证病室通风良好,灯光柔和,室温以 22～25 ℃,相对湿度 50%～60% 为宜,为患者制造安静、舒适的睡眠环境。

2.认真做好口腔护理和压疮护理

由于老年痴呆患者定向力、记忆力、抵抗力低引起自理能力缺陷。应加强病房巡视,经常检查患者身体各部位血液循环、排泄等情况,保持患者皮肤清洁。对卧床患者,要求使用气垫床。同时,注意定期给患者翻身、拍背,预防压疮和吸入性肺炎的发生。根据患者身体自理程度,让他们力所能及地发挥自身能力,如刷牙、洗脸、更衣等。

(四)安全护理

老年痴呆患者感觉迟钝,行动不便,故平时要防止烫伤、跌伤、砸伤等意外伤害,也要预防自伤的发生,保证患者安全。

1.进食

餐具最好选择不易破损的不锈钢制品,自己能进食的,最好把几种菜肴放到一个托盘里,食鱼肉时要把骨刺提前剔除。不要让老人用尖锐的刀、叉进食。如患者视力较差,要把餐桌放在明亮显眼的地方,进食食物要切成小块,方便患者入口。不要让患者吃黏性食品,液体和固体食物也要分开。盛有过烫食物的器皿一定要远离患者,以免烫伤。

2.居住

居室要宽敞、整洁,设施简单,光线充足,室内无障碍如门槛等,以免绊倒患者。地面要防滑,床边有护栏,刀、剪、药品、杀虫剂等要收藏好,煤气、电源等开关要有安全装置,不要让患者随意打开。

3.衣着

为患者准备的衣服质地要好,同时衣服要宽松,外衣最好选用无须熨烫的面料,尽量不使用拉链,最好用按扣或布带代替拉链,防止拉链划伤患者。

4.行为

对病情重者做到 24 小时有人陪伴,对轻者在其活动最多的时间里加强看护。嘱患者不要单独外出,以免迷路走失。给患者口袋里放一张有患者和家属姓名、年龄、家庭住址、联系电话以及患者所患疾病的安全卡,防止意外发生。

(五)临床用药护理

老年痴呆患者由于各种原因引起脑部功能损害,记忆力减退、健忘,其恢复主要取决于药物治疗,应保证足够的疗程和药物剂量。患者静脉输液时,穿刺处针头应妥善固定,防止脱落。患者的口服药要护士妥善保管,送药到口,看着服下,并告知其家属,证明药已服下,并注意观察药物不良反应,以便及时与医师取得联系,调整其用药。

(六)情感护理

针对痴呆患者不同症状,给予相应的护理对策。

1.焦虑

痴呆患者易出现失落和不安全感,症状有坐立不安、反复挑选衣服、不停地搓手、到处吼叫或来回走动,甚至拒绝进食与治疗等。对策:给患者足够的照明,保证居室安静,安排有趣的活动,放一段轻松的音乐。

2.抑郁

具体表现为呆滞、退缩、食欲减退、心烦、睡眠障碍、疲倦等。对策:耐心倾听患者的叙述,不强迫患者做不情愿的事,鼓励参加运动,散步为宜。

3.激越

情感不稳定,常为小事发火,逃避、顽固、不合作。对策:分析产生激越的具体原因,安慰患者,避免刺激性语言,鼓励规律性的锻炼,以达到放松的目的。

4.欣快

常表现出满足感,易怀旧,自得其乐,话语增多,面部表情给人以幼稚、愚蠢的感觉。对策:尊重患者,增加活动,如下棋、读报、打太极拳等。

5.淡漠

表现为退缩、孤独、回避与人交往,对环境缺乏兴趣。对策:增加照明度,室内摆放患者喜欢的物品,如日历、时钟、照片、收音机等,向患者说一些关爱的语言,建立信赖的关系,鼓励患者做有意义的事情。

(七)康复训练护理

1.记忆障碍康复护理

应反复训练患者记忆居住的环境、物品的放置、周围的人和事物。指导患者制订生活作息时间表,让其主动关心日期、时间的变化。每天活动安排由简单到复杂,组织患者看电视、玩扑克、下跳棋、玩智力拼图或给患者一些数字卡,训练患者从小到大排列等,以锻炼患者的记忆和思维能力。为了减慢记忆功能丧失进程,每天要多次训练,以刺激患者记忆,如让患者说出看护者的姓名、住址,认识标记等。充分利用看电视、听音乐、看报纸、读杂志的机会,给予视听方面的外界刺激;经常有意识地让患者回忆、判断来锻炼患者大脑思维活动的能力。

2.定向力障碍康复护理

包括对时间、地点及人物认知训练,诱导患者产生正向的行为改变,尽可能随时纠正或提醒患者产生正确的人、时间、地点的概念,使患者减少因定向力错误而引起的恐慌和不安。在医院患者的房间内应有大而明显的标志,如在患者床单位放置个人熟悉的所有用物,如被褥、日用品、家庭照片等,让患者自己确认自己的床单位。大指针的时钟可有助于患者对时间定向力的认识,以日期为分页的日历也有助于对时间定向力训练。经常读报纸可刺激患者对新近事件的兴趣,使患者对现实生活有正确认识。

3.思维障碍康复护理

充分利用残存脑力,如数字排序训练、物品分类训练、计算能力训练等,训练患者的综合分析、判断、推理和计算能力。

4.情感障碍康复护理

对情感障碍的患者多给予信息及语言刺激训练,对患者关心、体贴,多与其交谈沟通,寻找患者感兴趣的话题,对思维活跃及紊乱的患者,改变话题,分散注意力,转移思路,保持情绪平稳,使思维恢复至正常状态。对有妄想的患者,护士与患者交谈时,注意谈话技巧,不可贸然触及患者的妄想内容。对幻听、幻视的患者,要稳定情绪,分散注意力,尽快将其引导到正常的情境中来。

5.语言障碍康复护理

语言障碍康复护理训练方法有多种,如口语对话、唇及口型运动、物品名称的命名、词句和书写法、计算法、刺激大脑增强记忆法等。对不同原因引起的语言障碍采用不同的训练方式,如对运动性失语患者,护士应着重给患者示范口形,面对面地教,从简单到复杂,循序渐进反复练习。对命名性失语患者,护理人员应有意识地反复说出有关事物的名称,强化记忆,坚持听、说、读、写并重。

6.肢体功能障碍康复护理

培养生活情趣,在日常生活中,适当让他们做一些洗碗、扫地、递东西、买东西等简单家务,使他们在头脑中建立新的条件反射,以维持各种功能。经常陪同患者去散步,呼吸室外新鲜空气,练习打太极拳,观赏盆景花鸟,并根据患者的兴趣爱好,安排听音乐、看电视、下象棋等。对早期痴呆患者要尽可能帮助其保持日常生活习惯和卫生习惯,起居、穿衣、刷牙、洗脸等,即使做得不规范,也要尽可能让他自己去做。对后期病情较重的患者,在限制其活动的同时,要根据病情做好肢体的被动运动,保持肢体的正常功能,防止关节畸形和肌肉萎缩。

7.精神症状的康复护理

(1)改善患者的住院环境:颜色的布局上要采取中性色。卫生间、饭厅、活动室要有醒目的标记,日夜间也要有标记。尽可能选派一位与其熟悉的护工或家人。

(2)了解并尊重患者既往的生活方式:对重症患者避免强烈的视听刺激,以免产生幻觉,加强安全措施,消除不安全因素,窗户外面要加防护档,地面干燥不滑,床铺低且加用床档;掌握患者精神障碍并对其做出正确的评估。

(3)对抑郁患者组织其参加无竞争性且又适合自身速度的集体活动,如简单认图、折纸、插花等活动,对其点滴进步给予及时的肯定,此项活动时间不要太长、太难,以免增加患者的挫折感,而加重抑郁。

(4)兴奋型患者:创造安静的环境,避免刺激性言语和行动,做些原来喜欢的轻微的家务劳动,转移其注意力,降低患者的过分欲望。

(5)加强日常生活活动训练:使患者保持基本的生活能力,如督促每天按时洗漱、梳头、如厕、洗脚等。

(八)痴呆相关康复护理技术

1.现实环境向导

现实环境向导是一种特别的康复技巧,现已广泛地应用于照顾老年人及老年精神病患者,特别是老年痴呆患者。此技巧之目的是使那些因年老、长期住院或其他脑病而引致记忆力及认知能力衰退的人,重新学习掌握某些有切身关系的资料及信息,从而改善其对周围环境及事务的认知和处理方法,使其能更有信心及独立地进行各种日常活动。运用一些特别的技巧和方法,帮助患者重新认知及掌握有关日期、时间、地点、人物等资料,使患者的日常的活动能力及行为得到改善。而持续地提供各种刺激和鼓励社会接触,亦有助增加与外界的沟通,避免与现实脱节。

现实环境向导大致可分为24小时现实向导和现实环境导向小组。前者是利用一些特别的环境设计,如大标志及指示等,再配合与老者的接触,整天不间断地提供"环境导向"的资料,去协助患者熟悉现在的居住环境,让他们不会因感到迷茫而惶恐不安;后者则以小组形式,集合一些认知能力相似的患者针对他们的问题做适当训练。要达到最佳效果,应双管齐下,且要持续不断实行。有研究报告显示,现实环境导向小组可以改善患者的认知能力。

2.缅怀治疗

缅怀是一种在老人精神科及老人可广泛采用的康复护理媒介,且适用于治疗老年痴呆症及老年抑郁症。

缅怀可以不同形式进行,包括个别回想,与人面谈,小组分享、展览及话剧等。而对象亦不局限于同龄人士,老友共聚也是另一个选择。由于其多元化和易于融合于日常生活与交谈中,很多医院及服务老年人的机构都乐于采用。

随着痴呆患者的近期记忆衰退,加上患者在判断能力,语言、思维、运算及理解能力的减退,患者会渐渐与现实脱节,以致造成与人沟通的障碍。缅怀治疗是利用患者所拥有的记忆做媒介,去鼓励患者与人沟通及交往。由于远期记忆是一些实在的材料,患者可以在没有压力下抒发自己的意见及情感。在分享过往光辉岁月及成就的时候,患者的个人尊严得以维护,且有助他们重新肯定自己。与此同时,患者会感到被接纳和谅解,而朋友的分享也给予一个学习和认同的机会,使患者得到更大的支持去面对目前或将来的挑战。

一般缅怀活动会糅合开心和不快的回忆。因为过分着眼于开心的回忆会造成逃避现实;只侧重于不快往事却又会令患者情绪低落。故此,护理人员应抱着谨慎态度。一些研究也显示,合适的"缅怀"活动有助增进患者的生活满足感,减低抑郁及改善生活质量。

3.音乐治疗

音乐治疗是指有计划地运用音乐去改善一些在智能、身体及社会方面有欠缺的人士在其生活环境的适应能力。对某些人是工作,但对其他人却可能是文娱活动。它的多元化和力量涉及不同的层面,已包括功能、感官、认知、社交和情绪。不少文献指出音乐对身心都有正面的影响,如促进情绪改变、增强情感上的反应,促进情绪健康及改善社会技巧。对某些人来说,甚至可以加强人、物和地方的认知。若配合一些身体活动,亦有助促进健康。再者,对一些有暴躁行为的痴呆症患者,音乐亦有安定和缓和的作用。

音乐活动的种类繁多,可包括听音乐、唱歌、敲击乐器、音乐体操等,且可融于日常生活活动,在不同时间播放不同的音乐,有助患者对时间的认知。

4.美术治疗

美术治疗是以美术活动作沟通媒介,通过治疗关系去满足参加者情绪、社交及发展的需要,治疗对象甚为广泛,包括长期病患者、痴呆症患者及抑郁症患者等。常用于医院、康复中心、学校,甚至监狱。不少学者也认为参与美术及手工艺小组能建立自尊、增强大小肌肉的协调、增加能力及能耐、改善认知能力、促进创意表达、促进兴趣及社交、改善决断力和避免退化。

美术治疗着重过程多于结果。通过不同形式的活动,参与者更能明白自己的需要和了解潜意识的想法。由于它糅合了情感、认知及人生经历,对参与者来说是一种独特的活动。而且,美术能实现幻想,鼓励情感流露,亦给予身体各项感官刺激。此外,美术活动亦加插了社交的元素,所以,一项精心编排的美术活动能减低冷漠及抑郁。

5.感官刺激

感官刺激是指通过个别或小组活动去感知有缺欠的人,有系统地提供有意义及熟悉的感官经验,包括嗅觉、触觉、视觉、听觉及味觉。"多感官刺激"此种治疗环境旨在提供一个既轻松又愉快的经历,让参与者在没有压力的气氛下自由自在地去探索四周的环境,使精神及身体得到松弛,且能刺激其基本的感官。均衡的感官刺激能令脑部正常操作及保持警醒。

由于痴呆症的患者在智能和记忆方面的缺欠,加上对感官的认知能力衰退,使患者难以适应其周围环境,有如置身于一个既陌生又毫无意义的环境中。感官刺激并不局限于任何模式,且应融于日常生活。在环境方面,可避免在墙壁和地面选取一些容易令患者混淆的图案;在简单的家居摆设加入不同色彩;妥善地控制环境的噪声。此外,若能在规律化的生活中增加少许变化,亦可打破沉闷的气氛,为生活添上色彩。

(九)沟通的策略和方法

与老年痴呆症患者的沟通是别具挑战性的,护理人员要留意与患者沟通的策略和方法,如果能够掌握有效的沟通方法,照顾老年痴呆症患者便会显得更轻松。

1.沟通策略

(1)谅解患者的沟通能力:老年痴呆症患者的沟通和表达能力会逐渐减退。在患病的初期,患者会忘记词汇;中期时,理解和与人沟通会更显困难,如称"锁匙"为"开门的东西",而费尽心思也不能说出物件在日常生活中真正的名称;到了后期,患者可能会重复别人的说话,说一些人们听不懂的话或发出一些别人都不明白的声音。护理人员要明白和理解现有的有限的沟通能力。

(2)选择较安静的环境:护理人员要选择安静的环境与患者交谈,简单的布置,也有助于促进护理者与患者的沟通。嘈杂或四周有太多感官刺激的环境会影响患者注意力的集中和与他人之间的沟通。

(3)确保患者已戴上辅助器具:老年长者的视力和听力会随着年龄的增长而减退。沟通时,护理人员要替患者佩戴合适的眼镜和助听器。另外,如患者的牙齿已脱落,最好为患者佩戴义齿,以使他们发音或说话变得更清晰,有助于沟通。

(4)简单/重复的信息:说话时应选用简短、浅易和熟悉的句子。患者的近期记忆较差,所以护理人员每句话要清楚地带出一个信息。每次只问一个问题,也可利用选择题或"是""非"问题,并给予充足时间去理解和回应。如果患者仍然听不明白,护理人员可重复重要的信息。

(5)善用聆听技巧:耐心地聆听患者的说话,除用言语外,并以身体语言(包括面部表情、手势和动作等)去辅助沟通。注意患者的语气和姿势,谅解他的情绪。说话速度要减慢或留意音调的高低。

(6)积极的态度和赞赏患者:护理人员应抱积极的态度及弹性处理与患者之间的沟通问题。牢记患者是成年人,在沟通上切勿当他是孩童。当患者用错了字或想不出要说的字时应给予帮助,切忌强迫患者说话或喝骂患者。患者近期记忆较差,有时会忘记东西放置的地方而误以为别人拿走了东西。当患者有幻觉或妄想的行为时,应避免与他争辩事情的真实性,反而要接纳及安抚他的情绪。此外,适当的赞赏可以鼓励患者积极地与人沟通。

2.简易沟通方法

(1)开始谈话时,先称呼他的名字,并介绍自己来引起他的注意。牢记接触患者时,应该在他的前面或视线范围内。

(2)应与患者保持目光的接触。

(3)交谈时,说话要慢一点,可用身体语言来传达信息(微笑、脸部表情或轻触长者的肩膀)。例如,配合语言的沟通,一边说"穿衣",一边拿衣服。

七、社区家庭康复指导

目前老年痴呆尚无根治办法,针对这些特殊患者群体,只有通过社区康复护理才能改善患者的生活质量和预防高危行为发生。我国大多数老年痴呆患者是居家生活的。其生活范围基本局限在社区内,对于社区康复护理工作尚处于起步阶段。无论从临床实践还是护理研究方面与发达国家相比还存在差距。因此,预防和控制老年痴呆是为满足人民群众日益增强的健康保健意识的需要,也是促进社区康复护理发展的需求。

(一)社区康复护理

指导社区医护人员对患者实施药物、心理、行为等一系列综合的社区康复护理。

(1)配置1名有丰富社区工作经验的专职护士。经规范培训后担任老年痴呆患者护理及家属培训指导工作。时间为每周1次的家庭访视、随时的电话随访、每季度1次的咨询培训。

(2)通过对患者家属讲解老年痴呆相关知识和照顾技巧。指导家属如何与患者沟通,使家属从了解、熟悉到掌握对老年痴呆患者的照顾技巧,让他们用理解、宽容、诚恳的态度对待患者,尽量满足其合理需求。

(二)社区家庭康复护理指导内容

1.指导老年痴呆照顾者建立患者治疗、护理档案

在医护人员的指导下结合患者情况制订治疗护理档案,包括姓名、性别、年龄、体重、病情、生活方式和联系方式,家庭成员和照顾者与患者的关系等。专职人员定期随访。

2.生活护理

指导家属家具摆放要简单化,不要经常更换位置,利用鲜明、悦目、暖色对卧室、厨房和卫生间作出标志,便于老人识别。地板要防滑。避免反光和几何图形装饰。在患者穿的衣物上标明姓名、年龄、地址、联系电话。

3.指导老年痴呆照顾者训练患者的生活自理能力

对轻度老年痴呆患者,照顾者应按照患者的生活习性督促患者自己学会生活自理,如买菜、烧饭、整理房间和清洁个人卫生,鼓励患者多参加一些社会活动,抽时间看报刊和电视,使患者尽快适应周围环境;对中、重度老年痴呆患者,照顾者要花时间帮助和训练患者基本生活自理能力,并合理安排患者作息时间,使患者生活有规律。照顾者应陪伴其外出、认路和认家门,指导患者做家务。

4.指导照顾者督促患者加强身体锻炼

保持老年痴呆患者良好的生理平衡,身体锻炼对老年痴呆患者的身心是有利的,他不仅可使患者保持情绪平稳,而且能延长患者的睡眠时间,提高睡眠质量,有益于他们生理平衡。如散步、活动手指等,每天运动量的增加要循序渐进。鼓励患者参加娱乐活动:下棋、垂钓、看报、绘画,可强化大脑的思维活动。带老年痴呆患者参加一些活动,使其保持良好状态,不断地为患者找新的

活动方式。

5.指导照顾者做好患者的安全工作

对中、重度患者要处处留意其安全,随时有人陪护,不要使其单独外出,以防走失,进食时必须有人照看,要防止误吸、误服、跌倒。对家居要定期管理,确保舒适安全,物品放置标志要醒目,让照顾者帮助患者熟悉环境,反复辨认常走的地方,如厕所、饭厅等。

6.指导照顾者注意饮食调理,加强营养

日常饮食中多注意老年痴呆患者的膳食平衡,补充些粗制粮食,常食豆腐,多吃鱼、大豆、核桃、花生、杏仁、松子以及含卵磷脂、钙、铁、B族维生素、维生素 E,植物性脂肪的食物。食不过饱,并保证进食有规律。

7.定期随访

注意全身情况,如有并发症,尽早诊断和治疗,定期去医院复诊。

（高　洁）

第十一章

血液透析室护理

第一节　血液透析血管通路的护理

　　血管通路是血液透析关键环节之一,通路问题常会影响患者有效透析治疗,导致透析不充分。血液透析护士是血管通路的使用者,在血管通路护理中血液透析护士需掌握正确的方法解决通路问题,才能更好地维护血管通路的功能。

　　建立一条有效而通畅的血管通路是血液透析患者得以有效透析、长期存活的基本条件,血管通路也是血液透析患者的生命线。

一、血管通路的特点及分类

　　建立能够反复使用的血管通路是维持血液透析患者保证长期透析质量的重要环节。无论选择何种方式建立的血管通路,都应该具备以下几个特征:①易于反复建立血液循环;②血流量充分、稳定;③能长期使用;④没有明显的并发症;⑤可减少和防止感染;⑥不影响和限制患者活动;⑦使用安全,能迅速建立。

　　根据血管通路使用的时间,临床将血管通路分为两大类:临时性血管通路和永久性血管通路。临时性血管通路包括动静脉直接穿刺、中心静脉留置导管;永久性血管通路包括动静脉内瘘、移植血管内瘘。目前临床常用的血管通路有动静脉内瘘、中心静脉留置导管、聚四氟乙烯人造血管通路等。

二、临时性血管通路及护理

　　临时性血管通路指建立迅速、能立即使用的血管通路,包括动静脉直接穿刺、中心静脉留置导管。临时性血管通路主要适用于急性肾衰竭;慢性肾衰竭还没建立永久性血管通路,内瘘未成熟或因阻塞、流量不足、感染等暂时不能使用者或出现危及生命的并发症,如高血钾、急性左心衰竭或酸碱平衡紊乱需紧急透析或超滤者;中毒抢救、腹膜透析、肾移植术后紧急透析;其他疾病需行血液净化治疗,如血液灌流、免疫吸附、血浆置换、连续性血液净化治疗等。

(一)直接动脉穿刺

　　直接动脉穿刺操作简便,血流量大,可以立即使用,适用于各年龄组,常用穿刺部位有桡动脉、足背动脉、肱动脉。其缺点是透析中和透析后并发症较多,如早期的血肿和大出血;后期的假性动脉瘤;透析中活动受限,透析后止血困难;反复穿刺易导致血管损伤,与周围组织粘连,对慢性肾功能不全的患者影响永久性血管通路——动静脉内瘘的建立,因此临床的使用受到严格的限制。

1.穿刺方法

(1)穿刺前评估患者,包括神志、皮肤黏膜有无出血、需选用的穿刺部位、动脉搏动强弱、患者合作性及对疼痛耐受性。

(2)充分暴露血管,摸清血管走向。

(3)让患者采用舒适体位,做好穿刺肢体的固定,以免透析中患者体位不适影响血流量。

(4)连接好血液管路与穿刺针,常规消毒后穿刺针先进入皮下,摸到明显搏动后沿血管壁进入血管。

(5)见有冲击力的回血和搏动后固定针翼。

2.护理

(1)不宜反复进行穿刺,反复穿刺容易引起出血、血肿。穿刺尽量做到"一针见血"。

(2)穿刺后血流量不足,多受疼痛导致血管痉挛的影响,此时不用调节穿刺针位置,只要穿刺针在血管内,随疼痛缓解血流量会逐渐改善。如仍不足,可另穿刺一条浅表动脉或静脉,用无过滤器的输液管连接穿刺针,另一端接泵前侧动脉侧管,形成两条闭式循环通路,保证血流量。

(3)透析过程中加强巡视,穿刺肢体严格制动,发现针体移位致血肿或渗血应及时处理。

(4)透析结束后穿刺点做好局部止血,先指压30分钟,再用纸球压迫弹力绷带固定2～4小时逐渐放松,同时观察有无出血。

(5)透析结束后做好患者宣传教育,教会患者对局部穿刺点出血、血肿的观察,出血处理的要点及措施,如出现出血先指压出血部位,再寻求帮助,出现血肿当天(24小时内)进行冷敷,次日(24小时后)开始热敷或用喜疗妥(多磺酸黏多糖软膏)局部敷,保持局部清洁,预防感染。

(6)由于动脉直接穿刺有损伤血管、出血、血肿及影响以后内瘘建立等缺点,故有条件应尽量选择中心静脉置管。

(二)中心静脉留置导管通路

1.中心静脉导管的种类

(1)不带涤纶套的中心静脉导管:最早的临时性血液通路是动静脉套针穿刺,后来被单腔或单针双腔静脉导管取代,如图11-1所示。随着材料的改进,一种外形设计统一的单针双腔导管被普遍采用。该导管尖部的侧孔作为出血的通路,即动脉出口、端口作为回血通路,称为静脉入口。为减少血液透析时重复循环,端孔与侧孔的距离相距2～3 cm。用聚氨基甲酸乙酯或聚乙烯材料制成的导管在室温下相对较韧,在不用鞘管的情况下即可轻松插入静脉内。进入静脉后,由于体温及血流的作用,导管变得较柔软,这样便减少了对血管的机械损伤。由于不带涤纶套,在插管时不需要做皮下隧道,因此操作过程快捷、损伤小,在床旁及无 X 线透视条件下即可进行。

(2)带涤纶套的中心静脉导管:带涤纶套的中心静脉导管是1987年开始应用。这种导管是由硅胶材料制成,其硬度比普通双腔导管小,需要采用 Seldinger 技术并在撕开式鞘管帮助下插入静脉,做皮下隧道并将涤纶套埋入皮下导管出口处,如图11-2所示。由于涤纶套与皮下组织紧密粘贴,从而阻止了致病菌进入隧道引起感染。该种导管口径粗,且质地柔软,可以在 X 线下将导管尖端放置于心房内,因此具有较高的血流量。

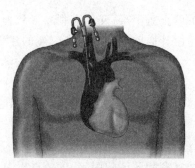

图 11-1　置于颈内静脉的不带涤纶套的中心静脉导管

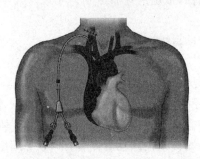

图 11-2　置于颈内静脉的带涤纶套的中心静脉导管

2.中心静脉导管插管部位

中心静脉(如颈内静脉、锁骨下静脉和股静脉)具有血流量充足、操作简单易行、不损害血管和可以反复使用等优点,已成为最常用的临时性血管通路,中心静脉置管可立即行血液透析,并保证透析充分,是一种安全、迅速和可靠的血管通路。通常置管部位有股静脉、锁骨下静脉及颈内静脉,在不同的临床情况下有各自不同的优缺点,见表 11-1。

表 11-1　中心静脉插管部位优缺点比较

置管部位	优点	缺点	患者选择
股静脉	置管技术要求低 致命性并发症罕见	留置时间短、易感染 活动受限	ICU 有心脏和呼吸支持患者
颈内静脉	留置时间长 中心静脉狭窄发生率低、活动不受限	置管技术要求高 对气管插管有影响	除气管切开和气管插管患者
锁骨下静脉	留置时间长 舒适、易固定	置管技术要求高 已发生严重并发症	上述通路无法选择时

颈内静脉插管手术较易,并发症少,且能提供较高的血流量,一般作为插管首选途径。右侧颈内静脉较粗且与头静脉、上腔静脉几乎成一直线,插管较易成功;左侧颈内静脉走行弯曲,手术难度相对较大,一般应选择右侧颈内静脉。锁骨下静脉插管手术难度和风险大,易出现血气胸等并发症,一般情况下不提倡锁骨下静脉插管。股静脉插管手术简单、操作简便、安全有效,不易发生危及生命的严重并发症,但由于位置原因,较颈内静脉容易发生感染、血栓,且血流量差、留置时间短,给患者行动带来不便,故股静脉插管只适用于短期透析的卧床患者或颈部无法建立临时性血管通路的患者。

3.中心静脉留置导管的护理

(1)中心静脉留置导管的常规护理:①治疗前取下置管部位覆盖敷料,检查导管固定翼缝线是否脱落,置管口有无渗血、渗液、红肿或脓性分泌物,周围皮肤有无破溃、皲裂等过敏现象,如无特殊,采用常规消毒置管部位、更换无菌敷料。②取下导管外延端敷料,铺无菌治疗巾,取下肝素帽,消毒导管口两次后用 5 mL 注射器回抽出导管内的封管肝素液及可能形成的血凝块,回抽腔内容量在导管腔容量基础上增加 0.2～0.3 mL,以避免患者失血过多。③从静脉导管端注入首次量抗凝剂,连接血管通路管,开启血泵进行透析。透析管路与留置导管连接处应用无菌治疗巾覆盖。④做好透析管路的固定:固定血管通路管时注意给患者留有活动长度,最好固定在患者身上某个部位(根据留置导管置管部位决定),以免患者翻身或移动时将导管带出。⑤透析结束后常规消毒导管口,用 20 mL 生理盐水冲洗导管动脉端管腔,按常规回血后再注入相应导管腔容量的肝素封管液于动、静脉导管腔内。肝素封管液的浓度采用个体化进行封管,推注肝素时速度应缓慢,在注入管腔等量肝素封管液的同时立即夹闭导管,使导管腔内保持正压状态,然后拧紧消毒的肝素帽。导管外延端用无菌敷料包扎并妥善固定。⑥严格无菌操作,避免感染;抗凝剂封管液量应视管腔容量而定;肝素帽应于下次透析时更换。⑦指导留置导管患者每天监测体温,体温异常应及时告知医务人员,以便做进一步处理。

(2)中心静脉留置导管并发症的护理:中心静脉导管相关并发症主要有插管手术相关并发症和导管远期并发症。

1)与插管相关并发症的护理:与留置导管技术相关的并发症有气胸、血胸、心律失常、相邻的动脉损伤、空气栓塞、纵隔出血、心包压塞、臂丛神经损伤、血肿、穿刺部位出血等。除血肿、穿刺部位出血外,上述并发症均需紧急处理,必要时通过手术拔管,并进行积极抢救。①穿刺部位出血及护理:穿刺部位出血是常见的并发症之一,多由于反复穿刺造成静脉损伤较重或损伤了穿刺路径上的血管造成。置管后,全身使用抗凝剂或对置管处的过度牵拉,也可能导致出血。局部压迫止血是有效而简便的方法,如指压 20～30 分钟。应用云南白药或凝血酶局部加压包扎或冰袋冷敷时应注意伤口的保护。嘱患者不能剧烈运动,应静卧休息。如透析过程中出血,可适当减少肝素用量,用低分子量肝素或无抗凝透析;如透析结束后出血仍未停止,可经静脉注入适量鱼精蛋白中和肝素。②局部血肿形成的护理:局部血肿也是较常见并发症,多与穿刺时静脉严重损伤或误入动脉造成。一旦形成血肿,尤其出血量较多时应拔管,同时用力压迫穿刺部位 30 分钟以上,直至出血停止,之后局部加压包扎,并严密观察血肿是否继续增大,避免增大血肿压迫局部重要器官造成其他严重后果。

2)置管远期并发症的护理:留置导管使用过程中的远期并发症如血栓形成、感染、静脉狭窄、导管功能不良、导管脱落等可直接影响到患者血液透析的顺利进行及透析的充分性,预防留置导管使用过程中的远期并发症的发生是血液透析护士的主要职责。

血栓:留置导管因使用时间长,患者高凝状态,抗凝剂的使用量不足、封管时肝素用量不足或封管操作时致管腔呈负压状,或有部分空气进入或管路扭曲等原因易引起血栓形成。与导管相关的血栓形成可分为导管腔内血栓、导管外尖部血栓、静脉腔内血栓和附壁血栓。导管腔内血栓多由注入封管肝素量不足,肝素液流失或血液反流入导管腔内所致。导管尖部血栓因封管后肝素封管液从导管侧孔流失而不能保留在尖部引起微小血栓形成。在护理中应首先重视预防:每次透析前应认真评估通路的通畅情况,在抽吸前次封管液时应快速抽出,若抽出不畅时,切忌向导管内推注液体,以免血凝块脱落而致栓塞。如有血栓形成,可采用尿激酶溶栓。具体方法:

5万～15万U尿激酶加生理盐水3～5 mL分别注入留置导管动静脉腔内,保留15～20分钟,回抽出被溶解的纤维蛋白或血凝块,若一次无效可重复进行。局部溶栓治疗适用于早期新鲜血栓,如果血栓形成时间比较长,则不宜采用溶栓治疗。反复溶栓无效则拔管。

感染:感染是留置导管的主要并发症。根据导管感染部位不同可将其大致分为3类:①导管出口处感染。②皮下隧道感染。③血液扩散性感染。引起导管感染的影响因素有很多,如导管保留时间、导管操作频率、导管血栓形成、糖尿病、插管部位、铁负荷过大、免疫缺陷、皮肤或鼻腔带菌等。许多研究表明,股静脉置管感染率明显高于颈内静脉或锁骨下静脉插管。带涤纶套的导管比普通导管菌血症的发生率低。减少留置导管感染的护理重在预防,加强置管处皮肤护理。①置管处的换药:每天1次。一般用安尔碘由内向外消毒留置导管处皮肤两遍,消毒范围直径>5 cm,并清除局部的血垢,覆盖透气性好的无菌纱布并妥善固定;换药时应注意观察置管部位或周围皮肤或隧道表面有无红、肿、热或脓性分泌物溢出等感染迹象。可疑伤口污染应随时换药。随着新型伤口敷料的临床应用,局部换药时间已逐渐延长,一般仅需在透析时进行伤口护理。②正确封管:根据管腔容量采用纯肝素封管,保留时间长,可减少封管次数,减少感染的机会;尽量选用颈内静脉,少用股静脉。③感染的监测:每天监测患者体温变化;透析过程中注意观察导管相关性感染的临床表现;患者血液透析开始1小时左右,患者出现畏寒,重者全身颤抖,随之发热,在排除其他感染灶的前提下,应首先考虑留置导管内细菌繁殖致全身感染的可能;导管出口部感染是局部感染,一般无全身症状,普通透析导管可拔出并在其他部位插入新导管;对于带涤纶套的导管应定时局部消毒换药、局部应用抗生素或口服抗生素,以供继续使用。隧道感染主要发生于带涤纶套的透析导管,一旦表现为隧道感染应立即拔管,使用有效抗生素2周。若需继续透析在其他部位置入新导管。血液扩散性感染时应予以拔管,并将导管前端剪下做细菌培养,根据细菌对药物的敏感情况使用抗生素。

导管功能障碍:导管功能障碍主要表现为导管内血栓形成、血流不畅、完全无血液引出或单向阻塞,不能达到透析要求的目标血流量。置管术后血流不佳,通常是导管尖端位置或血管壁与导管侧孔相贴造成"贴壁"引起,后期多是由于血栓形成引起。可先调整导管位置至流出通畅。随着使用时间的延长和患者活动,虽然导管借助固定翼和皮肤缝合,导管位置也会发生不同程度改变,血液透析过程中突然出现血流不畅或完全出血停止,有时触及导管震颤感,护士应首先考虑是否是导管动脉开口处吸附管壁,立即给予置管创口处导管外延部和局部皮肤消毒,必要时停止血泵,小角度旋转导管或调整导管留置深度即可恢复满意血流量。当导管动脉端出现功能障碍而静脉端血流量充足时,可将两端对换使用,静脉导管作为引血、动脉导管作为静脉回路,这种处理方法的缺陷是导管血栓在泵压力下有可能进入体内循环,同时也和动脉端开口于侧壁型导管的使用设计原理相矛盾,其再循环率及透析的充分性受到影响。如导管一侧堵塞而另一侧通畅,可将通畅一侧作为引血,另行建立周围静脉作回路。

导管脱落:临时性静脉留置导管因保留时间长,患者活动多,造成固定导管的缝线断裂;或人体皮肤对异物(缝线)的排斥作用,使缝线脱离皮肤;或在透析过程中由于导管固定不佳,由于重力牵拉作用等导致导管滑脱。为防止留置导管脱出,应适当限制患者活动,换药、封管及透析时注意观察缝线是否断裂,置管部位是否正常,一旦缝线脱落或断裂应及时缝合固定好插管。当发生导管脱出时,首先判断插管是否在血管内,如果插管前端仍在血管内,插管脱出不多,在插管口无局部感染情况下可在进行严格消毒后重新固定,并尽快过渡到永久通路。如果前端已完全脱出血管外,应拔管并局部压迫止血,以防局部血肿形成或出血。

3)中心静脉留置导管拔管的护理:中心静脉留置导管拔管时先消毒局部皮肤,拆除固定翼缝线,用无菌敷料按压插管口拔出导管,局部指压 30 分钟后观察局部有无出血现象。患者拔管采取卧位,禁取坐位拔管,以防静脉内压力低而产生气栓,拔管后当天不能沐浴,股静脉拔管后应卧床 4 小时。

(3)中心静脉留置导管自我护理及卫生宣传教育:①置管术后避免剧烈活动,以防由于牵拉致导管滑脱。②做好个人卫生,保持局部清洁干燥,如需淋浴,应先将导管及皮肤出口处用无菌敷贴封闭,以免淋湿后导致感染,淋浴后及时更换敷贴。③每天监测体温变化,观察置管处有无肿、痛等现象,如有体温异常,局部红、肿、热、痛等症状应立即告知医务人员,及时处理。④选择合适的卧位休息,以平卧位为宜。避免搔抓置管局部,以免导管脱出。⑤股静脉留置导管者应限制活动,颈内静脉、锁骨下静脉留置导管运动不受限制,但也不宜剧烈运动,以防过度牵拉引起导管滑脱,一旦滑出,立即压迫局部止血,并立即到医院就诊。⑥留置导管者,在穿脱衣服时需特别注意,避免将导管拔出,特别是股静脉置管者,颈内静脉或锁骨下静脉置管应尽量穿对襟上衣。⑦中心静脉留置导管是患者透析专用管路,一般不作其他用途,如输血、输液、抽血等。

三、动静脉内瘘的护理

动静脉内瘘是指动脉、静脉在皮下吻合建立的一种安全并能长期使用的永久血管通路,包括直接动静脉内瘘和移植血管内瘘。直接动静脉内瘘是利用自体动静脉血管吻合而成的内瘘,其优点是感染发生率低,使用时间长。其缺点是等待"成熟"时间长或不能成熟,表现为早期血栓形成或血流量不足,发生率在 9%～30%,如超过 3 个月静脉仍未充分扩张,血流量不足,则内瘘失败,需重新制作。

动、静脉吻合后静脉扩张,管壁肥厚即为"成熟",一般需要 4～8 周,如需提前使用,至少应在 3 周以后,NKF-DOQI 推荐内瘘成型术后 1 个月使用。我国的透析通路使用指南建议术后 3 个月后使用。

(一)制作动静脉内瘘部位及方法

自体动静脉内瘘常见手术部位:①前臂内瘘。桡动脉-头静脉(图 11-3)、桡动脉-贵要静脉、尺动脉-贵要静脉和尺动脉-头静脉,此外还可以采用鼻咽窝内瘘。②上臂内瘘。肱动脉-上臂头静脉、肱动脉-贵要静脉、肱动脉-肘正中静脉。③其他部位,如踝部、小腿部内瘘、大腿部内瘘等,临床上很少采用。

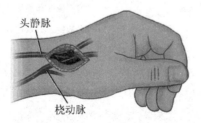

图 11-3　上肢桡动脉与头静脉的动静脉血管内瘘

动静脉内瘘吻合方式包括端-端吻合法、端-侧吻合法、侧-侧吻合法。吻合口径大小与血流量密切相关,一般为 5～7 mm。吻合口径<3 mm 时,血流量常<150 mL/min,此时透析效果差或透析困难。如吻合口>7 mm 或血流量>400 mL/min 时影响心脏功能,增加心脏负荷。进行血管吻合的方法有两种。①缝合法:可采用连续缝合或间断缝合。②钛轮钉法:动静脉口径相差比较小的患者很适合钛轮钉吻合法,一般采用直径2.5~3 mm的钛轮钉。采用钛轮钉法手术损伤小,内膜接触良好,吻合口大小恒定,不会因吻合口扩张而导致充血性心力衰竭;吻合后瘘管成熟相对比较快;钛金属组织相容性好,体内可长期留置。其缺点是容易造成远端组织缺血;动静脉口径不一致、血管与钛钉口径不一致时,血管壁易造成撕裂或损伤。

(二)动静脉内瘘制作应遵循的原则

动静脉内瘘是维持血液透析患者的生命线,制作时应根据患者的血管条件最大限度地利用最合适的血管。选择内瘘血管应遵循的原则:①由远而近,从肢体的最远端开始,逐渐向近端移行。②从左到右,选择非惯用性上肢造瘘,以方便患者的生活和工作。③先上后下,上肢皮下浅静脉多,血液回流阻力小,关节屈曲对血液循环影响较少;而下肢动静脉位置较深,两者间距大,吻合后静脉充盈不良不利于穿刺,且下肢蹲、坐、站立影响下肢静脉回流,易形成血栓,感染率也高,故应选择上肢做内瘘。④先选择自身血管后移植血管。

(三)动静脉内瘘制作的时机及功能评估

终末期肾病患者都应由肾科医师做出早期治疗安排,包括药物、饮食疗法及最终的治疗方式(如腹膜透析、血液透析、肾移植);对于准备行血液透析的患者应保护好静脉血管,避免在这些静脉上行穿刺或插管,特别是上肢静脉血管;有预期血液透析的患者在透析前2~3个月、内生肌酐清除率<25 mL/min或血清肌酐>400 mmol/L时建议制作动静脉血管内瘘,这样可有充足时间等待瘘管成熟,同时如有失败也可有充足时间进行另一种血管通路的建立,减少患者的痛苦。

除了选择合适的时机、选择最佳的方法和理想的部位制作血管通路外,要保持血管通路长久使用,采用正确的方法解决血管通路并发症,需要对血管通路建立前、使用过程以及处理并发症之后进行功能评价,血管通路建立前评估见表11-2。

表11-2 血管通路建立前患者评价

病史	影响
是否放置过中心静脉导管	可能致中心静脉狭窄
是否放置心脏起搏器	可能导致中心静脉狭窄
患者惯用的上臂	影响患者生活质量
是否有心力衰竭	血管通路可能改变血流动力学及心排血量
是否有糖尿病	患者血管不利于血管通路的通畅
是否使用过抗凝剂或有凝血方面的问题	可能较易使血管通路产生血栓或不易止血
是否有建立血管通路的历史	失能的血管通路使身上能为血管通路的地方减少
是否进行肾移植	临时性血管通路即可
是否有手臂、颈部、胸腔的受伤史或手术史	可能有血管受损使其不适合做血管通路

血管通路使用过程的功能评估主要有物理检查、超声波和影像学检查。临床常用观察瘘管外部情况、触诊震颤和听诊杂音来判断瘘管功能,此方法既简单、方便,也很有价值。每天定期的物理检查能够早期发现通路狭窄以及手臂渐进性水肿等异常。也可以早期发现自体动静脉内瘘、局部动脉瘤的形成、定点穿刺造成的静脉流出道狭窄,并提醒护士改变穿刺方式;通路中出现局部硬结和疼痛大多数提示血栓早期形成或局部血栓性静脉炎;如果内瘘出现高调杂音,表明存在狭窄。肩周和前胸壁的侧支静脉显露提示中心静脉狭窄或同侧上臂内瘘分流过大。

（四）动静脉内瘘的护理

1.动静脉内瘘术前宣传教育及护理

动静脉内瘘是透析患者的生命线,维持一个功能良好的动静脉内瘘,需要护患双方的共同努力。手术前心理护理如下。

(1)术前向患者介绍建立内瘘的目的、意义,解除患者焦虑不安、恐惧的心理,积极配合手术。

(2)告知患者手术前配合的具体事项,如准备做内瘘的手臂禁做动静脉穿刺,保护好皮肤勿破损,做好清洁卫生,以防术后发生感染。

(3)手术前进行皮肤准备,肥皂水彻底清洗造瘘肢皮肤,剪短指甲。

(4)评估制作通路的血管状况及相应的检查:外周血管脉搏、双上肢粗细的比较、中央静脉插管史、外周动脉穿刺史;超声检查血管,尤其是需要吻合的静脉走行、内径和通畅情况,此可为内瘘制作成功提供依据。

2.动静脉内瘘术后护理

(1)内瘘术后将术侧肢体抬高至水平以上 30°,以促进静脉回流,减轻手臂肿胀。术后72 小时密切观察内瘘通畅及全身状况。观察指标:①观察患者心率、心律、呼吸,询问患者有无胸闷、气急,如有变化及时向医师汇报并及时处理。②观察内瘘血管是否通畅,若于静脉侧扪及震颤,听到血管杂音,则提示内瘘通畅,如触摸不到或听不到杂音,应查明局部敷料是否缚扎过紧致吻合口静脉侧受压,并及时通知医师处理。③观察吻合口有无血肿、出血,若发现渗血不止或内瘘侧手臂疼痛难忍,应及时通知医师处理。④观察内瘘侧手指末梢血管充盈情况,如手指有无发麻、发冷、疼痛等缺血情况。

(2)定期更换敷料:内瘘术后不需每天更换敷料,一般在术后 5～7 天更换;如伤口有渗血应通知医师检查渗血情况并及时更换敷料,更换时须严格无菌技术操作,创口用安尔碘消毒,待干后包扎敷料,敷料包扎不宜过紧,以能触摸到血管震颤为准。

(3)禁止在造瘘肢进行测血压、静脉注射、输液、输血、抽血等操作,以免出血造成血肿或药物刺激导致静脉炎等致内瘘闭塞。

(4)指导患者内瘘的自我护理:①保持内瘘肢体的清洁,并保持敷料干燥,防止敷料浸湿,引起伤口感染。②防止内瘘肢体受压,衣袖要宽松,睡眠时最好卧于健侧,造瘘肢体不可负重物及佩戴过紧饰物。③教会患者自行判断内瘘是否通畅,每天检查内瘘静脉处有无震颤,如扪及震颤则表示内瘘通畅。

(5)内瘘术后锻炼:术后 24 小时可做手指运动,3 天即可进行早期功能锻炼,每天进行握拳运动,1 次 15 分钟,每天 3～4 次,每次 10～15 分钟。术后 5～7 天开始进行内瘘的强化护理,用另一手紧握术肢近心端,术肢反复交替进行握拳、松拳或挤压握力球锻炼,或用止血带压住内瘘手臂的上臂,使静脉适度扩张充盈,同时捏握健身球,1 分钟循环松压,每天 2～3 次,每次 10～15 分钟,以促进内瘘的成熟。

(6)内瘘成熟情况判断:内瘘成熟指与动脉吻合后的静脉呈动脉化,表现为血管壁增厚,显露清晰,突出于皮肤表面,有明显震颤或搏动。其成熟的早晚与患者自身血管条件、手术情况及术后患者的配合情况有关。内瘘成熟一般至少需要 1 个月,一般在内瘘成形术后 2～3 个月开始使用。

3.内瘘的正确使用与穿刺护理

熟练正确的穿刺技术能够延长内瘘的使用寿命,减少因穿刺技术带来的内瘘并发症。新建内瘘和常规使用的内瘘在穿刺技术上有些不同,需要血液透析护士认真把握。

(1)穿刺前评估及准备:①首先检查内瘘皮肤有无皮疹、发红、淤青、感染等,手臂是否清洁。②仔细摸清血管走向,感觉震颤的强弱,发现震颤减弱或消失应及时通知医师。③穿刺前内瘘手臂尽量摆放于机器一侧,以免因管道牵拉而使穿刺针脱落;选择好合适的体位同时也让患者感觉舒适。④工作人员做好穿刺前的各项准备,如洗手、戴口罩、帽子、手套及穿刺用物品。

(2)选择穿刺点:①动脉穿刺点距吻合口的距离至少在 3 cm 以上,针尖呈离心或向心方向穿刺。②静脉穿刺点距动脉穿刺点间隔在 5～8 cm,针尖呈向心方向穿刺。③如静脉与动脉在同一血管上穿刺至少要相距 8 cm,以减少再循环,提高透析质量。④注意穿刺部位的轮换,切忌定点穿刺。

沿着内瘘血管走向由上而下或由下而上交替进行穿刺,每个穿刺点相距 1 cm 左右,此方法优点在于:①由于整条动脉化的静脉血管受用均等,血管粗细均匀,不易因固定一个点穿刺或小范围内穿刺而造成受用多的血管处管壁受损,弹性减弱,硬结节或瘢痕形成及严重时形成动脉瘤,减少未受用的血管段的狭窄而延长瘘管使用寿命。②避免定点穿刺处皮肤变薄、松弛,透析时穿刺点渗血。此方法的缺点是不断更换穿刺点,将增加患者每次穿刺时的疼痛,需与患者沟通说明此穿刺方法的优点,从而取得患者的配合。

(3)进针角度:穿刺针针尖与皮肤呈 30°～40°,针尖斜面朝左或右侧进针,使针与皮肤及血管的切割面较小,减轻穿刺时患者疼痛,保证穿刺成功率及治疗结束后伤口愈合速度。

(4)新内瘘穿刺技术的护理:刚成熟的内瘘管壁薄而脆,且距吻合口越近,血液的冲击力就越大,开始几次穿刺很容易引起皮下血肿。因此在最初几次穿刺时应由骨干层护士操作。操作前仔细摸清血管走向后再行穿刺,以保证"一针见血"。穿刺点一般暂时选择远离造瘘口的肘部或接近肘部的"动脉化"的静脉,沿向心或离心方向穿刺做动脉引血端,另择下肢静脉或其他小静脉作静脉回路,待内瘘进一步成熟后,动脉穿刺点再往下移。这样动脉发生血肿的概率就会减少。针尖进皮后即进血管,禁止针尖在皮下潜行,后再进血管。首次使用时血流量在 150～250 mL/min,禁止强行提高血流量,以免造成瘘管长时间塌陷。在血液透析过程中避免过度活动,以免穿刺针尖损伤血管内膜,引起血栓形成。透析结束后应由护士负责止血,棉球按压穿刺点的力度宜适当,不可过重,同时注意皮肤进针点与血管进针点是否在同一部位。穿刺点上缘及下缘血管亦需略施力压迫,手臂略微举高,以减少静脉回流阻力,加快止血。

(5)穿刺失败的处理:新内瘘穿刺失败出现血肿应立即拔针压迫止血,同时另建血管通路进行透析,血肿部位冷敷以加快止血,待血肿消退后行穿刺。作为动脉引血用的血管在穿刺时发生血肿,应首先确认内瘘针在血管内,当血肿不大时,可在穿刺处略加压保护,同时迅速将血液引入体外循环血管通路管内以减轻患者血管内,压力,通常可维持继续透析。但如血肿明显增大,应立即拔出,加压止血,在该穿刺点以下(远心端)再做穿刺(避开血肿);如重新穿刺有困难,可将血流量满意的静脉改为动脉引血,另择静脉穿刺作回血端继续透析。如静脉回路发生血肿应立即拔针,局部加压止血。透析未结束,应为患者迅速建立静脉回路继续透析,如选择同一条血管,再穿刺时应在前一次穿刺点的近心端或改用其他外周静脉穿刺。

(6)内瘘拔针后的护理:内瘘拔针后的护理内容主要包括正确止血方法应用以及维持内瘘的良好功能。拔针前用无菌止血贴覆盖针眼,拔针时用 1.5 cm×2 cm 大小的纸球或纱球压迫穿刺部位,弹性绷带加压包扎止血,按压的力量以既能止血又能保持穿刺点上下两端有搏动或震颤为宜,20～30 分钟后缓慢放松,2 小时后取下纸球或纱球,止血贴继续覆盖在穿刺针眼处,12 小时后再取下,同时注意观察有无出血发生,如出血再行局部穿刺部位指压止血10～15分钟,同时寻求帮助。术后按压过轻或过重都会造成皮下血肿,损伤血管,影响下次穿刺或血流量不足,严重血肿可致血管硬化、周围组织纤维化及血栓形成等,造成内瘘闭塞。

(7)内瘘患者的自我护理指导:良好正确的日常护理是提高动静脉内瘘使用寿命的重要环节,因此指导患者正确地进行自我护理是透析护理工作者的一项重要工作。①提高患者自护观念,让其了解内瘘对其生命的重要性,使患者主动配合并实施保持内瘘良好功能状态的措施。②保持内瘘皮肤清洁,每次透析前彻底清洗手臂。③透析结束当天穿刺部位不能接触水及其他液体成分,保持局部干燥清洁,用无菌敷料或创可贴覆盖12小时以上,以防感染。提醒患者尽早放松止血带,如发生穿刺处血肿或出血,立即按压止血,再寻求帮助。出现血肿24小时内先用冰袋冷敷,24小时后可热敷,并涂搽喜疗妥消肿,如有硬结,可每天用喜疗妥涂搽按摩,每天2次,每次15分钟。④造瘘肢手臂不能受压,衣袖要宽松,不佩戴过紧饰物;夜间睡觉不将造瘘肢手臂压于枕后,尽量避免卧于造瘘侧,不可提重物。⑤教会患者自我判断动静脉内瘘通畅的方法。⑥适当活动造瘘手臂,可长期定时进行手握橡皮健身球活动。⑦避免造瘘手臂外伤,以免引起大出血。非透析时常戴护腕,护腕松紧应适度,过紧易压迫动静脉内瘘导致内瘘闭塞。有动脉瘤者应用弹性绷带加以保护,避免继续扩张及意外破裂。

4.内瘘并发症的护理

(1)出血:主要表现为创口处渗血及皮下血肿。皮下出血如处理不当可致整个手,中、上臂肿胀。

原因:①术后早期出血,常发生于麻醉穿刺点及手术切口处。②内瘘未成熟,静脉壁薄。③肝素用量过大。④穿刺失败导致血肿。⑤压迫止血不当或时间过短。⑥内瘘手臂外伤引起出血。⑦透析结束后造瘘肢体负重。⑧迟发性出血见于动脉瘤形成引起破裂出血及感染。

预防和护理:①术前准备应充分,操作细心,术后密切观察伤口有无渗血。②避免过早使用内瘘,新建内瘘的穿刺最好由有经验的护士进行。③根据患者病情合理使用抗凝剂。④提高穿刺技术,力争一次穿刺成功。⑤止血力度适当,以不出血为准,最好指压止血。⑥避免同一部位反复穿刺,以防发生动脉瘤破裂。⑦指导患者放松止血带时观察有无出血及出现出血的处理方法。

(2)感染:瘘管局部表现为红、肿、热、痛,有时伴有内瘘闭塞,全身症状可见寒战、发热,重者可引起败血症、血栓性静脉炎。

原因:①手术切口感染。②未正确执行无菌技术操作,穿刺部位消毒不严或穿刺针污染。③长期使用胶布和消毒液,致动静脉穿刺处皮肤过敏,发生破损、溃烂或皮疹,用手搔抓引起皮肤感染。④透析后穿刺处接触污染液体引起的感染。⑤穿刺不当或压迫止血不当致血肿形成或假性动脉瘤形成引起感染。⑥内瘘血栓切除或内瘘重建。

预防和护理:①严格执行无菌技术操作,穿刺部位严格消毒,及时更换可疑污染的穿刺针。②避免在有血肿、感染或破损的皮肤处进行通路穿刺,提高穿刺技术,避免发生血肿。③内瘘有感染时应及时改用临时性血管通路,并积极处理感染情况;局部有脓肿时应切开引流,并全身使用抗生素;发生败血症者应用有效抗生素至血细菌培养阴性。④做好卫生宣传教育,让患者保持内瘘手臂皮肤清洁、干净,透析后穿刺处勿沾湿、浸液。

(3)血栓形成。

原因:①早期血栓多由于手术中血管内膜损伤、血管外膜内翻吻合、吻合时动静脉对位不良、静脉扭曲、吻合口狭窄旋转及内瘘术后包扎过紧,内瘘受压所致。②自身血管条件差,如静脉炎、动脉硬化、糖尿病血管病变、上段血管已有血栓。③患者全身原因,如高凝状态、低血压、休克、糖尿病等。④药物影响,如促红细胞生成素的应用,使血细胞比容上升,增加了血栓形成的危险。⑤反复低血压。⑥反复定点穿刺导致血管内膜损伤。⑦压迫止血不当,内瘘血管长时间受压。

临床表现:患者动静脉内瘘静脉侧搏动、震颤及杂音减弱,患者主诉内瘘处疼痛。部分堵塞时透析引血时血流量不足,抽出血为暗红色,透析中静脉压升高。完全阻塞时搏动震颤及杂音完全消失,不能由此建立血液通路进行透析。

预防和护理:①严格无菌技术,正确手术方法、规范术后护理;避免过早使用内瘘,一般内瘘成熟在6～8周,最好在内瘘成熟后再使用。②计划应用内瘘血管,切忌定点穿刺,提高内瘘穿刺成功率,力争一次穿刺成功,避免反复穿刺引起血肿形成。③根据患者情况,指导患者用拇指及中指指腹按压穿刺点,注意按压力度,弹力绷带不可包扎过紧。④避免超滤过多引起血容量不足、低血压。⑤做好宣传教育工作,内瘘手臂不能受压,夜间睡眠时尤其要注意。⑥高凝状态的患者可根据医嘱服用抗凝药。⑦穿刺或止血时发生血肿,先行按压并冷敷,在透析后24小时热敷消肿,血肿处涂搽喜疗妥并按摩。早期血栓形成,可用尿激酶25万～50万U溶于20 mL生理盐水中,在动静脉内瘘近端穿刺桡动脉缓慢注入。若无效,则应通知医师,行内瘘再通或修补术。

(4)血流量不足。

原因:①反复定点穿刺引起血管壁纤维化,弹性减弱,硬结、瘢痕形成,管腔狭窄,而未使用的血管因长期不使用也形成狭窄。②内瘘未成熟,过早使用。③患者本身血管条件不佳,造成内瘘纤细,流量不足。④穿刺所致血肿机化压迫血管。⑤肢体受冷致血管痉挛、动脉炎症、内膜增厚。⑥动静脉内瘘有部分血栓形成。

临床表现:主要表现为血管震颤和杂音减弱,透析中静脉端阻力增加而动脉端负压上升;血流量增大时,可见血管明显塌陷,患者血管处有触电感,静脉壶滤网上血流量忽上忽下,同时有大量泡沫析出,并伴有静脉压、动静脉压的低压报警。

预防及护理:①内瘘成熟后有计划地使用内瘘血管。②严格执行正确的穿刺技术,切忌反复定点穿刺。③提高穿刺技术,减少血肿发生。④嘱患者定时锻炼内瘘侧手臂,使血管扩张。⑤必要时手术扩张。

(5)窃血综合征。

原因:桡动脉-头静脉侧-侧吻合口过大,前臂血流大部分经吻合口回流,引起肢体远端缺血;血液循环障碍,如糖尿病、动脉硬化的老年患者。

临床表现:①轻者活动后出现手指末梢苍白、发凉、麻木、疼痛等一系列缺血症状,患者抬高时手指隐痛。②严重者休息时可出现手痛及不易愈合的指端溃疡,甚至坏死,多发生于桡动脉和皮下浅静脉侧-侧吻合时。

预防及护理:定期适量活动患肢,以促进血液循环。

手术治疗:将桡动脉-头静脉侧-侧吻合改为桡动脉-头静脉端-端吻合,可改善症状。

(6)动脉瘤:由于静脉内压力增高,动脉化的静脉发生局部扩张并伴有搏动,称为真性动脉瘤;穿刺部位出血后,在血管周围形成血肿并与内瘘相通,伴有搏动称为假性动脉瘤。动脉瘤的形成一般发生在术后数月至数年。

原因:①内瘘过早使用,静脉壁太薄。②反复在同一部位进行穿刺致血管壁受损,弹性差或动脉穿刺时离吻合口太近致血流冲力大。③穿刺损伤致血液外渗形成血肿，机化后与内瘘相通。

临床表现：内瘘局部扩张明显，局部明显隆起或呈瘤状。严重扩张时可增加患者心脏负担和回心血量，影响心功能。

预防及护理：有计划地使用内瘘血管，避免反复在同一部位穿刺，提高穿刺技术，穿刺后压迫止血力度要适当，避免发生血肿，若内瘘吻合口过大应注意适当加以保护，减少对静脉和心脏的压力。小的血管瘤一般不需手术，可用弹力绷带或护腕轻轻压迫，防止其继续扩大，禁在血管瘤处穿刺。如果血管瘤明显增大，影响了患者活动或有破裂危险，可采用手术处理。

（7）手肿胀综合征：常发生于动静脉侧-侧吻合时，由于压力差的原因，动脉血大量流入吻合静脉的远端支，手臂处静脉压增高，静脉回流障碍，并干扰淋巴回流，相应的毛细血管压力也升高而产生肿胀。主要的临床表现为手背肿胀，色泽暗红，皮肤发痒或坏死。早期可以通过握拳和局部按压促进回流，减轻水肿，长期肿胀可通过手术结扎吻合静脉的远侧支，必要时予重新制作内瘘。

（8）充血性心力衰竭：当吻合口内径过大，超过 1.2 cm，分流量大，回心血量增加，从而增加心脏负担，使心脏扩大，引发心力衰竭。主要临床表现为心悸、呼吸困难、心绞痛、心律失常等。一旦发生，可用弹力绷带加压包扎内瘘，若无效则采用外科手术缩小吻合口内径。

（孙少梅）

第二节　血液透析治疗技术及护理

一、对患者评估

(一)透析前评估

血液透析前对患者进行必要的评估，是防止透析中并发症的最重要的要素。透析前评估包括体重、血压和脉搏，对于静脉置管的患者还包括体温。

1.水负荷状况

查看患者前次透析记录，讨论以前透析中出现的问题，评估目前的水负荷状况并作出恰当的判断。需要记录患者的水肿、高血压、体重、中心静脉压、病史、尿量、液体入量等情况。

2.血管通路

应认真评估、检查通路是否有感染和肿胀。

3.感染征象

检查穿刺部位有无感染及局部敷料清洁度等。如有感染征象，应做拭子培养；如有发生，应进行静脉血培养。更换敷料时必须执行无菌操作。

(二)透析后评估

（1）根据透析后体重、透析前体重和干体重来确定预定的超滤量是否实现，并调整干体重。

（2）通过观察患者全身情况和血压评估患者对超滤量的耐受情况。

（3）如实际超滤量与预定量不符，最可能原因有体重下降值计算错误、超滤控制错误、患者在透析过程中额外丢失液体、透析过程中静脉补液或进食水、透析前后称体重时的着装不一致及体重秤故障等。

二、血液透析技术规范

(一)超滤

1.确定超滤

患者确定超滤必须考虑超滤率和患者的生理状况及心血管并发症。如果透析过程中始终保持过高超滤率、耐受性差、透析期间容量增加较多的患者和血管再充盈差的患者,需个体化的超滤曲线。透析时体液的清除率可以是阶梯式或恒定式。

2.钠曲线

钠曲线即为调钠血液透析,指透析液钠浓度从血液透析开始至结束呈从高到低或从低到高,或高低反复调整变化,而透析后血钠浓度恢复正常的透析方法。可以帮助达到超滤目标,但应注意钠超负荷的风险。

3.容量监测

利用超声或光电方式通过计算机反映患者血细胞比容和血红蛋白浓度,计算出相对血容量,防止超滤过多、过快引起有效血容量减少,引发不良反应。协助医务人员为患者设定理想的干体重。

(二)透析液离子浓度的选择

应根据不同患者的个体差异或同一患者的病情变化选择合适的透析液成分。

(三)透析器的选择

(1)对慢性肾衰竭患者,透析器的选择应参考溶质分子清除、超滤率、透析时间、生物相容性、是否血液滤过和患者体重决定。

(2)对急性肾衰竭患者,透析器应根据患者的生化指标和体液平衡情况进行选择。

(四)血液透析机及管路的准备

(1)在治疗前彻底预冲透析器(按照不同透析器厂家说明进行预冲处理),并必须将所有的空气排出透析器,以避免治疗开始后回路中形成泡沫。

(2)预冲完毕,透析机即进入重复循环模式。

(3)在透析机上设定好目标脱水量、治疗时间、肝素剂量以及任何需修改的治疗内容。

(五)开始透析

主要包括以下方式和步骤。

(1)连接动脉管路和静脉管路,开启血泵至 100 mL/min;或只连接动脉管,开启血泵至100 mL/min,当血流到静脉端时接通管路。

(2)逐渐增加泵速到预定速度。

(3)患者进入透析治疗阶段后应确保:①动脉和静脉管路安全;②患者舒适;③机器处于透析状态;④抗凝已经启动;⑤悬挂 500 mL 生理盐水与血管通路连接以备急需;⑥已经按照程序设定脱水量;⑦完成护理记录;⑧用过的敷料已经丢掉;⑨如果看不到护士,确定患者伸手即可触及呼叫器。

(4)在整个透析过程中,应巡视、观察、记录患者的一般情况、血压、脉搏、静脉压、动脉压、超滤量、超滤率、肝素剂量等,对首次透析和急诊透析的患者应予以监护。

(5)透析时工作人员应时刻注意个人卫生和无菌操作,每次进行操作都应确保洗手、手套和

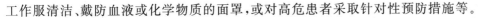

工作服清洁、戴防血液或化学物质的面罩,或对高危患者采取针对性预防措施等。

(六)结束透析

(1)透析结束时,透析机将发出听觉或视觉信号,提醒程序设定的治疗时间已经达到。为避免延迟下机,之前就应准备好下机所需物品,确定至少有 500 mL 的生理盐水可用于回输血液。

(2)血泵速度为 150 mL/min 时,要用 100～300 mL 的生理盐水才能使体外循环的血液回到患者循环中。

(3)测量患者血压,如血压无异常,当静脉管中的颜色呈现亮粉色时,即可以停止回输血液。因为有空气栓塞的风险,不推荐用空气回血。

(4)动静脉内瘘和人工血管瘘患者下机处理:①在患者带瘘上肢下垫一块治疗巾作为无菌区,暂停血泵。②拔除动脉针,封闭动脉管。③无菌操作将动脉管与回水管连接,开启血泵,回输血液。④当血液完全回输到患者体内后,关闭血泵。⑤拔除针头,纱布加压穿刺点止血。⑥当出血停止,用纱布和敷料覆盖过夜。

(5)静脉置管患者下机处理:①在患者的置管上肢下垫一块治疗巾作为无菌区,戴无菌手套,采用非接触技术断开血管通路。②提前消毒导管接头,断开后用至少 10 mL 生理盐水冲洗导管,肝素封管(1 000～5 000 U/mL,用量恰好充满而不溢出管腔),立即接上无菌帽。

(七)抗凝方法

(1)应个体化并且经常回顾性分析。其方法和剂量应参考活化凝血时间值、通路情况及透析后透析器和管路的清洁程度等。

(2)肝素是最常使用的抗凝剂,可以采取初始注射剂量、初始注射剂量＋维持量、仅给维持量、间断给药等方式给药。还可以选择低分子肝素、局部用枸橼酸盐、前列环素或无肝素透析。

(3)急性肾衰竭患者肝素的用法应该参照患者整体状况和每次透析情况而定。

(4)尿毒症的患者可能有血小板功能异常和活动性出血,合并有创操作的患者应使用小剂量肝素或无肝素透析。

(5)在无肝素透析时,应保持较高血流速,每隔15～30分钟用盐水冲洗管路和透析器以防止血栓形成。冲洗盐水的量应在超滤量中去除。但目前很少使用无肝素透析,因为血栓形成将会引起整个管路血液损失。

(八)血标本采集方法

1.透析前

进针后立即从瘘管针采血样本,针不要预冲,如瘘管针预冲或通过留置导管透析先抽出10 mL血,再收集样本,以免污染。

2.透析后

考虑到电解质的反跳,样本再循环或回血生理盐水污染等,应在透析结束时,超滤量设置为零,减慢血流速至 50～100 mL/min。约 10 秒后,从动脉瘘管处采血留取标本。通常电解质反跳发生在透析结束后 2～30 分钟。

三、透析机报警原因及处理

(一)血路部分

1.动脉压(血泵前)

通常动脉压(血泵前)为-26.6～-10.6 kPa(-200～-80 mmHg),超过-33.3 kPa(-250 mmHg)将发生溶血。如果血管通路无法提供足够的血流,动脉负压会增大,进而报警,关闭血泵。血泵关闭后,动脉负压缓解,报警消除,血泵恢复运转直到再次产生负压报警,如此反复循环。

(1)负压过大的原因:①动脉针位置不当(针不在血管内或紧贴血管壁);②患者血压降低(累及通路血流);③通路血管痉挛(仅见于动静脉内瘘);④吻合口狭窄(动静脉内瘘吻合口或移植血管动脉吻合口);⑤动脉针或通路凝血;⑥动脉管道打结;⑦抬高手臂后通路塌陷(如怀疑,可让患者坐起,使通路低于心脏水平);⑧穿刺针口径太小,血流量太大;⑨深静脉导管尖端位置不当、活瓣栓子形成或纤维阻塞。

(2)处理:①减少血流量,动脉负压减低,使报警消除;②确认动脉针或通路无凝血,动脉管道无打结;③测定患者血压,如降低,给予补液、减少超滤率;④如压力不降低则松开动脉针胶布,稍做前后移动或转动;⑤提高血流量到原先水平,如动脉压仍低,重复前一步骤;⑥若仍未改善,在低血流量下继续透析,延长透析时间,或另外打开动脉针透析(原针保留,肝素盐水冲洗,透析结束时才拔除)。如血流量需要>350 mL/min,一般需用15G针;⑦如换针后动脉低负压仍持续存在,则血管通路可能有狭窄。用两手指短暂加压阻断动脉针和静脉针之间的血流,如泵前负压明显加大,说明动脉血流部分来自下游,而上游通道的血流量不足;⑧检查深静脉导管是否扭结;改变颈或臂位置,或稍微移动导管;转换导管口。如无效,注射尿激酶或组织血浆酶原激活剂;放射学检查导管位置。

2.静脉压监测

通常压力为6.6～33.3 kPa(50～250 mmHg),随针的大小、血流量和血细胞比容变化。

(1)静脉压增高的原因:①移植血管的静脉压可高达26.6 kPa(200 mmHg),因移植血管的高动脉压会传到静脉血管;②小静脉针(16G),高血流量;③静脉血路上的滤器凝血,这是肝素化不充分的最早表现,也是透析器早期凝血的表现;④血管通路静脉端狭窄(或痉挛);⑤静脉针位置不当或静脉血路扭结;⑥静脉针或血管通路静脉端凝血。

(2)静脉压增高的处理:①用生理盐水冲洗透析器和静脉滤器。如果静脉滤器凝血,而透析器无凝血(冲洗时透析器纤维干净),立即更换凝血的静脉管道,调整肝素剂量后重新开始透析;②静脉针或血管通路静脉端是否阻塞可以采用关闭血泵,迅速夹闭静脉血路,与静脉针断开,用生理盐水注入静脉针,观察阻力大小的方法判定;③用两手指轻轻加压阻断动脉针和静脉针之间的血流,如为下流狭窄引起静脉流出道梗阻,静脉压会因上流受阻而进一步增高。

3.空气探测

最容易发生空气进入血液循环的部位在动脉针和血泵之间,因为这部分为负压。常见于动脉针周围(特别是负压很大时)、管道连接处、泵段血管破裂以及输液管。透析结束时用空气回血操作不当也会引起空气进入体内。许多空气栓塞是在因假报警而关闭空气探测器后发生的,应注意避免。因空气栓塞可能致命。

4.血管路扭结和溶血

血泵和透析器之间的血管路扭结会造成严重溶血,这一段的高压通常测不出,因为动脉压监测器通常设在泵前,即使泵后有动脉压力监测器,如果扭结发生在探测器之前,此处的高压也无法被测出。

(二)透析液路

1.电导度

电导度增高最常见的原因是净化水进入透析机的管道扭结或低水压造成供水不足;电导度降低最常见的原因是浓缩液桶空;比例泵故障也可导致电导度增高或降低。当电导度异常时,将透析液旁路阀打开,使异常透析液不经过透析器而直接排出。

2.温度

温度异常通常是由加热器故障引起,但旁路阀可以对患者进行保护。

3.漏血

气泡、黄疸患者的胆红素或污物进入透析液均会引起假漏血报警。当透析液可能不出现肉眼可见的颜色改变时,需用测定血红蛋白尿的试纸检测流出透析器的透析液来判断漏血报警的真伪。如果确定漏血,透析液室压力应设置在 6.6 kPa 以下,以免细菌或细菌产物从透析液侧进入血液。空心纤维型透析器轻微漏血有时会自行封闭,可继续透析,但一般情况下应回血,更换透析器或停止透析。预防:①预冲时进行透析器漏血检测;②透析中避免跨膜压过高,如有凝血、静脉回路管弯曲打折等立即处理;③透析中跨膜压不能超过透析器的承受力。

四、血液透析治疗常见急性并发症及处理

(一)低血压

低血压最常见,发生率可达 50%～70%。

1.原因

有效血容量减少、血管收缩力降低、心源性及透析膜生物相容性差、严重贫血及感染等。

2.临床表现

典型症状为出冷汗、恶心、呕吐,重者表现为面色苍白、呼吸困难、心率加快、一过性意识丧失,甚至昏迷。

3.处理

取头低足高位,停止超滤,给予吸氧,必要时快速补充生理盐水 100～200 mL 或葡萄糖溶液 20 mL,输血浆和清蛋白,并结合病因,及时处理。

4.预防

如:①用容量控制的透析机,使用血容量监测器;②教育指导患者限制盐的摄入,控制饮水量;③避免过度超滤;④透析前停用降压药,对症治疗纠正贫血;⑤改变透析方法如采用碳酸氢盐透析、血液透析滤过、钠曲线和超滤曲线、低温透析等;⑥有低血压倾向的患者避免透析期间进食。

(二)失衡综合征

失衡综合征发生率为 3.4%～20%。

1.原因

血液透析时血液中的毒素迅速下降,血浆渗透压下降,而由于血-脑屏障使脑脊液中的尿素

等溶质下降较慢,以至脑脊液的渗透压大于血液渗透压,水分由血液进入脑脊液形成脑水肿。这也与透析后脑脊液与血液之间的 pH 梯度增大,即脑脊液中的 pH 相对较低有关。

2.临床表现

轻者头痛、恶心、呕吐、困倦、烦躁不安、肌肉痉挛、视力模糊、血压升高;重者表现为癫痫发作、惊厥、木僵甚至昏迷。

3.处理

轻者不必处理;重者可减慢透析血流量,以降低溶质清除率和 pH 改变,但透析有时需终止。可给予 50％葡萄糖溶液或 3％氯化钠 10 mL 静脉推注,或静脉滴注清蛋白,必要时给予镇静剂及其他对症治疗。

4.预防

主要包括:①开始血液透析时采用诱导透析方法,透析强度不能过大,避免使用大面积高效透析器,逐步增加透析时间,避免过快清除溶质;②长期透析患者则适当提高透析液钠浓度。

（三）肌肉痉挛

肌肉痉挛发生率为 10％～15％,主要部位为腓肠肌和足部。

1.原因

常与低血压同时发生,可能与透析时超滤过多、过快,低钠透析等有关。

2.临床表现

多发生在透析的中后期,老年人多见,以肌肉痉挛性疼痛为主,一般持续约 10 分钟。

3.处理

减慢超滤速度,静脉输注生理盐水 100～200 mL、高渗糖水或高渗盐水。

4.预防

如:①避免过度超滤;②改变透析方法,如采用钠曲线和超滤曲线等;③维生素 E 或奎宁睡前口服;④左旋卡尼汀透析后静脉注射。

（四）发热

常发生在透析中或透析后。

1.原因

感染、致热源反应及输血反应等。

2.临床表现

若为致热源反应通常发生在透析后 1 小时,主要症状有寒战、高热、肌痛、恶心、呕吐、痉挛和低血压。

3.处理

静脉注射地塞米松 5 mg,通常症状在几小时内自然消失,24 小时内完全恢复;若有感染存在应及时与医师沟通,应用抗生素。

4.预防

如:①严格执行无菌操作;②严格消毒水处理设备和管道。

（五）空气栓塞

1.原因

血液透析过程中,各管路连接不紧密、血液管路破裂、透析器膜破损及透析液内空气弥散入血,回血时不慎等。

2.临床表现

少量无反应,如血液内进入空气5 mL以上可出现呼吸困难、咳嗽、发绀、胸部紧迫感、烦躁、痉挛、意识丧失甚至死亡。

3.处理

一旦发生空气栓塞应立即夹闭静脉通路,并关闭血泵。患者取头低左侧位,通过面罩或气管吸入100％氧气,必要时做右心房穿刺抽气,同时注射地塞米松,严重者要立即送高压氧舱治疗。

4.预防

如:①透析前严格检查管道有无破损,连接是否紧密;②回血时注意力集中,气体近静脉端时要及时停止血泵转动;③避免在血液回路上输液,尤其泵前负压部分;④定期检修透析机,确保空气探测器工作正常。

(六)溶血

1.原因

透析液低渗、温度过高;透析用水中的氧化剂和还原剂(氯胺、酮、硝酸盐)含量过高;消毒剂残留;血泵和管道内红细胞的机械损伤及血液透析中异型输血等。

2.临床表现

急性溶血时,患者有胸部紧迫感、心悸、心绞痛、腹背痛、气急、烦躁,可伴畏寒、血压下降、血红蛋白尿甚至昏迷;大量溶血时患者可出现高钾血症,静脉回路血液呈淡红色。

3.处理

立即关闭血泵,停止透析,丢弃体外循环血液;给予高流量吸氧,明确溶血原因后应尽快开始透析;贫血严重者应输入新鲜全血。

4.预防

如:①透析中防止凝血;②保证透析液质量;③定期检修透析机和水处理设备;④患者输血时,认真执行查对制度,严格遵守操作流程。

五、透析器首次使用综合征

在透析时因使用新的透析器发生的临床综合征,称为首次使用综合征,分为A型首次使用综合征和B型首次使用综合征。

(一)A型首次使用综合征

A型首次使用综合征又称超敏反应型。多发生于血液透析开始后5～30分钟。主要表现为呼吸困难、全身发热感、皮肤瘙痒、麻疹、咳嗽、流泪、流涕、打喷嚏、腹部绞痛、腹部痉挛,严重者可发生心搏骤停甚至死亡。

(1)原因:主要是患者对环氧乙烷、甲醛等消毒液过敏或透析器膜的生物相容性差或对透析器的黏合剂过敏等,使补体系统激活和白细胞介素释放。

(2)处理原则:①立即停止透析,勿将透析器内血液回输体内;②按抗变态反应常规处理,如应用肾上腺素、抗组胺药和激素等。

(3)预防措施:①透析前将透析器充分冲洗(不同的透析器有不同的冲洗要求),使用新透析器前要仔细阅读操作说明书;②认真查看透析器环氧乙烷消毒日期;③部分透析器反应与合并应用ACEI(血管紧张素转换酶抑制剂)有关,应停用;④对使用环氧乙烷消毒透析器过敏者,可改

用 γ 射线或蒸气消毒的透析器。

(二)B 型首次使用综合征

B 型首次使用综合征又称非特异型。多发生于透析开始后数分钟至 1 小时,主要表现为胸痛,伴有或不伴有背部疼痛。

(1)原因:目前尚不清楚。

(2)处理原则:①加强观察,症状不明显者可继续透析;②症状明显者可予以吸氧和对症治疗。

(3)预防措施:①试用不同的透析器;②充分冲洗透析器。

六、血液透析突发事件应急预案

(一)透析中失血

1.原因

管路开裂、破损,接管松脱和静脉针脱落等。

2.症状

出血、血压下降,甚至发生休克。

3.应急预案

如:①停血泵,查找原因,尽快恢复透析通路;②必要时回血,给予输液或输血;③心电监护,对症处理。

4.预防

如:①透析前将透析器管路、管路针等各个接头连接好,预冲时要检查是否有渗漏;②固定管路时,应给患者留有活动的余地。

(二)电源中断

1.应急预案

如:①通知工程师检查稳压器和线路,电话通知医院供电部门;②配备后备电源的透析机,停电后还可运行 20～30 分钟;③若没有后备电源的透析机,停电后应立即将动静脉夹打开,手摇血泵,速度每分钟100 mL左右;④若 15～30 分钟恢复供电可不回血。若暂时仍不能恢复供电可回血结束透析,并尽可能记录机器上的各项参数。

2.预防

如:①保证透析中心为双向供电;②停电后 15 分钟可用发电机供电;③给透析机配备后备电源,停电后可运行 20～30 分钟。

(三)水源中断

1.应急预案

如:①机器报警并自动改为旁路;②通知工程师检查水处理设备和管路。电话通知医院供水部门;③1～2 小时不能解除,终止透析,记录机器上的各项参数。

2.预防

如:①保证透析中心为专路供水;②在水处理设备前设水箱,并定期检修水处理设备。

(孙少梅)

第三节 血液灌流治疗技术及护理

一、概述

(一)血液灌流

血液灌流是指将患者的血液引出体外并经过具有光谱解毒效应的血液灌流器,通过吸附的方法来清除体内有害的代谢产物或外源性毒物,最后将净化后的血液回输患者体内的一种血液净化疗法。在临床上被广泛地用于药物和化学毒物的解毒,尿毒症、肝性脑病及某些自身免疫性疾病等的治疗。

(二)吸附剂

经典的吸附剂包括活性炭和树脂。

(1)活性炭:是一种非常疏松多孔的物质,其来源相当多样,包括植物、果壳、动物骨骼、木材、石油等,经蒸馏、炭化、酸洗及高温、高压等处理后变得疏松多孔。活性炭吸附力强的主要原因就在于多孔性,无数的微孔形成了巨大的比表面积。活性炭的特点是大面积(1 000 m/g 以上)、高孔隙和孔径分布宽,它能吸附多种化合物,特别是极难溶于水的化合物,对肌酐、尿酸和巴比妥类药物具有良好的吸附性能。

(2)树脂:树脂是一类具有网状立体结构的高分子聚合物,根据合成的单体及交联剂的不同分为不同的种类。血液净化吸附剂采用吸附树脂,吸附树脂又分为极性吸附树脂和非极性吸附树脂。XAD-4、XAD-7 等对有机毒物、脂溶性毒物的吸附作用大;XAD-2 树脂,对疏水集团毒素(如有机磷农药、地西泮等)的吸附力大;XAD 系列树脂的解毒作用优于活性炭,其吸附的毒物分子量为 500~20 000 D。一般认为血液灌流的吸附解毒作用优于血液透析。如对苯巴比妥钠等镇静安眠药、解热镇静剂、三环类抗忧郁药、洋地黄、地高辛、茶碱、卡马地平、有机氯、百草枯等的解毒作用优于血液透析。对脂溶性高、分布容积大、易与蛋白结合的毒物解毒作用也优于血液透析。

(三)理想的血液灌流吸附必须符合以下标准

(1)与血液接触无毒无变态反应。

(2)在血液灌流过程中不发生任何化学反应和物理反应。

(3)具有良好的机械强度,耐磨损,不发生微粒脱落,不发生变形。

(4)具有较高的血液相容性。

(5)易消毒清洗。

二、血液灌流的方法、观察及护理

(一)方法

进行血液灌流时,应将吸附罐的动脉端向下,垂直立位,位置高度相当于患者右心房水平,用5%葡萄糖溶液 500 mL 冲洗后,再用肝素盐水(2 500 U/L 盐水)2 000 mL 冲洗,将血泵速度升至 200~300 mL/min 冲洗灌流器,清除脱落的微粒,并使碳颗粒吸水膨胀,同时排尽气泡。冲洗过程中,可在静脉端用止血钳反复钳夹血路以增加血流阻力,使冲洗液在灌流器内分布更均匀。灌流时初始肝素量为 4 000 U 左右,由动脉端注入,维持量高,总肝素量为每次 6 000~8 000 U,较常规血液透析量大,因活性炭可吸附肝素,要求部分凝血活酶时间、凝血酶时间及活化凝血时间达正常的 1.5~2.0 倍。

(二)血管通路

应用临时血管通路。首选股静脉、颈内静脉及锁骨下静脉。也可采用桡动脉-贵要静脉,足背动脉-大隐静脉。个别情况下也可使用内瘘或外瘘。血流量以 50 mL/min 开始,若血压、脉搏和心率稳定可提高至 150~200 mL/min。

(三)观察

每次血液灌流 2 小时,足以有效地清除毒物。如果长于 2 小时,吸附剂已被毒物饱和而失效。如果1 次灌流后又出现反跳时(组织内毒物又释放入血液),可再进行第 2 次灌流,但 1 次灌流时间不能超过2 小时。血液灌流如与血液透析联合治疗,则灌流器应装于透析器之前;结束时把灌流器倒过来,动脉端在上,静脉端在下,用空气回血,不能用生理盐水,以免被吸附的物质重新释放入血。

(四)不良反应

(1)血小板减少:临床上较多见。另外活性炭也可吸附纤维蛋白原,这是造成出血倾向的原因之一。

(2)对氨基酸等生理性物质的影响:血液灌流能吸附氨基酸,尤其对色氨酸、蛋氨酸等芳香族氨基酸吸附量最大,但一般机体有代偿功能,若长期使用,应引起警惕。

(3)对药物的影响:因能清除许多药物,如抗生素、升压药等,药物治疗时应注意调整剂量。

(4)低体温:常发生于冬天使用简易无加温装置血液灌流时。

(五)护理措施及注意事项

(1)密切观察患者的生命体征、神志变化、瞳孔反应等,保持呼吸道通畅。呼吸道分泌物过多的昏迷患者,应将头侧向一边,并及时减慢血流速度,去枕平卧。使用升压药,扩充血容量,如补液及输血、清蛋白、血浆等。但药物应在血路管的静脉端注入,或经另外的补液途径注入,否则药物被灌流器吸附,达不到有效浓度。若患者在灌流之前血压已很低,则可将充满预冲液的管路直接与患者的动静脉端相连接。

(2)血液灌流前大多数患者由于药物影响处于昏迷状态,随着血液灌流的作用,药物被灌流器逐渐吸附,1 小时后患者逐渐出现躁动、不安,需用床挡加以保护,以防坠床;四肢和胸部可用约束带进行约束,但不能强按患者的肢体,防止发生肌肉撕裂、骨折或关节脱位;背部应垫上软垫防止背部擦伤和椎骨骨折;必要时用包有纱布的压舌板垫在患者的上下齿之间,防止咬伤舌头,并注意防止舌后坠。

(3)保持体外循环通畅。导管应加以固定,对躁动不安的患者适当给予约束,必要时给予镇静剂。防止因剧烈活动而使留置导管受挤压变形、折断、脱出,管道的各个接头须紧密连接,防止滑脱出血或空气进入导管引起空气栓塞。

(4)严密观察肝素抗凝情况,若发现灌流器内血色变暗、动脉和静脉壶内有血凝块,则应调整肝素剂量,必要时更换灌流器及管路。

(5)如用简易的血泵做血液灌流,没有监护装置,则必须严密观察是否有凝血、血流量不足和空气栓塞等情况。如出现动脉除泡器凹陷,则提示血流量不足,应考虑动脉穿刺针是否位置不当、动脉管道是否扭曲折叠、血压是否下降;若动脉除泡器变硬、膨胀,血液溢入除泡器的侧管,提示动脉压过高,灌流器凝血;若同时伴有静脉除泡器液面下降,则应适当增加肝素的用量;在无空气监测的情况下,一旦空气进入体内将会发生严重的空气栓塞,因此要密切注意各管道的连接,严防松脱,注意动静脉除泡器和灌流器的安全固定。

(6)维持性血液透析患者合并急性药物或毒物中毒需要联合应用血液透析和血液灌流时,灌流器应置于透析器之前,有利于血液的加温,以免经透析器脱水后血液浓缩,使血液阻力增大,导致灌流器凝血。

(7)患者有出血倾向时,应注意肝素的用法,如有需要,可遵医嘱输新鲜血或浓缩血小板。

(8)若患者在灌流 1 小时左右出现寒战、发热、胸闷、呼吸困难等反应,可能是灌流器生物相容性差所致,可静脉注射地塞米松,给予吸氧,但不要盲目终止灌流,以免延误抢救。

(9)观察反跳现象:血液灌流只是清除了血中的毒物,而脂肪、肌肉等组织已吸收的毒物的不断释放、肠道中残留毒物的再吸收等,都会使血中毒物浓度再次升高而再度引起昏迷,会出现昏迷-灌流-清醒-再昏迷-再灌流-再清醒的情况。因此,对脂溶性药物如有需要,应继续多次灌流,直至病情稳定为止。如有条件,应在灌流前后采血做毒物、药物浓度测定。

(10)血液灌流只能清除毒物本身,不能纠正毒物已经引起的病理生理的改变,故中毒时一定要使用特异性的解毒药。如有机磷农药中毒时,血液灌流不能恢复胆碱酯酶的活性,必须使用解磷定、阿托品治疗。

(11)应根据病情采取相应的治疗措施,如洗胃、导泻、吸氧、呼吸兴奋剂、强心、升压、纠正酸中毒、抗感染等。

(12)做好心理护理。多数药物中毒患者都是因对生活失去信心或与家庭成员、同事发生矛盾而服药,故当患者神志逐渐清楚时,护士要耐心劝解、开导、化解矛盾,使患者情绪稳定,从而积极配合治疗。

(孙少梅)

第十二章

内镜室护理

第一节 自体荧光支气管镜检查的护理

荧光支气管镜是观察支气管黏膜上皮细胞发射出的荧光,根据荧光的不同来判断细胞是否发生癌变的一种检查方法。细胞发射荧光的方式有两类,一类是经光敏剂诱导后细胞发出荧光,目前这项技术极少使用。另一类是细胞自发荧光,用适当波长的光线照射组织细胞会发出荧光,这就是细胞自发荧光。

一、检查方法

(1)普通支气管镜检查。
(2)荧光支气管镜检查,确定可以病变部位。
(3)在常规支气管镜下对可疑癌变部位取活检送病理检查。

二、适应证

(1)已经确诊的肺癌患者。
(2)高度怀疑肺癌的患者,如无明确转移征象的Ⅰ期肺癌术后患者但存在较高的复发风险者。
(3)临床表现高度怀疑肺癌者。

三、禁忌证

(1)具有不稳定的血流动力学状态。
(2)相对禁忌证(增加并发症的风险):①患者合作欠佳或无法平静;②近期诊断心梗或不稳定型心绞痛;③目标病变局部气管阻塞严重;④中度到重度低氧血症或高碳酸血症;⑤活动性大出血;⑥严重的高血压及心律失常;⑦尿毒症和肺动脉高压;⑧肺脓肿;⑨上腔静脉综合征;⑩疑有主动脉瘤;⑪严重衰弱和营养不良;⑫已知的或怀疑妊娠者;⑬重症哮喘;⑭颅内压增高;⑮肝脏疾病。

四、评估

(一)一般评估
患者的生命体征、年龄、病情、全身状况、合作及配合能力。

(二)荧光支气管镜检查的必要条件

荧光支气管镜检查可以在支气管镜室或手术室进行,甚至可以根据患者的病情及临床状况,在 ICU 或者急诊科的床边进行。

(1)经过培训的工作人员:2 名经验丰富的术者和 2 名助手(其中 1 名有执照的护士)。

(2)控制感染的设备及环境:保证操作间充分的通风预防感染性疾病的传播。

(3)术前内镜室环境要求:进行彻底的湿式清洁消毒、紫外线灯照射 1 小时;限制室内工作人员数量,操作者着装符合无菌操作要求。

五、用物

(1)支气管镜和配件。

(2)主机光源以及图像采集设备。

(3)吸引活检针。

(4)细胞刷、活检钳、回收网篮等。提前确认支气管镜的内径、镜子配件与外径的兼容性。

(5)样本收集装置。

(6)牙垫。

(7)喉镜和不同型号的气管插管(必要时备喉罩)。

(8)抢救设备及药品。

(9)静脉输液物品。

(10)水溶性润滑剂,凝胶润滑剂或者硅油。

(11)监护设备。

(12)氧气和负压系统。

(13)污物处理区,蛋白酶剂、消毒剂。

六、操作步骤

(一)术前准备

(1)术者在进行支气管镜检查前,必须仔细评估胸片或胸部 CT,并提前制定治疗方案。

(2)术者在签署知情同意时,详细地向患者及家属解释检查过程、风险及受益,使患者更加配合。

(3)护士进行术前宣教:讲解目的、方法、注意事项等,缓解患者紧张情绪。

(4)禁食、水:术前 8 小时。

(5)实验室检查:一般情况下,常规检测血小板计数、出血、凝血时间检查、传染病学相关实验室检查。

(6)行抗凝血治疗的患者应至少在检查的前 3 天停用抗凝药物。

(7)行抗血小板治疗的患者应至少在检查的前 5 天停用抗血小板药物。

(8)BUN(血尿素氮)>45 mmol/L 的患者不应行支气管内组织活检。

(9)行心电图可以显示患者有无心脏疾病的风险、发现相关的病史。

(10)哮喘患者检查前建议使用 β 肾上腺素支气管扩张剂。

(11)提前应用阿托品或格隆溴铵对减少检查相关的咳嗽或分泌物没有作用,不应作为常规使用。

(12)预防性应用抗生素用于有细菌性心内膜炎病史或心脏瓣膜病变的患者,不建议常规应用。

(二)术中操作配合

(1)患者取半卧位或仰卧位。

(2)取下义齿。

(3)连接监护系统。

(4)给氧:通过鼻导管途径吸氧。

(5)建立静脉通路。

(6)麻醉:局麻或局麻+镇痛镇静。联合静脉镇痛镇静的方法可以减轻患者的痛苦,在镇静下比较容易保持体位,使血压、心律等更容易保持平稳。①局麻:利多卡因是最常用的局麻药,无利多卡因不良反应史时可使用。推荐给予2%利多卡因2 mL以达到最低有效作用,不超过5 mL/kg以免中毒(痉挛、心律失常)。在这方面,有研究显示较高的麻醉效果可提高患者耐受力,而且不导致中毒。②镇静:推荐谨慎的药物滴定,使用小剂量,持续评估患者状态及舒适度。咪达唑仑由于其起效迅速,并产生镇静与遗忘作用,成为最常用的苯二氮䓬类药物。评估患者具体情况如体重、心率、血压、有无饮酒史及镇静药物服药史,遵医嘱给药。③镇痛:枸橼酸芬太尼,根据患者情况,遵医嘱给药。

(7)局麻患者告知避免咳嗽、讲话。

(8)选择鼻通路的准备包括鼻孔、鼻腔、咽部局麻;选择口通路的使用牙垫防止损伤支气管镜。

(9)支气管镜进入并仔细检查上呼吸道。

(10)在声门水平,利多卡因的作用使得支气管镜平稳通过声门。

(11)在声门处要检查其外形与活动情况。

(12)通过声门后进入气管、支气管进行全面检查。

(13)在镜检通道内使用规定的利多卡因剂量,一般是在气管、隆突、主支气管处给药。

(14)荧光支气管镜确定可疑病变部位。

(15)在常规支气管镜下对可疑病变部位钳取病理。

(16)留取影像学资料。

(17)术中观察生命体征变化。

(18)退出支气管镜。

(三)术后处置

(1)按照《内镜清洗消毒操作规范》消毒器械。

(2)正确处理标本,及时送检。

(四)并发症

发热、喉部不适、声音嘶哑、痰中带血、支气管痉挛,患者自诉胸痛、气短、咳血等。

七、注意事项

(1)术中:因患者气道内瘢痕组织、镜检时摩擦、炎症反应等可使荧光支气管镜检查出现假阳性结果,但活检组织的病理结果能帮助临床医师识别假阳性率,因此一般不影响诊断结果。嘱患者术后2小时内勿进食水,因声门麻醉后功能尚未恢复,以免呛咳引发吸入性感染。

（2）检查后因麻醉药的作用，咽喉部会有不同程度的异物感，1 小时后可自行消失，应尽量避免用力咳嗽，以免引起刷检或活检部位的出血。

（3）检查后患者应留诊观察 15～30 分钟。除常规一般生命体征外，主要观察患者有无咯血、声音嘶哑以及呼吸音情况。有出血者，尤其取活检的患者，观察时间不能少于 30 分钟，并做好相关健康教育，消除紧张情绪。多量出血者给予相应处理，待病情稳定后，护士应护送患者回病房或门诊留观室，并与临床医师交代病情。

（4）使用镇静药物患者检查后，需要一定的时间恢复，直到镇静作用消失。至少 8 小时之内不允许驾驶或参加危险的运动。

（5）建议每个支气管镜检查的患者能有一名家属陪同，以便发现检查后的不适时及时通知医师。

（6）遵守保护性诊疗措施。

（张春霞）

第二节　支气管镜气道内超声检查的护理

支气管镜气道内超声检查（EBUS）：经超声显示气管、支气管壁及其紧邻的组织结构的诊断技术称为支气管镜气道内超声。支气管内超声探头有两种类型，一种是环扫超声探头，主要用于肺外周病变的诊断；另一种是凸面超声探头，探头位于支气管镜的末端，可延气道长轴进行扇形扫描，经操作孔道插入穿刺针实现超声引导下的实时穿刺。

一、适应证

（1）原发性肺癌的肺门、纵隔淋巴结评估。
（2）肺部转移性肿瘤的肺门、纵隔淋巴结评估。
（3）原因不明的肺门、纵隔淋巴结肿大的诊断。
（4）纵隔肿瘤的诊断。
（5）肺内肿瘤的诊断。

二、禁忌证

（1）具有不稳定的血流动力学状态。
（2）相对禁忌证（增加并发症的风险）：①患者合作欠佳或无法平静；②近期诊断心梗或不稳定性心绞痛；③目标病变近端局部气管阻塞严重；④中度到重度低氧血症或高碳酸血症；⑤活动性大出血；⑥严重的高血压及心律失常；⑦尿毒症和肺动脉高压；⑧肺脓肿；⑨上腔静脉综合征；⑩疑有主动脉瘤；⑪严重衰弱和营养不良；⑫已知的或怀疑妊娠者；⑬重症哮喘；⑭颅内压增高。

三、评估

（一）一般评估
患者的生命体征、年龄、病情、全身状况、合作及配合能力。

(二)EBUS 的必要条件

EBUS 可以在支气管镜室或手术室进行,甚至可以根据患者的病情及临床状况,在 ICU 或者急诊科的床边进行。

(1)经过培训的工作人员:2 名经验丰富的术者、1 名麻醉师和 2 名助手(其中 1 名有执照的护士)。

(2)控制感染的设备及环境:保证操作间充分的通风预防感染性疾病的传播。

(3)术前内镜室环境要求:进行彻底的湿式清洁消毒、紫外线灯照射 1 小时;限制室内工作人员数量,操作者着装符合无菌操作要求。

四、用物

(1)超声支气管镜和水囊。

(2)主机光源、超声图像处理装置以及图像采集设备。

(3)生理盐水、注射器。

(4)牙垫。

(5)喉镜和不同型号的气管插管、必要时备喉罩。

(6)抢救设备及药品。

(7)静脉输液物品。

(8)水溶性润滑剂,凝胶润滑剂或者硅油。

(9)监护设备。

(10)氧气和负压系统。

(11)污物处理区,蛋白酶剂、消毒剂。

五、操作步骤

(一)术前准备

(1)术者在进行支气管镜检查前,必须仔细评估胸部 CT,并提前制定治疗方案。

(2)术者在签署知情同意时,详细地向患者及家属解释检查过程、风险及受益,使患者更加配合。

(3)护士进行术前宣教,讲解目的、方法、注意事项等,缓解患者紧张情绪。

(4)术前 8 小时:禁食、水。

(5)实验室检查:一般情况下常规检测血小板计数、凝血、传染性疾病相关实验室检查。

(6)行心电图检查可以显示患者有无心脏疾病的风险、发现相关的病史。

(7)行抗凝血治疗的患者应至少在检查的前 3 天停用抗凝药物。

(8)行抗血小板治疗的患者应至少在检查的前 5 天停用抗血小板药物。

(9)哮喘患者检查前建议使用 β_2 受体激动剂等支气管扩张剂。

(10)提前应用阿托品或格隆溴铵对减少检查相关的咳嗽或分泌物没有作用,不应作为常规使用。

(11)预防性应用抗生素,用于有细菌性心内膜炎病史或心脏瓣膜病变的患者,不建议常规应用。

(二)术中操作配合

(1)患者取半卧位或仰卧位。

(2)取下义齿。

(3)连接监护系统。

(4)给氧:遵医嘱给氧。

(5)建立静脉通路。

(6)麻醉:局麻＋镇静或全身麻醉。

局麻＋镇静方式:联合静脉镇痛镇静的方法可以减轻患者的痛苦,在镇静下比较容易保持体位,使血压、心律等更容易保持平稳。①局麻:利多卡因是最常用的局麻药,无利多卡因不良反应史时可使用。推荐给予2％利多卡因2 mL以达到最低有效作用,不超过5 mL/kg以免中毒(痉挛、心律失常)。在这方面,有研究显示较高的麻醉效果可提高患者耐受力,而且不导致中毒。②镇静:推荐谨慎的药物滴定,使用小剂量,持续评估患者状态及舒适度。咪达唑仑由于其起效迅速,并产生镇静与遗忘作用,成为最常用的苯二氮䓬类药物。评估患者具体情况如体重、心率、血压、有无饮酒史及镇静药物服药史,遵医嘱给药。③镇痛:枸橼酸芬太尼,根据患者情况,遵医嘱给药。

全身麻醉方式:用异丙酚1～2 mL、咪达唑仑5 mg静脉推注诱导麻醉,然后异丙酚持续静脉泵入麻醉,间断静脉推注肌松剂保持肌松。

(7)选择鼻通路的准备包括鼻孔、鼻腔、咽部局麻;选择口通路的使用牙垫防止损伤支气管镜(由于超声支气管镜外径较粗,一般选择经口进镜,也可经鼻、经喉罩进镜)。

(8)一般先进行常规支气管镜检查,支气管镜退出前吸净气道内分泌物。

(9)进入超声支气管镜,镜下视野为声带前联合时即可顺利通过声门。

(10)当超声支气管镜到达目标区域时,向水囊内注入0.3～0.5 mL生理盐水,若病变易于观察,也可不安装水囊。

(11)观察病变部位最大直径、形态、超声下特征及血流信号。

(12)将超声支气管镜前端紧贴气管壁,获得清晰的超声图像。

(13)术中观察生命体征变化。

(14)退出超声支气管镜。

(三)术后处置

(1)按照《内镜清洗消毒操作规范》消毒器械。

(2)正确处理标本,及时送检。

(四)并发症

一般无严重并发症,可能出现的并发症:发热、咳嗽、咽痛、出血等不适。

六、注意事项

(1)操作前将专用水囊套在超声探头上并排净水囊内气体。

(2)由于超声内镜外径接近7 mm,一般建议经口插入内镜。

(3)检查后4小时禁食水、卧床,因声门麻醉后功能尚未恢复,以免呛咳引发吸入性感染。

(4)检查后因麻醉药的作用,咽喉部会有不同程度的异物感,1～2小时后可自行消失。

(5)遵守保护性诊疗措施。

(王　敏)

第三节　全肺灌洗检查的护理

全肺灌洗是一种物理清除肺泡内过量脂蛋白物质的方法。目前全肺灌洗技术已成为肺泡蛋白沉积症治疗的金标准。灌洗液采用无菌生理盐水,温度控制在37 ℃。比较局麻下分段肺泡灌洗,全麻下大容量全肺灌洗的优点:患者舒适;单次灌洗量大、灌洗效率高;较为安全;通常只需左右肺各1次,个别需要重复1次。

一、适应证

(1)诊断明确,如肺泡蛋白沉积症。

(2)呼吸困难症状明显、严重的咳嗽、胸痛,或伴有日常生活和工作受限。

(3)肺泡蛋白沉积症反复引起下呼吸道感染。

(4)肺内分流超过10%。

(5)活动后血氧分压明显下降者。

二、禁忌证

(1)具有不稳定的血流动力学状态。

(2)相对禁忌证(增加并发症的风险):①近期心肌梗死;②肺动脉高压;③未治疗的气胸;④心律失常、心力衰竭;⑤活动性肺部感染。

三、评估

(一)一般评估

患者的生命体征、年龄、病情、全身状况、合作及配合能力。

(二)全肺灌洗的必要条件

全肺灌洗应在消毒规范、抢救设备齐全的支气管镜室或手术室进行。

(1)经过培训的工作人员:至少2名经验丰富的术者、1名麻醉师和两名助手(其中1名有执照的护士)。

(2)控制感染的设备及环境:保证操作间充分的通风预防感染性疾病的传播。

(3)术前内镜室环境要求:进行彻底的湿式清洁消毒、紫外线灯照射1小时;限制室内工作人员数量,操作者着装符合无菌操作要求。

四、用物

(1)支气管镜和配件,提前确认支气管镜的内径、镜子配件与外径的兼容性。

(2)光源以及相关的录像与拍照设备。

(3)双腔气管插管、标准气管插管。

(4)呼吸机、麻醉机。

(5)气囊密封试验的管路。

(6)Y 型管。

(7)恒温加热装置、37 ℃无菌生理盐水 10 000～20 000 mL。

(8)抢救设备及药品。

(9)静脉输液物品。

(10)水溶性润滑剂,凝胶润滑剂或者硅油。

(11)胸腔闭式引流切开包。

(12)监护设备。

(13)氧气和负压系统。

(14)灌洗液收集装置。

(15)污物处理区,蛋白酶剂、消毒剂。

五、操作步骤

(一)术前准备

(1)术者在进行全肺灌洗前,必须仔细评估胸片或胸部 CT、肺功能、血气分析、呼吸困难评分,并提前制定手术方案。

(2)术者在签署知情同意时,详细地向患者及家属解释检查过程、风险及受益,使患者更加配合。

(3)护士进行术前宣教:讲解目的、方法、注意事项等,缓解患者紧张情绪。

(4)禁食、水:术前 8 小时。

(5)实验室检查:一般情况下常规检测血小板计数、凝血象、传染性疾病检查。

(6)行抗凝血治疗的患者应至少在检查的前 3 天停用抗凝药物。

(7)行抗血小板治疗的患者应至少在检查的前 5 天停用抗血小板药物。

(8)行心电图可以显示患者有无心脏疾病的风险、发现相关的病史。

(9)术前应严格控制肺部感染。

(二)术中操作配合

(1)患者通常采取侧卧位,拟灌洗肺脏处于低处,一般先灌洗病变较重一侧。

(2)取下义齿。

(3)连接监护系统。

(4)给氧:遵医嘱给氧。

(5)建立静脉通路。

(6)全身麻醉:用异丙酚 1～2 mL、咪达唑仑 5 mg 静脉推注诱导麻醉,然后异丙酚持续静脉泵入麻醉,间断静脉推注肌松剂保持肌松。

(7)置入双腔气管插管然后行分侧肺机械通气。

(8)支气管镜检查插管远端的位置。

(9)行水封试验来确定支气管气囊功能正常。

(10)双肺同时吸入 100%氧气 10～15 分钟。

(11)机械通气呼气末夹闭灌洗肺侧导管 5 分钟,维持另一侧肺通气,密切观察血氧饱和度的变化。

(12)灌洗侧气管插管连接 Y 型管,Y 型管分别接 37 ℃无菌生理盐水,另一端连接负压吸引装置。

(13)每次灌洗量为 500～1 000 mL,记录出入液量,保证出入量平衡。

(14)灌洗时钳闭流出支,引流时钳闭灌洗支。

(15)术中观察生命体征变化及灌洗引出液量的变化。

(16)灌洗 1～2 个循环后,无禁忌证者配合拍击胸壁增强灌洗效果。

(17)每次只能灌洗一侧肺,灌洗完一侧再灌洗另一侧或间隔 7～10 天再灌洗另一侧肺。

(18)拔管前将患者置于头低脚高位,彻底清除肺内残留液体。

(19)灌洗结束立即行胸片检查,以除外液气胸及其他并发症。

(三)术后处置

(1)按照《内镜清洗消毒操作规范》消毒器械。

(2)正确处理标本,及时送检。

(四)并发症

(1)低氧血症。

(2)肺水肿。

(3)支气管痉挛。

(4)灌洗液流入对侧。

(5)肺不张。

(6)低血压。

(7)肺部感染。

六、注意事项

(1)术中:检查双肺分隔情况,侧卧位(灌洗侧在下方);每次灌洗液量为 500～1 000 mL,总量为 10 000～15 000 mL;保证出入量平衡;注意洗出液的清亮度变化;撤管前彻底清除肺内残留液体。

(2)术后:灌洗结束前,将患者置于头低脚高位,将肺内液体尽量吸尽;患者一般情况稳定,动脉血氧分压超过 8.0 kPa(60 mmHg)可拔除双腔气管插管,继续氧疗;每次只灌一侧肺,如需灌洗另一侧肺,需间隔 7～10 天;灌洗完毕立即行胸片检查,以除外液气胸及其他并发症。

(3)术后卧床 6 小时,以免发生跌倒等意外事件。

(4)术后 6 小时禁食水,以免呛咳引发吸入性感染。

(5)遵医嘱吸氧。

(6)术后鼓励患者主动咳嗽、咳痰与深呼吸,以促进灌洗液充分咳出。

(7)遵守保护性诊疗措施。

(张　成)

第十三章

手术室护理

第一节　手术室管理与工作制度

随着科技的不断发展,外科手术也日益更新、不断完善,新技术、新设备不断投入临床使用,对手术室提出了更高的要求,手术室必须建立一套科学的管理体系和严密的组织分工,健全的规章制度和严格的无菌技术操作常规,创造一个安静、清洁、严肃的良好工作环境。由于手术室负担着繁重而复杂的手术医疗和抢救患者的工作,具有工作量大,各类工作人员流动性大等特点,造成手术室工作困难。因而,要求各类工作人员务必严格贯彻遵守手术室各项规章制度。

一、手术室管理制度

(一)手术室基本制度

(1)为严格执行无菌技术操作,除参加手术的医疗人员和有关工作人员外,其他人员一律不准进入手术室(包括直系家属)。患有呼吸道感染,面部、颈部、手部有创口或炎症者,不可进入手术室,更不能参加手术。

(2)手术室内不可随意跑动或嬉闹,不可高声谈笑、喊叫,严禁吸烟,保持肃静。

(3)凡进入手术室人员,必须按规定更换手术室专用的手术衣裤、口罩、帽子、鞋等。穿戴时头发、衣袖不得外露,口罩遮住口鼻;外出时更换指定的外出鞋。

(4)手术室工作人员,应坚守工作岗位,不得擅离、接私人电话和会客,遇有特殊情况必须和护士长联系后,把工作妥善安排,方准离开。

(二)手术室参观制度

如无教学参观室,必须进入手术室者,应执行以下制度。

(1)外院来参观手术者必须经医务科同意,院内来参观者征得手术室护士长同意后,方可进入手术室。

(2)学员见习手术必须按计划进行,由负责教师联系安排。

(3)参观及见习手术者,先到指定地点,更换参观衣裤、帽子、口罩及拖鞋。

(4)参观及见习手术者,手术开始前在更衣室等候,手术开始时方可进入手术间。

(5)参观及见习手术者,严格遵守无菌原则,接受医护人员指导,不得任意走动和出入。

(6)每一手术间参观人员不得超过2人,术前1天手术通知单上注明参观人员姓名。

(7)对指定参观手术人员发放参观卡,持卡进入,用后交回。

(三)更衣管理制度

(1)手术人员包括进修医师进入手术室前,必须先办理登记手续,如科室、姓名及性别等,由手术室安排指定更衣柜和鞋柜,并发给钥匙。

(2)进入手术室先换拖鞋,然后取出手术衣裤、帽子和口罩到更衣室更换,穿戴整齐进入手术间。

(3)手术完毕,交回手术衣裤、口罩和帽子,放入指定衣袋内,将钥匙退还。

(4)管理员必须严格根据每天手术通知单、手术者名单,发给手术衣裤和更衣柜钥匙,事先未通知或未写入通知单内的人员,一律不准进入手术室。

(四)更衣室管理制度

(1)更衣室设专人管理,保持室内清洁整齐。

(2)脱下的衣裤、口罩和帽子等放入指定的袋内,不得随便乱扔。

(3)保持淋浴间、便池清洁,便后立即冲净,并将手纸丢入筐内,防止下水道阻塞。

(4)除参加手术人员在工作时间使用淋浴外,任何人不得随意使用淋浴并互相监督。

(5)参加手术人员应保持更衣室清洁整齐,严禁吸烟,谨防失火,随时关紧水龙头和电源开关,爱护一切公物。

二、手术室工作制度

(一)手术间清洁消毒制度

(1)保持手术间内医疗物品清洁整齐,每天手术前后,用固定抹布擦拭桌面、窗台、无影灯及托盘等,擦净血迹,拖净地面,通风消毒。

(2)手术间每周扫除 1 次,每月彻底大扫除 1 次,扫除后空气消毒,并作空气细菌培养。手术间拖把、敷料桶等应固定使用。

(3)每周室内空气培养 1 次,细菌数不得超过 $500/m^3$。如不合格,必须重新关闭消毒,再做培养,合格后方可使用。

(4)污染手术后,根据不同类型分别按消毒隔离制度处理。

(二)每天手术安排制度

(1)每天施行的常规手术,由手术科负责医师详细填写手术通知单,一式 3 份,于手术前 1 天按规定时间送交手术室指定位置。

(2)无菌手术与污染手术应分室进行,若无条件时,应先做无菌手术,后做污染手术。手术间术后必须按消毒隔离制度处理后方可再使用。

(3)临时急诊手术,由值班负责医师写好急诊手术通知单送交手术室。如紧急抢救危重手术,可先打电话通知,手术室应优先安排,以免延误抢救时间,危及患者生命。

(4)夜间及节假日应有专人值班,随时进行各种急诊手术配合。

(5)每天施行的手术应分科详细登记,按月统计上报。同时经常和手术科室联系,了解征求工作中存在的问题,研究后及时纠正。

(三)接送患者制度

(1)接送患者一律用平车,注意安全,防止坠床。危重患者应有负责医师陪送。

(2)接患者时,遵守严格查对制度,对床号、住院号、姓名、性别和年龄,同时检查患者皮肤准备情况及术前医嘱执行情况,衣裤整洁,嘱解便后携带患者病历和输液器等,随时推入手术室。患者贵重物品,如首饰、项链、手表等不得携入手术室内。

(3)患者进入手术室后必须戴手术帽,送到指定手术间,并与巡回护士当面交接,严格做好交接手续。

(4)患者进入手术间后,卧于手术台上,防止坠床。核对手术名称和部位,防止差错。

(5)患者步行入手术室者,更换指定的鞋、帽后护送到手术间,交巡回护士做好病历物品等交接手续。

(6)危重和全麻患者,术后由麻醉医师和手术医师送回病房。

(7)护送途中,注意保持输液通畅。到病房后详细交代患者术后注意事项,交清病历和输液输血情况及随带的物品,做好交接手续并签名。

(四)送标本制度

(1)负责保存和送检手术采集标本,放入10％甲醛溶液标本容器内固定保存,以免丢失。

(2)对病理申请单填写不全、污染、医师未签字的,通知医师更正,2天内不改者按不要处理。

(3)负责医师详细登记患者姓名、床号、住院号、科室、日期,在登记本上签名,由手术室专人核对,每天按时与病理科交接,查对后互相签名。

(五)借物制度

(1)凡手术室物品、器械,除抢救外一律不准外借。特殊情况需经医务科批准方可外借。

(2)严格执行借物登记手续,凡经批准或经护士长同意者,应登记签字。外借物品器械如有损坏或遗失,及时追查,照价赔偿。

(3)外借物品器械,应消毒处理后方可使用。

(六)安全制度

(1)手术室电源和蒸气设备应定期检查,手术后应拔去所有电源插头,检查各种冷热管道是否漏水漏气。

(2)剧毒药品应标签明确,专柜存放,专人保管,建立登记簿,经仔细检对后方能取用。

(3)各种易燃药品及氧气筒等,应放置指定通风阴暗地点,专人领取保管。

(4)各手术间无影灯、手术床、接送患者平车等应定期检查其性能;检查各种零件、螺丝、开关等是否松解脱落,使用时是否正常运转。

(5)消防设备、灭火器等,应定期检查。

(6)夜班和节假日值班人员交班后,应检查全手术室水电、门窗是否关紧,手术室大门随时加锁。非值班人员不得任意进入手术室。

(7)发生意外情况,应立即向有关部门及院领导汇报。

(姜晓伟)

第二节　手术室环境布局与空气净化

　　手术是外科治疗的重要手段。随着医学科学的发展,外科技术也迅猛发展,为适应外科手术的发展,对手术室的建筑也提出了更高的要求。

一、手术室的建筑布局

根据不同的内部装修、设备及空调系统,可将手术室分为普通手术室和净化手术室两类。

(一)普通手术室

手术室应有较好的无菌条件,临近外科病房、重症监护室、血库、病理科等。手术室一般应设在低层建筑的上层或顶层,高层建筑二至四层,可获得较好的大气环境。普通手术室采用通风换气系统,可用中央式、分体式和柜式等。手术室的门窗关闭应紧密以防止尘埃和飞虫进入;地面和墙壁应光滑、无孔隙、易清洗和不易受化学消毒剂侵蚀;墙面最好用油漆或用瓷砖,不宜有凹凸;地面可采用水磨石材料,可设地漏。墙面、地面及天花板交界处呈弧形,防止积聚尘埃。一般大手术室面积 50～60 m²,中手术间面积30～40 m²,小手术间面积 20～30 m²,室内净高 3 m,走廊宽 2.2～2.5 m。温度保持在 22～25 ℃,相对湿度 50％～60％。

(二)洁净手术间

洁净手术间是通过采用净化空调系统,有效控制室内的温度湿度和尘埃含量,实现理想的手术环境。既能降低手术感染率,又可提高手术质量。手术间应选择在大气含尘浓度较低,自然环境较好的地方,避免在有严重空气污染、交通频繁、人流集中的环境。洁净手术室应有洁净走廊和污染走廊,做到洁污分流,减少交叉感染。污物走廊除作为污物通道外,还作为参观走廊以减少进出手术间的人数及对手术间空气的污染,同时污物走廊使得手术间门不直接通往室外,这样既减少室外环境对手术间的污染,也便于手术间固定窗的清洁。

(三)手术室分区

手术室分为 3 区,即限制区、非限制区和半限制区。限制区包括手术间、洗手间、手术间内走廊、无菌物品间、储药室、麻醉准备室;半限制区包括器械室、敷料室、器械清洗室、消毒室、手术间外走廊、恢复室等;非限制区包括办公室、会议室、实验室、标本室、污物室、资料室、示教室、值班室、更衣室、医护人员休息室等。3 区必须严格分区。

(四)手术间房间的配置

1.手术间

手术间应设立急诊手术间和感染手术间。由于急诊手术患者时间紧迫,手术前准备不充分,创口清洁度差等原因,急诊手术间应设在限制区的最外面;感染手术具有污染性或传染性,应设在最近外走廊的一端,尽量减少对其他手术间的污染。

2.洗手间

应采用分散布置的方式,以便使消毒过手的手术人员通过最近的距离进入手术间。通常设在两个手术间之间,洗手间有自动出水龙头、洗手液、擦手液、无菌毛巾、消毒毛刷、计时钟。

3.无菌物品间

无菌手术器械、敷料、一次性手术用品等放在此间。室内物品架应距离墙壁 5 cm、距离房顶 50 cm、距离地面 20 cm。如无空气净化装置,需备有消毒装置,使用有门的物品柜定期消毒。

4.储药间

室内备有各种注射液、常用药物、急救药物、麻醉药物、外用药物、消毒液等;备有冰箱存放药物。

5.消毒间

设有高温高压蒸汽灭菌器、低温灭菌器、气体灭菌器、煮沸消毒锅等。

6.麻醉准备间

备有各种麻醉插管用具、导管、呼吸囊、急救箱等。

7.器械准备室

采用玻璃器械柜,按专科分类放手术器械,便于使用、清点和包装;备有长方形桌用于准备器械包。

8.敷料室

设壁柜式放物柜。柜的大小应按敷料相应尺寸、类别进行设计,便于存放。

9.清洗室

备有多个水池,排水量要够大,排水管要利于拆卸便于清除堵塞物。水池、清洁工具应严格按用途分类使用,有条件可安装器械自动清洗机。

10.麻醉恢复室

有交换车或病床、氧气、负压吸引器、监护仪、呼吸机、起搏器、除颤器及各种药品等。

(五)手术间室内设置要求

1.墙面

应使用具有光滑、少缝、易清洁、易消毒、耐腐蚀、保温、隔声、防火的材料;颜色采用浅绿、淡蓝为佳,能消除术者视觉疲劳;齐墙面安装阅片灯和控制面板等。

2.地面

采用抗静电塑料地板,具有防滑、抗菌、保温、隔声、防火、易刷洗等特点,不设地漏;墙面与地面的交界处呈弧形,防积尘埃。

3.门

采用滑动密闭推拉门或电动门、感应门,具有移动轻快、隔声、密闭、坚固、耐用等特点,可维护房间正压;门上有玻璃小窗利于观察和采光;手术间设有前后门,前门通向内走廊,后门通向外走廊。

4.窗

采用双层密闭玻璃窗,与墙面取齐,不留窗台避免积灰,有利于采光和从外走廊向内观察;两层玻璃之间可安装电控或手摇的百叶窗,以便窥镜手术时采光。

5.医用供气系统

手术间有氧气、氧化亚氮、二氧化碳、压缩空气、麻醉废气的排除管道及负压吸引等终端,一式两套,分别安装在吊塔和墙上。吊塔分旋转吊塔、固定吊塔两种,旋转吊塔移动方便、随意取向,便于麻醉机调整位置,不妨碍手术操作,尤其适用于颅脑、颜面部手术,但造价高;在使用固定吊塔时,吊塔与墙上的气体终端要错开,即当吊塔安装在手术床左侧时,墙上的终端尽量安装在右侧,以便在头部手术时,麻醉机及其管道能有效避开手术野。每个终端要有明显标记,并有不同的颜色区别,以防误插。

6.供电系统

每个手术间至少设3组电插座,最好每侧墙1组,每组插座上有4个多用插口(能插不同规格插头)。安装插座时,注意平齐手术床的中后部,以便在使用高频电刀等仪器时近距离连接。手术时尽量使用吊塔上的插座,不用接线板,避免地面拉线过多。有备用供电系统,每个手术间有独立的配电箱,带保险管电源插座,以防一个手术间故障影响整个手术室工作。

7.数据、通信系统

每个手术间有温度、湿度表、温度调节开关、医用数据通信系统、内部电话系统接口、电脑联网插口等。手术室最好具有对讲、群呼等功能系统,以便迅速、及时沟通信息或紧急呼叫,争取抢救时机。备有播放背景音乐系统,可创造一个轻松的手术环境,减轻患者的恐惧感。

8.电视教学系统

在无影灯上安装正中式、旁置式或单悬臂可移动摄像头接口,建立图像传出系统,减少进入手术间的观摩人员。

9.壁柜的设计

室内设计时,对空位应尽量利用,安装与墙壁厚度一致的不同规格与用途的壁柜,如物品柜、液体柜、踏脚凳柜、体位垫柜、吸引瓶柜和除颤器柜等,使手术间物品密闭化、定位化,有利于保持整齐,减少手术用房,减少积灰,避免频繁开门取物扰乱空气流层,确保护士在位率高等优点。

二、手术室空气净化

手术室中空气的类型、总量及供气和循环方式对由空气传播的微生物在手术区上方的积聚有很大影响。供给手术室的空气应尽可能没有细菌。中央空调系统中的高效空气过滤器可减少在循环空气中的细菌。惯用的通气系统每小时应使室内空气更新 25 次,以尽量减少灰尘颗粒的积聚。用空气层流时,空气持续恒定的单向直线流动,或为水平方向,或为垂直方向;安装在手术室内的独立装置,包括通气管、过滤器和支持系统,将手术区域室内四周的环境隔离开,空气只通过装置一次,即被排除。空气更换次数因设备而异,高者可每小时 250 次。

(一)手术室空气净化分型

1.按气流分型

(1)乱流型:流线不平行、流速不均匀、方向不单一,有交叉回旋的气流流过工作区整个截面。

(2)层流型:流线平行、流速均匀、方向单一的气流流过房间工作区整个截面的洁净室。又分为垂直层流和水平层流,气流垂直于地面的为垂直单向流洁净室,气流平行于地面的为水平单向流洁净室。

(3)辐流型:气流流线似向一个方向流动,性能接近水平单向流。

(4)混流型:又称局部单向流,用满布比来区分。垂直流满布比小于 60%,水平流小于 40%,均属于局部单向流。

2.按净化空间分型

(1)全室净化:采用天花板或单侧墙全部送风,使整个手术间达到所要求的洁净度。这是一种较高级的净化方式,但由于手术野以外区域空气洁净度对手术切口污染不大,而全室空气净化造价高,因而建设受到一定限制。

(2)局部净化:仅对手术区采用局部顶部送风或侧送风,使手术区达到所要求的洁净度。一般认为,以手术床为中心的 2.4 m×1.2 m 的范围是手术室无菌要求最严格的部位。

3.按用途分型

(1)工业洁净室:以无生命微粒的控制为对象,主要控制无生命微粒对工作对象的污染。

(2)生物洁净室:以有生命微粒控制为对象,分为一般生物洁净室、生物学安全洁净室。

(二)手术室净化级别

空气洁净的程度以含尘浓度来衡量的。含尘浓度越高则净化洁净度越低,反之则越高。空气洁净手术室指空气洁净度不低于 100 000 级的手术室。根据每立方米中粒径大于或等于 0.5 μm空气灰尘粒子数的多少,洁净手术室可分为 100 级,1 000 级,10 000 级,100 000 级 4 种。

其中,数字越高,净化级别越低。

1.100 级

粒径不小于 0.5 μm 的尘粒数每 mL 0.35～3.5 个。

2.1 000 级

粒径不小于 0.5 μm 的尘粒数每 mL 3.5～35 个。

3.10 000 级

粒径不小于 0.5 μm 的尘粒数每 mL 35～350 个。

4.100 000 级

粒径大于 10.5 μm 的尘粒数每 mL 350 ～3 500 个。

(姜晓伟)

第三节　手术室护士的素质要求与工作职责

现代科学技术的发展,对我们的护理职业提出了更高的要求。另一方面创新的许多科学仪器和新设备,扩大了手术配合工作范围同时也增加工作难度,因此手术室护士必须有热爱本职工作和广泛的知识和技术,才能高标准地完成各科日益复杂的手术配合任务。

一、手术室护士应具备的素质

护理人员在工作中应不断提高个人素质,加强对护理职业重要意义的认识,把护理工作看作是光荣的神圣的职业。因此,要努力做到以下几点。

(一)具有崇高的医德和奉献精神

一名护士的形象,通过它的精神面貌和行动表现出内在的事业品德素质,胜过一个护士的经验和业务水平所起的作用,也可能给患者带来希望、光明和再生。所以,护士要具备高尚的医德和崇高的思想,具有承受压力、吃苦耐劳、献身的精神,并有自尊、自爱、自强的思想品质。为护理科学事业的发展做出自己的贡献,无愧于白衣天使的光荣称号。

(二)树立全心全意为患者服务的高尚品德

手术室的工作和专业技术操作都具有独特性。要求手术室护士必须自觉的忠于职守、任劳任怨,无论工作忙闲、白班夜班都要把准备工作、无菌技术操作、贯彻各种规章制度等认真负责地做好。对患者要亲切、和蔼、诚恳,不怕脏、不怕累、不厌烦,使患者解除各种顾虑,树立信心,主动与医护人员配合,争取早日康复。

(三)要有熟练的技能和知识更新

随着医学科学的发展,特别是外科领域手术学的不断发展,新的仪器设备不断出现,因而护理工作范围也日益扩大,要求也越来越高。护理工作者如无广泛的有关学科的基本知识,对今天护理的工作复杂技能就不能理解和担当。所以今天作为一名有远大眼光的护士,必须熟悉各种有关护理技能的基本知识,才能达到最高的职业效果。护理学也成为一门专业科学,因此,作为一名手术室护士,除了伦理道德修养外,还应有基础医学、临床医学和医学心理学等新知识。努力学习解剖学、生理学、微生物学、化学、物理学,以及各种疾病的诊断和治疗等知识,特别是外科学更应深入学习。此外,还要了解各种仪器的基本结构、使用方法,熟练掌握操作技能。只有这样,才能高质量完成护理任务。

二、手术室护士长应具备的条件

护理工作范围极广,有些工作简单、容易,有些工作却很复杂,需要有高度的判断力和精细的技术、熟练的技巧。今天的护理工作,一个人已不能独当重任,而需要既分工又协作来共同完成。因此,必须有一名护士长,把每个护理人员的思想和行为统一起来,才能使人的积极性、主动性和创造性得到充分发挥,团结互助,共同完成任务。护士长应具备的条件归纳如下。

(一)有一定的领导能力及管理意识

有一整套工作方法和决策能力。善于出主意想办法,提出方案,做出决定,推动下级共同完成,并具有发现问题、分析问题的能力,了解存在问题的因素,掌握本质,抓住关键,分清轻重缓急,提出中肯意见。出现无法协商的问题时能当机立断,勇于负责。有创新的能力,对新事物敏感,思路开阔,能提出新的设想。要善于做思想工作。能否适时的掌握护士的心理动向,并进行针对性的思想教育,使之正确对待个人利益和整体利益的关系,不断提高思想水平,是提高积极性和加强凝聚力最根本的问题。

(二)有一定组织能力和领导艺术

管理是一门艺术,也是一门科学。首先处理好群体间人际关系。护士长需要具有丰富的才智和领导艺术,才能胜任手术室护士护理管理任务。具体要求如下。

(1)护士长首先应把自己置身于工作人员之中,经常想到自己与护士之间只是分工的不同,而无地位高低之分。要有民主作风,虚心听取护士的意见,甚至批评意见,认真分析,不埋怨、不沮丧,不迁怒于人,有助于建立自己的威信。

(2)护士长首先想到的是人,是护士和工作人员,而不是自己,不管是关心任务完成情况,还要关心她们的生活、健康、思想活动及学习情况等。都使每个护士和工作人员亲身感到群体的温暖,对护士长产生亲切感。

(3)护士长要善于调动护士的积极性,培养集体荣誉感,善于抓典型,树标兵,运用先进榜样推动各项手术室工作,充分调动护士群体的积极性,护士长的领导作用才能得到体现。

(三)有较高的素质修养

手术室护士长应较护士具备更高的觉悟和更多的奉献精神。科里出现的问题应主动承担责任,实事求是向上级反映,不责怪下级。凡要求护士做到的,首先自己要做到,严格要求自己,树立模范行为,才能指挥别人。要注意廉洁,不要利用工作之便谋私,更不能要患者的礼物,注意自身形象。此外,要做到知识不断更新,经常注意护理方面的学术动态,接受新事物,在这方面应较护士略高一筹,使护士感到护士长是名副其实的护理业务带头人。

三、手术室护士的分工和职责

(一)洗手护士职责

(1)洗手护士必须有高度的责任心,对无菌技术有正确的概念。如有违反无菌操作要求者,应及时提出纠正。

(2)术前了解患者病情,具体手术配合,充分估计术中可能发生的意外,术中与术者密切配合,保证手术顺利完成。

（3）洗手护士应提前30分钟洗手，整理无菌器械台上所用的器械、敷料、物品是否完备，并与巡回护士共同准确清点器械、纱布脱脂棉、缝针，核对数字后登记于手术记录单上。

（4）手术开始时，传递器械要主动、敏捷、准确。器械用过后，迅速收回，擦净血迹。保持手术野、器械台的整洁、干燥。器械及用物按次序排列整齐。术中可能有污染的器械和用物，按无菌技术及时更换处理，防止污染扩散。

（5）随时注意手术进行情况，术中若发生大出血、心脏骤停等意外情况，应沉着果断及时和巡回护士联系，尽早备好抢救器械及物品。

（6）切下的病理组织标本防止丢失，术后将标本放在10%甲醛溶液中固定保存。

（7）关闭胸腹腔前，再次与巡回护士共同清点纱布及器械数，防止遗留在体腔中。

（8）手术完毕后协助擦净伤口及引流管周围的血迹，协助包扎伤口。

（二）巡回护士职责

（1）在指定手术间配合手术，对患者的病情和手术名称应事先了解，做到心中有数，有计划的主动配合。

（2）检查手术间各种物品是否齐全、适用。根据当天手术需要落实补充、完善一切物品。

（3）患者接来后，按手术通知单核对姓名、性别、床号、年龄、住院号和所施麻醉等，特别注意对手术部位（左侧或右侧），不发生差错。

（4）安慰患者，解除思想顾虑。检查手术区皮肤准备是否合乎要求，患者的义齿、发卡和贵重物品是否取下，将患者头发包好或戴帽子。

（5）全麻及神志不清的患者或儿童，应适当束缚在手术台上或由专人看护，防止发生坠床。根据手术需要固定好体位，使手术野暴露良好。注意患者舒适，避免受压部位损伤。用电刀时，负极板要放于臀部肌肉丰富的部位，防止灼伤。

（6）帮助手术人员穿好手术衣，安排各类手术人员就位，随时调整灯光，注意患者输液是否通畅。输血和用药时，根据医嘱仔细核对，避免差错。补充室内手术缺少的各种物品。

（7）手术开始前，与洗手护士共同清点器械、纱布、缝针及线卷等，准确地登记于专用登记本上并签名。在关闭体腔或手术结束前和洗手护士共同清点上述登记物品，以防遗留体腔或组织内。

（8）手术中要坚守工作岗位，不可擅自离开手术间，随时供给手术中所需一切物品，经常注意病情变化。重大手术充分估计术中可能发生的意外，做好应急准备工作，及时配合抢救。监督手术人员无菌技术操作，如有违犯，立即纠正。随时注意手术台一切情况，以免污染。保持室内清洁、整齐、安静，注意室温调节。

（9）手术完毕后，协助术者包扎伤口，向护送人员清点患者携带物品。整理清洁手术间，一切物品归还原处，进行空气消毒，切断一切电源。

（10）若遇手术中途调换巡回护士，须做到现场详细交代，交清患者病情，医嘱执行情况，输液是否通畅，查对物品，在登记本上互相签名，必要时通知术者。

（三）夜班护士职责

（1）要独立处理夜间一切患者的抢救手术配合工作，必须沉着、果断、敏捷、细心地配合各种手术。

（2）要坚守工作岗位，负责手术室的安全，不得随意外出和会客。大门随时加锁，出入使用电铃。

（3）白班交接班时，如有手术必须现场交接，如患者手术进行情况和各种急症器械、物品、药品等。认真写好交接班本，当面和白班值班护士互相签名。

（4）接班后认真检查门窗、水电、氧气，注意安全。

（5）严格执行急症手术工作人员更衣制度和无菌技术操作规则。

（6）督促夜班工友清洁工作,保持室内清洁整齐,包括手术间、走廊、男女更衣室、值班室和办公室。

（7）凡本班职责范围内的工作一律在本班完成,未完不宜交班,特殊情况例外。

（8）早晨下班前,巡视各手术间、辅助间的清洁、整齐、安全情况。详细写好交接班报告,当面交班后签字方可离去。

（四）器械室护士职责

（1）负责手术科室常规和急症手术器械准备和料理工作,包括每天各科手术通知单上手术的准备供应,准确无误。

（2）保证各种急症抢救手术器械物品的供应。

（3）定期检查各类手术器械的性能是否良好,注意器械的关节是否灵活,有无锈蚀等,随时保养、补充、更新,做好管理工作,保证顺利使用。特殊精密仪器应专人保管,损坏或丢失时,及时督促寻找,并和护士长联系。

（4）严格执行借物制度,特殊精密仪器需取得护士长同意后,两人当面核对并签名后方能外借。

（5）保持室内清洁整齐,包括器械柜内外整齐排列,各科器械柜应贴有明显的标签。定期通风消毒。

（五）敷料室护士职责

（1）制定专人负责管理。严格按高压蒸汽消毒操作规程使用。定期监测灭菌效果。

（2）每天上午检查敷料柜 1 次,补充缺少的各种敷料。

（3）负责一切布类敷料的打包,按要求保证供应。

（六）技师职责

（1）负责对各种仪器使用前检查,使用时巡查,使用后再次检查其运转情况,以保证各种电器、精密仪器的正常运转。

（2）定期检查各种器械台、接送患者平车的零件和车轮是否运转正常,负责各种仪器的修理或送交技工室修理。

（3）坚守工作岗位,手术过程中主动巡视各手术间,了解电器使用情况。有问题时做到随叫随到随维修,协助器械组检查维修各种医疗器械。

（4）帮助护士学习掌握电的基本知识和各种精密仪器基本性能、使用方法与注意事项等。

（姜晓伟）

第四节　普外科手术护理配合

一、甲状腺次全切除术

（一）术前准备

1.器械敷料

甲状腺器械包、甲状腺敷料包、手术衣、持物钳、灯把手。

2.一次性物品

1-0 丝线、2-0 丝线、3-0 丝线、4-0 可吸收线、甲状腺缝针、手套、电刀手柄、吸引器头、吸引器连接管、伤口敷料。

(二)麻醉方法

颈丛神经阻滞或气管插管全身麻醉。

(三)手术体位

垂头仰卧位。

(四)手术配合

(1)常规消毒,铺手术巾。颈部两侧置无菌敷料球固定颈部。

(2)于胸骨上切迹上方 2 横指处,沿皮纹做弧形切口,切开皮肤、皮下组织及颈阔肌,用艾利斯牵起上、下皮瓣,电刀游离皮瓣,上至甲状软骨下缘,下达胸骨柄切迹。用无菌巾保护切口,甲状腺拉钩暴露切口。

(3)在颈中线处纵行切开深筋膜,用血管钳分开肌群,分离显露甲状腺外囊。

(4)分离甲状腺上极,2-0 丝线结扎甲状腺上动脉,分离甲状腺下极,暴露喉返神经,离断甲状腺下动脉。

(5)用血管钳夹住甲状腺组织,边钳夹边切除,将腺叶大部切除。

(6)用 4-0 可吸收线缝合腺叶残面,同法处理对侧,以生理盐水冲洗术野,彻底止血。

(7)于甲状腺残腔放置引流管,持续负压吸引。清点纱布器械无误后,逐层缝合切口。

(五)手术配合注意事项

(1)颈丛阻滞麻醉时,因患者清醒,手术体位特殊,易产生紧张、忧虑,甚至恐惧心理,应做好患者心理护理。

(2)固定好体位,充分暴露手术野,并使患者舒适。

(3)术中注意观察有无声音嘶哑,以协助医师判断有无喉返神经损伤。

(4)关闭切口时将肩垫撤除,以利于缝合。

二、腔镜小切口甲状腺次全切除术

(一)术前准备

1.器械敷料

腹腔镜甲状腺器械包、5 mm 30°电子镜、超声刀刀头及手柄线 1 套、基础敷料包、甲状腺单、手术衣、持物钳、灯把手。

2.一次性物品

3-0 丝线、4-0 丝线、3-0 可吸收线、甲状腺针、伤口敷料、手套、保护套、电刀手柄、吸引器连接管、8# 尿管。

3.仪器

腹腔镜、超声刀。

(二)麻醉方法

气管插管全身麻醉。

(三)手术体位

垂头仰卧位。

(四)手术配合

(1)常规消毒,铺手术巾。与巡回护士共同连接光源线、摄像头等管路。

(2)取胸骨切迹上方两横指,横切口长约 3 cm。

(3)依次切开皮肤、皮下组织、颈阔肌,沿颈阔肌下方分离皮瓣。

(4)用拉钩向一侧牵开切口,置入腔镜钝性分离显露一侧甲状腺,探查甲状腺可于中下极实质内扪及肿物,用超声刀楔形切除甲状腺肿瘤及其周围部分正常组织,3-0 可吸收线或 4-0 丝线连续缝合,注意保护喉上神经和喉返神经。

(5)查有无活动性出血,生理盐水冲洗切口,置橡皮条引流后,依次缝合颈白线及颈阔肌,皮内缝合皮肤。

(五)手术配合注意事项

(1)术中按要求正确使用腹腔镜器械并保证其功能良好。

(2)固定好体位,充分暴露手术野,并使患者舒适。

(3)术中传递锐利器械(如刀片、缝针等),应避免划伤光缆线及腹腔镜。

(4)缝合伤口时将肩垫撤除,以利缝合。

三、甲状腺癌根治术

(一)术前准备

1.器械敷料

甲状腺器械包、甲状腺敷料包、手术衣、持物钳、灯把手。

2.一次性物品

1-0 丝线、2-0 丝线、3-0 丝线、4-0 可吸收线、手套、电刀手柄、吸引器头、吸引器连接管、伤口敷料。

(二)麻醉方式

气管插管全身麻醉。

(三)手术体位

垂头仰卧位。

(四)手术配合

(1)切口:在颈部领式切口的基础上,经患侧胸锁乳突肌内缘向上,直达乳突下缘,形成"⊥"形切口。

(2)显露:切开皮肤、皮下组织及颈阔肌。将皮瓣分别向上、下、前、后翻转,用 7×17 圆针、2-0 丝线间断缝合固定在相应部位的皮肤上。

(3)分离胸锁乳突肌,切除舌骨下肌群,由颈白线分开两侧舌骨下肌群后,用中弯钳沿锁骨端附着缘将舌骨诸肌钳夹切断,用 7×17 圆针、2-0 丝线缝扎或 2-0 丝线结扎。

(4)分离患侧甲状腺上极,结扎甲状腺上动脉。分离甲状腺下极,暴露喉返神经,离断甲状腺下动脉,离断峡部,切除患侧甲状腺,细致清除气管旁淋巴结。同上离断对侧甲状腺血管,用血管钳夹住甲状腺组织,边钳夹边切除,将对侧大部连峡部切除。用 4-0 可吸收线缝合残面,以生理盐水冲洗术野,彻底止血。

(5)用米氏钳游离锁骨上转移的淋巴结及脂肪组织并切除,用 2-0 丝线结扎。

(6)于患侧甲状腺残腔放置引流管,持续负压吸引。清点纱布器械无误后,逐层缝合,表面皮

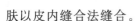

肤以皮内缝合法缝合。

(五)手术配合注意事项

同甲状腺次全切除术。

四、乳腺良性肿瘤切除术

(一)术前准备

1.器械敷料

缝合器械包、缝合敷料包、手术衣、持物钳、灯把手。

2.一次性物品

2-0 丝线、3-0 丝线、4-0 可吸收线、缝合针、手套、电刀手柄、吸引器头、吸引器连接管。

(二)麻醉方式

局部麻醉或气管插管全身麻醉。

(三)手术体位

水平仰卧位,患侧上肢外展。

(四)手术配合

(1)常规消毒,铺手术巾。连接好电刀手柄、吸引器。

(2)酒精棉球消毒皮肤,用刀切开皮肤(乳腺上半部多采用弧形切口,下半部多采用放射状切口),电刀切开皮下组织后,找到肿瘤组织,艾利斯夹持肿瘤组织适当地牵拉,电刀分离肿瘤与正常组织,切除肿瘤。

(3)仔细检查腔内有无活动出血,如有渗血可放置橡皮条引流。

(4)逐步缝合切口,用 7×17 圆针、2-0 丝线将乳腺的残面对合,7×17 圆针、3-0 丝线间断缝合皮下组织,4-0 可吸收线皮内缝合。

(五)手术配合注意事项

(1)静脉输液应选择在健侧。

(2)摆放体位时要注意尽量使患者肢体舒适,避免上肢过度外展。

(3)局麻患者用局麻药时,要严格查对药敏试验。

五、乳腺腺叶区段切除术

(一)术前准备

1.器械敷料

乳腺器械包、乳腺敷料包、手术衣、盆、持物钳、灯把手。

2.一次性物品

2-0 丝线、3-0 丝线、乳腺缝针、手套、伤口敷料、电刀手柄、吸引器头、吸引器连接管、橡胶引流管、弹力绷带、3-0 可吸收线。

(二)麻醉方式

局部麻醉或气管插管全身麻醉。

(三)手术体位

取水平仰卧位,患侧上肢外展。

(四)手术配合

(1)常规消毒,铺手术巾,正确连接电刀手柄、吸引器。

(2)酒精棉球消毒皮肤,用刀切开皮肤,电刀切开皮下脂肪组织,用艾利斯提起皮缘潜行分离皮瓣,使肿块全部显露。

(3)仔细检查确定肿块的范围后,用艾利斯夹持牵引,沿肿块两侧,距病变区处 0.5~1 cm 做楔形切口,然后自胸大肌筋膜前将肿块切除。

(4)严密止血后,用 7×17 圆针、2-0 丝线将乳腺组织伤口缝合,避免出现残腔。渗血较多者可放橡皮管或橡皮条引流。

(5)逐层关闭切口,7×17 圆针、2-0 丝线间断缝合浅筋膜,7×17 圆针、3-0 丝线间断缝合皮下组织,3-0 可吸收线皮内缝合。

(6)妥善包扎伤口,放置引流管者,应用弹力绷带加压包扎。

(五)手术配合注意事项

同乳腺良性肿瘤切除术。

六、乳腺癌改良根治术

(一)术前准备

1.器械敷料

乳腺器械包、乳腺敷料包、手术衣、盆、持物钳、灯把手。

2.一次性物品

3-0 丝线、4-0 丝线、乳腺缝针、手套、伤口敷料、电刀手柄、吸引器头、吸引器连接管、Y 形引流管、弹力绷带。

(二)麻醉方法

气管插管全身麻醉。

(三)手术体位

水平仰卧位,患侧上肢外展 90°,肩、胸侧部置薄垫垫起,显露腋后线部位。

(四)手术配合

(1)常规消毒,铺双层无菌手术巾于患侧背下及托手板上,再以双层手术巾将患侧手臂包好,用无菌绷带妥善固定,手术野常规铺四块无菌手术巾,依次铺中单、大腹单。正确连接电刀手柄、吸引器。

(2)酒精棉球再次消毒皮肤,纵式或横式切开皮肤,切缘距肿瘤边缘 2~3 cm,电刀切开皮下组织,用艾利斯提起皮缘潜行分离皮瓣,将乳腺从胸大肌浅面分离,保留胸大小肌、胸前神经分支、胸长胸背神经,将乳腺、胸肌间淋巴结、腋淋巴结整块切除。游离腋窝淋巴结时,可使用镊子、弯剪刀仔细游离,如有出血或血管分支可用止血钳或胆管米氏钳夹住,3-0 丝线或 2-0 丝线结扎或缝扎。

(3)仔细止血后,用温灭菌蒸馏水冲洗,放置 Y 形引流管。

(4)清点物品,用 7×17 圆针、3-0 丝线间断缝合皮下组织,3-0 可吸收线皮内缝合。酒精棉球消毒,覆盖伤口。若需加压包扎,备好弹力绷带。

(五)手术配合注意事项

(1)静脉输液应选择在健侧。

（2）摆放体位时要注意尽量使患者肢体舒适,避免上肢过度外展,同时要充分暴露手术野。

（3）术后搬运患者时要轻抬轻放,注意静脉通路和引流管,防止脱出。

（4）全麻者术中严密观察输液通路及尿管,确保通畅。

七、乳腺癌扩大根治术

（一）术前准备

1.器械敷料

乳腺器械包、乳腺敷料包、手术衣、盆、持物钳、灯把手。

2.一次性物品

1-0丝线、2-0丝线、3-0丝线、乳腺缝针、手套、伤口敷料、电刀手柄、吸引器头、吸引器连接管、Y形引流管、弹力绷带、3-0可吸收线。

（二）麻醉方法

气管插管全身麻醉。

（三）手术体位

水平仰卧位,患侧上肢外展90°,肩、胸侧部置薄垫垫起,显露腋后线部位。

（四）手术配合

（1）常规消毒,铺巾同乳腺癌改良根治术。

（2）酒精棉球消毒皮肤,纵式或横式切开皮肤,电刀切开皮下组织,用艾利斯提起皮缘潜行分离皮瓣,内侧游离范围超过胸骨缘,切断肱骨头上胸大肌止点,切断胸小肌在喙突上的止端,然后依次切断胸肩峰血管、肩胛下血管、胸外侧血管显露腋窝。

（3）剪开腋血管鞘,分离腋动脉、腋静脉及臂丛周围的脂肪和淋巴组织。分离结扎胸短静脉、胸长静脉等血管,清除腋窝内容,切断胸廓内动脉的肋间穿支即可将切除的乳腺及胸大肌、胸小肌、腋窝淋巴组织等整块向内翻转。

（4）切断胸大肌、胸小肌的起端胸背神经,将乳腺、胸肌间淋巴结、腋淋巴结整块切除。游离腋窝淋巴结时,可使用镊子、弯剪刀仔细游离,如有出血或血管分支可用止血钳或胆管米氏钳夹住,2-0丝线结扎或缝扎。

（5）仔细止血后,用温灭菌蒸馏水冲洗,放置引流管。

（6）清点物品,逐层关闭切口。

（五）手术配合注意事项

注意事项同乳腺癌改良根治术。

八、保留乳头乳腺癌切除术

（一）术前准备

1.器械敷料

乳腺器械包、乳腺敷料包、手术衣、盆、持物钳、灯把手。

2.一次性物品

4-0丝线、3-0可吸收线、乳腺缝针、手套、电刀手柄、吸引器连接管、吸引器头、伤口敷料、Y形引流管。

（二）麻醉方法

气管插管全身麻醉。

（三）手术体位

患者取水平仰卧位,患侧上肢外展90°,肩、胸侧部置薄布垫垫起,使腋后线部位显露。

（四）手术配合

(1)消毒铺巾同乳癌改良根治术。

(2)取弧形切口,游离皮瓣,内、上、外、下界各距肿瘤边界2 cm,沿顺序连同胸大肌筋膜切除肿瘤及周围组织。

(3)腋下切口游离皮瓣,外侧达背阔肌前缘,保护胸肌外侧神经,清扫胸肌间淋巴结,切断胸上静脉,清扫Ⅰ、Ⅱ水平淋巴结,将腋血管、神经周围的脂肪、淋巴结予以锐性解剖切除,结扎腋血管向下的分支,将标本于前锯肌表面切除并移出体外。

(4)带蒂背阔肌肌瓣,经乳腺后隙植入乳腺残腔缝合固定,银夹标记。

(5)创面止血,温灭菌蒸馏水冲洗,放置引流管,清点物品,3-0可吸收线缝合切口。

（五）手术配合注意事项

(1)术前严格查对手术部位,确定左右侧。

(2)术中所取的淋巴结要标记清楚,并放在固定的位置,需送快检的及时送病理科。

(3)巡回护士要提前准备大量的温蒸馏水,以备冲洗。

九、前哨淋巴结活检术

（一）术前准备

1.器械敷料

乳腺器械包、乳腺敷料包、手术衣、盆、持物钳、灯把手、银夹及银夹钳。

2.一次性物品

3-0丝线、2-0丝线、4-0可吸收线、乳腺缝针、电刀手柄、吸引器头、吸引器连接管、伤口敷料、Y形引流管、亚甲蓝、5 mL注射器、一次性保护套。

3.仪器设备

伽马探测仪、导线及探头。

（二）麻醉方法

气管插管全身麻醉。

（三）手术体位

患者取水平仰卧位,患侧上肢外展90°,肩、胸侧部置薄布垫垫起,使腋后线部位显露。

（四）手术配合

(1)消毒铺巾同乳癌改良根治术。

(2)酒精棉球消毒皮肤,将亚甲蓝2 mL注射于肿瘤表面皮下,10分钟后,在肿瘤上方做一梭形切口,用刀切开皮肤,用组织钳提起皮肤边缘,沿肿瘤周围2 cm处,用电刀手柄将肿瘤完整切除。分别将3、6、9、12点位及乳头侧切缘送快速病理,若病理结果显示某点切缘有癌细胞残留,应再次切除该点位残留乳腺组织,直至快速病理示无癌残留。

(3)酒精棉球消毒皮肤,在腋前线做一弧形切口,结合蓝染情况,用伽马探测仪寻找前哨淋巴结送检。用大镊子、弯剪刀清扫胸大肌间淋巴结。沿胸小肌外缘打开胸筋膜,显露腋静脉,由里向外依次清扫第Ⅲ、Ⅱ水平淋巴结及脂肪组织,将腋血管、神经周围的脂肪、淋巴结予以锐性解剖切除,腋血管向下的分支予以一一显露并切断用 3-0 丝线结扎。

(4)游离背阔肌前缘肌瓣保留其神经血管备用,无菌蒸馏水冲洗术野及腋窝后,用干纱布垫擦干,创面彻底止血。将背阔肌瓣自腺体深面与胸大肌筋膜隧道反转置于乳腺残腔内,将背阔肌瓣与乳腺残腔壁用 7×17 圆针、3-0 丝线间断缝合,并置银夹标记。

(5)于腋窝下放置引流管一根并固定。用 6×14 圆针、4-0 丝线间断缝合皮下组织,4-0 可吸收线皮内缝合皮肤。

(五)手术配合注意事项

(1)静脉输液应建立在健侧肢体。

(2)摆放体位时要注意尽量使患者肢体舒适,避免上肢过度外展。

(3)洗手护士、巡回护士应与手术医师共同核对术中切下各位点的标本,并准确装入标本袋内送检。

(4)术中注意无瘤技术,以防癌转移。

(5)正确使用伽马探测仪,并注意维护和保养。

(6)准确记录各组淋巴结核素值。

十、腹腔镜胃穿孔修补术

(一)术前准备

1.器械敷料

腹腔镜胃器械包、腹腔镜器械(10 mm 30°电子镜、气腹针、10 mm Trocar 1 个,5 mm Trocar 3 个,分离钳 4 把、剪刀、电钩及电凝线 1 套、吸引器、肠钳 3 把、钛夹钳、Hemolok 钳、超声刀刀头及手柄线 1 套、二氧化碳管)剖腹单、基础敷料包、手术衣、盆、持物钳、灯把手。

2.一次性物品

3-0 丝线、2-0 丝线、1-0 丝线、剖腹针、手套、5 mL 注射器、伤口敷料、吸引器连接管、吻合器、缝合器。

3.仪器

腹腔镜、气腹机、超声刀。

(二)麻醉方法

气管插管全身麻醉。

(三)手术体位

水平仰卧位。

(四)手术配合

(1)常规消毒,铺手术巾,连接光源线、摄像头等管路。

(2)取脐上 1 cm 皮肤切口,建立气腹。置入 10 mm Trocar,腹腔镜观察腹腔,探查有无出血及损伤,于剑突下略偏右侧置入 5 mm Trocar,于右肋缘下锁骨中线置入 5 mm Trocar。

(3)探查腹腔情况,如有无腹水、脓苔、结节、各脏器有无异常。

(4)找到穿孔部位,吸净腹水,用可吸收线或丝线 7×17 圆针贯穿全层缝合穿孔处。

(5)用大量温生理盐水冲洗腹腔,观察有无活动性出血后关闭腹腔。

(6)置腹腔引流管,清点纱布器械无误。

(五)手术配合注意事项

(1)术中密切观察患者生命体征的变化。

(2)固定好体位,充分暴露手术野,使患者舒适。

(3)腹腔镜需轻拿轻放,避免碰撞造成损坏。

(4)术中传递锐利器械(如刀片、缝针等),应避免划伤光缆线及腹腔镜,光缆线应避免打折。

(5)调节好二氧化碳的流量,气腹压力设定在 1.6～1.9 kPa,气腹成功后,流量应从低挡依次调至中、高挡。

(6)按要求检查腔镜器械的各种配件,确保腔镜器械的完整性及功能正常,防止术中遗留于体腔。

(7)腔镜器械较精细,使用过程中应注意避免损坏。

十一、胃大部切除术

(一)术前准备

1.器械敷料

胃器械包、荷包钳、剖腹敷料包、手术衣、盆、持物钳、灯把手。

2.一次性物品

1-0 丝线、2-0 丝线、3-0 丝线、剖腹缝针、手套、伤口敷料、电刀手柄、吸引器头、吸引器连接管、引流管、点而康溶液、点而康棉球,吻合器、缝合器。

(二)麻醉方法

气管插管全身麻醉。

(三)手术体位

水平仰卧位。

(四)手术配合

(1)取上腹部正中切口或左上腹旁正中切口。常规开腹,洗手探查。

(2)游离胃大弯,剪开胃结肠韧带,于胃大弯与胃网膜血管弓之间进行游离。切断胃网膜血管分支,递中弯钳游离、钳夹、组织剪剪开、2-0 丝线结扎或 6×14 圆针、2-0 丝线缝扎。

(3)游离胃小弯,游离结扎肝胃韧带,递大镊子、米氏钳游离胃右动脉并切断,1-0 丝线结扎或缝扎。

(4)游离切断十二指肠,两把直扣克切断十二指肠球部,用点而康棉球消毒,近端用干纱布包裹,防止分泌物流出污染腹腔。如做毕氏Ⅱ式吻合,随即将十二指肠残端缝合。6×14 圆针、2-0 丝线全层缝合前后壁,6×14 圆针、3-0 丝线包埋浆膜层。

(5)离断缝合小弯侧:从大弯侧夹住两把直扣克,小弯侧两把弯扣克,递刀切开胃,点而康棉球消毒残端,边切开边用 6×14 圆针、2-0 丝线缝锁小弯侧,在大弯侧留 3 cm 以备吻合。

(6)吻合。①毕氏Ⅰ式:将胃和十二指肠残端靠拢,将十二指肠和胃后壁做间断浆肌层缝和,用 6×14 圆针、2-0 丝线。切开吻合口胃壁的前后浆肌层,显露胃的黏膜下血管,缝扎止血,于黏膜下止血线远端切开前后壁黏膜层,切除胃残缘黏膜及钳夹过的十二指肠残缘。6×14 圆针、2-0 丝线全层缝合胃和十二指肠前后壁,6×14 圆针、3-0 丝线包埋浆膜层。②毕氏Ⅱ式:提起横结肠,于中结肠动脉的左侧,剪开肠系膜。在距 Treitz 韧带 6～8 cm 处将空肠从系膜处提出,并以近端空肠对小弯,远端空肠对大弯置肠钳,递 6×14 圆针、3-0 丝线做吻合口后壁的胃肠浆肌层间断缝合。在浆肌层缝合线 0.5 cm 处切开胃后壁浆肌层,做黏膜下缝扎止血,同法处理胃前壁,切开前后壁黏膜层。用电刀手柄切开空肠,递 6×14 圆针、2-0 丝线行全层连续内翻缝合前后壁。吻合口前壁行间断浆肌层缝合,递 6×14 圆针、3-0 丝线吻合。缝合横结肠系膜切口边缘与胃壁浆肌层做间断缝合。缝合肠系膜。

(7)关腹,冲洗腹腔,检查腹腔有无出血,放引流管,逐层关腹。

(五)手术配合注意事项

(1)术前访视患者,了解手术方式,备好吻合器和缝合器。

(2)做好无瘤、无菌技术,防止医源性种植性转移及污染。

(3)用吻合器时,巡回护士应协助医师调整胃管位置。

(4)台上备好点而康棉球,接触胃肠道的器械应单独放置,防止造成污染。

十二、胃癌根治术

(一)术前准备

1.器械敷料

胃器械包、荷包钳、剖腹单、基础敷料包、手术衣、盆、灯把手。

2.一次性物品

1-0 丝线、2-0 丝线、3-0 丝线、荷包线、剖腹缝针、手套、伤口敷料、电刀手柄、吸引器头、吸引器连接管、橡胶引流管、点而康棉球。

(二)麻醉方法

气管插管全身麻醉或硬膜外麻醉。

(三)手术体位

水平仰卧位。

(四)手术配合

1.手工吻合

(1)取上腹部正中切口,必要时可延长至脐下。

(2)常规开腹,洗手探查确定手术方案。

(3)用电刀将大网膜从横结肠分离之后,再游离胃大弯。切断胃网膜左动静脉及胃短动静脉分支及胃网膜右动静脉,用血管钳游离、钳夹、组织剪剪开、2-0 丝线结扎或 7×17 圆针、2-0 丝线缝扎。

(4)游离胃大弯侧至幽门处,将胃大弯侧向右上方翻开,沿胃窦部后壁用锐性或钝性方法分开与胰头部表面相连的疏松组织,直至幽门下方的十二指肠后壁,此处幽门周围静脉用蚊式钳、小弯钳、分离止血、2-0 丝线结扎。

(5)游离结扎肝胃韧带,递大镊子、米氏钳游离胃右动脉并切断,1-0 丝线结扎或缝扎。分离全部小网膜,显露腹腔动脉,将胃左动脉切断,1-0 丝线结扎或缝扎。

(6)两把直扣克切断十二指肠球部,用点而康棉球消毒黏膜,近端用干纱布包裹防止分泌物流出污染腹腔。

(7)断胃:上端在距肿瘤 5 cm 处断胃,从大弯侧夹住两把直扣克,小弯侧两把弯扣克,递刀切开胃,点而康棉球消毒残端,小弯侧用 7×17 圆针、2-0 丝线缝合,在大弯侧留 4～5 cm 以备吻合。

(8)吻合:胃大弯和十二指肠用 7×17 圆针、2-0 丝线全层缝合前后壁,6×14 圆针、3-0 丝线包埋浆膜层。

2.毕Ⅰ式吻合器吻合法

(1)胃和十二指肠的游离方法同手工吻合法。

(2)在十二指肠预定切除的远端用荷包钳夹住,近端夹一把扣克钳,用荷包线穿过荷包钳,递刀切开十二指肠,递点而康棉球消毒,近端用干纱布包裹。递三把艾利斯夹住远端十二指肠,将吻合器的抵针座放入,将荷包线收紧打结。

(3)胃小弯侧用缝合器闭合,留下胃大弯侧宽 4～5 cm,大弯侧夹两把扣克钳,小弯侧于远端夹一把扣克钳,递刀于缝合器和扣克钳之间切开,将标本拿走,用 7×17 圆针、3-0 丝线做浆肌层间断缝合。

(4)将吻合器的中心杆从切断的大弯侧进入,在距残端 3～4 cm 处戳一小口,将中心杆从此口引出。

(5)向前推进中心杆,对好底针座,完成吻合。

(6)取出吻合器将胃大弯残端用缝合器关闭,去除多余的胃壁,同上做浆肌层间断缝合。

3.毕Ⅱ式手工吻合法

(1)探查、游离胃十二指肠等步骤与Ⅰ式相同。

(2)切断十二指肠:用两把扣克钳夹住十二指肠,于扣克钳之间切断十二指肠,点而康棉球消毒残端。全层缝合十二指肠残端将其闭锁。

(3)消化道重建:胃大弯侧两把直扣克夹住,小弯侧两把弯扣克夹住,用刀离断切除标本。将小弯侧缝闭。大弯侧留 4～5 cm 的宽度,与空肠进行吻合。

(4)距屈氏韧带 15～20 cm 处选取空肠观察断端血运情况良好后与胃大弯进行端端吻合,空肠断端再与空肠进行端侧吻合。

4.毕Ⅱ式吻合器吻合法

(1)将缝合器置入十二指肠处,夹住十二指肠,近端夹一把扣克钳,"击发"完成缝合,递刀切断十二指肠。

(2)于小弯侧预定切断处置一把缝合器,大弯侧留下 4～5 cm,并置两把扣克钳,与缝合器相接置一把扣克钳。"击发"完成缝合,切断胃体,拿走标本,用点而康棉球消毒胃肠道残端。小弯侧用 6×14 圆针、2-0 丝线做间断缝合。

(3)距屈氏韧带 15～20 cm 处提起空肠,递荷包钳夹住空肠,荷包线缝合,松开荷包钳,用点而康棉球消毒空肠,将抵针座放入,收紧荷包。

(4)松开大弯侧的扣克钳,将中心杆由此放入,中心杆抵住胃壁,由侧方戳出,推动胃后壁与抵针座靠近,"击发"吻合。将吻合口用 6×14 圆针、3-0 丝线间断缝和。

(5)用缝合器闭合胃残端,并间断缝合浆肌层。

(6)吻合完毕,检查吻合口吻合情况,止血,温蒸馏水冲洗,放引流管,逐层关腹。

(五)手术配合注意事项

(1)术前访视患者,了解手术方式,备好相应吻合器和缝合器。

(2)严格执行无瘤技术操作规程,防止医源性种植性转移。

(3)巡回护士应协助医师适时调整胃管深度,并妥善固定。

(4)台上备好点而康棉球,接触胃肠道残端的器械应单独放置,防止造成污染。

(5)手术结束送患者时应详细检查各种管道固定情况,防止脱出。

十三、腹腔镜胃癌根治术

(一)术前准备

1.器械敷料

腹腔镜胃器械包、腹腔镜器械(30°电子镜、气腹针、10 mm Trocar 1个、5 mm Trocar 3个、12 mm Trocar 1个、分离钳2把、剪刀、电钩及电凝线1套、吸引器、持针器、肠钳3把,钛夹钳、Hemolok钳、巴克钳、超声刀刀头及手柄线1套、二氧化碳管)剖腹单、基础敷料包、手术衣、盆、持物钳、灯把手。

2.一次性物品

1-0丝线、2-0丝线、3-0丝线、剖腹针、手套、电刀手柄、吸引器连接管、5 mL注射器、伤口敷料、缝合器、吻合器。

3.仪器

腹腔镜、超声刀、气腹机、冲洗器。

(二)麻醉方法

气管插管全身麻醉。

(三)手术体位

大字形体位(分腿水平仰卧位)。

(四)手术配合

(1)常规消毒,铺手术巾,连接光源线、摄像头等管路。

(2)脐下切口长约1.2 cm,切开皮肤,穿刺置入气腹针,生理盐水(负压试验成功后建立气腹)。拔出气腹针穿刺置入10 mm Trocar,分别在腹腔镜监视下于左右侧适当位置置入操作Trocar。

(3)进入镜头后探查:见腹内无腹水,腹膜、大网膜、肠壁无结节;肝、胆、胃、脾无结节,结肠无肿物可及,腹主动脉前肠系膜下血管、横结肠血管根部未及肿大淋巴结。触及胃部有无肿块并结合胃镜以及CT确定手术方式。

(4)用超声刀或电钩剥离胃结肠韧带、横结肠系膜前叶、十二指肠上壁脂肪,游离十二指肠外侧腹膜等,用钛夹或Hemolok夹结扎胃左动脉、胃冠状静脉、胃网膜右动静脉等,用剪刀或超声刀离断。此过程中注意清扫淋巴结。

(5)将胃体大部、胃窦、十二指肠上段等于腹腔镜下游离操作完成后,关闭气腹并拔出Trocar,于腹部正中切口长约10 cm,逐层开腹。

(6)将胃体、胃窦牵出体外,距幽门2 cm十二指肠处用扣克和荷包钳离断,消毒残端,置入吻合器底钉座,形成十二指肠待吻合端。

(7)于病变上端4 cm大弯侧处置缝合器将胃切除,小弯侧留约3 cm置入吻合器与十二指肠待吻合端吻合,胃小弯侧用缝合器闭合。

(8)冲洗腹腔、置管,必要时使用止血纱布止血,逐层关腹。

(五)手术配合注意事项

(1)术中密切观察患者生命体征的变化。

(2)固定好体位,充分暴露手术野,使患者舒适。

（3）调节好二氧化碳的流量,气腹压力设定在 1.6～1.9 kPa,气腹成功后,流量应从低挡依次调至中、高挡。

（4）腹腔镜需轻拿轻放,避免碰撞、造成损坏。

（5）术中传递锐利器械(如刀片、缝针等),应避免划伤光缆线及腹腔镜,光缆线避免打折。

（6）按要求检查腔镜器械的各种配件,确保腔镜器械的完整性及功能,防止术中遗留体腔。

（7）腔镜器械较精细,使用过程中应注意轻拿轻放,避免损坏。

（8）超声刀手柄避免碰撞,以免影响超声刀的振幅。

（9）随时检查超声刀刀头的完整性,持续工作 7 秒后应断开,工作超过 10 秒对刀头的损伤最大。每工作 10～15 分钟应将刀头在生理盐水中超洗一次,以免刀头被组织或血块阻塞。

（10）使用超声刀时应将组织夹在刀头 2/3 的部位操作,夹住组织后避免上挑,应提醒医师把组织拉紧,保持一定的张力才能达到最佳的切割效果。

（11）随时检查超声刀刀头的硅胶垫圈有无损坏、断裂。

（12）术中中转开腹后应认真清点台上所有物品,腹腔镜及时撤下,妥善放入镜盒内。

十四、全胃切除术

(一)术前准备

1.器械敷料

胃器械包、上腹部悬吊拉钩、全胃专用器械包、剖腹单、基础敷料包、手术衣、盆、持物钳、灯把手。

2.一次性物品

1-0 丝线、2-0 丝线、3-0 丝线、荷包线、剖腹缝针、手套、伤口敷料、电刀手柄、长刀头、吸引器头、吸引器连接管、橡胶引流管、点而康棉球、缝合器和吻合器。

(二)麻醉方法

气管插管全身麻醉或硬膜外麻醉。

(三)手术体位

水平仰卧位,腰背部垫高。

(四)手术配合

（1）常规消毒,铺手术巾。

（2）取上腹部"Λ"形切口逐层切开入腹,安放上腹部悬吊拉钩。

（3）洗手探查腹腔内各器官,找到病变部位,确定手术方案。

（4）湿纱垫垫脾,于横结肠中段靠近横结肠向左切除大网膜,2-0 丝线结扎近端。

（5）于横结肠中段靠近横结肠缘向右切除大网膜至胃幽门处,其间切断胃网膜右动静脉并用 1-0 丝线结扎近端。游离十二指肠第一段。

（6）向左上牵拉胃体、胃窦部,锐性游离横结肠系膜前叶及胰腺被膜,将其向上剥离至胰腺上缘。

（7）用剪刀于肝下缘,肝十二指肠韧带无血管区锐性游离,沿胃小弯向右侧游离小网膜,于胃窦上方充分游离胃右血管,钳夹切断胃右动静脉,1-0 丝线结扎近段。使胃幽门环及十二指肠第一段充分游离,于胃幽门环远端 2 cm 处离断十二指肠,残端用点而康棉球消毒,3-0 丝线间断缝合并浆肌层包埋。

(8)将胃体向左上方翻转,充分暴露游离胰腺被膜,于胰体上缘锐性游离胃冠状静脉及胃左静脉,钳夹、切断、结扎。靠近腹腔干端扎胃左动脉,血管近端 1-0 丝线结扎,6×14 圆针、2-0 丝线缝扎。打开后腹膜显露肝固有动脉。

(9)向左牵拉胃体,于靠近肝处断扎肝胃韧带,向左游离至胃贲门右侧。

(10)剪断迷走神经前后干,充分游离食管下端使腹腔端食管长约 8 cm,于贲门上 2 cm 处上荷包钳,点而康棉球消毒,直角钳离断食管,移走标本,近端点而康棉球消毒,一次性荷包线荷包缝合,置入吻合器底钉座结扎固定,修剪残端。

(11)于屈氏韧带远端 20 cm 处游离空肠系膜。保留血管弓,离断肠管,点而康棉球消毒残端,将远端空肠于结肠后上提,置于吻合器与食管行端侧吻合,残端缝合器闭合。

(12)于食管至空肠吻合口 45 cm 处切开空肠,将空肠营养管置于其远端 10 cm 处固定。切口处与近端空肠以 3-0 丝线手工行端侧吻合,浆肌层包埋。

(13)放置引流管,温蒸馏水冲洗腹腔,止血。

(14)准确清点器械纱布,逐层关腹。

(五)手术配合注意事项

同胃癌根治术。

十五、胃空肠吻合术

(一)术前准备

1.器械敷料

胃器械包、剖腹单、基础敷料包、手术衣、盆、持物钳、灯把手。

2.一次性物品

1-0 丝线、2-0 丝线、3-0 丝线、剖腹缝针、伤口敷料、电刀手柄、吸引器头、吸引器连接管、橡胶引流管、点而康棉球。

(二)麻醉方法

气管插管全身麻醉。

(三)手术体位

水平仰卧位。

(四)手术步骤

(1)常规消毒,铺手术巾。取上腹部正中切口,常规开腹。

(2)洗手探查决定手术方式。

(3)用小钳子沿横结肠切除部分大网膜,2-0 丝线结扎。

(4)于结肠前上提空肠,距屈氏韧带 10 cm 切开空肠,用肠钳夹住空肠,刀切开,点而康棉球消毒。

(5)于胃体下部较低处切开胃壁长约 4 cm,两把艾利斯提起胃壁,电刀切开,点而康棉球消毒,用 7×17 圆针、2-0 丝线全层缝合吻合口后壁,内翻缝合吻合口前壁并用 6×14 圆针、3-0 丝线包埋浆肌层。

(6)远端空肠距吻合口 10 cm 处切开肠管,与近端空肠行侧侧吻合。7×17 圆针、2-0 丝线全层缝合吻合口后壁,内翻缝合吻合口前壁浆肌层,6×14 圆针、3-0 丝线包埋。

(7)6×14 圆针、3-0 丝线缝合肠系膜间隙。

(8)检查各吻合口通畅后,冲洗腹腔,清点器械敷料无误,逐层关腹。

(五)手术配合注意事项

同胃癌根治术。

十六、结肠造瘘术

(一)术前准备

1.器械敷料

胃器械包、剖腹单、基础敷料包、手术衣、盆、持物钳、灯把手。

2.一次性物品

1-0丝线、2-0丝线、3-0丝线、直肠针、手套、伤口敷料、吸引器连接管、吸引器头、电刀手柄、油纱、点而康棉球。

(二)麻醉方式

硬膜外麻醉或气管插管全身麻醉。

(三)手术体位

水平仰卧位。

(四)手术配合

(1)常规消毒皮肤,铺无菌巾。

(2)腹部正中切口开腹。

(3)封闭远端乙状结肠。在一期直肠切除手术中,远端乙状结肠随肿瘤一起切除。若为分期直肠切除术,远端乙状结肠内层用2-0丝线做全层连续缝合,外层用3-0丝线做浆肌层间断缝合,随即送入盆腔内。

(4)近端乙状结肠造口。平脐左侧旁开3 cm切开直径为3 cm的造瘘口,电刀切开。将近端乙状结肠从造瘘口拖出。先将腹膜与腹外斜肌腱膜间断缝合,再将腹膜、腹外斜肌腱膜分别与乙状结肠膜缝合固定,最后将肠全层与腹壁皮肤间断缝合。

(5)清点物品,关腹。

(五)手术配合注意事项

(1)术前严格查对患者,术前准备好用物。

(2)提前备好点而康溶液、点而康棉球,做好肠道消毒,以免污染切口。

(3)术前访视患者,做好患者的心理护理。

(4)仔细清点物品,防止手术物品遗留体腔。

十七、右半结肠切除术

(一)术前准备

1.器械敷料

胃器械包、剖腹单、基础敷料包、手术衣、盆、持物钳、灯把手。

2.一次性物品

1-0丝线、2-0丝线、3-0丝线、直肠针、手套、伤口敷料、吸引器连接管、吸引器头、电刀手柄、点而康棉球。

(二)麻醉方式

硬膜外麻醉或气管插管全身麻醉。

(三)手术体位

水平仰卧位。

(四)手术配合

(1)消毒皮肤,铺无菌巾。

(2)取右侧腹直肌切口。逐层切开皮肤、皮下组织至腹膜。

(3)洗手探查,显露右侧结肠。

(4)游离右半结肠,并阻断血运。切开结肠外侧后腹膜,依次将肝结肠韧带、胃结肠韧带结扎切断。切开横结肠中段和回肠末端的系膜,并将结肠右动脉、静脉、回肠动、静脉和结肠中动脉、静脉的右侧分支分离、切断、结扎。

(5)切除病灶,重建消化道。分别于距肿瘤上下各 5 cm 处置扣克及肠钳。切断肠管,移除标本。然后用吻合器将末端回肠及横结肠断端吻合,用 6×14 圆针、3-0 丝线将浆膜层加固。

(6)温无菌蒸馏水冲洗腹腔,止血、清点物品、逐层缝合腹腔。

(五)手术配合注意事项

(1)仔细清点物品,做好各种查对制度。

(2)做好无瘤技术,防止医源性种植性转移。关腹前用温蒸馏水冲洗。

(3)术中要保证静脉通路通畅,观察输血、输液情况。

十八、腹腔镜根治性右半结肠切除术

(一)术前准备

1.器械敷料

腹腔镜结肠器械包、腹腔镜器械(30°电子镜、气腹针、10 mm Trocar 1 个、5 mm Trocar 3 个、12 mm Trocar 1 个,分离钳 2 把、剪刀、电钩及电凝线 1 套、吸引器、肠钳 3 把,钛夹钳、Hemolok 钳、超声刀刀头及手柄线 1 套、二氧化碳管)剖腹单、基础敷料包、手术衣、盆、持物钳、灯把手。

2.一次性物品

3-0 丝线、2-0 丝线、1-0 丝线、直肠针、手套、电刀手柄、吸引器连接管、5 mL 注射器、伤口敷料、吻合器、缝合器。

3.仪器

腹腔镜、气腹机、超声刀。

(二)麻醉方法

气管插管全身麻醉。

(三)手术体位

水平仰卧位。

(四)手术配合

(1)常规消毒,铺手术巾,留置导尿管,连接光源线、摄像头等管路。

(2)腹部行气腹针穿刺建立气腹:依次在脐部、脐水平左、右锁骨中线外侧缘分别置 Trocar、以下腹麦氏点内下侧置一 Trocar(或腹壁下动脉外侧缘置 Trocar),必要时在腹中线耻骨上置入

Trocar。

(3)进入镜子后探查:见腹腔内无腹水、腹膜、大网膜、肠壁无结节;肝胆、胃、脾无结节,膀胱无异常,行右半结肠切除术。

(4)用超声刀或电钩游离右半结肠系膜及显露肠系膜下血管。清扫肠系膜根部淋巴结、脂肪组织,于结肠血管根部 1-0 丝线结扎或钛夹夹闭后切断。

(5)下腹部切约 8 cm 小切口,将结肠拉出腹腔,扣克钳切断肠管,点而康棉球消毒,将近端用荷包钳缝荷包放置吻合器底座,用缝合器将肠管切断,移走标本,吻合器行肠管远端和近端吻合,检查两切缘肠管圈完整,用缝合器闭合残端,冲洗腹腔,放置引流管,逐层关腹。

(五)手术配合注意事项

同腹腔镜胃癌根治术。

十九、阑尾切除术

(一)术前准备

1.器械敷料

阑尾器械包、剖腹单、基础敷料包、手术衣、盆、持物钳、灯把手。

2.一次性物品

1-0 丝线、2-0 丝线、3-0 丝线、阑尾针、手套、吸引器连接管、吸引器头、电刀手柄、伤口敷料。

(二)麻醉方法

硬膜外麻醉。

(三)手术体位

水平仰卧位。

(四)手术步骤

(1)常规消毒,铺手术巾,取马氏切口,开腹。

(2)S拉钩牵开手术野,长镊夹盐水纱布将小肠推开,提起盲肠,寻找阑尾。

(3)处理阑尾:①阑尾钳提夹阑尾,分离阑尾系膜至阑尾根部。②在阑尾根部 0.5 cm 处盲肠壁上用 8×20 圆针、2-0 丝线行荷包缝合,暂不打结。③钳夹阑尾基底部,1-0 丝线结扎,电刀切断并烧灼残端。④将荷包线打结,阑尾残端埋入盲肠内。

(4)甲硝唑注射液纱布拭净回盲部炎性分泌物。

(5)清点物品,无误方可关腹。

(五)手术配合注意事项

(1)仔细清点物品,做好各项查对。

(2)处理阑尾的器械一律放入弯盘内,防止手术切口感染。

(3)术中要保证静脉通路通畅,观察输血、输液情况。

二十、腹腔镜阑尾切除术

(一)术前准备

1.器械敷料

腹腔镜阑尾器械、腹腔镜器械(10 mm 0°电子镜、气腹针、10 mm Trocar 2 个、5 mm Trocar 1 个、分离钳 2 把、剪刀、电钩及电凝线 1 套、吸引器、抓钳、二氧化碳管)剖腹单、基础敷料包、手术衣、持物钳。

2.一次性物品

5 mL 注射器、3-0 丝线、2-0 丝线、1-0 丝线、腔镜针、手套、伤口敷料、吸引器连接管。

(二)麻醉方法

气管插管全身麻醉。

(三)手术体位

水平仰卧位。

(四)手术配合

(1)麻醉成功后,常规消毒铺无菌巾。

(2)建立气腹:在脐上缘切开皮肤及皮下做一 10 mm 弧形切口,布巾钳提起脐两侧腹壁,垂直刺入气腹针,用 5 mL 注射器抽生理盐水置于气腹针上,见水柱自然流于腹腔内,确定气腹针置入腹腔后,连接二氧化碳接口,充气建立气腹。

(3)放置 Trocar:脐下缘进 10 mm Trocar,置入腹腔镜探查,以排除其他急腹症。分别穿刺置入 5 mm Trocar 和 10 mm Trocar 各一个。

(4)切阑尾:沿盲肠找到阑尾,明确阑尾炎症及范围。分离钳钳住阑尾头部及系膜,向上提起,用电钩或分离钳电灼分离系膜至阑尾根部,在阑尾根部用 1-0 丝线结扎,切断阑尾,用电钩烧灼阑尾残端。将阑尾放入标本袋内取出。

(5)止血关切口:用腹腔镜探查阑尾残端,无出血后关闭气腹,缝合切口。

(五)手术配合注意事项

同腹腔镜胃穿孔术。

（姜晓伟）

第十四章
麻 醉 护 理

第一节 口腔科麻醉护理

一、解剖与生理

口腔的生理功能是人类日常生活和从事社交活动所必需的。它是在大脑的指挥下,通过有关的肌肉收缩和下颌骨的运动,由牙齿、颌骨、唇、颊、舌、腭再加上唾液共同协作来完成的。口腔的主要功能可以概括为三类:消化、语言、美观。

(一)消化功能

咀嚼是消化过程的第一步,通过切咬和咀嚼,将食物切碎、磨细,并与唾液充分混合拌匀,使唾液中的消化酶开始对食物进行初步消化,形成柔软的食物团,便于吞咽。因此在进食时,反对"狼吞虎咽",提倡"细嚼慢咽",这样就可大大减轻胃肠道过重的消化负担,易于人体消化食物,吸收营养。同时在"细嚼慢咽"的过程中,舌头又能更好地品尝食物的美味,提高食欲,丰富生活乐趣。

(二)语言功能

语言是人类的特殊功能,是人们从事社交活动的重要工具之一。虽然声音是气管的气流振动声带发出的,但还要有舌、腭、唇、齿多方协同。才能声圆音润、悦耳动听、发音准确、吐字清楚。如果门牙牙缺失,说话不关风,像"Z""f""r"等音素就很难说准。尤其是儿童正处在学说话时期,保健好牙齿对于正确发音有着特别重要的意义。

(三)美观功能

朱唇皓齿历来是人们审美的标准之一。整齐洁白的牙齿,无疑是面貌俊美的重要组成部分。通过牙齿的咀嚼运动又可产生一种生理性的刺激作用,促进面部、颌骨正常地发育,使肌肉丰满有力,面容对称协调,从而产生一种令人喜欢的自然美感。众所周知,外貌悦人的牙齿和口腔,有助于就业。进行社交活动和提高身心健康。此外,人们还可通过颌面部的各种表情来表达内心的感情,如健康的微笑、咬牙切齿等。

此外,牙齿还有一些鲜为人知的特殊功能,例如,牙印常常是侦破疑案的一条重要线索;飞机失事、尸体严重破坏、难于识别个人身份,其中有一部分人,单靠牙齿也可辨明死者的身份;某种杂技演员和潜水员,对牙齿的功能也有特殊的要求等。总之,牙齿的功能是多方面的,也是很重要的,我们应该像保护自己的眼睛一样,保护牙齿健康。

二、一般手术程序

种植牙过程可以包括三个不同的程序。首先,患者到牙医处进行咨询工作,其次,根据手术程序,做好牙科植入部位的准备工作,最后将种植体放入口腔内。手术开始前,患者需要全力配合医师工作,以顺利完成手术。

口腔种植牙手术过程:①到牙医处进行咨询工作,一般情况下,牙医都有一定的临床经验,会根据患者的口腔状况,提供适合的植入物,以供患者选择。这一程序通常在很短时间内完成。②进行口腔手术前,医师会问几个问题:关于病史、想做这个手术的原因等,他们会告诉患者在术后的一些注意事项。③种植牙过程的最后一步就是种植体被植入。通常情况下,这是一次拔牙和骨移植手术相结合的过程。手术开始前,需要做好口腔准备工作,口腔外科医师必须确保患者颌骨的位置。如果患者的颌骨没有被设置在正确的位置,这可能会影响整个手术过程。之后,把健康的骨植入物放置到口腔正确的位置。如果骨骼不是健康的,外科医师会建议采取其他途径,以确保患者种植牙顺利。

三、麻醉注意事项

(一)局部麻醉方法

1.冷冻麻醉

冷冻麻醉是指应用药物使局部组织迅速散热,皮肤温度骤然降低,以致局部感觉,首先是痛觉消失,从而达到暂时性麻醉的效果。临床应用较少。

临床常用药物:氯己烷。

优点及适应证:方法简便,持续时间3~5分钟,适用于黏膜下和皮下浅表脓肿的切开引流,以及松动乳牙的拔除。

缺点:对组织刺激性大,在使用时,麻醉区周围的皮肤、黏膜应涂凡士林加以保护。

2.表面麻醉

表面麻醉是将麻醉剂涂布或喷射于手术区表面,药物吸收后麻醉末梢神经,使浅层组织的痛觉消失。

临床常用药物:因为2%丁卡因,麻醉效果虽强,但毒性大,临床上较多应用2%~5%的利多卡因。

适应证:适用于表浅的黏膜下脓肿的切开引流,松动乳牙及恒牙的拔除以及气管插管前的黏膜表面麻醉。

3.浸润麻醉

浸润麻醉是将局部麻醉药物注入组织内,以作用于神经末梢,使之失去传导痛觉的能力而产生麻醉效果。

特点:浸润麻醉时,药液用量大,故其浓度相对较低。

临床常用药物:碧兰麻或0.25%~0.5%的利多卡因。

(二)操作方法

1.常规方法

先注射少量局麻药于皮肤和黏膜内使呈一小皮丘,再从此沿手术线由浅至深,分层注射到手术区域的组织中,局麻药物扩散、渗透至神经末梢,发生良好的麻醉效果。

2.骨膜上浸润法

注射麻醉药于牙槽的唇(颊)侧和舌(腭)侧的黏膜下或骨膜上,唇(腭)侧注射时,注射针在前庭沟刺入黏膜,针与黏膜呈 30°～35°,注意麻药 1～2 mL。舌(腭)侧注射时,在硬腭上距牙龈缘0.5～1 cm 处进针,注射麻药 0.5 mL。

3.牙周膜注射法

对于单纯使用黏膜浸润和阻滞麻醉效果不全及有出血倾向的患者时,可使用牙周膜注射法加强麻醉效果,减少注射出血。自牙的近中和远中刺入牙周膜,深约 0.5 cm,分别注入麻药 0.2 mL。

适应证:多用于上颌牙槽突及下颌前牙区的牙槽突(牙槽骨较薄,骨质疏松,药物易渗透)。

(三)口腔局部麻醉操作过程

1.唇颊面麻醉

这是最常用的方法,通过麻醉根尖部神经丛,而起作用。

(1)麻醉位置标记:龈黏膜、牙冠、牙根在牙龈上的等高线。

(2)唇颊面麻醉操作过程:①将唇尽量翻开,使唇面部暴露。②注射器的规格为 5 号,针的方向与牙齿长轴线平行。③进针点在牙齿以上,从口腔前庭沟或唇颊龈沟处,进针长度 1～2 mm,针与黏膜成斜角进针。④将大约 1 mL 的麻药在 20～30 秒钟慢慢推注,不要让组织膨胀。⑤推注完麻药后,针头慢慢撤回。

(3)体征和症状:①需要处理的牙和邻近的一或两颗牙失去感觉。②在处理过程中没有疼痛。

2.腭/舌面麻醉

(1)腭面麻醉操作过程:①让患者尽量张大嘴巴,告诉患者有一点痛。②为了腭侧龈剥离时无痛,应在腭侧距龈缘 5～10 mm 处的龈黏膜下注射麻药。注射针与龈黏膜呈 90°刺入,抵达骨面,深 1～2 mm。③0.2～0.3 mL 的麻药缓慢推注。注射点周围会变白。④推注完麻药后,针头慢慢撤回。

(2)体征和症状:①麻木,腭侧龈黏膜变白。②在处理过程中没疼痛。

3.舌面麻醉操作过程

(1)让患者尽量张大嘴巴。

(2)针头与黏膜平行方向处进针,应在舌侧距龈缘大约 5 mm 处的黏膜下注射麻药。抵达骨面,深 1 mm。

(3)大约 1 mL 的麻药缓慢推注。

(4)推注完麻药后,针头慢慢撤回。

4.阻滞麻醉

阻滞麻醉是将局麻药液注射神经干或其主要分支周围,以阻断神经末梢传入的刺激,使被阻滞的神经分布区域产生麻醉效果。

特点:麻醉范围广,可减少麻药用量及注射次数。减少疼痛,避免感染扩散。

适应证:适用于一次要拔除一个区的多颗牙。如下颌牙的拔除或当浸润麻醉失败后。

(1)下牙槽神经阻滞麻醉:麻醉区域为同侧下颌牙,舌前 2/3,黏膜,口腔底。

麻醉位置标记:冠状凹口、翼下颌皱襞、下颌后面磨牙的咬合面、用拇指和示指测量,下颌骨最窄的中间部分。

操作过程:①注射器的规格为 25(5 号),长的针头。②注射器置于注射部位的对侧口角处,放在两个小磨牙上方,以水平方向进针。③在翼下颌皱襞外侧颊脂垫尖,咬合面水平上方 1 cm 处刺入。④慢慢进针,深度为 2～2.5 cm 或是针长的 2/3,即可触及下颌骨升支内侧面的骨面。⑤如果触到骨面时进针过浅,矫正方法是针头往回撤,注射器向中线方向移动,到尖牙上面,再进针抵达骨面。⑥如果触到骨面时进针过深,矫正方法是针头往回撤,注射器向远中线方向移动,到磨牙上面,再进针抵达骨面。⑦如果一次就抵达骨面,针头往回撤约 1 mm,回抽无血。⑧如果回抽无血,大约 1.5 mL 的麻药缓慢注射。然后将针头往回撤,深度是针长的 1/2,再回抽,如果无血,再注射麻药 0.5 mL 或边退针边注射麻药以麻醉舌神经。⑨推注完麻药后,针头慢慢撤回。

症状和体征:①下唇、下巴及舌尖出现麻木和变肥厚的感觉。②在处理过程中没有疼痛。

(2)颊神经阻滞麻醉操作过程:①注射器的规格为 25(5 号),长的针头。在颊侧,磨牙的远中面后外方向为穿刺点。②缓慢进针,深度为 2～3 mm,抵达骨黏膜。③大约 0.5 mL 的麻药缓慢推注。④推注完麻药后,针头慢慢撤回。

(四)口腔局部麻醉前准备

(1)让患者知道病情及所要做的治疗,征求患者的同意,然后才可以进行操作。消除患者的疑虑。

(2)不要让患者看到注射器和针头。

(3)如果麻醉药从冰箱里拿出或室外温度太低,麻药要捏在手里,加温。

(4)可将麻药涂布于黏膜表面以麻醉末梢神经(麻醉药滴在棉球上,涂布于进针部位)。

(5)如果患者在打麻醉的过程中,有乱动,手乱抓的情况下,应该有人帮助压住患者的手。

(6)缓慢推注麻药。

(五)口腔局部麻醉后检查

浸润麻醉大约 3 分钟麻醉起效,神经阻滞麻醉需要 5 分钟。用探针检查龈缘,患者能感觉医师用力刺龈缘,但是没有疼痛。下牙槽神经阻滞麻醉,嘴唇和舌头也麻木。

(六)口腔局部麻醉注意事项

(1)麻醉药 1～2 小时才会消失,在麻醉没有消失之前不能咬舌头和嘴唇。

(2)术后在 3～4 小时不能喝热水,不能吃热的食物。

(王连连)

第二节 耳鼻喉科麻醉护理

一、解剖

(一)耳的侧颅底应用解剖

1.侧颅底的境界与分区

在颅底下面沿眶下裂和岩枕裂各做一延长线,向内交角于鼻咽顶,向外分别指向颧骨和乳突后缘,两线之间的三角形区域称为侧颅底。侧颅底再分为以下 6 个小区。

(1)鼻咽区:以咽壁在颅底的附着线为界,外侧为咽隐窝。前至翼内板,后达枕骨髁及枕大孔前缘。双侧鼻咽区联合成鼻咽顶。

(2)咽鼓管区:位于鼻咽外侧,为咽鼓管骨部及腭帆提肌附着处,前为翼突基部构成的舟状窝。

(3)神经血管区:在咽鼓管区的后方,有颈内动脉管外口,颈静脉孔,舌下神经孔及茎乳孔。

(4)听区:为颞骨鼓部,后界为茎突;前界为鳞鼓裂。

(5)关节区:以颞颌关节囊附着线为界,囊内有下颌骨髁状突。

(6)颞下区:在咽鼓管区和关节区之间,其上相当颅中窝,前为眶下裂,外为颞下嵴,内界为茎突,区内有卵圆孔和棘孔、棘孔后为蝶嵴。

2.侧颅底的骨性标志

侧颅底的主要骨性标志有圆孔、卵圆孔、棘孔、三叉神经压迹、面神经管、弓状隆起、鼓室天盖、内听道和颈静脉孔等重要结构。

3.侧颅底的血管神经

(1)颈静脉孔区的血管神经解剖:出入颈静脉孔的结构有颈内静脉、岩下窦以及枕动脉脑膜支、咽升动脉脑膜支和舌咽神经(Ⅸ)、迷走神经(Ⅹ)、副神经(Ⅺ)等重要结构。该区域的解剖复杂,具有重要的临床意义。

颈内静脉在颈静脉孔处与乙状窦相接续,该处颈内静脉膨大形成向上隆起的球状结构,向鼓室底突出,此结构即为颈静脉球。

(2)颈内动脉岩骨部:颈内动脉通过有骨膜被覆的颈内动脉管而入颅,该管位于颞骨岩部内,其外口位于颈静脉孔的前方,其内口位于岩尖。颈内动脉除其入口处有致密纤维带使之与岩骨固定而不易分离外,很容易自颈动脉管内的结缔组织分离。颈内动脉岩骨部分为两段,垂直段(或升段)和水平段。

(3)脑膜中动脉:脑膜中动脉一般起源于颌内动脉,经棘孔入颅,沿硬膜走行,发出分支,分布于硬膜的大部分范围。

(4)动眼神经、滑车神经和展神经:动眼神经在后床突前外侧,即在后床突与小脑幕游离缘的最前端穿硬脑膜入海绵窦。滑车神经在后床突的稍后方,正好在小脑幕游离缘的下方穿硬膜。展神经从脑桥延髓结合处发出,向脑桥前面走行,向前越过岩尖进入海绵窦。这三对运动神经穿过海绵窦后,经眶上裂入眶。动眼神经支配提上睑肌、上直肌、内直肌、下直肌和下斜肌,其中的交感和副交感纤维通过睫状神经节分别支配瞳孔开大肌和括约肌。滑车神经支配上斜肌。展神经支配外直肌。

(5)三叉神经:三叉神经不仅是颅中窝重要神经,而且是除视神经之外所有脑神经中最粗大者。三叉神经感觉根与三叉神经节相连。运动根位于三叉神经节的深面。神经节的后缘凹陷,联结感觉根,前缘凸隆,发出眼神经、上颌神经和下颌神经。眼神经支配眼裂以上皮肤、泪腺、鼻腔前部黏膜及鼻背下部皮肤。上颌神经支配睑裂以下、口裂以上范围皮肤黏膜和牙齿的感觉。下颌神经为混合神经,支配口裂以下和颞部皮肤、口腔舌部黏膜、下颌牙齿等的感觉,以及支配咬肌、颞肌、翼内肌和翼外肌的运动。三叉神经痛最常侵犯上颌神经和下颌神经。

4.翼状间隙、颞下窝和翼腭窝

(1)翼状间隙:位于咽旁,内侧与鼻咽和口咽部相邻;外侧是下颌骨支、腮腺深叶和茎突下颌韧带;上界是中颅窝底,包括蝶骨大翼、眶下裂、圆孔、卵圆孔、棘孔、颈动脉管、颈静脉、颞颌关节窝和上颈椎横突;下界是二腹肌后腹和颌下腺。翼状间隙内有翼肌、三叉神经的上颌支和下颌支、颌内动脉、面神经、茎突及其韧带和肌肉。

(2)颞下窝:上颌骨后方的不规则腔隙,是翼状间隙的一部分。其上界与翼状间隙相同;下界为翼内肌;内界为翼外板;外侧上部是颞下嵴,下部是下颌支;前方是上颌骨后外壁和颊肌;后方是腭提肌、腭张肌和蝶下颌韧带。颞下窝内有翼外肌、翼内肌、翼静脉丛、鼓束神经、三叉神经下颌支和上颌动脉分支。

(3)翼腭窝:是上颌体后面与翼突间的窄隙,是许多血管神经的通路。向前有眶下动脉和神经、颧神经通眶;向内有蝶腭动脉和蝶腭神经的鼻后支经蝶腭孔通鼻腔;向后,上颌神经经圆孔通颅中窝及翼管神经、动脉经翼管通破裂孔;向下有腭降动脉、腭神经经腭孔通口腔。翼腭窝向外移行为颞下窝。

(二)鼻的应用解剖

鼻分为三个部分,即外鼻、鼻腔及鼻窦。外鼻突出于颜面中央,鼻腔则是两侧面颅之间的腔隙,鼻窦共四对,分别居鼻腔的上方、上后方和两侧。

1.外鼻

外鼻形似一基底向下的三棱锥体,上端位于两眶之间,连于额部,称鼻根,下端向前凸起称鼻尖,两者之间为鼻梁,鼻梁两侧为鼻背。鼻尖两侧的半圆形膨隆部分为鼻翼。锥体的底称鼻底,鼻底上有两个前鼻孔,两前鼻孔间的软组织分隔是鼻小柱。鼻翼和面颊交界处有皮肤略呈凹陷的鼻唇沟。

2.鼻腔

鼻腔为一窄底宽、前后径大于左右径的不规则狭长腔隙。前起自前鼻孔,后止于后鼻孔并通向鼻咽部。鼻腔被鼻中隔分成左右两侧,每侧鼻腔又分为位于最前端的鼻前庭和位于其后占鼻腔绝大部分的固有鼻腔。

3.鼻窦

鼻窦是围绕鼻腔、藏于某些面颅骨和脑颅骨内的含气骨腔,一般左右成对,共有四对。依其所在骨命名,即上颌窦、筛窦、额窦及蝶窦。各窦的形态大小不同,发育常有差异。窦内黏膜与鼻腔黏膜连接,各有窦口与鼻腔相通。

(三)喉的应用解剖

喉是呼吸通道和发声的主要器官,是下呼吸道的门户。喉位于颈前正中,舌骨之下,上通咽喉,下接气管。喉上端为会厌上缘,在成人相当于第3颈椎平面。下端为环状软骨下缘,相当于第6颈椎下缘平面。喉是由软骨、肌肉、韧带、纤维组织及黏膜等构成的一个锥形管腔状器官。

1.喉软骨(喉的支架)

三块单一软骨:会厌软骨、甲状软骨、环状软骨。三对成对软骨:杓状软骨、小角软骨、楔状软骨。

(1)会厌软骨。①位置:喉的上方、喉入口前方、舌和舌骨之后。②形状:叶片状。③两面:舌面、喉面。④功能:盖住喉入口,保护喉腔,非喉主要支架骨。

(2)甲状软骨:为喉软骨中最大者。①位置:为颈部手术的一个重要标志,"V"形切迹向前突出形成喉结,为第二性征。②形状:四方形。③两面:前面、后面。④功能:保护喉腔,为喉的主要支架骨。⑤连接:环状软骨、会厌软骨、杓状软骨。

(3)环状软骨:是呼吸道唯一完整环形的软骨。①位置:气管入口上方。②形状:环形。③结构:环状软骨板、环状软骨弓(手术重要标志)。④连接:甲状软骨、杓状软骨。

(4)杓状软骨:成对。①位置:环状软骨板上缘外侧。②形状:三棱锥体;声带突、肌突。③连接:甲状软骨、小角软骨。④功能:旋转参与控制声带运动。⑤小角软骨:成对,位于杓状软骨之顶部,杓会厌皱襞之中。⑥楔状软骨:成对,形似小棒状。在小角软骨的前外侧,杓会厌皱襞的黏膜之下,形成杓会厌皱襞上白色隆起,称为楔状结节。

2.喉软骨的连接——关节、韧带和膜、肌肉

(1)关节。①环甲关节:由环状软骨下脚内侧面的关节面与环状软骨弓板相接处外侧的关节面构成。此对关节是甲状软骨和环状软骨之间的两个共同支点,如两软骨前部的距离缩短,则后部的距离就有所增加,从而使环状软骨板后仰,使声带的张力增加,配合了声门的闭合。②环杓关节:由环状软骨板上部的关节面与杓状软骨底部的关节面构成。环杓关节是一对灵活的关节,对声门的开闭起重要作用。对环杓关节的活动形式有两种看法:杓状软骨在环状软骨上活动,主要以其垂直轴为中心,向外或向内转动以开闭声门。另一种认为杓状软骨是沿着环状软骨背板两肩上的关节面呈上下、内外、前后滑动,两侧杓状软骨互相远离或接近以开闭声门。

(2)韧带和膜。①甲状舌骨膜、韧带:甲状舌骨膜为联系舌骨与甲状软骨上缘的弹性薄膜,膜的中央部分增厚,名舌骨甲状中韧带,两侧较薄,有喉上神经内支及喉上动脉、静脉经此穿膜入喉。膜的后外缘名舌骨甲状侧韧带。②舌骨会厌韧带:是会厌舌面、舌骨体与舌骨大角之间的纤维韧带组织。会厌、舌骨会厌韧带和甲状舌骨膜的中间部分构成会厌前间隙,其内为脂肪组织。③舌会厌韧带:是会厌软骨舌面中部与舌根之间的韧带。④甲状会厌韧带:是连接会厌软骨茎和甲状软骨切迹后下方的韧带。由弹性纤维组成,厚而坚实。⑤环甲关节韧带:是位于环甲关节外表面的韧带。⑥环杓后韧带:是环杓关节后面的纤维束。⑦环气管韧带:是连接环状软骨与第一气管环上缘之间的韧带。⑧喉弹性膜:为一宽阔展开的弹性纤维组织,属喉黏膜固有层的一部分,分上、下两部。自喉入口以下至声韧带以上者为上部,较薄弱;方形膜位于会厌软骨外缘和小角软骨、杓状软骨声带突之间,上下缘游离,上缘构成杓会厌韧带,下缘形成室韧带,其表面覆盖黏膜分别为杓会厌皱襞和室带。室韧带前端附着于甲状软骨交角内面、声韧带附着处的上方,后端附着于杓状软骨前外侧面的中部。方形膜的外侧面为黏膜覆盖,形成梨状窝内壁的上部。

下部为弹性圆锥,为一层坚韧而具弹性的结缔组织薄膜,其下缘分为两层,内层附着于环状软骨的下缘,外层附着于环状软骨的上缘。向上,此膜前方附着于甲状软骨交角内面的近中间处,后附着于杓状软骨声带突,其上缘两侧各形成一游离缘,名声韧带。在甲状软骨下缘与环状软骨弓上缘之间的部分,名环甲膜,其中央增厚而坚韧的部分称环甲中韧带,为环甲膜切开术入喉之处。

(3)喉肌。①喉外肌:颈前带状肌与喉的上、下运动及固定有关;二腹肌:颈前三角分区标志之一;肩胛舌骨肌:喉癌手术先遇见该肌。②喉内肌:主要与声带运动有关,按其功能分成五组。声带外展肌:环杓后肌为喉内肌中唯一的外展肌,如两侧同时麻痹则有危险。声带内收肌:环杓侧肌,收缩使声带内收、声门裂的后1/3则成三角形张开;杓肌,收缩使两块杓状软骨靠拢,以闭合声门裂后部。声带紧张肌:环甲肌受喉上神经支配。声带松弛肌:甲杓肌。会厌活动肌(关闭、开放喉入口):杓会厌肌、甲状会厌肌。

3.喉腔

喉腔是由喉支架围成的管状空腔,上与喉咽腔相通,下与气管相连。以声带为界,将喉腔分为声门上区、声门区、声门下区三部。

(1)声门上区:位于声带上缘以上,其上口呈三角形,称喉入口,由会厌游离缘、杓会厌皱襞和位于此襞内的楔状软骨、小角结节及杓状软骨切迹所围成。介于喉入口与室带之间者,又称喉前庭,上宽下窄,前壁较后壁长。室带亦称假声带,成对位于声带上方,与声带平行,外观呈淡红色。喉室位于声带与室带之间,开口呈椭圆形的腔隙。

(2)声门区:位于声带之间,包括两侧声带、前连合和后连合。声带呈白色带状,边缘整齐。两侧声带在甲状软骨板交角内面融合成前连合。声带后端附着于杓状软骨的声带突,故可随声带突的运动而张开和闭合。声带张开时出现一个等腰三角形的裂隙,称为声门裂,简称声门。空气由此进出,为喉最狭窄处。

(3)声门下区:为声带下缘以下至环状软骨下缘以上的喉腔,该腔上小下大。幼儿期此区黏膜下组织疏松,炎症时容易发生水肿,常引起喉阻塞。

临床上喉癌诊断的分区即分为此三区。

4.喉的血管

(1)喉上动脉:来自甲状腺上动脉(颈外动脉第一分支)。在喉上神经的前下方穿过甲状舌骨膜进入喉内。

(2)喉下动脉:来自甲状腺上动脉(锁骨下动脉分支)。随喉返神经于环甲关节后方进入喉内。

静脉与动脉伴行,汇入甲状腺上、下静脉。

5.喉的神经

(1)喉上神经:在相当于舌骨大角高度分为内、外两支。外支主要为运动神经,支配环甲肌及咽下缩肌,但也有感觉支穿过环甲膜分布至声带及声门下区前部的黏膜。内支主要为感觉神经,在喉上动脉的后方穿入甲状舌骨膜,分布于会厌谷、会厌、声门后部的声门裂上、下方、口咽、小部分喉咽及杓状软骨前面等处的黏膜。喉上神经封闭时,最好在舌骨大角和甲状软骨上结节连线的中点偏内侧1 cm处刺入。

(2)喉返神经:迷走神经下行后分出喉返神经,两侧径路不同。右侧在锁骨下动脉之前离开迷走神经,绕经该动脉的前、下、后,再折向上行,沿气管食管沟的前方上升,在环甲关节后方进入喉内;左侧径路较长,在迷走神经经过主动脉弓时离开迷走神经,进入胸腔纵隔(纵隔病变可出现左侧声带麻痹),绕主动脉弓部之前、下、后,然后沿气管食管沟上行,取与右侧相似的途径入喉。喉返神经主要为运动神经,但也有感觉支分布于声门下腔、气管、食管及一部分喉咽的黏膜。喉返神经变异甚多。其左侧径路较右侧长,故临床上受累机会也较多。

6.喉的淋巴

(1)声门上区:淋巴组织最丰富,淋巴管稠密而粗大。此区的毛细淋巴管在杓会厌襞的前部集合成一束淋巴管,穿过梨状窝前壁,向前向外穿行,伴随喉上血管束穿过甲状舌骨膜离喉。多数引流至颈总动脉分叉部的颈深上淋巴结群。

(2)声门区:声带几乎无深层淋巴系统,只有在声带游离缘有稀少纤细的淋巴管,故声带癌的转移率极低。

(3)声门下区:较声门上区稀少,亦较纤细。一部分通过环甲膜中部进入气管前淋巴结,然后汇入颈深中淋巴结群;另一部分在甲状软骨下角附近穿过环气管韧带和膜汇入颈深下淋巴结群、锁骨下、气管旁和气管食管淋巴结群。环状软骨附近的声门下淋巴系统收集来自左右两侧的淋巴管,然后汇入两侧颈深淋巴结群。故声门下癌有向对侧转移的倾向。

7.小儿喉部的解剖特点

(1)小儿喉部黏膜下组织较疏松,炎症时容易发生肿胀。小儿喉腔尤其是声门区又较小,所以小儿发生急性喉炎时容易发生喉阻塞,引起呼吸困难。鼻腔主要有呼吸、嗅觉功能,还有过滤清洁、吸收排泄、加温加湿、共鸣、反射等。此外,鼻腔黏膜上皮能分泌溶菌酶、防御素等一系列生物活性物质,具有一定的生物学作用。

(2)小儿喉的位置较成人高,3个月的婴儿,其环状软骨弓相当于第4颈椎下缘水平;6岁时降至第5颈椎。

(3)小儿喉软骨尚未钙化,故较成人软,行小儿甲状软骨和环状软骨触诊时,其感觉不如成人明显。

8.喉的生理功能

(1)呼吸功能:①喉是空气出入肺部的必经之路,声门为呼吸道最狭窄处,声带的运动可改变声门的大小以控制呼吸出入的气流量。②喉黏膜内的化学感受器可在受到刺激时,反射性的影响脑干呼吸中枢控制呼吸功能。

(2)发声功能:喉是发声器官,发声的主要部位是声带。正常人在发音时,先吸入空气,然后将声带内收拉紧,并控制呼气。自肺部呼出的气流冲动靠拢的声带使之振动即发出声音。声音的强度决定于呼气时的声门下压力和声门的阻力。声调决定于振动时声带的长度、张力、质量和位置。至少有40条肌肉参与了发声。

(3)保护功能:形成3道防线(会厌、室带、声带),对下呼吸道有保护作用。吞咽时3道防线同时关闭,食管口开放,食物从梨状窝进入食管。此外,杓会厌襞收缩时亦会关闭喉入口,可以防止食物、呕吐物及其他异物落入呼吸道。

(4)屏气功能:声带内收,声门紧闭时可完成咳嗽及喷嚏动作以及协助完成大小便、呕吐、分娩及举重动作。

二、病理生理

(一)鼻塞

鼻塞是常见的症状之一,最常见的原因包括鼻炎、鼻窦炎、鼻息肉、鼻中隔偏曲、鼻腔鼻窦肿瘤、腺样体肥大等。理论上来说,鼻塞都可以通过不同的治疗方法进行解决。

(二)鼻漏

鼻漏又名鼻溢液,即鼻内有分泌物(鼻涕)外溢,是鼻部疾病常见症状之一。儿童惊喜、啼哭等感情变化也可有鼻漏,鼻腔分泌物可由前鼻孔流出,或向后流入鼻咽部,经口腔排出。由于原因不同,分泌物的性质各异,可分为以下6种。

1.水样鼻漏

分泌物稀薄、透明如清水样,多见于急性鼻炎早期和变态反应性鼻炎发作期。急性鼻炎分泌物含有脱落细胞、少数红细胞、细菌及黏蛋白,而变态反应性鼻炎则含有多量嗜酸性粒细胞。

2.黏液性鼻漏

正常腺体经常分泌黏液性分泌物,使鼻黏膜保持湿润,不致外溢,也不自觉。当感情变化时由于反射作用,腺体分泌增加则可外溢。慢性炎症、物理和化学性刺激,亦可使鼻分泌物增加,发生黏液性鼻漏。

3.黏脓性鼻漏

急性鼻炎的恢复期、慢性鼻炎及鼻窦炎等分泌物多为黏脓性。由于炎症破坏使黏膜上皮细胞脱落,多形核白细胞浸润渗出,分泌物黏稠,混有脓性成分。

4.脓性鼻漏

脓性鼻漏多见于较重的鼻窦炎已侵及骨部者,如额骨骨髓炎、牙源性上颌窦炎等。儿童鼻腔异物日久亦可有纯脓性分泌物。

5.血性鼻漏

鼻分泌物中带有血液,是少量鼻出血的表现,可见于鼻窦炎症、肿瘤、外伤、异物、结石等。如有血性鼻漏应详细检查,明确出血原因及部位。

6.脑脊液鼻漏

脑脊液自鼻腔流出,可见于先天性筛板、蝶窦骨缺损和前颅窝、颅中窝颅底骨折或手术外伤。此种鼻漏流量大,低头、用力和颈部加压时增加,流出液为透明水样,无黏性,比重低,含有葡萄糖,但不含粘蛋白,应与水样鼻漏相区别。

(三)鼻出血

鼻出血是临床常见的症状之一,也称鼻衄。可由鼻部疾病引起,也可由全身疾病所致。鼻出血多为单侧,少数情况下可出现双侧鼻出血;出血量多少不一,轻者仅为涕中带血,重者可引起失血性休克,反复鼻出血可导致贫血。

(四)鼻源性头痛

鼻源性头痛是指鼻腔、鼻窦病变引起的头痛。以鼻窦急性炎症最为多见,约占全部头痛发病数的5%,如急性鼻炎、慢性鼻炎、慢性鼻窦炎、萎缩性鼻炎、鼻中隔偏曲等均可引起。鼻源性头痛一般都有鼻病的症状,如鼻塞、流脓涕等,多为深部头痛,呈钝痛或隐痛,无搏动性,白天较重;卧床休息时减轻,头痛有一定的部位和时间,在低头弯腰、衣领过紧、全身用劲使静脉压增高时黏膜充血,头痛加重。鼻腔黏膜用药收缩或表面麻醉后,头痛可减轻。

(五)嗅觉障碍

嗅觉障碍是指部分或全部嗅觉功能下降、丧失或异常。

嗅神经为嗅觉上皮穿过筛板到嗅球的神经纤维,嗅觉能力是鼻黏膜中嗅细胞的特性,鼻黏膜、嗅球、嗅丝或中枢神经系统连接部损伤,可能影响嗅觉。临床表现为嗅觉减退、嗅觉丧失、嗅觉缺失、嗅觉倒错、幻嗅和嗅觉刺激敏感性增加。

(六)喷嚏

喷嚏指鼻黏膜受刺激,急剧吸气,然后很快地由鼻孔喷出并发出声音的现象。这也是一种人体对体内细菌排泄的一种方式。

(七)共鸣障碍

上呼吸道参与发音共鸣作用,如有解剖或病理性变异,可产生共鸣障碍,表现为鼻塞性鼻音和开放性鼻音。前者为喉音不能有效地进入鼻腔影响共鸣;后者则为喉音进入与口腔开放的鼻腔使共鸣减弱。

三、慢性鼻窦炎的评估

(一)炎症与感染,抗炎与抗感染的概念

1.慢性鼻窦炎是炎症,而不是感染

在CRS患者的鼻分泌物中曾培养出多种细菌,因此认为这类细菌的存在可能与致病因素有关,但是后来大样本双盲对照研究的结果表明:在正常人群中也有相同的菌群被培养出来,种类

与 CRS 没有统计学差别,抗生素治疗对 CRS 无效(EPOS-207),研究也表明鼻-鼻窦黏膜急性感染与慢性炎症时,参与的炎性细胞因子和炎性物质也有区别,由此确定 CRS 不是细菌感染,而是炎症。关键点在于:①感染是致病菌侵入损伤的黏膜上皮后的定植和繁殖。②慢性炎症是黏膜免疫反应(慢性炎症是机体体液免疫与细胞免疫机制的表达)。

2.对慢性鼻窦炎的治疗标靶是抗炎,而不是抗感染

CRS 与细菌感染引起的急性鼻窦炎(ARS)的不同点在于,急性鼻窦炎(ARS)是在鼻黏膜上皮损伤后,由于致病菌的侵入,定植和繁殖导致的炎症过程,通常以肺炎链球菌、流感嗜血杆菌、金黄色葡萄球菌为多,占 80% 以上。在致病菌植入、定植、繁殖的过程中,繁殖是重点。因此治疗的靶点是使用抗生素控制致病菌的繁殖。美国疾病控制中心曾推荐对 ARS 或 CRS 的急性感染阶段给予阿莫西林+克拉维酸,头孢二代抗生素,针对的就是细菌感染。而 CRS 是慢性炎症,是由于炎性细胞及上皮细胞通过 NF-KB(炎性反应中枢,核转录子,调控 500 余种炎性细菌因子)活化,上调炎性细胞因子的表达,促进嗜酸性粒细胞的趋化与存活,由此引发各类炎性细胞因子释放导致,为此治疗的靶点应集中于抗炎。

3.大环内酯药物治疗 CRS 是作为抗炎药物使用,而不是抗生素

EPOS-2007 推荐使用的具有明确抗炎作用的全身用药为:小剂量长期大环内酯药物,使用时间应超过 12 周以上。这个推荐一度引起部分医师的误解,主要集中于两点:①临床抗生素使用原则为不超过 1 个月,为什么要使用 3 个月以上?②小剂量抗生素达不到有效抑菌浓度,能否达到抗菌效果?首先,大环内酯药物不是作为抗生素使用,鼻黏膜慢性炎症是一个非常缓慢的发生、发展和恢复的过程,因此抗炎药物的使用原则上不能少于 3 个月(包括局部糖皮质激素)。另外,大环内酯药物一般在 2～4 小时达到血液和组织中的最高浓度,然后逐渐下降,并以较低浓度维持 20 小时以上,由于标靶不是抗菌,因此没有必要长期维持血中的抑菌浓度。这种低浓度可以保证抗炎作用的持续性,而小剂量可以给予患者更好的耐受性,有利于长期使用。

(二)大环内酯药物的抗炎作用机制和途径

该类药物的抗炎机制包括两个方面。

1.抗炎性细胞因子和炎性物质

通过减少和抑制 NF-KB(炎性反应中枢,核转录子)的数量和活性,使 TNF(肿瘤坏死因子)、IFN(干扰素)下调,从而减少一系列炎症细胞因子和炎性物质的释放、活化和表达,这些物质包括白细胞介素(IL-1、IL-6、IL-8)、TGF(转化生长因子)等,由此减低或抑制炎性病变的发生和发展。现将大环内酯药物抗炎作用机制汇总如下。

(1)抑制 NF-KB(炎性反应中枢,核转录子)活性。

(2)抑制前炎细胞因子(IL-1、IL-6、IL-8)及趋化因子的产生及活性。

(3)抑制白细胞和(或)巨噬细胞产生氧自由基,调整中性粒细胞的聚集及功能,抑制中性粒细胞脱颗粒。

(4)减少细胞黏附分子的表达。

(5)减少呼吸道内基质金属蛋白酶(MMPs)表达和黏结蛋白聚糖 1 的脱落。

(6)通过对氯离子通道的抑制,减少黏液分泌。

(7)纤毛活动刺激作用。

2.对细胞生物膜的拮抗和抑制作用

细胞生物膜是 CRS 的重要致病因素。研究报道 30%～82% 的 CRS 有生物膜形成,由于检

测技术的不断完善和精确,目前公认细菌生物膜在 CRS 中的发病率为 35% 左右。种类包括肺炎链球菌、流感嗜血杆菌、金黄色葡萄球菌、铜绿假单胞菌、真菌。也是功能性内镜鼻窦手术(FESS)后恢复不良的重要原因。

细菌生物膜一旦形成就会具备两种对致病菌本身的保护作用,一是抗宿主的免疫保护机制,二是对抗生素产生抗药。大环内酯药物可以从两个方面拮抗细菌生物膜。

(1)在细菌生物膜生成前抑制其形成:藻酸盐是生物膜初期形成的必须物质,在体外实验中,加入大环内酯类药物后的培养基中的藻酸盐的含量比没有加入大环内酯药物的明显减少。在小鼠体内实验中(肺中铜绿假单胞菌生物膜形成实验),给予克拉霉素的小鼠肺中没有生物膜产生,而未给予克拉霉素的小鼠则形成明显。

(2)在细菌生物膜形成之后拮抗并破坏其生长:大环内酯药物通过作用于细菌的 I 基因区,导致细菌间沟通失败(细菌依靠 I 型菌毛的横向发展和 IV 型菌毛纵向发展以及细菌间的互相沟通)、细胞膜功能降解,其中酰基丝胺酸内酯酶(AHL:一种自发诱导因子)是维护这种沟通的必要物质。研究表明,加入克拉霉素后的培养基中的 AHL 的含量比没有加入克拉霉素的明显减少,而且克拉霉素浓度越高,这种抑制作用越强。当肺炎链球菌生物膜形成之后给予克拉霉素,生物膜在第二天就开始破坏,第三天明显减少,第五天完全消失。

(三)选择十四元环大环内酯药物的理由

大环内酯药物包括多个种类,能够长期给予(超过 12 周)的只有十四元环克拉霉素(克拉仙),因其生物利用度好、半衰期长、对胃肠的刺激小、肝脏解毒量小、耐受性好。而红霉素、麦迪霉素(十五元环)、阿奇霉素(十六元环)均因半衰期长容易体内堆积,且对胃肠刺激性大和耐受性差,不适合长期使用。

(四)结论

十四元环大环内酯药物(克拉仙)小剂量(250 mg),长期(超过 12 周)治疗慢性鼻窦炎和 FESS 术后的治疗,可获得良好效果。

四、咽炎与喉炎的评估

(一)咽炎的种类

1.急性咽炎

常为病毒引起,其次为细菌所致。冬春季最为多见。多继发于急性鼻炎、急性鼻窦炎、急性扁桃体炎,且常是麻疹、流感、猩红热等传染病的并发症。受凉、疲劳、长期受化学气体或粉尘的刺激、吸烟过度等,降低人体抗力,容易促其发病。成年人以咽部症状为主,病初咽部有干痒、灼热,渐有疼痛,吞咽时加重,唾液增多,咽侧索受累则有明显的耳痛。体弱成人或小儿咽喉炎症状,则全身症状显著,有发热怕冷、头痛、食欲缺乏、四肢酸痛等。

2.慢性咽炎

主要是由于急性咽炎治疗不彻底而反复发作,转为慢性,或是因为患各种鼻病,鼻窍阻塞,长期张口呼吸,以及物理、化学因素、颈部放射治疗等经常刺激咽部所致。全身各种慢性疾病,如贫血、便秘、下呼吸道慢性炎症、心血管疾病等也可继发本病。自觉咽部不适,干、痒、胀,分泌物多而灼痛,易干恶,有异物感,咳之不出,吞之不下,以上症状在说话稍多,食用刺激性食物后、疲劳或天气变化时加重。呼吸及吞咽均畅通无阻。

(二)喉炎的种类

因病变程度的不同,可分为慢性单纯性喉炎、肥厚性喉炎和萎缩性喉炎。

1.慢性单纯性喉炎

喉黏膜弥漫性充血,红肿,声带失去原有的珠白色,呈粉红色,边缘变钝,黏膜表面可见有稠厚黏液,常在声门间连成黏液丝。

2.肥厚性喉炎

喉黏膜肥厚,以杓间区较明显,声带也肥厚,不能向中线靠而闭合不良,室带常肥厚而遮盖部分声带,杓会厌璧亦可增厚。

3.萎缩性喉炎

喉黏膜干燥、变薄而发亮,杓间区、声门下常有黄绿色或黑褐色干痂,如将痂皮咳清,可见黏膜表面有少量渗血,声带变薄,其张力减弱。

(三)喉炎与咽炎的区别

咽炎是咽部常见的疾病,是咽黏膜及其淋巴组织的炎症。急性咽炎常为上呼吸道感染的一部分,多由病毒感染引起。病变可表现为急性单纯性咽炎和急性化脓性咽炎。急性咽炎反复发作可转为慢性,长期烟酒过度或受有害气体刺激也可引起慢性咽炎。慢性咽炎可分为慢性单纯性咽炎、慢性肥厚性咽炎、慢性萎缩性咽炎。

喉炎是喉黏膜及黏膜组织的炎症。临床上以剧咳及喉部肿胀、增温和疼痛为特征。依病因和临床经过可分为原发性和继发性,急性与慢性。临床上则以急性卡他性喉炎为多见,且常与咽炎并发。咽炎的护理应注意防止受凉,饮食宜清淡;喉炎的护理则应注意声带休息。

现代医学认为,咽喉为人体重要的免疫器官,许多感染性疾病和免疫性疾病都与咽喉有密切关系。咽喉炎是临床上的常见病和多发病,有急、慢性之分,属于上呼吸道感染的一部分。急性发作时患者常常自觉咽喉疼痛,伴有梗然欠利,咽部不爽,发音欠扬,咽干思饮以言多为甚,或有咽部异物感等症状,属中医"喉痹"范畴。

根据中医理论,咽为胃之关,喉为肺之门,外感之邪入肺易伤喉,饮食不当入胃易损于咽,咽喉为邪毒好浸久留之地。咽喉炎病因临床有内、外之分,外因多为感受风寒之邪,郁久化热或风热之邪,《温病条辨》曰"温邪上受,首先犯肺",咽喉居上,首当其冲感受温邪;内因多为素体阴虚,又嗜食辛辣煎炒,痰热蕴结,上灼咽喉或日久耗伤肺肾之阴,导致虚火上炎,灼伤津液成痰,痰热循经上扰咽喉,清道失利所致,正如《医宗金鉴》论喉痹的病理所说:"由肾阴久亏,相火上炎,消烁肺金,清肃之令不行"。

慢性咽喉炎可以用中药来治疗,慢性咽喉炎是由于各种原因造成的,主要是因脏腑功能紊乱而引起热毒郁积上浮咽喉所致,目前市场上治疗该病的中、西药效果都不是太好,由于慢性咽喉炎的致病原因不同,因而慢性咽喉炎患者每个人所表现的症状也各不相同,因而,用同一种配方的药治疗所有类型的慢性咽喉炎是不现实的。

(四)咽喉炎的病因

慢性咽喉炎的致病病因复杂,但主要可归咎于以下几个方面:生活习惯方面、饮食习惯方面、环境因素等。这三个方面属外因,内因则包括自身健康状况、相关疾病的治疗情况等。大多数患者都是由内因和外因相互作用造成的,也有的患者是由两者之其中一种造成的,所以对于慢性咽喉炎患者来讲,如果不能及时注意和纠正生活中的一些不良习惯和细节将使病情不断加重并严重地影响治疗效果。

详细病因有以下几方面。

1.病毒传染

病毒传染通过飞沫和密切接触而传染,以柯萨奇病毒、腺病毒、副流感病毒引起者最多,疼痛较重;其次为鼻病毒、流感病毒等。

2.细菌感染

细菌感染以链球菌、葡萄球菌和肺炎双球菌为主。其中以 A 组乙型链球菌引起者最为严重,细菌或毒素进入血液,甚或发生远处器官的化脓性病变,称为急性脓毒性咽喉炎。

3.物理化学因素

物理化学因素如高温、粉尘、烟雾、刺激性气体等。

起病较急,初起时咽部干燥、灼热。继有疼痛,吞咽唾液时咽痛往往比进食时更为明显。全身症状一般较轻,但因年龄、免疫力以及病毒、细菌毒力之不同而程度不一,可有发热、头痛、食欲缺乏和四肢酸痛等。如为脓毒性咽喉炎,则全身及局部症状都较严重,炎症侵及喉部,则有咳嗽和声嘶。口咽及鼻咽黏膜呈急性充血,腭弓、腭垂水肿,咽后壁淋巴滤泡和咽侧索也见红肿。细菌感染者,间或在淋巴滤泡中央出现黄白色点状渗出物,颌下淋巴结肿大并有压痛。严重者,可累及会厌及杓会厌襞,发生水肿。根据病史、症状及体征,本病诊断不难。为明确致病因素,可进行咽培养和抗体测定。某些急性传染病(如麻疹、猩红热、流感和百日咳等)的前驱期常有类似急性咽喉炎的症状,应注意鉴别,以免误诊。此外,如在口腔、咽部、扁桃体出现假膜坏死,应行血液检查,以排除血液病。轻症者全身症状较轻,有低热、全身酸痛乏力;局部常感干燥、咽痒干咳,空咽时有轻痛或有空咽阻挡感。重症者常有寒战高热、头痛。在儿童可因高热出现抽搐、惊厥、全身中毒等症状。局部疼痛较剧,常有耳部放射,咽下痛更使咽下困难,儿童可因之拒哺或拒食。

(五)鉴别诊断

1.扁桃体炎

扁桃体炎一般是指腭扁桃体的非特异性炎症,可分为急性扁桃体炎、慢性扁桃体炎。急性扁桃体炎大多在机体抵抗力降低时感染细菌或病毒所致,起病急,以咽痛为主要症状,伴有畏寒、发热、头痛等症状,是儿童和青少年的常见病。慢性扁桃体炎是由于急性扁桃体炎反复发作所致,表现为咽部干燥,有堵塞感,分泌物黏稠,不易咳出,口臭,其反复发作可诱发其他疾病,如慢性肾炎、关节炎、风湿性心脏病等。

2.急性会厌炎

急性会厌炎是会厌黏膜的急性炎性病变,治疗不及时常致脓肿形成,儿童及成人皆可见。急性会厌炎一般好发于儿童、老年体弱的患者。因为会厌周围组织间隙松弛,一旦发生炎症很容易出现急性严重的水肿,发病急,极易造成呼吸困难。因窒息来不及抢救而死亡。

3.急性咽喉炎

成年人以咽部症状为主,病初咽部有干痒,灼热,渐有疼痛,吞咽时加重,唾液增多,咽侧索受累则有明显的耳痛。体弱成人或小儿,则全身症状显著,有发热怕冷,头痛,食欲缺乏,四肢酸痛等。

4.慢性咽喉炎

自觉咽部不适,干、痒、胀,分泌物多而灼痛,易干恶,有异物感,咯之不出,吞之不下,以上症状在说话稍多,食用刺激性食物后、疲劳或天气变化时加重。呼吸及吞咽均畅通无阻。

(六)危害

1.急性咽炎的危害

急性咽炎时,除咽痛外,还可出现发热、怕冷、头痛、周身酸痛、食欲差,大便干、口干渴等全身中毒反应。如果治疗不及时或反复发作,可转为慢性;若感染向上蔓延,波及耳、鼻可导致急性鼻炎、鼻窦炎,急性中耳炎;向下发展,可侵犯喉、气管等下呼吸道,引起急性喉炎、气管炎、支气管炎及肺炎;若致病菌及毒素侵入血液循环,则可引起全身并发症,如急性肾炎、脓毒血症、风湿病等,对身体危害极大。

2.咽喉炎的危害

(1)咽喉部的炎症造成咳嗽、喘憋等,进而导致出现的呼吸道疾病很多。

(2)咽喉部肿胀会影响食物的吞咽。咽喉部的炎症或其他病变刺激食管支配神经,引起膈肌痉挛,会出现呃逆、心下痞等症状。

(3)颈项咽喉周围有甲状腺和甲状旁腺、颌下腺、腮腺等内分泌器官,当颈项咽喉部炎症或其他病变时,容易通过淋巴管的分支扩散到这些内分泌器官,引起相应的内分泌器官病变,使内分泌失调,出现相应疾病。例如上呼吸道感染可并发腮腺炎、甲状腺炎等。

(4)咽喉部的炎症可以启动全身的免疫系统,对侵入的细菌病毒进行攻击,对正常组织进行保护。但是因为咽喉部刺激因素的强弱不一,这些免疫反应有时不足,有时过强。不足就是免疫力低下,过强就是免疫力增强,不管是不足还是过强都会出现全身性疾病。例如肾小球肾炎就是对于咽部链球菌免疫力增强的结果。

(5)头颅与躯体是依靠颈项的颈椎、肌肉来连接支撑的,头颅的转动是最频繁、最灵活的复杂关节,咽后壁的炎症可以导致颈椎椎体不稳,出现颈椎病。而颈椎病可能是引起高血压、低血压及血压波动的重要原因。咽后壁的炎症可以蔓延到颈椎部位的软组织,使颈部交感神经节受到刺激,使支配心脏、椎动脉的神经功能失调,出现心慌、头晕、失眠等症状。

(6)破裂孔导静脉将颅外翼肌静脉和咽静脉与颅内海绵窦相交通,颅内海绵窦是相当重要的组织,当咽喉部慢性炎症侵入海绵窦时会引起海绵窦血栓,出现眼球固定、复视、头痛等症。

(七)儿童咽喉发炎注意事项

(1)适当补充水分及电解质:当宝宝有口腔咽喉的感染,会因红肿疼痛,不肯喝奶、吃东西,甚至连喝水和小便的量也减少了许多。尤其是一些会引起发热、口腔溃疡的手口足病、疱疹性咽峡炎和疱疹齿龈舌炎的病毒感染,宝宝往往会因为口腔的疼痛,拒食任何东西,从而引起脱水现象,可给予口服电解质液或使用静脉点滴,适当的补充水分和电解质,改善症状。

(2)此时给予冰凉饮食较适宜:宝宝喉咙痛拒食的时候,建议家长试试下列的方法。6个月以下的宝宝,牛奶、水可以凉一些,慢慢喂。开始吃辅食的宝宝,此时可以试一些凉的稀饭汤,或冰凉稀释过甜而不酸的果汁(如稀释后的苹果汁)。

(3)病童生活起居需留意:日常生活上,建议多休息对抗发炎,再加上症状治疗药物(如解热镇痛剂、化痰等),对于解除病童的不适感也有帮助,但小朋友的药物使用剂量,必须按照体重加以换算,滥服成药很容易因过量而产生不良反应,且这些药物,也必有经由专科医师的评估与开立处方后才能服用。

(4)平日预防上,养成良好的卫生习惯、饮食习惯、勤洗手及减少出入拥挤场所,避免接触上呼吸道感染,减少疾病上身机会。父母亲罹患感冒时,应避免亲吻小孩或对着孩子打喷嚏、咳嗽或呼气,喂食婴儿吃奶时,也应先洗手及戴上口罩。

(八)治疗方法

1.茶疗

几千年来,通过各种茶疗实践,人们逐步了解到茶具备的27种药用功效:安神除烦、少寐、明目、清头目、下气、消食、醒酒、去腻、清热解毒、止渴生津、祛痰、治痢、疗疮、利水、通便、祛风解表、益气力、坚齿、疗肌、减肥、降血脂、降血压、强心、补血、抗衰老、抗癌、抗辐射。

日常生活中以茶为饮品除预防和改善咽喉炎外还能调节人体机制平衡,增强人体抵抗力,极大地降低疾病的复发率。

2.成药自疗法

(1)风油精 2～4 滴,口服慢慢咽下(不可用水送服),每天 5 次。

(2)每天早起后,在左手掌心涂上 3～4 滴风油精,按摩(顺时针方向)咽喉部位 20～30 次。2 个月后,病情可大为好转,一年后基本康复。

3.验方自疗法

(1)生甘草 5 g、桔梗 10 g,开水冲泡服。

(2)金果榄 10 g,水煎服,每天 1 剂,用于急性咽喉炎。

(3)鲜鱼腥草 60 g,洗净捣烂,用米泔水 1 碗煮沸冲调,加适量白糖,每天 2 次,用于急性咽喉炎。

(4)生地黄 60 g、玉竹 60 g、桂枝 6 g,分 2 次煎服,每天 1 剂,用于慢性咽喉炎。

(5)银花、麦冬各 10 g、胖大海 2 枚,开水冲泡代茶饮。用于慢性咽喉炎。

(6)大蒜 2 只,大蒜捣烂后贴鱼际穴、大椎穴。本方功可泻热清肺,用于治疗热上扰咽喉,咽喉肿痛。

(7)小独头蒜 30 g、醋 50 g。将蒜放醋中捣烂,外敷患处。本方消肿止痛作用甚佳,对风寒湿热上扰致咽喉肿痛均有效。

(8)患慢性咽喉炎,试用口含生大蒜头,坚持数月,咽喉炎可除根。口含生大蒜头最好挑紫皮独头大蒜。开始时辣得眼泪直淌,黏膜也生痛,可时含吐,且不要将大蒜头光滑的外表咬破。以后适应了再边含边咬。此法对牙痛、声音嘶哑等口腔毛病也有效果。

(9)咽喉炎致使咽喉肿痛、嗓子燥痒、吞咽有异物感,可采取舌根运动法,能收到良好的疗效。即闭口、舌尖抵牙齿,正转 18 次,反转 18 次,然后将口中津液分三次咽下,早晚坚持各做一次。

(10)中老年人患咽喉炎是常见病,患病后疼痛难忍,吞咽困难。若点压左手无名指尖,可起到良好止痛、消炎效果。点压方法用右手大拇指和示指直接有节奏点压左手无名指尖,坚持每天 3 次,饭前点压。每次点压 10～15 分钟,一般 3～4 天可起到治愈效果。

五、护理注意事项

(一)外鼻及鼻腔的一般检查法

外鼻检查法是检查鼻部外观的方法。外鼻病变常见的有外鼻形态和皮肤的异常改变。正常结果:鼻梁的形态无塌陷、歪斜等现象。鼻中隔、鼻翼发育正常。异常结果:鼻梁歪斜和凹陷,除先天发育畸形外,主要是由于外伤和萎缩性鼻炎所引起。如果外伤引起一侧鼻骨骨折往往导致鼻梁歪斜,两侧同时骨折可见鼻梁正中凹陷呈马鞍状。萎缩性鼻炎起病于童年期者可影响鼻部发育而呈鞍鼻。另外,高度鼻中隔偏曲者,鼻梁也可能显著歪斜。增殖体肥大的儿童可见鼻翼发育不良和前鼻孔狭窄。巨大和多发性鼻息肉可使鼻梁变宽,外鼻扁平,鼻背饱满,形似蛙背,称作蛙鼻。少数萎缩性鼻炎患者具有特殊的鼻部外形,鼻梁宽而平,鼻尖上方轻度凹陷,鼻翼掀起。外鼻皮肤青紫淤肿多由于外伤引起血管破裂,血液淤积于皮下而成。外鼻部皮肤潮红油润或毛细血管扩张、皮肤增厚、粗糙不平呈橘皮样多为酒渣鼻。鼻唇间皮肤脱屑或皲裂多为变态反应或慢性鼻窦炎脓液刺激所引起。患急性上颌窦炎时,有时可见面颊部皮肤红肿;急性筛窦炎时,眶内角近内眦部皮肤可能红肿;急性额窦炎时,则眶内上角、眉根部皮肤可能红肿。鼻窦囊肿有时可见面部膨隆或压之有乒乓球的感觉。需要检查的人群:外鼻形态和皮肤异常的患者。

鼻腔检查法是用检查者肉眼不能检查到整个鼻腔各部位。鼻腔检查包括:鼻前庭检查、前鼻镜检查和间接鼻咽镜检查。

正常结果:鼻前庭皮肤无肿胀、糜烂、溃疡、结痂及鼻毛无脱落。黏膜呈淡红色,无腺体样增殖或残留,表面光滑湿润;如以卷棉子轻触下鼻甲,可觉黏膜柔软而有弹性,各鼻道均无分泌物积聚。

异常结果:鼻前庭检查有丘疹伴疼痛见于鼻前庭疖肿;若有皲裂、结痂、鼻毛稀少、瘙痒等。前鼻镜检查急性炎症时黏膜呈鲜红色,有黏性分泌物。慢性炎症时黏膜呈暗红色,下鼻甲前端有时呈桑葚状,分泌物为黏脓性,变应性鼻炎的黏膜苍白水肿或呈淡紫色,分泌物水样清稀。萎缩性鼻炎黏膜萎缩、干燥,失去正常光泽,被覆脓痂,下鼻甲缩小,中鼻甲偶见肥厚或息肉样变。中鼻道有脓性分泌物系前组鼻窦病变所致,嗅沟有脓性分泌物则为后组鼻窦病变所致。后鼻镜检查正常标志物不清楚,黏膜色泽异常,腺体样增殖或残留,有溃疡、新生物及分泌物等。需要检查的人群:有鼻病的患者,或者是医师临床诊断相关鼻部疾病的要求。

(二)鼻窦的一般检查法

(1)视诊、触诊。

(2)前鼻镜及后鼻镜检查法:主要观察鼻道中有无脓液及脓液所在部位,借以判断是哪一组鼻窦发炎。此外,尚须注意鼻道内有无息肉或新生物,鼻甲黏膜有无肿胀或息肉样变。

(3)头位引流法:先将脓液拭净,用1%麻黄碱生理盐水棉片收缩中鼻道及嗅裂黏膜,以助窦口通畅。然后让受检者将头部倾侧在一定位置上约15分钟,以便脓液流出,再行鼻前、后镜检查,判断脓液的来源。一般若疑为上颌窦积脓,取仰卧头低位;如疑为额窦或筛窦积脓,则取正坐位;若查蝶窦则须低头,而向下将额部或鼻尖抵在桌面上;另有头低位引流法。

(4)上颌窦穿刺冲洗法。

(5)鼻透照法:本法仅用于检查额窦及上颌窦,在暗室中进行。透照器为一细长管子,一端装有小灯泡。检查时利用灯光透过窦壁,比较两侧透光度,以推断窦内有无病变。

(6)X线检查法。①鼻颏位:又称华氏位。患者鼻颏贴片,中心射线向足侧倾斜15°,自后向前通过鼻尖投射片上。主要用以检查上颌窦,也可显示筛窦、额窦、鼻腔和眼眶。②鼻额位或枕额位:又称柯氏位。患者鼻额贴片,中心射线向足侧倾斜15°,自后向前通过鼻根投射片上。主要用以检查额窦和筛窦,也可显示上颌窦、鼻腔和眼眶。从X线上可了解窦腔的发育情况、形状、大小,有无黏膜增厚,占位性病变及骨壁破坏等。如拟观察窦腔内有无积液,则须取坐位拍片。③必要时尚可加拍侧位(从侧面观察各鼻窦、蝶鞍及鼻咽)、视神经孔位(观察筛窦及蝶窦,亦可检查额窦及眶尖)、颅底位(观察蝶窦、上颌窦后壁、颅底、鼻腔及鼻咽)等片。

(7)CT:能详尽地显示鼻和鼻窦等处肿瘤或囊肿的轮廓、范围,可明确肿瘤是否侵入颅内、眶内、翼腭窝等;颅底骨质破坏情况亦可明确表示。

对于常规X线检查技术诊断不明确的病例,可进一步提高诊断率。MRI不但能准确判定鼻及鼻窦、鼻咽等头颈部肿瘤的位置、大小及浸润程度,并能详细观察肿瘤与周围软组织、血管及淋巴结的解剖关系,乃至确定肿瘤供应血管等。

(三)鼻内镜检查法

鼻内镜是硬性内镜,带有光线充足的冷光源,通过镜像放大,能深入鼻腔清晰地观察到从前到后的解剖结构,鼻腔手术从盲目经验式操作转变为注重保护正常结构和生理功能的手术。

1.鼻内镜检查介绍

鼻内镜是硬性内镜,带有光线充足的冷光源,通过镜像放大,能深入鼻腔清晰地观察到从前到后的解剖结构,鼻腔手术从盲目经验式操作转变为注重保护正常结构和生理功能的手术。

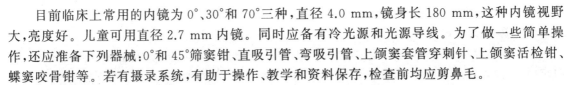

目前临床上常用的内镜为 0°、30°和 70°三种,直径 4.0 mm,镜身长 180 mm,这种内镜视野大,亮度好。儿童可用直径 2.7 mm 内镜。同时应备有冷光源和光源导线。为了做一些简单操作,还应准备下列器械:0°和 45°筛窦钳、直吸引管、弯吸引管、上颌窦套管穿刺针、上颌窦活检钳、蝶窦咬骨钳等。若有摄录系统,有助于操作、教学和资料保存,检查前均应剪鼻毛。

2.鼻内镜检查正常值

正常黏膜为淡红色,表面光滑湿润而有光泽。鼻腔与鼻咽黏膜无充血、水肿,无干燥、溃疡,无出血、血管扩张及新生物等;无脓性分泌物。

正常上颌窦:黏膜薄而透明,可看到黏膜下黄色骨壁,细小血管清晰可见,在内侧壁上方可看到自然开口,有时还可看到副口。在自然口的后方有一凹陷,略呈蓝色,是上颌窦与后组筛窦之间的薄壁。

(四)鼻功能检查法

1.呼吸功能检查法

一般通过前鼻镜检查即可大致判断鼻腔通气情况。也可用手指轮流堵住受检查的一侧鼻孔,嘱用鼻呼吸,闻其呼吸声,并可以手试其呼吸气流强弱。

2.嗅觉检查法

一般用各种气味的液体,如醋、酒精、酱油、香油等,分置于颜色和式样完全相同的小瓶中,并以水作对照。令患者闭目并用手指闭塞一侧鼻孔,吸气分辨。应避免用刺激性较强的薄荷、氨等,因其可直接刺激三叉神经而误为嗅觉。

(五)鼻及颅面影像学检查法

1.X 线诊断

平片是检查鼻窦的基本方法。一般取坐位,鼻窦显示较好,且可查出鼻窦内积液。常用枕颏位,可显示两侧额窦、筛窦、上颌窦及鼻腔。

体层摄影用于观察鼻窦骨壁轻微破坏和窦腔内病变。

正常鼻窦窦腔透明,黏膜不显影,所以窦壁边缘清晰、锐利。鼻窦的透明度因窦腔大小与窦周骨壁薄而不同。窦腔小、含气少、骨壁厚,则较不透明,反之则较为透明。

2.CT 与 MRI 诊断

鼻窦的 CT 扫描体位如同脑部 CT 扫描,鼻腔及上颌窦横扫描自眦耳线下方 5 cm 开始;额筛窦扫描的位置可较高。横断面扫描上可观察鼻窦的前后和内外侧壁,显示病变向前后和左右方向蔓延较好。一般层厚为 10 mm;若观察窦壁骨质破坏宜取较薄扫描层面。冠状面扫描使头部过伸,扫描层面与眦耳线垂直,自外耳孔前 2 cm 处向前扫描,可依次显示蝶窦、筛窦、上颌窦及额窦,冠状面扫描主要用于显示上下窦壁和肿瘤的上下方向延伸情况。鼻窦病变多为乏血管性,一般无须作增强扫描。

鼻腔和鼻窦内含气体,CT 上为低密度区;窦壁、鼻甲和鼻中隔骨质为高密度区,其对比鲜明。

六、一般手术程序

(一)前后鼻孔填塞

(1)经鼻腔堵塞后,仍有血自后鼻孔不断流下,出血不能控制者。

(2)鼻咽纤维血管瘤或鼻咽癌手术后,术腔堵塞止血。

(3)为防止全麻下行鼻腔或鼻窦手术时,血液流入下呼吸道,术中可暂时做后鼻孔堵塞,手术结束若无出血,即可取出堵塞的纱球。

(二)鼻窦负压置换疗法

负压置换疗法是用间歇吸引法抽出鼻窦内空气,在窦腔内形成负压,停止吸引时,在大气压的作用下,滴入鼻腔的药液可以经窦口流入窦腔,从而达到治疗目的的方法。它适用于慢性额窦炎、慢性筛窦炎、慢性蝶窦炎以及慢性化脓性全鼻窦炎。

负压置换疗法的操作方法如下。

(1)患者擤去鼻涕,用鼻甲黏膜收缩剂如1%麻黄碱喷滴鼻腔,使两侧鼻腔黏膜收缩,窦口开放。

(2)患者取仰卧垂头位,肩下垫枕,伸颈垂头使额与外耳道口之连线与床面垂直。如此,所有鼻窦的窦口均位于下方。

(3)嘱患者张口呼吸,将 0.5%～1%麻黄碱、0.5%氯霉素以及 0.5%泼尼松龙混合液 4～6 mL,徐徐滴入患者一侧前鼻孔,使药液能淹没所有的鼻窦开口。

(4)用与吸引器相连的橄榄头或气囊塞住患者滴药一侧的鼻孔(负压不超过 24 kPa),用手指按住对侧鼻孔,嘱患者连续均匀的发出"开、开、开"的声音,2 秒钟后迅速移去,再塞进,如此反复 6～8 次,即可使鼻腔和鼻窦腔在正负压力交替作用下,鼻窦内的负压低于和外界气压相等的鼻腔气压,药液进入鼻窦内,并吸出脓性分泌物,从而达到治疗目的。

(5)一侧完毕,以同样方法施于对侧鼻孔,然后嘱患者坐起,使进入窦内的药液存留在鼻窦内。

本法可每天或隔天 1 次。鼻出血、急性鼻炎、急性鼻窦炎、鼻部手术伤口未愈者以及高血压患者等,一般禁用此法。

(三)鼻腔冲洗

鼻腔冲洗是治疗鼻腔、鼻窦疾病的一种常用方法,由于具有良好的疗效和耐受性,受到了医师和患者的欢迎。随着鼻内镜的普及,鼻内镜手术成为耳鼻咽喉科一种常规的手术,而鼻内镜手术后,如何促进术腔黏膜早日恢复,防止术腔粘连和窦口封闭是临床亟待解决的问题,鼻腔冲洗是减轻上述术后并发症的一个重要措施。

(四)鼻腔黏膜下注射

在鼻腔不同部位的黏膜下,注射不同药物,用以治疗慢性肥厚性鼻炎、慢性单纯性鼻炎,变态反应性鼻炎、鼻出血等。鼻腔急性炎症、妇女妊娠与月经期勿用,其方法如下:患者坐位或半坐位,1%～2%丁卡因棉片贴于注射部位。根据治疗目的,采用不同用药与注射部位。

1.下鼻甲黏膜下硬化剂注射

常用硬化剂有 5%鱼肝油酸钠,50%葡萄糖。将 7 号针头沿下鼻甲下缘黏膜下刺入 2～2.5 cm,先回抽,如无血液抽出,即可缓缓注入硬化剂 0.2～0.3 mL,徐徐抽出针头。立即用棉球塞入止血。通常每隔一周注射一次,3 次为 1 个疗程,可行 2～3 个疗程,每 1 个疗程间隔 2 周。用以治疗慢性肥厚性鼻炎。

2.下鼻甲黏膜下普鲁卡因注射

用 0.5%普鲁卡因注射,每侧 2 mL,一周一次,2～4 次为 1 个疗程。治疗慢性单纯性鼻炎和变态反应性鼻炎。也可用 0.5%普鲁卡因每侧鼻丘黏膜下注射 1 mL,达同样的治疗目的。

3.鼻中隔黏膜下普鲁卡因注射

用 1%普鲁卡因注射于鼻中隔渗血区黏膜下,每次 3～4 mL,起压迫止血作用。

此外,尚可用 2.5%醋酸可的松行下鼻甲黏膜下注射,每侧 0.2 mL,治疗肥厚性鼻炎,但有时有并发症发生,如失明等。下鼻甲黏膜下注射维生素 A 2.5 万～10 万单位,治疗萎缩性鼻炎。

（五）下鼻甲激光、射频和微波治疗术

下鼻甲激光、射频和微波治疗术在鼻部疾病的治疗中应用日益广泛，主要可用于慢性肥厚性鼻炎、变应性鼻炎、血管运动性鼻炎、鼻出血等的治疗。

（六）鼻腔与鼻窦活组织检查术

目的是获得鼻腔及鼻窦内新生物标本做病理检查以明确诊断。方法如下。

（1）常规 $1\%\sim2\%$ 丁卡因棉片行鼻腔黏膜表面麻醉。

（2）用鼻腔活检钳对病变组织咬取 $1\sim2$ 块，注意取材时应达新生物深部。

（3）上颌窦新生物的钳取方法有两种，一是行上颌窦穿刺活检针刺入上颌窦腔，然后将针芯拔出针槽后转 $180°$ 进入对侧针槽，此时针芯可能刺入新生物，拔出针芯，可见少许组织嵌在针钩内以供诊断用。另一方法是用鼻内镜特制上颌窦穿刺针，穿入上颌窦后，拔出针芯，放进鼻内镜观察并钳取病变组织。

（4）取活检后创面有出血，可用麻黄碱或肾上腺素棉片止血，出血多时应用凡士林纱条填塞。

七、麻醉注意事项

（一）麻醉前

1.纠正或改善病理生理状态

术前应改善营养不良状态，必要时可少量多次输血使血红蛋白达 $80\ g/L$ 以上，静脉补充白蛋白，使血浆白蛋白达 $30\ g/L$ 以上。因为营养不良可导致贫血、低蛋白血症、低血容量及某些维生素缺乏，使患者对麻醉、手术创伤及失血的耐受能力降低。应纠正脱水、电解质紊乱和酸碱平衡失调，以免麻醉期间发生严重低血压和心律失常。手术患者常合并内科疾病，麻醉科医师应充分认识并存病的病理生理改变，并对其严重程度作出正确评价，必要时请内科专家协助诊治。合并心脏病者，应重视改善心脏功能。凡有心衰史、心房纤颤或心脏明显扩大者，应以洋地黄类药物治疗；但以洋地黄维持治疗者，手术当天应停药。长期服用受体阻滞剂治疗心绞痛、心律失常或高血压者，最好术前停药 $24\sim48$ 小时；如因停药后症状加重者，可恢复用药直至手术当天。合并高血压者，虽然不强调术前必须将血压降至正常，但应经过内科系统治疗以控制血压稳定；在选择抗高血压药时，应避免用中枢性降压药或酶抑制剂，以免麻醉期间发生顽固性低血压和心动过缓；降压药可持续用到手术当天，避免因停药而发生血压过度波动。合并呼吸系统疾病者，术后肺部并发症可高达 70%，而肺正常者仅 3%。术前应检查肺功能、血气分析和肺 X 线片；停止吸烟至少 2 周，并进行呼吸功能训练；行雾化吸入和胸部物理治疗以促进排痰；应用有效抗生素 $3\sim5$ 天以控制急、慢性肺部感染。合并糖尿病者，择期手术应控制空腹血糖不高于 $8.3\ mmol/L$，尿糖低于（＋＋），尿酮体阴性。急诊伴酮症酸中毒者，应静滴胰岛素消除酮体、纠正酸中毒后手术；如需立即手术者，也可在手术过程中补充胰岛素、输液并纠正酸中毒，但麻醉的风险性明显增加。

2.心理方面的准备

手术是一种有创伤性治疗方法，麻醉对患者来讲则更加陌生。因此，手术前患者难免紧张和焦虑，甚至有恐惧感。这种心理状态对生理功能都有不同程度的扰乱，并影响患者的恢复。有报道，术前焦虑程度与术后功能恢复之间存在相关性。术前血压升高、心率增快者并不少见，更为严重者可发生心肌梗死、脑梗死、应激性溃疡及消化道出血等。因此，在访视患者时，应以关心和鼓励的方法消除其思想顾虑和焦虑心情；必要时可酌情将麻醉方法、可能发生的不适感及如何配合等，向患者作恰当的解释；耐心听取和解答患者提出的问题，以取得患者的理解、信任和合作；对于过度紧张而难以自控者，应以药物治疗；有心理障碍者，应请心理学专家协助处理。

3.胃肠道的准备

择期手术前应常规排空胃,以避免围术期发生胃内容的反流、呕吐或误吸,及由此而导致的吸入性肺炎或窒息。胃排空时间通常为 4～6 小时,而在应激情况下,如焦虑、创伤、疼痛等,胃排空时间可明显延长。因此,成人择期手术前应禁食 12 小时,禁饮 4 小时。小儿术前应禁食(奶) 4～8 小时,禁水 2～3 小时。急症患者也应充分考虑胃排空问题。饱胃又需立即手术者,即使是区域阻滞或椎管内麻醉,也有发生呕吐和误吸的危险。如选用全麻,可行清醒气管内插管,以免发生呕吐和误吸。

4.麻醉机、监测仪、麻醉用具及药品的准备

为了使麻醉和手术能安全顺利进行,防止任何意外事件的发生,麻醉前必须对麻醉机、监测仪、麻醉用具及药品进行准备和检查。无论实施何种麻醉,都必须准备麻醉机、急救设备和药品。麻醉期间除必须监测患者的生命体征,如血压、呼吸、ECG、脉搏和体温外,还应根据病情和条件,选择适当的监测项目,如血氧饱和度(SpO_2)、呼气末二氧化碳分压($ETCO_2$)、有创动脉压、中心静脉压(CVP)等。在麻醉实施前对已准备好的设备、用具和药品等,应再一次检查和核对。主要检查麻醉机密闭程度、气源及其压力、吸引器、麻醉喉镜、气管导管及连接管等,术中所用药品,必须经过核对后方可使用。

(二)麻醉时

(1)局麻药误入血管后或用药过量引起中毒反应。轻者有恶心、呕吐、面色苍白、昏晕;重者发绀、惊厥。如不及时处理,可引起呼吸循环衰竭。

(2)询问对局麻药有无过敏史。

(3)注药前一定要回抽,避免误入血管。

(4)一次用药不宜过大。

(5)采用最低浓度有效浓度的局麻药。

(6)应用安定类药物,减少中毒反应。

(三)麻醉后

麻醉对大多数患者是安全的,但它可以导致一些人危险的后效应。对患者也会造成轻微影响、刺激或不舒服。最常见的麻醉后的影响包括疲劳、肌肉酸痛、咽喉痛、恶心和认知问题。更严重的问题包括变态反应、改变血压,呼吸困难。如果可能的话,对将要接受手术的患者,应该了解一下他们所关心的问题,并向其讲解所担心的麻醉前程序。

麻醉的危险是众所周知的。一般来说,患者病情较重,或对老年人麻醉,死亡风险会增加,一般由于全身麻醉,导致昏迷。此外,特定条件下可能会增加麻醉的危险。有心脏疾病、脑损伤或功能障碍的患者可能存在的麻醉手术风险更大。

变态反应是最常见的麻醉风险之一,这也通常很快能被解决,因为大多数接受全身麻醉的患者不断监控。有变态反应的人局部麻醉可能会立即出现反应。医师会使用现有的麻醉剂应对变态反应的发生。

(王连连)

参考文献

[1] 张静华,曾超男,胡洁,等.心血管内科临床护理手册[M].昆明:云南科技出版社,2023.

[2] 于翠翠.实用护理学基础与各科护理实践[M].北京:中国纺织出版社,2022.

[3] 王丽芹.优质护理服务规范操作与考评指导[M].郑州:河南科学技术出版社,2022.

[4] 涂英.基础护理技能训练与应用[M].北京:科学出版社,2021.

[5] 徐凤杰,郝园园,陈萃,等.护理实践与护理技能[M].上海:上海交通大学出版社,2023.

[6] 吴宣,朱力,李尊柱.临床用药护理指南[M].北京:中国协和医科大学出版社,2022.

[7] 毛丽燕.常见疾病护理实践[M].上海:上海科学普及出版社,2023.

[8] 安旭姝,曲晓菊,郑秋华.实用护理理论与实践[M].北京:化学工业出版社,2022.

[9] 朱婧,李时捷,王付花,等.实用外科学与疾病护理[M].哈尔滨:黑龙江科学技术出版社,2022.

[10] 张红,黄伦芳.外科护理查房[M].北京:化学工业出版社,2021.

[11] 潘文彦.实用重症临床护理规范[M].上海:复旦大学出版社,2021.

[12] 李艳.临床常见病护理精要[M].西安:陕西科学技术出版社,2022.

[13] 王艳秋,玄春艳,孙健,等.现代临床护理实践与管理[M].重庆:重庆大学出版社,2022.

[14] 高正春.护理综合技术[M].武汉:华中科学技术大学出版社,2021.

[15] 付仲霞,张新梅,白静.新编儿科护理理论与实务[M].兰州:兰州大学出版社,2022.

[16] 顾宇丹.现代临床专科护理精要[M].开封:河南大学出版社,2022.

[17] 陈伯钧,黄秋萍.实用中西医急诊护理操作技术[M].北京:科学出版社,2022.

[18] 宫卫卫,王艳琳,孙术莲,等.临床疾病护理与护理管理[M].哈尔滨:黑龙江科学技术出版社,2023.

[19] 刘永华,姜琳琳,谈菊萍.基础护理技术[M].武汉:华中科技大学出版社,2020.

[20] 薛丹.临床实用护理[M].长春:吉林科学技术出版社,2020.

[21] 黄仕明,江智霞,袁晓丽.临床常用护理操作规程与评价及并发症预防[M].北京:中国协和医科大学出版社,2022.

[22] 黄莉,李意霞,龚喜雪.急危重症护理[M].天津:天津科学技术出版社,2020.

[23] 李峰.护理综合实训教程[M].济南:山东大学出版社,2021.

[24] 刘金枝.临床实用护理技术[M].天津:天津科学技术出版社,2020.

［25］宋建.实用护理技能与护理常规［M］.上海：上海科学普及出版社,2023.

［26］吴旭友,王奋红,武烈.临床护理实践指引［M］.济南：山东科学技术出版社,2021.

［27］宋桂珍,吴小霞,刘莎,等.现代护理理论与专科护理［M］.上海：上海交通大学出版社。2023.

［28］高淑平.专科护理技术操作规范［M］.北京：中国纺织出版社,2021.

［29］潘红丽,胡培磊,巩选芹,等.临床常见病护理评估与实践［M］.哈尔滨：黑龙江科学技术出版社,2022.

［30］邓雄伟,程明,曹富江.骨科疾病诊疗与护理［M］.北京：华龄出版社,2022.

［31］张红芹,石礼梅,解辉,等.临床护理技能与护理研究［M］.哈尔滨：黑龙江科学技术出版社,2022.

［32］李庆印,张辰.心血管病护理手册［M］.北京：人民卫生出版社,2022.

［33］郑娜,郭静,杨雅景.实用重症护理技术［M］.北京：中国纺织出版社,2022.

［34］李英霞,卢伟静,付海鸥.实用急诊 ICU 护理技术［M］.北京：中国纺织出版社,2022.

［35］刘爱杰,张芙蓉,景莉,等.实用常见疾病护理［M］.青岛：中国海洋大学出版社,2021.

［36］李银鹏.外科护理的护理风险及护理措施［J］.中文科技期刊数据库医药卫生 2022,(6)：221-224.

［37］刘佳.护士急救护理基础知识与技能培训效果观察［J］.中文科技期刊数据库医药卫生,2022,(3)：0164-0166.

［38］王雪枚,霍姿君,张凌云,等.护理学理论与实践在基础医学研究中的应用探索［J］.卫生职业教育,2022,40(15)：12-14.

［39］胡保玲,李亚玲,王洁玉,等.我国护理领域中临床实践指南的相关研究情况［J］.中国医药导报,2022,19(5)：188-191.

［40］陈尚,刘晓梅,贺芳,等.护理技术操作解剖学课程思政建设的探索与实践［J］.解剖学杂志,2022,45(2)：178-180.